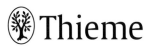

Forum Logopädie

Herausgegeben von Norina Lauer und Dietlinde Schrey-Dern

Forum Logopädie

Lexikalische und semantische Störungen bei Aphasie

Reihe herausgegeben von
Norina Lauer, Dietlinde Schrey-Dern

Nicole Stadie, Sandra Hanne, Antje Lorenz

44 Abbildungen

Georg Thieme Verlag
Stuttgart • New York

Bibliografische Information der Deutschen Nationalbibliothek
Die Deutsche Nationalbibliothek verzeichnet diese Publikation in der Deutschen Nationalbibliografie; detaillierte bibliografische Daten sind im Internet über http://dnb.d-nb.de abrufbar.

Ihre Meinung ist uns wichtig! Bitte schreiben Sie uns unter:
www.thieme.de/service/feedback.html

© 2019 Georg Thieme Verlag KG
Rüdigerstr. 14
70469 Stuttgart
Deutschland

Printed in Germany

Umschlaggestaltung: Thieme Gruppe
Zeichnungen: Christine Lackner, Ittlingen
Umschlaggrafik: Dorit David, Hannover
Satz: Druckhaus Götz, Ludwigsburg
Druck: Westermann Druck Zwickau Gmbh, Zwickau

DOI 10.1055/b-006-149440

ISBN 978-3-13-163811-3   1 2 3 4 5 6

Auch erhältlich als E-Book:
eISBN (PDF) 978-3-13-163821-2
eISBN (epub) 978-3-13-240211-9

Abkürzungsverzeichnis

AAT	Aachener Aphasie Test
ACL	Aphasie Check-Liste
ASPA	Aachener Sprachanalyse
ALQI	Aachener Lebensqualität Inventar
SAQOL-39	Stroke and Aphasia Quality of Life Scale-39
SS-QOL	Stroke-Specific Quality of Life Scale
CPIB	Communicative Participation Item Bank
ACOM	Aphasia Communication Outcome Measure
CDP	Communication Disability Profile
ALA	Assessment for Living with Aphasia
CETI	Communicative Effectiveness Index
Diadia	Dialogdiagnostik für aphasische Menschen und ihre primäre Bezugsperson
ANELT	Amsterdam Nijmegen Everyday Language Test
CAL	Communicative Activity Log
PKF	Partner-Kommunikations-Fragebogen
KOSA	Kommunikationsorientierte Selbstbeurteilung bei Aphasie
BIWOS	Bielefelder Wortfindungsscreening
BIAS	Bielefelder Aphasiescreening
BOSU	Bogenhausener Semantik Untersuchung
ICF	Internationale Klassifikation der Funktionsfähigkeit, Behinderung und Gesundheit
APK	Auditiv-phonologische Korrespondenz, nicht-lexikalische Nachsprechroute
SEM	semantisches Wissen bzw. semantisches System
PIL	phonologisches Inputlexikon, Wortformlexikon
POL	phonologisches Outputlexikon, Wortformlexikon
GIL	graphematisches Inputlexikon, Sichtwortschatz, visuelle Wortformerkennung
GOL	graphematisches Outputlexikon, Wortformlexikon
PIL-SEM	Zugriffsroute vom phonologischen Inputlexikon auf das semantische Wissen bzw. semantische System
GIL-SEM	Zugriffsroute vom graphematischen Inputlexikon auf das semantische Wissen bzw. semantische System
SEM-GOL	Zugriffsroute vom semantischen Wissen bzw. semantischen System auf das graphematische Outputlexikon
SEM-POL	Zugriffsroute vom semantischen Wissen bzw. semantischen System auf das phonologische Outputlexikon
GPK	Graphem-Phonem-Korrespondenz-Route, nicht-lexikalische Leseroute
PIL-SEM-GOL	lexikalische Schreibroute für das schreiben nach Diktat mit obligatorischer Aktivierung der Bedeutungsrepräsentation (mit Hörverständnis)
PIL-(SEM)-GOL	lexikalische Schreibroute für das schreiben nach Diktat mit optionaler Aktivierung der Bedeutungsrepräsentation
GIL-(SEM)-POL	lexikalische Leseroute mit optionaler Aktivierung der Bedeutungsrepräsentation
GIL-SEM-POL	lexikalische Leseroute mit obligatorischer Aktivierung der Bedeutungsrepräsentation (mit Lesesinnverständnis)
GIL-POL	direkt-lexikalische Leseroute ohne Lesesinnverständnis
GOB	graphematischer Outputbuffer
POB	phonologischer Outputbuffer
PIL-GOL	direkt-lexikalische Schreibroute ohne Hörverständnis
PGK	Phonem-Graphem-Korrespondenz-Route, nicht-lexikalische Schreibroute
LEMO 2.0	Lexikon modellorientiert, Einzelfalldiagnostik bei Aphasie, Dyslexie und Dysgraphie
PPVT	Peabody Picture Vocabulary Test
PDSS	Patholinguistische Diagnostik bei Sprachentwicklungsstörungen
PPTT	Pyramids and Palm Trees Test
RWT	Regensburger Wortflüssigkeitstest
Ther-A-Phon	Therapieprogramm für aphasisch-phonologische Störungen
HWL	Hierarchische Wortlisten
EBP	Evidenzbasierte Praxis

Vorwort der Herausgeberinnen

Störungen der Wortverarbeitung gehören zu den häufigsten Symptomen bei Aphasie. Bereits 1997 wurde daher in der Reihe Forum Logopädie das Buch „Lexikalische Störungen bei Aphasie" von Anneliese Kotten veröffentlicht. Den Schwerpunkt der Erläuterungen zur Wortverarbeitung bildete damals das Logogen-Modell. Darauf aufbauend wurden diagnostische und therapeutische Möglichkeiten vorgestellt. Das Buch bildete eine wichtige Grundlage für die Ausbildung von Logopäden und Sprachtherapeuten.

Nicole Stadie, Sandra Hanne und Antje Lorenz haben nun ein neues Werk zum Thema vorgelegt, welches das Konzept von Anneliese Kotten erheblich erweitert und ausdifferenziert. Neben den lexikalischen Störungen werden auch die damit eng verbundenen semantischen Defizite intensiv berücksichtigt. Auch in diesem Buch stellt das Logogen-Modell einen wichtigen Schwerpunkt dar, wird aber durch weitere Modelle, wie z. B. das Kohorten-Modell, das Levelt-Modell oder das Modell nach Dell ergänzt und um ausführliche Darstellungen der vielfältigen Einflussfaktoren der Wortverarbeitung erweitert.

Im Diagnostikkapitel werden aktuelle Testverfahren und ihre spezifischen Einsatzmöglichkeiten umfassend und anschaulich erläutert. Die Integration der ICF findet sich v. a. im Rahmen der patientenorientierten Ableitung von Therapiezielen.

Sehr umfangreich und mit vielen konkreten und praxisorientierten Übungsaufgaben mit Angaben zu Hilfen und nutzbaren Materialien ist auch das Kapitel zur Therapie lexikalischer und semantischer Störungen. Dabei nehmen die Autorinnen konsequent Bezug zur Evidenzbasierung, und machen deutlich, dass eine patientenorientierte Wirksamkeitsprüfung zur Messung des Therapieerfolgs in jeder Therapie Berücksichtigung finden muss.

Wir sind überzeugt, dass die vorliegende Publikation sowohl für die Ausbildung als auch für den Praxisalltag eine wesentliche Grundlage für die Arbeit mit Patienten mit unterschiedlichsten semantisch-lexikalischen Störungen bietet. Das hier beschriebene hypothesengeleitete Vorgehen entspricht in hohem Maße den therapeutischen Anforderungen des Praxisalltags, der durch die individuellen Besonderheiten jedes/r Patienten/in gekennzeichnet ist.

Wir freuen uns daher sehr, dass wir die Autorinnen dafür gewinnen konnten, dieses wichtige Thema aktuell, wissenschaftlich basiert und praxisorientiert aufzubereiten.

Regensburg und Aachen, September 2018
Norina Lauer
Dietlinde Schrey-Dern

Vorwort der Autorinnen

Patienten mit Aphasie können von vielfältigen Störungen im Verstehen und Produzieren von Wörtern betroffen sein. So kann es ihnen beispielsweise nicht mehr gelingen, die zu einem gegebenen Zeitpunkt notwendigen Wörter zu äußern. Möglicherweise wissen die Betroffenen auch nicht mehr genau, wie das Wort geschrieben wird oder sie haben erhebliche Schwierigkeiten die sprachlichen Äußerungen ihrer Gesprächspartner zu verstehen.

Unsere alltäglichen Aktivitäten und damit auch die Teilhabe am sozialen Leben sind unmittelbar mit Sprache und der Verwendung von Wörtern verknüpft. Durch die sprachlichen Einschränkungen, die Menschen mit Aphasie erleben, ist der gewohnte Umgang mit Sprache nicht mehr selbstverständlich. Die Einschränkungen können sich bei den Betroffenen in allen sprachlichen Aktivitäten zeigen, d. h. beim Sprechen, Verstehen, Lesen und Schreiben. Bei Patienten mit Beeinträchtigungen in der lexikalischen und semantischen Verarbeitung ist dafür zumeist ein fehlendes Wissen über Wortformen oder über Wortbedeutungen verantwortlich. Neben derartigen Wissensstörungen im mentalen Lexikon kann auch der Abruf bzw. Zugriff auf die Wortformen oder auf die Bedeutungskonzepte beeinträchtigt sein. Die sprachlichen Defizite können somit eine expressive, rezeptive oder auch gemischte Ausprägung haben.

Zentrale Aspekte bei der Rehabilitation verschiedener Erscheinungsformen von lexikalisch-semantischen Störungen bei Aphasie liegen z. B. im Wiedererlernen des (Alltags-)Wortschatzes, in der Erarbeitung von Strategien, die helfen sollen das nicht verfügbare Wortwissen über sprachliche (oder auch nicht-sprachliche) Umwege zu aktivieren oder in der Bearbeitung verschiedener semantischer Wortfelder um Bedeutungsrelationen zu erfassen. Lexikalische und semantische Störungen bei Aphasie lassen sich im sprachtherapeutischen Alltag vor allem dann erfolgreich angehen, wenn evidenzbasierte therapeutische Aufgaben unter Berücksichtigung individueller Ursachen und Auswirkungen der Beeinträchtigung in Betracht gezogen werden. Als gemeinsamer und zugrundeliegender Referenzrahmen für sowohl die Diagnostik und Interpretation individueller Störungen als auch für die Auswahl therapeutischer Aufgaben und die Evaluation der Therapie haben sich psycholinguistische Erklärungsmodelle bewährt.

Das Buch zeigt nachvollziehbar den Zusammenhang zwischen theoretischen Annahmen und praktischen Anwendungen in der Diagnostik und Therapie für die sprachlichen Aktivitäten Sprechen, Verstehen, Lesen und Schreiben auf. Um die Entstehungsmechanismen von Störungen des mentalen Lexikons zu erklären, werden zunächst mögliche Symptome, die sich bei den Betroffenen beobachten lassen, vorgestellt. Anhand verschiedener psycholinguistischer Theorien und experimenteller Befunde wird der Aufbau des lexikalisch-semantischen Verarbeitungssystems erläutert. Anschließend veranschaulichen Modellausschnitte schrittweise, wie die verschiedenen Zugänge zum mentalen Lexikon erfolgen und ggf. zusammenwirken. Dabei wird praxisrelevant dargelegt, welche kognitiven Verarbeitungsprozesse gestört sein können, welche Fehlleistungen daraus resultieren und mit welchen diagnostischen Verfahren diese systematisch erfasst werden können. Daraufhin werden dem Leser ausführlich zahlreiche, in Therapiestudien erprobte und somit evidenzbasierte therapeutische Aufgaben und Hilfestellungen dargestellt sowie die angenommenen Wirkmechanismen der jeweiligen Methode begreiflich gemacht. Zudem beschreibt das Buch auch, wie die Konzepte der Evidenzbasierung in das sprachtherapeutische Handeln einfließen können, um eine bestmögliche, auf den individuellen Patienten zugeschnittene Versorgung zu gewährleisten.

Wir möchten uns herzlich bedanken bei Ingrid Aichert, Agnes Groba, Anne Vogt und Pienie Zwitserlood für das kritische Durchlesen wesentlicher Teile des Manuskripts und die wertvollen Anmerkungen dazu. Ebenso danken wir Sophie Hoffmann und Caroline Wellmann für ausführliche Kommentare und den beiden Herausgeberinnen für die Möglichkeit dieses Buch zu verfassen. Schließlich wollen wir uns bei den zahlreichen Studierenden des Bachelor Studiengangs Patholinguistik bedanken, die letztlich auch mit ihren Fragen im Laufe der Semester an der Universität Potsdam zu diesem Buch beigetragen haben.

Es hat uns Spaß gemacht!

Berlin, September 2018
Nicole Stadie
Sandra Hanne
Antje Lorenz

Inhaltsverzeichnis

4 Therapie lexikalischer und semantischer Störungen 130

Sandra Hanne und Nicole Stadie

Anschriften

Autorinnen

Dr. phil. Nicole **Stadie**
Universität Potsdam
Kognitionswissenschaften
Patholinguistik/Neurokognition der Sprache
Karl-Liebknecht-Str. 24–25
14476 Potsdam
Deutschland

Dr. phil. Sandra **Hanne**
Universität Potsdam
Kognitionswissenschaften
Patholinguistik/Neurokognition der Sprache
Karl-Liebknecht-Str. 24–25
14476 Potsdam
Deutschland

Dr. phil. Antje **Lorenz**
Humboldt-Universität zu Berlin
Institut für Psychologie/
Neurokognitive Psychologie
Unter den Linden 6
10099 Berlin
Deutschland

Reihenherausgeberinnen

Prof. Dr. Norina **Lauer**
OTH Regensburg
Fakultät für Angewandte Sozial- und
Gesundheitswissenschaften
Seybothstr. 2
93053 Regensburg
Deutschland

Dietlinde **Schrey-Dern**
Segnistr. 23
52066 Aachen
Deutschland

Kapitel 1

Lexikalische und semantische Störungen bei Aphasie: Symptomatik und Einflussfaktoren

1 Lexikalische und semantische Störungen bei Aphasie: Symptomatik und Einflussfaktoren

Antje Lorenz

1.1 Begriffsklärungen

Beim Sprechen und Verstehen sowie beim Lesen und Schreiben greifen wir auf unser mentales Lexikon im Langzeitgedächtnis zu, das den individuellen Wortschatz, d. h. das sprachliche Wissen über alle im Laufe des Lebens gelernten Wörter, enthält. Dieses *Wortgedächtnis* umfasst zu jedem Wort Einträge, die Informationen über die Wortform (z. B. Laute, Buchstaben und Silbenstruktur eines Wortes) und über die syntaktischen Wortmerkmale (z. B. grammatikalisches Geschlecht, Wortart; Flexionsmerkmale) beinhalten. Jeder lexikalische Eintrag ist mit seiner Bedeutungsrepräsentation im *semantischen Gedächtnis* (auch: semantisches System) verknüpft. Die semantische Repräsentation beinhaltet das Wissen über die Wortbedeutung, die aus verschiedenen Bedeutungsmerkmalen (z. B. perzeptuelle und funktionale Eigenschaften) zusammengestellt ist. Je nach Bildungsgrad und Alter variiert die Anzahl der lexikalischen Einträge eines jungen Erwachsenen zwischen ungefähr 30.000 und 50.000 (unflektierten) Wörtern [107]. Der Umfang des mentalen Lexikons wächst bis ins hohe Lebensalter [107], [388].

Um Wörter zu verstehen oder zu produzieren, muss der entsprechende Eintrag im mentalen Lexikon gesucht und abgerufen und mit seiner Bedeutung im semantischen System verknüpft werden. Dieser lexikalisch-semantische Zugriff gelingt sprachgesunden Sprechern erstaunlich schnell und effektiv. Bei Sprechern mit Aphasie kann es dabei zu spezifischen Störungen kommen, die in ihrer Ausprägung äußerst variabel sind [532]. Lexikalisches und semantisches Wissen ist eng verzahnt, kann bei Aphasie jedoch separat beeinträchtigt sein.

Lexikalische Störungen bei Aphasie können sich im Wortverständnis und in der Produktion zeigen; häufig sind sie jedoch in einer Modalität (Produktion versus Verstehen: gesprochen versus schriftlich) besonders ausgeprägt. So können spezifische produktive Störungen vorliegen, während die Worterkennung besser oder unbeeinträchtigt ist. Auch das umgekehrte Muster ist möglich. Darüber hinaus können unterschiedliche Leistungen bei der Verarbeitung gesprochener und geschriebener Wörter auftreten. So kann das Lesen, aber auch das spontane Schreiben oder das Schreiben nach Diktat von lexikalischen Störungen betroffen sein, während die Verarbeitung gesprochener Wörter nicht oder weniger betroffen ist. Wichtig ist, dass bei lexikalischen Störungen üblicherweise nicht alle sprachlichen Modalitäten gleichermaßen beeinträchtigt sind, sondern sich modalitätsspezifische Beeinträchtigungen zeigen. Im Unterschied dazu sind *semantische Störungen* (auch: zentralsemantische Störungen) modalitätsübergreifend, d. h. sie zeigen sich sowohl im Sprachverständnis als auch in der Produktion.

In den folgenden Abschnitten wird die Symptomatik lexikalischer Störungen in den verschiedenen sprachlichen Modalitäten, d. h. im Verständnis gesprochener Wörter, in der mündlichen Produktion sowie beim Lesen und Schreiben von Wörtern vorgestellt. Darüber hinaus werden hier auch Symptome in der Wortverarbeitung beschrieben, die bei semantischen Störungen typisch sind. Es handelt sich dabei jeweils um eine *Auflistung aller möglichen Symptome*, die theoretisch auftreten können, jedoch häufig nicht alle gleichzeitig zu beobachten sind.

Das Kapitel endet mit einer Beschreibung der für die Wortverarbeitung wichtigsten *Einflussfaktoren*. Dabei handelt es sich um linguistische Wortmerkmale, wie z. B. die Worthäufigkeit oder die Wortlänge, die das Verständnis und die Produktion von Wörtern beeinflussen können. Die Kap. 1.3–Kap. 1.6 enden jeweils mit einer Übersicht über wichtige im Text erklärte Begriffe und deren Definitionen.

1.2 Symptomatik im Hörverständnis

Im *Hörverständnis* kann es zu Verwechslungen *phonologisch ähnlicher* Wörter kommen, wobei z. B. das Wort „Tasche" als „Tasse" gehört wird. Sekundär zeigen sich Probleme beim *Zugriff auf die Wortbedeutung*, da im semantischen System die Bedeutungsmerkmale der falschen Wortform aktiviert werden (z. B. die semantischen Merkmale von Tasse statt Tasche). Darüber hinaus kann es zu Verwechselungen von bedeutungsähnlichen Wörtern kommen, d. h. „Tasche" wird zwar gehört, aber die Bedeutung von „Koffer" wird verfügbar. Lexikalisch-semantische Störungen im Hörverständnis äußern sich in der Spontansprache zudem durch häufiges Nachfragen oder inadäquate Antworten. Bei einer leichten bis mittelgradigen lexikalischen Beeinträchtigung – und erhaltenen semantisch-pragmatischen Leistungen – kann die Verständnisstörung in der Spontansprache jedoch ggf. relativ gut kompensiert werden [133].

1.3 Symptomatik in der mündlichen Wortproduktion

In der mündlichen Sprachproduktion kommt es typischerweise zu Wortfindungsstörungen (synonym: Wortabrufstörungen).

Wortfindungsstörungen gehören zu den häufigsten Symptomen bei Aphasie [77], [277], [532], [533]. Sie sind das Leitsymptom der amnestischen Aphasie, können jedoch auch bei den anderen Aphasiesyndromen beobachtet werden [354].

Wortfindungsstörungen äußern sich sowohl in der Spontansprache betroffener Patienten als auch in Aufgaben zum mündlichen Benennen von Bildern, Definitionen oder Realgegenständen usw. Die Ausprägung ist vielfältig und kann je nach Schwere und Art der Störung sowie in Abhängigkeit von möglichen Begleitstörungen mit flüssiger oder auch mit unflüssiger Spontansprache assoziiert sein. Auch der Einsatz von Kompensationsstrategien kann die Oberflächensymptomatik maßgeblich beeinflussen. Wortfindungsstörungen führen häufig dazu, dass der Gesprächsfluss stockt, da das intendierte Wort nicht zur Verfügung steht. Es kommt zu unspezifischen Äußerungen bzw. *Nullreaktionen*, wenn keine Reaktion produziert wird (Zielwort: Känguru; Reaktion: wie heißt das nochmal…). Nicht selten können Teilinformationen des Zielwortes abgerufen werden (auch: *Tip-of-the-tongue-Phänomen*), während die gesamte Wortform nicht zur Verfügung steht [492], [25]. Dabei kann z. B. der erste Buchstabe bzw. der erste Laut genannt werden (z. B. K bzw. /k/ für das Zielwort Känguru), aber auch die Silbenanzahl oder das Akzentmuster können einzeln verfügbar sein. Auch Informationen über syntaktische Wortmerkmale, wie z. B. das grammatikalische Geschlecht (auch: Genus) und der damit zusammenhängende genus-

markierte Artikel, können manchmal abgerufen werden, obwohl das Zielwort nicht genannt werden kann (z. B. Genus: Neutrum; bestimmter Artikel: das für das Zielwort Känguru) [25]. Darüber hinaus kann es zu semantischen Umschreibungen kommen. *Semantische Umschreibungen* umfassen Mehrwort-Äußerungen, die das Zielwort beschreiben (z. B. Zielwort: Känguru; Reaktion: großes Tier, gibt's hier nicht, weit weg, in Australien…). Diese resultieren häufig aus der Anwendung einer Kompensationsstrategie, da das intendierte Wort nicht zur Verfügung steht [77], [277]. Außerdem kommt es häufig auch zu Ersetzungen von Wörtern (auch: Wortsubstitutionen, Paraphasien). Dabei besteht typischerweise eine Verwandtschaft zwischen Zielwort und produziertem Fehler. Diese Substitutionsfehler, die in geringerem Ausmaß auch bei sprachgesunden Sprechern zu beobachten sind, können eine semantische oder eine formale Ähnlichkeit mit dem Zielwort aufweisen. *Semantische Paraphasien* sind semantisch verwandte *Wortreaktionen*. Sie können eine *kategorielle* Verwandtschaft zum Zielwort aufweisen (z. B. Zielwort: Känguru; koordinierte Reaktion: Giraffe; superordinierte Reaktion: Tier) oder *assoziativ* verwandt sein (z. B. Zielwort: Känguru; Reaktion: springen). *Phonematische Paraphasien* sind *Nichtwortreaktionen*, die eine formale Ähnlichkeit mit dem Zielwort aufweisen. Phonematische Paraphasien betreffen die Phonemebene und entstehen durch die Ersetzung (auch: Substitution, z. B. Zielwort: Flasche; Reaktion: /fla.tə/), Auslassung (auch: Elision, z. B. Reaktion: /fa.ʃə/), Hinzufügung (Addition: Reaktion: /fla.tʃə/) oder Umstellung (Metathese: Reaktion: /laf.ʃə/)) einzelner Phoneme im Wort. Kommt es zu *formal verwandten Wortreaktionen* wird der Fehlertyp als *formale Paraphasie* bezeichnet (z. B. Zielwort: Flasche; Reaktion: Flagge oder Lasche). Unter *phonematische Neologismen* fallen unverwandte Nichtwortreaktionen (z. B. Zielwort: Flasche; Reaktion: /kɛ.rak.sə/). Als Kriterium für die Abgrenzung zwischen phonematischen Paraphasien und Neologismen wird häufig das *50-Prozent-Kriterium* genutzt, d. h. mindestens die Hälfte der Phoneme des Zielwortes müssen in ihrer Abfolge in der fehlerhaften Reaktion erhalten geblieben sein, um den Fehler als phonematische Paraphasie zu bezeichnen, d. h. als formal verwandt zum Zielwort (z. B. [532]). Wenn die fehlerhafte Reaktion sowohl phonematisch als auch semantisch mit dem Zielwort verwandt ist, wird der Fehler als *gemischte Paraphasie* bezeichnet (z. B. Zielwort:

Maus; Reaktion: Laus). *Semantische Neologismen*, bei denen 2 oder mehr existierende Wörter zu einer unbekannten Vollform zusammengefügt werden, die semantisch mit dem Zielwort verwandt ist, sind deutlich seltener, können jedoch ebenfalls auftreten (Zielwort: Känguru; Reaktion: Springesel). Andere *rein morphologisch* verwandte Wortersetzungen (auch morphologische Paraphasien) sind ebenfalls zu beobachten. *Morphologische Paraphasien* bezeichnen Wortreaktionen, die eine morphologische Überlappung mit dem Zielwort aufweisen (vgl. [442]). Sie sind insbesondere bei morphologisch komplexem Zielwortmaterial beschrieben (z. B. beim Benennen von Pluralnomen,

Komposita oder derivierten Wörtern). Dabei kommt es beispielsweise zur Auslassung von Pluralaffixen (z. B. Zielwort: Kängurus; Reaktion: KänguruØ) und deutlich seltener zu Ersetzungen einzelner Pluralaffixe (z. B. Zielwort: Zwiebeln; Reaktion: Zwiebels). Auch die *überschießende Pluralisierung* von Zielwörtern im Singular kann auf eine morphologische Störung hindeuten (z. B. Zielwort: Känguru; Reaktion: Kängurus; [441]). Beim Benennen von Komposita oder derivierten Wörtern kann es zu konstituenten-spezifischen Fehlern kommen (z. B. Zielwort: Fingerhut; Reaktion: Hut; vgl. [76], [443] [444]).

Info

Mündliche Wortproduktion (z. B. Benennen von Objektabbildungen)

Fehlertypen mit Beispielen (jeweils ZIELWORT → Reaktion)

Nullreaktion: KÄNGURU → Ø/ja, das kenn' ich, aber kann's nicht sagen

Semantische Paraphasie (= semantisch verwandte Wortreaktion mit kategoriellem oder assoziativem Bezug): KÄNGURU → Giraffe; KÄNGURU → springen

Semantische Umschreibung: KÄNGURU → großes Tier. Gibt's hier nicht, weit weg, in Australien...

Semantischer Neologismus (= nicht existierende Kombination zweier Wörter mit semantischem Bezug zum Zielwort): KÄNGURU → Springesel

Formale Paraphasie (= phonematisch verwandte Wortreaktion): FLASCHE → Flagge

Gemischte Paraphasie (= phonematisch und semantisch verwandte Wortreaktion): Maus → Laus

Phonematische Paraphasie (= phonematisch verwandte Nichtwortreaktion): FLASCHE → /fla.tə/

Phonematischer Neologismus (= unverwandte Nichtwortreaktion): FLASCHE → /kɛ.rak.sə/

Morphologische Paraphasie (= morphologisch verwandte Wortreaktion): KÄNGURUS → KänguruØ; FINGERHUT → Hut; HEIZUNG → heizen

---

1.4 Symptomatik beim Lesen

Es kann zu Störungen der visuellen Worterkennung beim leisen Lesen und/oder zu Störungen des lauten Lesens kommen. In der **visuellen Worterkennung** kommt es z. B. zu Verwechslungen orthographisch ähnlicher Wörter, wobei z. B. „Vase" als „Vater" gelesen wird.

Beim **lauten Lesen** zeigen sich Auffälligkeiten bei Wörtern mit unregelmäßigen Buchstabe-Laut-Korrespondenzen, wie z. B. „Garage" oder „Linie". Wenn unregelmäßige Wörter ohne Zugriff auf das mentale Lexikon gelesen werden, kommt es zu *Regularisierungsfehlern*. Grund ist, dass die einzelnen Grapheme des Wortes direkt in ihre lautlichen (phonematischen) Entsprechungen übertragen werden (auch: Graphem-Phonem-Konversion [GPK]).

Definition

Grapheme

Grapheme sind abstrakte Buchstabenidentitäten, die aus einem oder mehreren Buchstaben (z. B. [s], [sch], [ck]) bestehen können und als ein Phonem lautiert werden (z. B. [sch] → /ʃ/).

Beispielsweise kommt es beim Lesen von „Garage" zu der Reaktion /ga.ra:gə/ anstatt von /ga.ra:ʒə/, beim Lesen von „Linie" kann es zu der regularisierten Reaktion: /li:ni:/ anstatt von /li:ni:ə/ kommen. Wenn ein Wort mit einem unregelmäßigen Akzentmuster gelesen wird, kann es dabei auch zu Regularisierungen in der Akzentzuweisung kommen (z.B. Zielwort: Fasan → Reaktion: /ˈfa:san/ statt /fa.ˈsa:n/). Im Deutschen ist der Wortakzent überwiegend regelmäßig, d.h. mehrsilbige Wörter sind auf der vorletzten Silbe (auch: Pänultima; [737]) betont. In Lehn- und Fremdwörtern kann das Akzentmuster jedoch abweichen (z.B. Frisör). Darüber hinaus können auch visuell verwandte Wortersetzungen auftreten (auch: z.B. Zielwort: Vase → Reaktion: Vater). Semantische und morphologische Paralexien sind ebenfalls mögliche Fehlertypen, bei denen es sich um semantisch bzw. morphologisch verwandte Wortreaktionen handelt (*semantische Paralexie:* z.B. Zielwort: Tisch → Reaktion: Stuhl; *morphologische Paralexie:* z.B. Zielwort: verlieben → Reaktion: Liebe; vgl. [143], [178], [578]; s. auch Kap. 1.3). Werden Nichtwörter gelesen, kann es zu *Lexikalisierungen* kommen, d.h. zur Produktion von formal verwandten Wörtern (z.B. Zielwort: Schwun → Reaktion: Schwan).

version [PGK]). Beim Schreiben PGK-unregelmäßiger bzw. inkonsistenter Wörter werden *phonologisch plausible Fehler* produziert (z.B. Zielwort Clown → Reaktion: Klaun; Zielwort: Hahn → Reaktion: Han), d.h. die Wörter werden so geschrieben, wie sie ausgesprochen werden (auch: *phonologisch plausible Paragraphie*). Weitere mögliche Fehlertypen sind formal verwandte Wortreaktionen (auch: *formale Paragraphie:* Zielwort: Schiff → Reaktion: Schilf). Nichtwortreaktionen mit einer formalen Verwandtschaft zum Zielwort werden als *orthographische Paragraphien* bezeichnet (z.B. Zielwort: Schiff → Reaktion: Schill). *Fragmentarische Paragraphien* sind fragmentarische Reaktionen, wenn z.B. nur der Anfang des Wortes realisiert wird (z.B. Zielwort: Tisch → Reaktion: Tis; z.B. [91], [722]). Zusätzlich können ggf. auch semantisch und morphologisch verwandte Wortersetzungen beobachtet werden (*semantische Paragraphie:* z.B. Zielwort: Tisch → Reaktion: Stuhl; *morphologische Paragraphie:* z.B. Zielwort: Tisch → Reaktion: Tische; s. auch Kap. 1.3, Kap. 1.4). Außerdem kann es beim Schreiben von Nichtwörtern – genauso wie beim Lesen – zu *Lexikalisierungen* kommen.

Info

Lautes Lesen

Fehlertypen mit Beispielen
(jeweils ZIELWORT → Reaktion)
Paralexie: Lesefehler
  Visuell: KOPF→ Koffer
  Semantisch: KÄNGURU → Giraffe
  Morphologisch: VERLIEBEN → Liebe
  Regularisierung: LINIE → /li:.ni:/
  Lexikalisierung: SCHWUN → Schwan

Info

Schreiben/Schreiben nach Diktat/ schriftliches Benennen

Fehlertypen mit Beispielen
(jeweils ZIELWORT → Reaktion)
Paragraphie: Schreibfehler
  Semantisch: KÄNGURU → Giraffe
  Fragmentarisch: KÄNGURU → KÄNG
  Formal: TANDEM → Tante
  Morphologisch: VERLIEBEN → Liebe
  Phonologisch plausibel: HAHN → Han, CLOWN → Klaun
  Lexikalisierung: SCHWUN → Schwan

1.5 Symptomatik beim Schreiben

Lexikalische Störungen können sich auch auf das Schreiben auswirken (z.B. Schreiben nach Diktat, schriftliches Benennen, spontanes Schreiben; für eine Übersicht: [692], [725]). Dabei kommt es zu Problemen beim Schreiben von Wörtern mit unregelmäßigen oder inkonsistenten Laut-Buchstabe-Korrespondenzen (auch Phonem-Graphem-Kon-

1.6 Psycholinguistische Einflussfaktoren

Die Verarbeitung von Wörtern (z.B. beim Lesen, Schreiben oder Benennen) kann durch verschiedene Eigenschaften des Zielwortes (z.B. Worthäufigkeit, Wortlänge) beeinflusst werden. Im Folgenden werden Faktoren beschrieben, die generelle Mechanismen der Verarbeitung beeinflussen, d. h. die Effekte treten überwiegend auch in der *sprachgesunden Wortverarbeitung* auf. Bei Patienten mit Aphasie erlauben sie ggf. einen Rückschluss auf die zugrunde liegende Funktionsstörung und können in der Differenzialdiagnostik ergänzend berücksichtigt werden (z. B. semantische versus lexikalische versus postlexikalische Störung). Spezifische Effekte der Einflussfaktoren (auch: *Parametereffekte*) können sich z. B. in den Fehleranzahlen oder in Reaktionszeiten äußern, wenn beispielsweise häufige Wörter besser oder schneller benannt werden können als seltene Wörter [528], [532]. Neben Faktoren, die für die lexikalische Verarbeitung typisch sind, werden im Folgenden auch Faktoren vorgestellt, die mit semantischen Verarbeitungsleistungen assoziiert sind.

Die **Wortfrequenz** (auch: Worthäufigkeit) gehört zu den wichtigsten Einflussfaktoren für lexikalische Verarbeitung. Häufige Wörter können – auch in der sprachgesunden Verarbeitung – leichter und schneller aus dem Lexikon abgerufen werden als seltene Wörter. Frequenzeffekte sind sowohl für die Worterkennung (Rezeption) als auch für die Wortproduktion beschrieben (*Verständnis:* z. B.: [450], [657]; *Produktion:* z. B. [128], [188], [374], [543]). Frequenzeffekte bei Aphasie sind mit lexikalischen Störungen assoziiert (vgl. [398], [530]). Datenbanken für Wortfrequenzwerte umfassen sowohl schriftliche als auch mündliche Häufigkeitszählungen von Wörtern, wobei unterschiedliche Quellen (z. B. Literatur, Zeitungen, Medien) zugrunde liegen. Bei der Wortfrequenz wird zwischen *Stamm-* und *Form-Frequenzwerten* unterschieden. Die Stammfrequenz (auch: *Lemmafrequenz* bzw. *Type-Frequenz*) umfasst die Häufigkeit eines Wortes inklusive aller möglichen Flexionsformen (z. B. Kind, Kinder, Kindes), die Formfrequenz (auch: *Token-Frequenz*) umfasst lediglich die Frequenz der Oberflächenstruktur des Wortes (z. B. Kind versus Kinder; für eine Frequenzdatenbank im Deutschen, s. z. B. dlex-DB [311]; s. auch CELEX [18]).

Neben der Wortfrequenz ist das **Erwerbsalter** von Wörtern, d. h. das Alter, in dem ein Wort erstmalig gesprochen wurde, ein zweiter wichtiger Einflussfaktor für die lexikalisch-semantische Verarbeitung bei sprachgesunden Erwachsenen und bei Patienten mit Aphasie, Dyslexie und/oder Dysgraphie. Sowohl in rezeptiven als auch in expressiven Aufgaben werden früh erworbene Wörter schneller und/oder genauer verarbeitet als später erworbene Wörter (*Verständnis:* z. B. [503], [574], [698]; *Produktion:* z. B. [28], [56], [336], [376], [398], [503], [732]). In einigen Studien, die sowohl die Wortfrequenz als auch das Erwerbsalter kontrolliert haben, zeigten sich stärkere Effekte durch das Erwerbsalter [131], [334]. Normen für das Erwerbsalter von Wörtern werden häufig in Befragungen sprachgesunder Erwachsener erhoben. Für Wörter einer Liste soll hier z. B. auf einer vorgegebenen Skala (z. B. 1–7) eingeschätzt werden, in welchem Alter die Wörter gelernt, d. h. erstmalig verwendet wurden (für eine deutsche Datenbank s. [647]). Neben einem lexikalischen Ursprung wird für Erwerbsalter-Effekte auch ein semantischer Ursprung diskutiert [106], [505]. Es wird argumentiert, dass früh erworbene Wörter reichere semantische Repräsentationen aufweisen und im semantischen System enger vernetzt sind als später erworbene Wörter (s. auch [684]).

Auch die **lexikalische Nachbarschaftsdichte** beeinflusst die Wortverarbeitung im Verständnis und in der Produktion. Wörter, die sich in nur einem Segment (Phonem, Buchstabe) voneinander unterscheiden, jedoch die gleiche Segmentanzahl aufweisen, werden auch als lexikalische Nachbarn bezeichnet (z. B. Haus – Maus, auch: Minimalpaar; vgl. [142], [449]). Das Wort „Maus" hat viele Nachbarn, d. h. es hat eine hohe Nachbarschaftsdichte (z. B. Haus, Laus, raus, Saus, Mais, Maut), während das Wort „Prinz" keine Nachbarn und demnach eine niedrige Nachbarschaftsdichte hat (vgl. dlex-DB, [311]). Es wird zwischen der phonologischen und orthographischen Nachbarschaftsdichte unterschieden. Phonologische Nachbarn sind alle Wörter, die sich in einem Phonem vom Zielwort unterscheiden (z. B. für Schal: u. a. Schaf, Scham, Saal, Wahl), orthographische Nachbarn sind Wörter, die sich in einem Buchstaben unterscheiden (z. B. für Schal: u. a. Schaf und Scham, aber nicht Saal oder Wahl). Im Hörverständnis, in der visuellen Worterkennung und in der Produktion von Wörtern wirkt sich die Nachbarschaftsdichte von Wörtern unterschiedlich aus (z. B. [13], [133], [192]). Im *Hörverständnis* zeigen sich hemmende Effekte, d. h. sprachgesunde Erwachsene benötigen mehr Zeit oder machen mehr Fehler in der auditiven Verarbeitung von Wörtern mit vielen Nachbarn, wie z. B. „Maus" oder „Schal" im Vergleich zu Wörtern mit wenigen Nachbarn, wie z. B. „Prinz" (*Hörverständnis:* [448], [715], [716]). Im Unterschied dazu ist eine hohe Nachbarschaftsdichte für die visuelle Worterkennung und den lexikalischen

Zugriff in der Produktion (z. B. mündliches Bild-benennen) förderlich (*visuelle Worterkennung*: [12], [13]; s. jedoch [290]; *Produktion*: z. B. [278], [306] [627] [714]). Diese Befunde zeigen, dass dem Hörverständnis, der visuellen Worterkennung und der Produktion unterschiedliche lexikalische Ab-rufprozesse zugrunde liegen ([192]; s. [278] für Evidenz von Patienten mit Aphasie). Während die lexikalischen Nachbarn im Hörverständnis die Worterkennung hemmen, da sie um den Abruf konkurrieren, wirken sich viele lexikalische Nach-barn in der visuellen Worterkennung und in der mündlichen und schriftlichen Produktion über-wiegend förderlich aus, da sie zu einer Unterstüt-zung in der Aktivierung des Zielwortes beitragen.

Die **Konkretheit** (auch Abbildbarkeit) und die Typikalität sind weitere wichtige Einflussfaktoren für die Wortverarbeitung. Beide Faktoren sind eng mit der semantischen Verarbeitung verknüpft (Konkretheit: [547], [562]; Typikalität: [574], [748]). Konkrete Begriffe sind gegenständlich und meist gut abbildbar, abstrakte Begriffe sind nicht gegenständlich und nicht oder weniger gut abbild-bar (z. B. konkret: Tisch; abstrakt: Liebe). *Konkret-heitseffekte* sind sowohl bei Sprachgesunden als auch bei aphasischen Patienten mit semantischen und/oder lexikalischen Störungen beschrieben. Es zeigen sich häufig schlechtere Leistungen (d. h. längere Reaktionszeiten und/oder mehr Fehler) bei der Verarbeitung abstrakter Begriffe verglichen mit konkreten Begriffen [181][165], [166], [651], [699]. Bei Patienten mit *semantischer Demenz*, einer neurodegenerativen Erkrankung, bei der sich semantische Verarbeitungsleistungen zunehmend verschlechtern, wird manchmal auch ein umge-kehrter Konkretheitseffekt beschrieben, d. h. es zeigen sich ggf. bessere Leistungen bei der Ver-arbeitung abstrakter als konkreter Wörter ([98], [727]; für eine Erklärung s. [662]; s. jedoch [337]).

Die **Typikalität** von Wörtern ist ebenfalls ein se-mantischer Einflussfaktor. Ein Wort mit einer ho-hen Typikalität ist für seine Bedeutungskategorie typisch (z. B. Spatz für die Kategorie Vögel), wäh-rend ein Wort mit einer niedrigen Typikalität we-niger typisch für die Kategorie ist (z. B. Strauß für die Kategorie Vögel). Bei semantischen Störungen sind typische Vertreter einer Kategorie robuster gegen die semantische Schädigung als untypische Vertreter (für Evidenz von semantischer Demenz, s. z. B. [480], [748]). Sowohl die Typikalität als auch die Konkretheit von Begriffen kann in Befragungen mit sprachgesunden Erwachsenen erhoben wer-

den (für Konkretheitswerte im Deutschen s. [383] [411]; für Typikalitätswerte im Deutschen s. [647]).

Auch die **Wortlänge** (z. B. Anzahl der Silben, Phoneme oder Grapheme) kann die Verarbeitung im Verständnis und der Produktion spezifisch be-einflussen. Die Wortlänge korreliert mit der lexi-kalischen Nachbarschaftsdichte, da kurze Wörter mehr lexikalische Nachbarn haben als längere Wörter [13]. Dadurch kann es bei lexikalischen Störungen zu einem *paradoxen Wortlängeeffekt* in der Wortverarbeitung bei Aphasie kommen, bei dem sich schlechtere Leistungen zeigen bei der Verarbeitung kurzer im Vergleich zu längeren Wörtern [58]. Dieser Effekt kann durch die Nach-barschaftsdichte begründet sein. Unabhängig von der Nachbarschaftsdichte ist die Wortlänge jedoch kein spezifischer Faktor für lexikalische oder se-mantische Verarbeitung. Effekte der Wortlänge sind häufig mit prä- oder postlexikalischen Prozes-sen (z. B. bei Vorliegen eines gestörten Arbeitsspei-chers bei Aphasie oder Störung der phonologi-schen Enkodierung) assoziiert.

Die **morphologische Komplexität** eines Wortes ist ein weiterer wichtiger Einflussfaktor für die lexikalische Wortverarbeitung. Ein Wort ist morphologisch komplex, wenn es aus mehreren Morphemen besteht. Dabei wird zwischen den Wortbildungstypen Komposition (Apfel + baum), Derivation (Heiz + ung) und Flexion (Auto + s) un-terschieden [134], [442], [643]. Bei der Kompositi-on werden 2 existierende Wörter (d. h. 2 freie Morpheme) zu einer komplexen Vollform zusam-mengefügt, bei der Derivation und Flexion handelt es sich jeweils um ein freies und ein gebundenes Morphem (z. B. der Verbstamm „heiz-" und das Derivationsaffix „-ung" oder das unflektierte No-men „Auto" und das Pluralaffix „-s"). In der aktuel-len Forschung wird überwiegend von einer auf-gespaltenen Repräsentation morphologisch kom-plexer Wörter im mentalen Lexikon ausgegangen (auch: Dekompositionshypothese, [689], [690]), da in zahlreichen Experimenten mit sprachgesunden Personen gezeigt wurde, dass die Art der Verarbei-tung durch die morphologische Wortstruktur be-einflusst wird (Rezeption: z. B. [402], [584], [585]; Produktion: z. B. [445], [451], [756]; s. jedoch [17], [112], [370]). Bei Aphasie können Effekte der mor-phologischen Komplexität, d. h. schlechtere Leis-tungen bei morphologisch komplexen als bei ein-fachen Wörtern, auf eine morpho-lexikalische Stö-rung hinweisen. Dabei werden z. B. beim Benennen von Bildern mit morphologisch komplexen Zielwörtern im Vergleich zu einfachen Wörtern mehr Fehler oder auch spezifische Fehlertypen produziert (z. B. [76], [443], [441], [444], [658]). Morphologische Effekte sind auch für das Lesen und Schreiben nach Diktat bei erworbener Dyslexie bzw. Dysgraphie beschrieben (z. B. [134], [143], [585], [303]; s. auch Kap. 1.3, Kap. 1.5).

Zudem gibt es Patienten, die **wortartenspezifische Verarbeitungsstörungen** zeigen. Dies kann z. B. das mündliche Bildbenennen von Handlungen (Verben) betreffen, während Objektabbildungen (Nomen) besser benannt werden (z. B. [33], [163], [164], [412]). Auch das umgekehrte Muster ist beschrieben (z. B. [454]). Wortarteneffekte werden häufig im Lexikon verortet und sind auch für die Verarbeitung von Schriftsprache bei erworbener Dyslexie und/oder Dysgraphie beschrieben (z. B. [143]).

Ein weiterer Einflussfaktor, der speziell für die Verarbeitung von Schriftsprache, d. h. beim Lesen und Schreiben von Wörtern, wichtig ist, ist die Regelmäßigkeit der Schreibweise eines Wortes, die sich auf die Regelmäßigkeit in der Buchstabe-Laut-Übersetzung beim Lesen (auch: Graphem-Phonem-Konversion) bzw. in der Laut-Buchstabe-Übersetzung beim Schreiben (auch: Phonem-Graphem-Konversion) bezieht (vgl. Kap. 1.4, Kap. 1.5). Effekte der **orthographischen Regelmäßigkeit** äußern sich durch eine bessere oder schnellere Verarbeitung von regelmäßigen als unregelmäßigen Wörtern. In einigen Studien hat sich gezeigt, dass die **orthographische Konsistenz** der wichtigere Faktor ist (z. B. [371]). Die Konsistenz eines Wortes wird über die lexikalischen Nachbarn des Wortes definiert. Das Wort „Saal" ist zwar regelmäßig hinsichtlich der Graphem-Phonem-Konversion beim Lesen (/saːl/), es ist jedoch relativ inkonsistent, da der Langvokal /aː/ im Deutschen auch durch einen einfachen Vokal (Tal) oder ein Dehnungs-H (Hahn) realisiert werden kann. Für das laute Lesen ist der Effekt sowohl in der sprachgesunden als auch in der beeinträchtigten Verarbeitung (bei Oberflächendyslexie) beschrieben [371], [578], für das Schreiben nach Diktat speziell für Patienten mit Oberflächendysgraphie ([692]; vgl. Kap. 2.2.5: Lesen und Schreiben (S. 49).

Info

Psycholinguistische Einflussfaktoren

Frequenz: Worthäufigkeit.
hochfrequent [häufig]: z. B. *Hand*
niedrigfrequent [selten]: z. B. *Zeh*
Erwerbsalter: Alter, in dem ein Wort erworben, d. h. erstmalig gesprochen wurde
Lexikalische Nachbarschaftsdichte: Maß für Anzahl der lexikalischen Nachbarn von Wörtern. *Lexikalische Nachbarn* sind Wörter, die sich in einem Buchstaben/Phonem unterscheiden, auch: Minimalpaar. Hohe Nachbarschaftsdichte = Wörter mit vielen Nachbarn (z. B. *Haus*); niedrige Nachbarschaftsdichte = Wörter mit wenigen Nachbarn (z. B. *Prinz*).
Phonologische Nachbarschaftsdichte: lexikalische Nachbarschaftsdichte bezogen auf gesprochene Wörter bzw. Phoneme, z. B. *klar* und *Chlor* sind phonologische Nachbarn, da sie sich in einem Phonem unterscheiden
Orthographische Nachbarschaftsdichte [142]: lexikalische Nachbarschaftsdichte bezogen auf geschriebene Wörter bzw. Buchstaben, z. B. *Schal* und *Schaf*
Wortlänge: bezogen auf die Anzahl der Segmente (Phoneme, Grapheme, Buchstaben), Silben
Morphologische Komplexität: Wortstruktur, morphologisch einfache versus komplexe Wörter. Morphologisch einfache Wörter (auch monomorphematische Wörter) bestehen aus einem Morphem (z. B. *Apfel*, *Baum*, *klein*, *auf*, *der*), morphologisch komplexe Wörter bestehen aus mehr als einem Morphem, z. B. Komposita (z. B. *Apfelbaum*), derivierte Wörter (z. B. *Heizung*), flektierte Wörter (z. B. *Kleider*).
Wortart: syntaktische Wortkategorie, z. B. Nomen, Verb, Adjektiv, Präposition
Konkretheit: kontinuierlicher Faktor, der eng mit der Abbildbarkeit und Vorstellbarkeit korreliert. Wörter mit einer hohen Konkretheit (auch: konkrete Wörter) sind gegenständlich, abbildbar (z. B. *Kommode*). Wörter mit einer niedrigen Konkretheit (auch: abstrakte Wörter) sind nicht gegenständlich, nicht/weniger gut abbildbar (z. B. *Phantasie*, *Krieg*, *Liebe*).

Typikalität (auch: semantische Typikalität): kontinuierlicher Faktor. Typikalität umschreibt, wie typisch bestimmte Vertreter für eine semantische Kategorie sind. Zum Beispiel *Amsel* ist ein typischer Vertreter für die Kategorie Vögel, während *Emu* ein untypischer Vertreter für Vögel ist.

Orthographische Regelmäßigkeit: definiert durch die Übereinstimmung von Schreibweise und Aussprache beim Lesen bzw. zwischen Aussprache und Verschriftlichung beim Schreiben. Die Regelmäßigkeit eines Wortes kann dabei beim Lesen und Schreiben unterschiedlich sein, z. B. *Hahn*: für das Lesen regelmäßig (/ha:n/), für das Schreiben uneindeutig (*Hahn, Han*). Unregelmäßige Wörter sind im deutschen häufig Lehn- und Fremdwörter, z. B. *Garage, Frisör*.

Orthographische Konsistenz: definiert durch die Übereinstimmung der Schreibweise eines Wortes mit seinen lexikalischen Nachbarn; konsistent ist z. B. der Reim von *Maus* (*Laus, Haus, raus, Saus*), während der Reim von *Hahn* weniger konsistent ist, da der Langvokal im Deutschen auch durch einen Doppelvokal oder Dehnungs-H realisierbar ist (z. B. *Saal, Wal*).

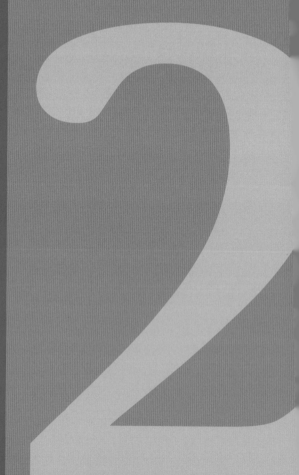

Kapitel 2

Modellvorstellungen zur Wortverarbeitung

2 Modellvorstellungen zur Wortverarbeitung

Antje Lorenz

Im Folgenden wird zunächst die Wortverarbeitung im Logogen-Modell beschrieben. Das Teilkapitel endet mit einer Übersicht über wichtige, im Text erörterte Begriffe mit ihren Definitionen.

Im Anschluss werden weiterführende Theorien zur Wortverarbeitung mit den empirischen Evidenzen aus der aktuellen Forschung vorgestellt. Dabei werden die verschiedenen sprachlichen Modalitäten, d.h. die auditive Worterkennung, die mündliche Wortproduktion, die visuelle Worterkennung sowie die schriftsprachliche Verarbeitung beim lauten Lesen und Schreiben jeweils getrennt behandelt. Die Forschung zum Aufbau des semantischen Gedächtnisses wird ebenfalls vorgestellt.

2.1 Logogen-Modell

Das Logogen-Modell wurde ursprünglich zur Erklärung der lexikalischen Worterkennung entwickelt [506], [507]. Im Anschluss wurde die Wortproduktion (Bildbenennung) sowie das Lesen und Schreiben von Wörtern und Nichtwörtern integriert [508], [509], [551], [552]. Im Logogen-Modell wird somit die Wortverarbeitung in allen sprachlichen Modalitäten erklärt, d.h. im Verständnis und in der Produktion gesprochener und geschriebener Wörter (vgl. ▶ Abb. 2.1; [552]). Es handelt sich um ein modulares Verarbeitungsmodell, das auf die Verarbeitung einzelner monomorphematischer Wörter spezialisiert ist. Dabei werden getrennte Repräsentationen und Mechanismen für die Verarbeitung gesprochener und geschriebener Wörter sowie für die Verarbeitung im Verständnis und der Produktion angenommen.

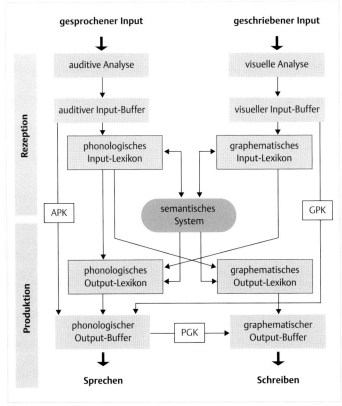

Abb. 2.1 Logogen-Modell nach Patterson [552] (APK: auditiv-phonologische Konversion, PGK: Phonem-Graphem-Konversion, GPK: Graphem-Phonem-Konversion).

Das Logogen-Modell dient – neben ähnlichen Einzelwortverarbeitungsmodellen – häufig als Grundlage für die modellorientierte Diagnostik und Therapie von Wortverarbeitungsstörungen bei Aphasie ([676]; für modellorientierte Verfahren in der Diagnostik im deutschsprachigen Raum s. [71], [74], [75], [678]).

Das Modell beinhaltet verschiedene Komponenten und Routen, bei denen es sich entweder um Wissensrepräsentationen (Lexikon und Semantik) oder um spezialisierte Verarbeitungsprozesse (z. B. auditive Analyse, lexikalischer Zugriff) handelt. Die verschiedenen Komponenten sind modular (auch: autonom), d. h. sie können unabhängig voneinander funktionieren [235] und sind bei Aphasie selektiv störbar.

Die Modellstruktur basiert auf psycholinguistischen Experimenten mit sprachgesunden Erwachsenen zum Nachsprechen, Lesen, lexikalischen Entscheiden und Benennen (z. B. [508], [510], [367]). Zahlreiche Daten aus dem neurolinguistischen Bereich, d. h. von Patienten mit erworbenen Sprach- und Schriftsprachstörungen, haben den Aufbau des Logogen-Modells zusätzlich belegt (z. B. [331], [347], [345], [386], [528], [530], [509], [508], [510]).

2.1.1 Wissensrepräsentationen: Wortformen versus Wortbedeutungen

Sowohl für das Verständnis als auch für die Produktion einzelner Wörter ist der Abruf zweier Informationstypen grundlegend. Dabei handelt es sich einerseits um Informationen über die Wortform, d. h. *lexikalisches* Wissen, und andererseits um Informationen über die Wortbedeutung, d. h. *semantisches* Wissen. Diese beiden Informationstypen sind im Logogen-Modell in getrennten Komponenten abgespeichert.

Merke

Im Logogen-Modell beinhalten die *Lexika* ausschließlich Informationen über die Wortformen, aber nicht über die Wortbedeutung. Das *semantische System* beinhaltet ausschließlich Informationen über die Bedeutung des Wortes, aber nicht über die Wortformen [508].

Das Logogen-Modell beinhaltet vier getrennte Lexikonkomponenten. Dabei handelt es sich um jeweils ein Lexikon für die rezeptive und produktive Verarbeitung gesprochener und geschriebener Wörter (auch: modalitätsspezifische Lexika). Die Lexika enthalten alle einem Sprecher bekannten *Wortformen*. Das Wissen über gesprochene Wortformen ist in den phonologischen Lexika verfügbar, die Informationen über geschriebene Wortformen sind in den graphematischen Lexika abgespeichert (vgl. ▶ Abb. 2.1). Die lexikalischen Einträge werden auch als *Logogene* bezeichnet. Für jedes einem Sprecher bekannte Wort ist jeweils ein modalitätsspezifisches Logogen verfügbar. Für die lexikalische Aktivierung und die Auswahl von Logogenen ist deren Aktivierungsniveau entscheidend (auch: Schwellenwert). Die Höhe des Schwellenwertes wird durch die Häufigkeit des Wortes (Wortfrequenz) bestimmt. Wörter, die häufig gehört, gelesen oder produziert werden, haben niedrigere Schwellenwerte und können somit leichter abgerufen werden als seltene Wörter (z. B. [506], [514], vgl. Kap. 1.6).

Der Zugriff auf die *Wortbedeutung* erfolgt im semantischen System (auch: kognitives System), einem Langzeitspeicher aller einem Sprecher bekannten Bedeutungskonzepte. *Semantisches Wissen* ist in einem Netzwerk repräsentiert, in dem jedes Konzept durch verschiedene semantische Eigenschaften (auch: Merkmale) gespeichert ist (z. B. Känguru: belebt, Sack am Bauch, kann springen, bräunliches Fell, lebt in Australien, ...). Ursprünglich wurden die Struktur und der genaue Inhalt des semantischen Systems im Logogen-Modell nicht weiter spezifiziert. Es wurde vorgeschlagen, hier alle Informationen zu speichern, die nicht in den Lexika repräsentiert sind (z. B. [508]). In der hier dargestellten Version des Logogen-Modells (▶ Abb. 2.1) wird eine *amodale Semantik* angenommen, d. h., egal ob ein Wort gelesen oder gehört wird, ob ein Bild benannt oder ein assoziiertes Geräusch verarbeitet wird, es wird auf dieselbe abstrakte Repräsentation der Bedeutung zugegriffen (z. B. [122]; s. z. B. [510] für eine andere Annahme).

2.1.2 Verarbeitungskomponenten: Analysesysteme und Arbeitsspeicher

Für die **rezeptive Verarbeitung** gesprochener und geschriebener Wörter sind jeweils sowohl Analysesysteme als auch Arbeitsspeichersysteme (auch Buffer) notwendig. *Das auditive Analysesystem* leistet den ersten sprachspezifischen Verarbeitungsschritt im Verständnis gesprochener Wörter, das *visuelle Analysesystem* ist für die prälexikalische (auch vor-lexikalische) Verarbeitung geschriebener Wörter zuständig. Die *Input-Buffer* speichern die in den Analysesystemen enkodierte Information kurzzeitig, um sie anschließend an die Lexikonkomponenten weiterzugeben. Die Funktionsfähigkeit der Analysesysteme und Input-Buffer ist eine notwendige Voraussetzung für die erfolgreiche lexikalische und semantische Wortverarbeitung im Verständnis.

Für die mündliche und schriftliche **Produktion** von Wörtern sind ebenfalls modalitätsspezifische Arbeitsspeicher nötig, die die von den Lexika abgerufene Information zwischenspeichern, bevor ein Stimulus (Wort oder Nichtwort) artikuliert bzw. aufgeschrieben werden kann (auch: Output-Buffer). Es kann davon ausgegangen werden, dass in den Bufferkomponenten – neben der reinen Zwischenspeicherung von Information – auch sprachspezifische Enkodierungsleistungen, wie z. B. die phonologische Enkodierung von Wörtern [72] und der Zugriff auf motorische Programme beim Sprechen und Schreiben, vorbereitet werden.

2.1.3 Abbildung sprachlicher Aktivitäten im Logogen-Modell

Hörverständnis

Beim Verständnis gesprochener Wörter kommen die in ▸ Abb. 2.2 dargestellten Komponenten zum Einsatz. Zunächst erfolgt in der auditiven Analyse die frühe akustisch-phonetische Analyse, die eine Segmentierung des Sprachsignals in kleinere Einheiten (z. B. Phoneme) ermöglicht. Der auditive Input-Buffer ist ein Arbeitsspeichersystem, das die in der auditiven Analyse enkodierte phonetisch-phonologische Information kurzzeitig zwischenspeichert, bevor der Zugriff auf das Wort im phonologischen Input-Lexikon erfolgen kann (auch: *lexikalischer Zugriff*). Dabei werden zunächst neben dem Zielwort auch phonologisch ähnliche Wörter parallel aktiviert (z. B. für das Zielwort „Schnecke" Schecke, Schneise). Das Zielwort kann abgerufen werden, wenn es überschwellig aktiviert wurde. Sobald im phonologischen Input-Lexikon Einträge

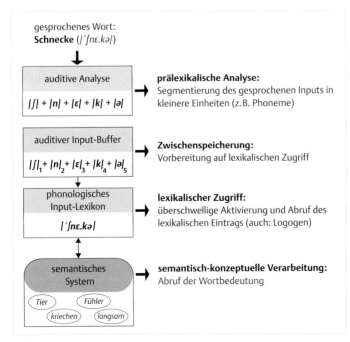

Abb. 2.2 Verständnis gesprochener Wörter im Logogen-Modell am Beispiel „Schnecke".

aktiviert werden, d.h. bereits vor dem lexikalischen Abruf, erhält auch das entsprechende Bedeutungskonzept im semantischen System Aktivierung. Die abgerufene Bedeutungsinformation trägt so ebenfalls zum erfolgreichen lexikalischen Abruf bei, da es zwischen dem semantischen System und dem phonologischen Input-Lexikon eine Rückkopplung gibt. Die lexikalische Worterkennung ist jedoch auch ohne semantische Information möglich, wenn ein gehörter Stimulus zwar als existierendes Wort erkannt, jedoch nicht mit seiner Bedeutung verknüpft werden kann. Bei unbekannten Wörtern bzw. Nichtwörtern kann im phonologischen Input-Lexikon kein Eintrag gefunden werden. Der Stimulus kann somit über ein Ausschlussverfahren als Nichtwort identifiziert werden (z.B. in einer auditiven lexikalischen Entscheidungsaufgabe, in der entschieden werden soll, ob auditiv dargebotene Stimuli existierende Wörter der Zielsprache sind oder nicht).

Mündliche Wortproduktion

Für den erfolgreichen Wortabruf ist die Funktionsfähigkeit des semantischen Systems, des phonologischen Output-Lexikons und des phonologischen Output-Buffers sowie der entsprechenden Verbindungsrouten notwendig. Beim **Benennen von Bildern** ist eine zusätzliche Komponente – das sogenannte strukturelle Beschreibungssystem – notwendig (vgl. ▶ Abb. 2.3). Beim *strukturellen Beschreibungssystem* handelt es sich um eine Art Formlexikon, das präsemantische visuelle Forminformationen für bekannte Objekte enthält (auch: structural description system; früher auch: Pictogen System; vgl. [358], [508], [510]).

Nachdem die visuelle Form im strukturellen Beschreibungssystem verarbeitet wurde, wird die Wortbedeutung im semantischen System abgerufen. Die Repräsentation des semantischen Konzepts „Schnecke" wird in ▶ Abb. 2.3 durch Merkmale veranschaulicht. Im Anschluss wird der lexikalische Eintrag für die gesprochene Wortform im phonologischen Output-Lexikon aktiviert. Neben dem Zielwort werden hier zunächst auch weitere Einträge aktiviert, die semantische Merkmale mit dem Zielwort teilen (z.B. für Schnecke: Regenwurm und Assel). Das Zielwort kann abgerufen werden, da es die meiste Aktivierung vom semantischen System erhält. Die entsprechenden Phoneme des Zielwortes werden anschließend an ihren Positionen im Wort kurzfristig im phonologischen Output-Buffer gespeichert, bevor das Wort artikuliert werden kann.

Merke

Im Logogen-Modell können grundsätzlich nur ganze Wörter vom Lexikon abgerufen werden, ein lexikalischer Teilabruf der Wortform, wie z.B. der initiale Laut oder die initiale Silbe, ist nicht möglich. Auch phonematisch verwandte Nichtwortreaktionen (phonematische Paraphasien und Neologismen) werden im Logogen-Modell nicht im Lexikon verortet, sondern werden postlexikalisch erklärt (z.B. phonologischer Output-Buffer).

Im Unterschied zum Benennen von Bildern kann das **Nachsprechen** von Wörtern ohne Zugriff auf die Lexika und das semantische System erfolgen, da hier auch ein nichtlexikalischer Verarbeitungsweg (auch: Route) genutzt werden kann.

Merke

Das Logogen-Modell gehört zur Familie der *Zwei-Routen-Modelle*, da es getrennte Mechanismen für die Verarbeitung von Nichtwörtern und bekannten Wörtern postuliert. Dies trifft sowohl auf das *Nachsprechen*, das *laute Lesen* als auch auf das *Schreiben nach Diktat* zu. Tatsächlich handelt es sich jeweils um insgesamt 3 Routen, da jeweils 2 lexikalische Routen und 1 nichtlexikalische Route zur Verfügung stehen (vgl. ▶ Abb. 2.1).

Über die direkt-lexikalische Route können bekannte Wörter ohne Sinnverständnis nachgesprochen werden. Die semantisch-lexikalische Nachsprechroute ermöglicht im Unterschied dazu den Zugriff auf die Wortbedeutung im semantischen System. Eine dritte, nichtlexikalische Nachsprechroute ermöglicht das Nachsprechen ohne lexikalisches und semantisches Wissen (auch: Auditiv-Phonologische Konversion, APK). Über die APK können unbekannte Wörter bzw. Nichtwörter nachgesprochen werden. Die APK wandelt das rezeptiv analysierte Sprachsignal in ein produktives Signal um. Auch bekannte Wörter können unter Umgehung der Lexika über die APK nachgesprochen werden. Bei sprachgesunden Erwachsenen kann davon aus-

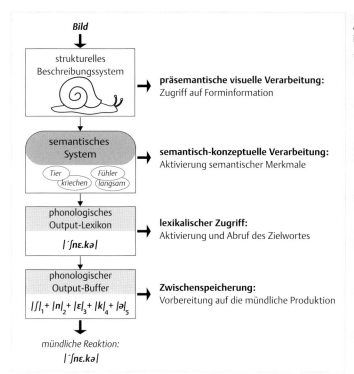

Abb. 2.3 Mündliches Bildbenennen im Logogen-Modell am Beispiel „Schnecke".

gegangen werden, dass beim Nachsprechen bekannter Wörter alle 3 Nachsprechrouten parallel zum Einsatz kommen, bei Aphasie sind die Routen selektiv störbar.

Lesen

Der Wortverarbeitung beim **leisen Lesen** liegt das visuelle Analysesystem, das orthographische Input-Lexikon und das semantische System zugrunde (auch: visuelle Worterkennung; vgl. ▸ Abb. 2.4). Das *visuelle Analysesystem* ermöglicht die prälexikalische Formverarbeitung von Buchstaben und die Enkodierung von Graphemen (auch: abstrakte Buchstabenidentitäten, vgl. Kap. 1.4). Die von der visuellen Analyse enkodierte Buchstabenkette wird mit den Einträgen im *orthographischen Input-Lexikon* abgeglichen. Ist das Wort lexikalisch gespeichert, kann es als existierendes Wort erkannt (z. B. Schnecke) und mit seiner Bedeutung im semantischen System verknüpft werden. Bei unbekannten Wörtern oder Nichtwörtern (z. B. Schneffe) kann im Lexikon kein Eintrag gefunden werden. Die Buchstabenkette „Schneffe" kann somit über ein Ausschlussverfahren als Nichtwort identifiziert werden.

Merke

Das Logogen-Modell geht von *orthographischer Autonomie* aus, d. h. das Lesesinnverständnis kann hier ohne Zugriff auf die gesprochene Wortform erfolgen (vgl. [578]).

Für die Erklärung des **lauten Lesens** werden – genauso wie beim Nachsprechen – getrennte Routen für die Verarbeitung von Nichtwörtern und bekannten Wörtern angenommen (z. B. [460], [509], [550]). Beim Lesen bekannter Wörter über die lexikalischen Routen werden die lexikalischen Einträge im *orthographischen Input-Lexikon* mit den entsprechenden gesprochenen Einträgen für die mündliche Produktion im *phonologischen Output-Lexikon* verknüpft. Es stehen 2 getrennte lexikalische Leserouten zur Verfügung: die direkt-lexikalische Route (s. Route 1, ▸ Abb. 2.4) und die lexikalisch-semantische Route (s. Route 2, ▸ Abb. 2.4). Über die *direkt-lexikalische Route* können bekannte Wörter ohne Zugriff auf das semantische System, d. h. ohne Verständnis, laut gelesen werden. Beim Lesen über *die semantisch-lexikalische Route* wird

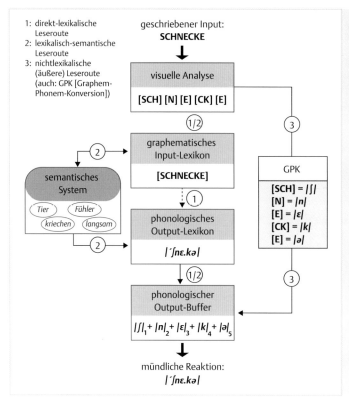

1: direkt-lexikalische Leseroute
2: lexikalisch-semantische Leseroute
3: nichtlexikalische (äußere) Leseroute (auch: GPK [Graphem-Phonem-Konversion])

geschriebener Input:
SCHNECKE

↓

visuelle Analyse

[SCH] [N] [E] [CK] [E]

graphematisches Input-Lexikon

[SCHNECKE]

semantisches System

Tier   Fühler
kriechen   langsam

phonologisches Output-Lexikon

/ˈʃnɛ.kə/

GPK

[SCH] = /ʃ/
[N] = /n/
[E] = /ɛ/
[CK] = /k/
[E] = /ə/

phonologischer Output-Buffer

/ʃ/₁ + /n/₂ + /ɛ/₃ + /k/₄ + /ə/₅

↓

mündliche Reaktion:
/ˈʃnɛ.kə/

Abb. 2.4 Lesen im Logogen-Modell (leicht vereinfacht) am Beispiel „Schnecke". Die Existenz der direkt-lexikalische Leseroute ist umstritten (Route 1).

die Wortbedeutung beim Lesen abgerufen. Die Existenz der direkt-lexikalischen Leseroute ist umstritten (s. ▸ Abb. 2.4, Route 1; vgl. [325], [496]; vgl. Kap. 2.2.5: Ein- und Zwei-Routen-Modelle (S. 49)).

Die nichtlexikalische Graphem-Phonem-Konversion (auch: GPK; s. Route 3, ▸ Abb. 2.4) ermöglicht sowohl das Lesen unbekannter Wörter bzw. Nichtwörter (z. B. Schneffe, Kongaru) als auch das Lautieren einzelner Grapheme (z. B. s), Graphemkombinationen (sch) und Silben (scho). Zur Anwendung kommen sprachspezifische Leseregeln, die die Übersetzung der vorliegenden Grapheme in ihre lautlichen Entsprechungen (Phoneme) ermöglichen. Dabei werden zunächst die Phoneme einzeln verfügbar, z. B. für „Schneffe": /ʃ/ + /n/ + /ɛ/ + /f/ + /ə/), die in einem zweiten Teilprozess zu einer Phonemkette zusammengefügt werden (/ˈʃnɛ.fə/), auch „Blending"; z. B. [377]. Dieser Blending-Prozess berücksichtigt auch orthographische Kontext-Effekte. Um z. B. das Nichtwort „Kongaru" korrekt (/kon̩.ga.ru:/) vorzulesen, kann das „N" nur in Kombination mit dem nachfolgenden „G" als /ŋ/ realisiert werden. Neben Nichtwörtern können im

Deutschen auch viele bekannte Wörter über die sublexikalische Route fehlerfrei gelesen werden. Grund ist die hohe GPK-Regelmäßigkeit des Deutschen, d. h. bei den meisten nativen Wörtern im Deutschen kann durch die Anwendung der GPK-Regeln vom Schriftbild die korrekte Aussprache erfolgreich abgeleitet werden (z. B. Schnecke). Werden GPK-unregelmäßige oder uneindeutige Wörter ausschließlich über die GPK gelesen, kommt es dagegen zu Regularisierungsfehlern (z. B. Zielwort: Linie; Reaktion: /li:.ni:/ statt /li:ni:ə/; vgl. Kap. 1.4).

Schreiben

Schreiben wird häufig in Aufgaben zum schriftlichen Bildbenennen und zum Schreiben nach Diktat untersucht. Das **schriftliche Benennen** nutzt in der groben Struktur Prozesse, die dem mündlichen Benennen entsprechen (vgl. Kap. 2.1.3: Mündliche Wortproduktion (S. 24)). Beim schriftlichen Bildbenennen wird zunächst die Forminformation des Bildes im strukturellen Beschreibungssystem verarbeitet. Im Anschluss wird das Bedeutungskonzept im *semantischen System* verfügbar. Das Wis-

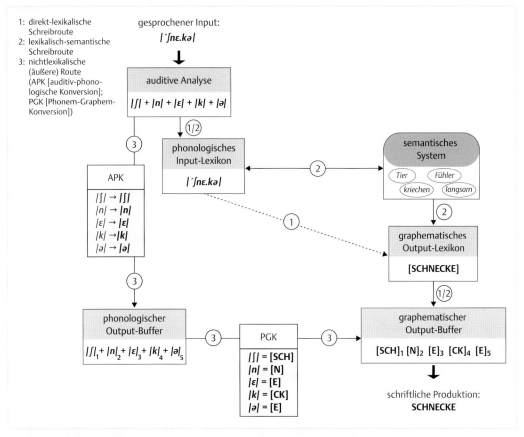

Abb. 2.5 Schreiben nach Diktat im Logogen-Modell (leicht vereinfacht) am Beispiel „Schnecke". Die Existenz der direkt-lexikalischen Schreibroute (Route 1) ist umstritten.

sen über die geschriebene Wortform ist im *orthographischen Output-Lexikon* gespeichert und wird dort abgerufen und kurzzeitig im graphematischen Output-Buffer zwischengespeichert (vgl. ▶ Abb. 2.5). Anschließend werden die *graphomotorischen Programme* abgerufen, die die motorische Ausführung des Schreibens ermöglichen (z. B. [120]). Die Prozesse beim *spontanen schriftlichen Wortabruf* sind analog (mit Aussparung des strukturellen Beschreibungssystems).

Das **Schreiben nach Diktat** beinhaltet in einem ersten Schritt die Verarbeitung eines auditiven, d. h. vorgesprochenen Inputs in der auditiven Analyse (vgl. Kap. 2.1.3: Hörverständnis (S. 23)). Genauso wie für das Nachsprechen und laute Lesen werden auch für das Schreiben nach Diktat 3 Verarbeitungswege im Logogen-Modell postuliert: 2 lexikalische Schreibrouten (direkt-lexikalische und

semantisch-lexikalische Route) sowie 1 nichtlexikalische Schreibroute (auch: sublexikalische oder äußere Schreibroute) (vgl. ▶ Abb. 2.5; [551]; für eine Übersicht, s. [342], [692]).

Über die lexikalischen Routen können bekannte, d. h. im Lexikon abgespeicherte Wörter verarbeitet werden (Route 1 und 2, ▶ Abb. 2.5). Zunächst erfolgt die auditive Analyse des vorgesprochenen Wortes sowie die lexikalisch-phonologische Worterkennung (phonologisches Input-Lexikon) (vgl. Kap. 2.1.3: Hörverständnis (S. 23)). Die Verarbeitung über die direkt-lexikalische Route (Route 1; ▶ Abb. 2.5) ermöglicht das Schreiben ohne Zugriff auf das semantische System, d. h. ohne Verständnis (s. jedoch [498], vgl. Kap. 2.2.5: Ein- und Zwei-Routen-Modelle (S. 49)). Das Schreiben über die lexikalisch-semantische Route (Route 2) erlaubt im Unterschied dazu das Schreiben von Wörtern mit

Zugriff auf die Wortbedeutung. Während das Deutsche eine hohe graphophonematische Regelmäßigkeit beim Lesen aufweist, ist es hinsichtlich der Verschriftlichung von Wörtern relativ uneindeutig (auch: ambig). So kann beispielsweise der Langvokal /a:/ im Deutschen durch ein Doppelgraphem, ein Dehnungs-H oder auch einen einfachen Vokal realisiert werden (z. B. Saal, Wahl, Tal). Die korrekte Verschriftlichung erfordert somit den Zugriff auf den Eintrag im graphematischen Output-Lexikon (GOL). Werden solche Wörter über die nichtlexikalische Route geschrieben (Route 3), kommt es zu phonologisch plausiblen Paragraphien (z. B. Zielwort: Saal → Reaktion: Sahl) (vgl. Kap. 1.5).

Im Unterschied dazu können regelmäßige Wörter (z. B. Baum) sowohl über die lexikalischen Routen als auch über die *nichtlexikalische regelgeleitete Route* (auch: sublexikalische Route) korrekt geschrieben werden. Das Schreiben von Nichtwörtern erfolgt ebenfalls über die sublexikalische Route, die in der hier vorgestellten Variante des Logogen-Modells 2 Teilschritte umfasst (Route 3; vgl. [508]). In einem ersten Schritt wird die nichtlexikalische Nachsprechroute (APK) genutzt, in einem zweiten Schritt kommt die sog. Phonem-Graphem-Konversion (PGK) zur Anwendung. Beim Schreiben nach Diktat wird über die APK der vorgesprochene Stimulus intern in eine expressiv-phonologische Form übersetzt, die kurzfristig im phonologischen Output-Buffer zwischengespeichert wird. Die PGK übersetzt die Phonemabfolge aus dem phonologischen Output-Buffer anschließend in die entsprechende Graphemabfolge, wobei die gelernten Rechtschreibregeln zur Anwendung kommen, wie z. B. die Regel, dass das Phonem /ʃ/ im Deutschen durch [SCH] verschriftlicht wird. Beim Schreiben inkonsistenter und unregelmäßiger Wörter über die PGK kann es somit zu phonologisch plausiblen Fehlern kommen (z. B. Target: „Chef", Reaktion: „Scheff"; s. auch Kap. 1.5).

2.1.4 Kontroversen und Grenzen des Logogen-Modells

Das Logogen-Modell liefert einen umfassenden Erklärungsrahmen für das Verständnis und die Produktion von Wörtern und Nichtwörtern, sowohl in der gesprochenen Sprache (Hören und Sprechen) als auch in der Schriftsprache (Lesen und Schreiben). Es eignet sich daher hervorragend als Grundlage für die modellorientierte Diagnostik

und Therapie von Wortverarbeitungsstörungen bei Aphasie.

Eine Kontroverse des Logogen-Modells ist die **Annahme getrennter Lexika** für die Worterkennung und Produktion. Dabei werden jeweils für gesprochene und geschriebene Wörter ein Input- und ein Output-Lexikon angenommen. Diese doppelte Art der Speicherung für eine große Schnittmenge an Wörtern mag zunächst künstlich erscheinen, wird aber in der aktuellen psycho- und neurolinguistischen Literatur zumindest für die phonologischen Lexika favorisiert (z. B. [493] sowie weitere Artikel in diesem Band [607]; s. jedoch [84]). Für eine Trennung des phonologischen Lexikons sprechen insbesondere unterschiedliche Leistungen im Hörverständnis und in der mündlichen Produktion bei Aphasie (z. B. [345]; [347]). Für eine Trennung sprechen auch experimentelle Daten von sprachgesunden Erwachsenen (z. B. [399], [703]). Das Lesen und Schreiben und die zugrunde liegenden orthographischen Lexika sind weniger gut untersucht und die Befundlage ist weniger eindeutig. Hier gibt es Evidenzen aus Bildgebungsstudien, die die Annahme getrennter Lexika für das Lesen und Schreiben (Input- versus Output-Lexikon) nicht stützen, sondern besser mit der Annahme eines *amodalen orthographischen Lexikons* vereinbar sind (z. B. [582]). Andere Hinweise für die Annahme eines orthographischen Lexikons kommen von Patienten mit erworbenen Dyslexien und Dysgraphien, die eine überlappende Symptomatik beim Lesen und Schreiben zeigen (z. B. [52]; [145] [248]). Allerdings gibt es auch hier Gegenbefunde, die besser mit einer Trennung der orthographischen Lexika vereinbar sind (s. z. B. [39]; [576]).

Es gibt verschiedene experimentelle Befunde und Beobachtungen, die in der Logogen-Theorie ursprünglich nicht berücksichtigt wurden, aber gut in das Modell integriert werden können und zum Teil bereits integriert wurden (für die Verarbeitung morphologisch komplexer Wörter im Logogen-Modell, s. z. B. [134], [442]). Beispielsweise wird die Speicherung und Verarbeitung von **Wortsyntax im Logogen-Modell** nicht thematisiert. Wortsyntax beinhaltet verschiedene syntaktische Merkmale, wie z. B. die Wortart (z. B. Nomen versus Verb), das Genus im Fall von Nomina (maskulin, feminin, neutrum) und andere Flexionsmerkmale, wie z. B. Numerus (Singular versus Plural). Bei Aphasie sind spezifische Störungen beim Abruf des Genus als auch wortartenspezifische Abrufstörungen (z. B. Beeinträchtigung bei der Verarbeitung von Verben) beschrieben, die mit lexikalisch-syntaktischen Störungen assoziiert werden (für eine genusspezifische Störung s. z. B. [70], [660]; für wortartenspezifische Störungen [z. B. Verben versus Nomina], s. z. B. [33], [163], [164]). Für die modellorientierte Einordnung solcher Störungen sind Lexikonmodelle notwendig, die Wortsyntax integrieren (für ein Ein-Stufen-Modell, das Wortsyntax integriert s. [124]; s. auch [433]; für Genus s. [247], [644]; vgl. Kap. 2.2.3).

Darüber hinaus bieten bei der Interpretation von **produktiven Fehlertypen** andere Modelle zum Teil einen besseren Erklärungsrahmen. Grund ist, dass der Abruf von Logogen in einem „Alles-oder-Nichts"-Prinzip erfolgt, d. h., ein lexikalischer Teilabruf von Wortformen ist hier nicht möglich. Daraus folgt auch, dass für produktive Fehler lediglich Ganzwortersetzungen im Lexikon zu erwarten sind, ein Teilabruf der Wortform oder die Produktion von phonematischen oder orthographischen Nichtwortreaktionen werden in der Logogen-Theorie nicht im Lexikon, sondern grundsätzlich postlexikalisch verortet. In anderen Sprachproduktionsmodellen sind solche Fehler auch durch fehlerhafte lexikalische Abrufmechanismen erklärbar (vgl. Kap. 2.2.3). Auch zur Erklärung von Beeinträchtigungen der postlexikalischen phonologischen und phonetischen Enkodierung bieten weiterführende Theorien einen genaueren Erklärungsrahmen (z. B. [433]).

Außerdem wird die mögliche Rolle der Phonologie für die visuelle Worterkennung im Logogen-Modell nicht aufgegriffen. Das Logogen-Modell postuliert **orthographische Autonomie**, d. h. es wird ein direkter Zugriff auf die Wortbedeutung beim leisen Lesen vorgeschlagen (vgl. ▶ Abb. 2.4). Viele Befunde aus der experimentellen Leseforschung zeigen jedoch, dass dieser direkte Zugriff die Ausnahme ist. Zumindest in der sprachgesunden Verarbeitung wird hier automatisch phonologische Information mitaktiviert (vgl. Kap. 2.2.4). Auch für das Schreiben von Wörtern wird in der hier vorgestellten Version des Logogen-Modells von orthographischer Autonomie ausgegangen, d. h. es wird angenommen, dass das Schreiben ohne Zugriff auf die gesprochene Wortform erfolgt. Diese Annahme ist jedoch kontrovers (vgl. ▶ Abb. 2.5; Kap. 2.2.5; [551], [498]). Auch die Existenz der **direkt-lexikalischen Routen** beim Lesen, Schreiben und Nachsprechen ist umstritten, da es einige Befunde gibt, die auf eine enge Interaktion von nichtlexikalischen und semantischen Prozessen während der Verarbeitung hinweisen und somit die direkte Route jeweils überflüssig erscheinen lassen (z. B. [325], [496]; vgl. Kap. 2.2.5).

Definitionen

Phonem: Laut (auch: Bündel von phonologischen Merkmalen [z. B. Artikulationsort; -art; Stimmhaftigkeit]). Phoneme sind die *kleinsten bedeutungsunterscheidenden Einheiten* eines Sprachsystems, d. h. die Ersetzung eines Phonems kann zu einer Änderung der Wortbedeutung führen, wie z. B. in dem Minimalpaar „Lampe" und „Rampe". Jede Sprache hat ein bestimmtes Phonem-Inventar. Zum Beispiel wird im Gegensatz zum Deutschen im Japanischen nicht zwischen /l/ und /r/ unterschieden.

Graphem: Buchstabenidentität, kleinste bedeutungsunterscheidende Einheit eines Schriftsystems. Ein Graphem kann aus einem oder mehreren Buchstaben bestehen. Grapheme werden beim regelbasierten Lesen in Phoneme konvertiert (z. B. s → /s/; sch → /ʃ/).

Morphem: kleinste *bedeutungstragende Einheit* einer Sprache

Freies Morphem: Wort, z. B. Haus, rot, auf, der

Gebundenes Morphem: (auch: Affix; Präfix versus Suffix [Vor- und Nachsilbe]): kann nicht isoliert auftreten, ist immer an einen Wortstamm gebunden; z. B. Flexionsaffixe: ge-, -s, -er; Derivationsaffixe: ver-, -ung, -keit

Logogen: Lexikoneintrag im Logogen-Modell

Modalität: Verarbeitungsleistung; z. B. verschiedene sprachliche Leistungen: Hörverständnis, Lesesinnverständnis, mündliche Wortproduktion, schriftliche Wortproduktion

Amodaler Prozess: Ein Prozess, der in den verschiedenen Modalitäten genutzt wird, z. B. zentral-semantische Verarbeitung im Logogen-Modell (auch: supramodal; modalitätsübergreifend)

Modalitätsspezifischer Prozess: Ein Prozess, der an eine spezifische Verarbeitungsleistung gebunden ist, z. B. Verständnis gesprochener Wörter

Serielle Verarbeitung: Verarbeitung kann erst auf der nächsten Ebene fortgeführt werden, wenn sie auf der aktuellen Ebene abgeschlossen ist (auch: modulare Verarbeitung/sequenzielle Verarbeitung); z. B. Zwei-Stufen-Modell der Sprachproduktion [433].

Interaktive Verarbeitung: Verarbeitung kann zwischen 2 oder mehr Ebenen hin- und herfließen (auch: Feedback) und ist nicht an eine bestimmte Richtung gebunden; z. B. Interaktives Aktivierungsmodell der Sprachproduktion [187].

2.2 Weiterführende Theorien und empirische Evidenzen

In den folgenden Kapiteln werden weiterführende Theorien zur Wortverarbeitung beim Verstehen, beim Sprechen sowie beim Lesen und Schreiben vorgestellt. Zusätzlich wird die weiterführende Forschung zur Speicherung von Wortbedeutungen und Konzepten im semantischen System zusammengefasst. Dabei werden exemplarisch jeweils zentrale Forschungsfragen und aktuelle Modelle vorgestellt und anhand empirischer Daten aus der psycho- und neurolinguistischen Forschung erörtert. Dabei handelt es sich vornehmlich um Verhaltensdaten (d.h. Reaktionszeiten und Fehler) von sprachgesunden Erwachsenen und/oder von Patienten mit Aphasie, erworbener Dyslexie und Dysgraphie.

2.2.1 Hörverständnis

Gesprochene Wörter können sehr effizient und schnell im kontinuierlichen Sprachschall erkannt und mit ihrer Bedeutung verknüpft werden, wenn keine Sprachstörung vorliegt. Das Hörverständnis ist dabei äußerst robust gegen die *Variabilität der Sprachäußerung* innerhalb und zwischen verschiedenen Sprechern (z.B. Sprechgeschwindigkeit, Sprechlautstärke) sowie gegen lautliche Veränderungen aufgrund artikulatorischer Anpassungen innerhalb oder zwischen verschiedenen Wörtern (auch: Koartikulation; für Übersichten s. [173], [725], [758]).

Das Verständnis gesprochener Wörter beinhaltet mindestens die folgenden 3 Verarbeitungsebenen:
- prälexikalische akustisch-phonetische Analyse
- Zugriff auf den gesprochenen Worteintrag im phonologischen Input-Lexikon
- Zugriff auf die Wortbedeutung im semantischen System (vgl. ▶ Abb. 2.2, Kap. 2.1.3: Hörverständnis (S. 23)).

Die *auditive Analyse* segmentiert den Sprachschall (z.B. das gesprochene Wort) in kleinere phonetisch-phonologische Einheiten, die den Zugriff auf das phonologische Input-Lexikon ermöglichen (auch: *lexikalische Zugriffseinheiten*). Dabei kommt den *Phonemen* eine besondere Bedeutung zu (z.B. [465], [468], [559]; s. auch [265]). Weiterhin werden akustisch-phonetische Wortmerkmale (z.B. Artikulationsort, Stimmhaftigkeit; Formanten-Frequenz; [470]), Silben [167], [757] oder lediglich

betonte Silben [169]) als mögliche lexikalische Zugriffseinheiten vorgeschlagen. Es ist wahrscheinlich, dass parallel mehrere Merkmale und Einheiten verfügbar werden und den lexikalischen Zugriff ermöglichen.

Zahlreiche Befunde zeigen, dass während der auditiven Worterkennung gleichzeitig mehrere phonologisch ähnliche Wortformen im phonologischen Input-Lexikon aktiviert werden, bevor ein Wort ausgewählt wird. Die *lexikalische Wortauswahl* ist ein wettbewerbsgesteuerter Prozess, d.h. ein Zielwort muss sich gegen gleichzeitig aktivierte Wörter durchsetzen, damit es korrekt ausgewählt werden kann (auch: *lexical competition*; [172], [246]).

Kritische Forschungsfragen sind, durch welche Faktoren die *lexikalische Parallelaktivierung* bestimmt wird, wie die *Hemmung* parallel aktivierter lexikalischer Einträge erfolgt und wie der *Informationsfluss* im zugrunde liegenden System ist, d.h. ob die Verarbeitung zwischen den oben skizzierten Ebenen zeitlich nachgeordnet (auch: sequenziell) oder parallel abläuft und ob eine Rückkopplung zwischen den Ebenen erlaubt ist (auch: interaktive Verarbeitung) (z.B. Kohorten-Modell: [467]; Neighbourhood Activation Model (NAM): [450]; Merge: [541]; TRACE: [485]; für ein neuroanatomisches Modell zum Hörverständnis s. [568]).

Kohorten-Modell

Das Kohorten-Modell [465], [467] hat bis heute die Theoriebildung im Bereich der Wahrnehmung von gesprochener Sprache maßgeblich beeinflusst. Dazu wurden Annahmen zur lexikalischen Aktivierung aus der Logogen-Theorie [506] aufgegriffen und weiterentwickelt.

> **Merke**
>
> Die *Kohorten-Theorie* geht davon aus, dass – sobald der Wortanfang eines gehörten Wortes phonetisch-phonologisch identifiziert ist (z.B. /k/ im Zielwort Kastanie) – in einem hoch-automatisierten und schnellen Prozess Wortformen, die im Wortanfang mit dem Zielwort überlappen, im phonologischen Input-Lexikon aktiviert werden. Daraus resultiert eine sogenannte *wortinitiale Kohorte*.

Da sich gesprochene Sprache über die Zeit entfaltet, wird kontinuierlich die weitere akustisch-phonetische und phonologische Information des Wortes verfügbar und die Anzahl der aktivierten Wortformen wird stetig reduziert, bis nur noch eine Wortform übrig bleibt. Damit ist ein Wort ausgewählt und erkannt (vgl. ▸ Abb. 2.6).

▸ Abb. 2.6 illustriert, dass Wörter bereits vor ihrem physikalischen Ende erkannt werden können. In diesem Zusammenhang spricht man vom „*Uniqueness Point*" (Eindeutigkeitspunkt) des Wortes. Der Eindeutigkeitspunkt gibt jeweils die Phonemposition innerhalb des Wortes an, ab der sich ein Wort eindeutig von allen anderen Vertretern der Kohorte unterscheidet. Der Eindeutigkeitspunkt des Wortes „Kastanie" liegt auf dem „/i/", d. h., wenn ein Hörer „/kas.ta:ni/" gehört hat, kann das Wort eindeutig als Kastanie und nicht als Kastagnette (/kas.ta.nˈjɛtə/) identifiziert werden.

Das Kohorten-Modell ist sowohl autonom (auch: modular) als auch interaktiv, d. h. es lässt eine Rückkopplung von der Semantik auf das phonologische Input-Lexikon zu, jedoch keine Rückkopplung vom Lexikon auf die prälexikalische Ebene (vgl. ▸ Abb. 2.7). In Weiterentwicklungen der Kohorten-Theorie schlagen Gaskell und Marslen-Wilson ([264], [269]) ein *konnektionistisches Netzwerkmodell* (auch: DCM [Distributed Cohort Mo-

del]) vor, bei dem es sich um eine computerimplementierte Version handelt. Im DCM sind keine diskreten lexikalischen Einträge vorgesehen und die strikte Trennung zwischen lexikalischem und semantischem Wissen ist hier aufgehoben (s. auch [565]).

Empirische Evidenzen

Empirische Evidenz für die Parallelaktivierung mehrerer überlappender Einträge, d. h. für die Aktivierung einer lexikalischen Kohorte, stammt beispielsweise aus Experimenten zum *auditiven lexikalischen Entscheiden* mit sprachgesunden Erwachsenen. Dabei werden gesprochene Wörter und Nichtwörter einzeln präsentiert und die Versuchspersonen sollen so schnell wie möglich durch Tastendruck entscheiden, ob es sich bei dem gehörten Stimulus um ein Wort oder ein Nichtwort handelt (für eine Übersicht, s. [275]). Die Reaktionszeiten beim auditiven lexikalischen Entscheiden werden durch die *phonologische Nachbarschaftsdichte* der Zielwörter beeinflusst. Bei phonologischen Nachbarn handelt es sich um Wörter, die sich lediglich in einem Phonem unterscheiden (vgl. Kap. 1.6). Phonologische Nachbarn von „Maus" sind z. B. „Mais", „Maut", „Haus", „Laus".

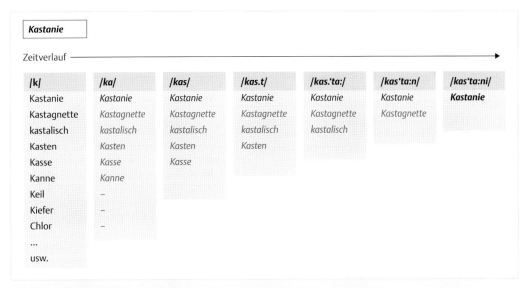

Abb. 2.6 Kohorten-Theorie zur auditiven Worterkennung am Beispiel „Kastanie".

Merke

Eine *hohe Nachbarschaftsdichte* wirkt sich in der auditiven Worterkennung hinderlich aus, d. h. Wörter mit vielen phonologischen Nachbarn werden langsamer erkannt als Wörter mit wenigen phonologischen Nachbarn (z. B. [450], [465], [559], [716]; für einen Überblick s. [192]).

Dieser Befund zeigt, dass neben dem gehörten Zielwort weitere Wörter aktiviert werden, die die lexikalische Auswahl erschweren. Im Kohorten-Modell wurde ursprünglich nicht davon ausgegangen, dass die Dauer der Worterkennung durch die phonologische Nachbarschaftsdichte beeinflusst wird (z. B. [465], [467]). Neuere Versionen der Kohorten-Theorie können den Effekt der Nachbarschaftsdichte jedoch erklären [264]. Es wird davon ausgegangen, dass der Grad der *lexikalischen Aktivierung* im Fall einer hohen Nachbarschaftsdichte entsprechend geringer ist. Andere Modelle, wie z. B. TRACE [485], erklären den Effekt durch den größeren Aufwand bei der Hemmung parallel aktivierter Worteinträge (auch: *laterale Inhibition*). Der Effekt der phonologischen Nachbarschaftsdichte wird dabei zusätzlich durch die relative Wortfrequenz von Zielwort und parallel aktivierten Einträgen moduliert. Grund ist, dass die *Wortfrequenz* den Aktivierungsgrad eines lexikalischen Eintrags bestimmt, hochfrequente Wörter können schneller vom Lexikon abgerufen werden als niedrigfrequente Wörter [450], [506]. Ein relativ hochfrequentes Zielwort wird daher durch lexikalische Nachbarn, die eine niedrigere Frequenz aufweisen, weniger gehemmt als durch höherfrequente Nachbarn [469], [754]. Neben der phonologischen Nachbarschaftsdichte wird die auditive Worterkennung auch durch das *Erwerbsalter* der Zielwörter beeinflusst (vgl. Kap. 1.6). Früh erworbene Wörter werden schneller erkannt als später erworbene Wörter. Auch die *Konkretheit bzw. Abbildbarkeit* von Wörtern (Kap. 1.6) beeinflusst die auditive Worterkennung. Konkrete Wörter können in Experimenten zum auditiven lexikalischen Entscheiden schneller als Wörter erkannt werden als abstrakte Wörter. Auch hier gibt es einen Zusammenhang mit der Wortfrequenz, da sich Konkretheitseffekte insbesondere für Wörter zeigen, deren Kohorte viele Mitglieder mit einer höheren Frequenz enthält ([700]).

Konkretheitseffekte werden auf semantische Verarbeitungsleistungen zurückgeführt (z. B. [562]) und lassen sich in einer Aufgabe zum lexikalischen Entscheiden durch eine *Rückkopplung (auch: Feedback) vom semantischen System auf das phonologische Input-Lexikon* erklären (für Evidenz aus einer fMRT-Studie [funktionelle Magnetresonanztomografie], s. z. B. [752]; s. auch [699]). Diese Befunde zeigen, dass bereits vor Abschluss der auditiven Worterkennung auf semantisches Wissen zugegriffen wird, parallel aktivierte semantisch verwandte Einträge werden jedoch schnell wieder gehemmt, sobald die gesprochene Wortform abschließend enkodiert ist. Weitere empirische Evidenz für eine Rückkopplung vom semantischen System auf das phonologische Input-Lexikon stammt aus *semantischen Priming-Experimenten.*

Merke

Beim *Priming* werden vor der tatsächlichen Aufgabe (z. B. lexikalisches Entscheiden) andere Stimuli (z. B. Wörter, Bilder oder Geräusche) präsentiert, die mit dem Zielwort verwandt sind. Dabei kommt es beispielsweise zu einer schnelleren Worterkennung bei semantisch verwandten im Vergleich zu unverwandten Primes (semantisch verwandt, z. B. Prime: Ratte; Zielwort: Maus; unverwandt, Prime: Tisch; Zielwort: Maus; auch: semantische Fazilitierung, vgl. [488]). Primingeffekte sind auch für andere Relationen beschrieben (für das Hörverständnis, s. z. B. phonologisches Priming, [755]; morphologisches Priming, [207]; syntaktisches (Genus-) Priming [86]).

Zwitserlood [754] nutzte ein *crossmodales semantisches Priming-Paradigma*, in einer lexikalischen Entscheidungsaufgabe, in der gesprochene Wortfragmente als Prime-Stimuli und geschriebene Wörter als Zielwörter präsentiert wurden ([754]; s. auch [467], [512]). Bei den Prime-Stimuli handelte es sich um Anfänge von gesprochenen Wörtern, wie z. B. /ka.pi:/ für „Kapitän" (ursprünglich handelte es sich um niederländisches Wortmaterial). Es zeigte sich, dass die gehörten Wortfragmente (z. B. /ka.pi:/) zu einer lexikalischen Aktivierung mehrerer überlappender Wörter führen (z. B. Kapitän und Kapital), da es jeweils zu semantischen Primingeffekten kam. Nach dem Hören des Primewortes wurde den Probanden ein geschriebenes

Wort oder Nichtwort präsentiert und die Reaktionszeiten in der lexikalischen Entscheidungsaufgabe wurden gemessen. Das mit „Kapitän" semantisch verwandte Wort „Schiff" konnte im Vergleich zu einer Kontrollbedingung mit semantisch unverwandten Wörtern (z. B. Katze) schneller identifiziert werden, d. h. das Wortfragment /ka.pi:/ hat zu einer Aktivierung von „Kapitän" im phonologischen Input-Lexikon und im semantischen System geführt. Fazilitierungseffekte zeigten sich dabei auch für Zielwörter, die mit anderen Kohorten-Mitgliedern (Kapital) semantisch verwandt waren (z. B. Geld). Die Verarbeitung von gesprochenen Wortfragmenten (z. B. /ka:pi:/) führte also nicht nur zu einer Aktivierung phonologisch überlappender Wortformen (z. B. Kapitän, Kapital etc.), sondern gleichzeitig auch zur Aktivierung der dazugehörigen Bedeutungsinformationen im semantischen System. Wurden jedoch die vollständigen gesprochenen Wörter als Primes präsentiert, beschränkten sich die Erleichterungseffekte auf die präsentierten Wörter, und die früheren Kohorten-Mitglieder waren nicht verfügbar, d. h., sobald distinktive Wortforminformation verfügbar ist, werden parallel aktivierte Kohorten-Mitglieder deaktiviert. Es zeigte sich also, dass zwar *semantische Parallelaktivierung* stattfindet, allerdings nur während der Enkodierung des gehörten Wortes. Die Daten deuten auf einen *kaskadenartigen und interaktiven Informationsfluss* im Hörverständnis hin, d. h. die Information fließt vom Lexikon in das semantische System und wieder zurück in das Lexikon, bevor die endgültige Wortauswahl geleistet wird.

Merke

Während die Kohorten-Theorie ursprünglich postuliert hat, dass die Parallelaktivierung an eine *wortinitiale* Überlappung zwischen Zielwort und lexikalischen Nachbarn gebunden ist (z. B. für Maus: Maut und Mais; z. B. [469], [468]), ist heute bekannt, dass auch nicht initial überlappende Wörter Aktivierung erhalten (z. B. für Maus: Haus und Laus), jedoch in einem geringeren Ausmaß als wortinitial überlappende Einträge.

Dies wurde z. B. in einer *Eye-Tracking-Studie* belegt [10]. Das Paradigma erlaubt einen Rückschluss auf die parallele lexikalische Aktivierung von Wörtern während der auditiven Wortverarbeitung (s. auch [154], [448], [450]; für eine Übersicht, s. [693]). In der Studie von Allopenna und Kollegen wurden während der auditiven Wortverarbeitung Fixationsdauern auf Objektabbildungen gemessen [10]. Es zeigte sich, dass nicht ausschließlich initial überlappende Wörter (z. B. candy [Keks] für das Zielwort „candle" [Kerze]), sondern auch im Silbenreim überlappende Wörter (z. B. handle [Griff] für das Zielwort „candle") parallel aktiviert werden, da jeweils die Fixationen länger ausfielen als auf unverwandte Stimuli (z. B. dollar für das Zielwort „candle"). Die Anlaut-Überlappung behält jedoch auch in neueren Versionen der Kohorten-Theorie einen speziellen Status (z. B. [264]).

Werden Wörter in größeren syntaktischen Einheiten präsentiert (z. B. Phrasen oder Sätze), können bei der Kohortenaktivierung und Wortauswahl neben kontextuell-semantischer Information des Satzes auch *morpho-syntaktische Hinweisreize* genutzt werden. So zeigt sich beispielsweise für genusmarkierte Sprachen, dass die Verarbeitung von Artikel-Nomen-Phrasen die Aktivierung der Kohorte auf das Genus bzw. den Artikel des Zielwortes beschränkt (z. B. die Maus, das Haus, der Mais; für Eye-Tracking-Daten s. [170]; für eine Übersicht zu Genus-Effekten in der Rezeption s. [247]).

Im Gegensatz zu den Feedbackmechanismen zwischen lexikalischer und semantischer Ebene ist im Kohorten-Modell keine Rückkopplung zwischen dem phonologischen Input-Lexikon und der auditiven Analyse vorgesehen [467], d. h. die Verarbeitung auf der lexikalischen Ebene sollte sich nicht auf die Verarbeitung auf der prälexikalischen Ebene auswirken (s. auch [541] und [263] für eine Diskussion). Es gibt jedoch Befunde, die auf *Feedback* vom phonologischen Input-Lexikon auf die Phonemebene hinweisen. Dazu gehört der Wortüberlegenheitseffekt in *Phonem-Monitoring-Aufgaben* mit sprachgesunden Erwachsenen. Beim Phonem-Monitoring werden gesprochene Stimuli (Wörter, Nichtwörter oder Sätze) präsentiert und die Versuchspersonen sollen so schnell wie möglich durch Tastendruck entscheiden, ob bestimmte Phoneme in den gehörten Wörtern, ggf. an bestimmten Wortpositionen, enthalten sind oder nicht. Dabei zeigen sich schnellere Reaktionen bei Kontext-Wörtern im Vergleich zu Kontext-Nichtwörtern (z. B. [168], [561], [633]; für eine Übersicht zum Phonem-Monitoring, s. [155]). Diese Befunde deuten auf eine Rückkopplung vom phonologischen Input-Lexikon auf die auditive Analyse hin (bzw. des auditiven Input-Buffers). Interaktive

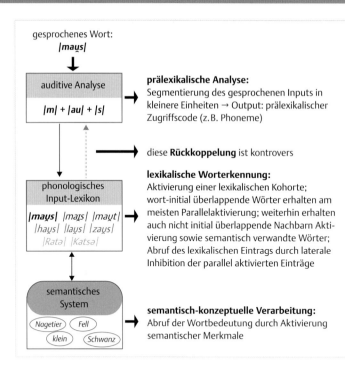

gesprochenes Wort:
|maʊs|

auditive Analyse

|m| + |aʊ| + |s|

prälexikalische Analyse:
Segmentierung des gesprochenen Inputs in kleinere Einheiten → Output: prälexikalischer Zugriffscode (z. B. Phoneme)

diese **Rückkoppelung** ist kontrovers

phonologisches Input-Lexikon

|maʊs| |maɪs| |maʊt|
|haʊs| |laʊs| |zaʊs|
|Ratə| |Katsə|

lexikalische Worterkennung:
Aktivierung einer lexikalischen Kohorte; wort-initial überlappende Wörter erhalten am meisten Parallelaktivierung; weiterhin erhalten auch nicht initial überlappende Nachbarn Aktivierung sowie semantisch verwandte Wörter; Abruf des lexikalischen Eintrags durch laterale Inhibition der parallel aktivierten Einträge

semantisches System

Nagetier   Fell
klein   Schwanz

semantisch-konzeptuelle Verarbeitung:
Abruf der Wortbedeutung durch Aktivierung semantischer Merkmale

Abb. 2.7 Aktuelles Erklärungsmodell für die auditive Worterkennung am Beispiel „Maus". Der auditive Input-Buffer ist hier nicht aufgeführt.

Aktivierungsmodelle, die eine Rückkopplung zwischen diesen Verarbeitungsebenen annehmen (z. B. TRACE, [485]), sind mit solchen Befunden besser vereinbar (für eine Diskussion im Rahmen serieller Modelle, s. [541] und [489]; vgl. ▶ Abb. 2.7).

2.2.2 Semantisches Wissen

Das Wissen über die Bedeutung von Wörtern – wie z. B. „Haustier, bellt, vier Beine usw." für „Hund" – ist im *semantischen Gedächtnis* gespeichert (auch: semantisches System, konzeptuelles System). Das semantische Gedächtnis ist im Langzeitgedächtnis getrennt vom mentalen Lexikon (Wortgedächtnis) und getrennt vom episodischen Gedächtnis repräsentiert. Um gesprochene oder geschriebene Wörter zu verstehen, muss die *Wortbedeutung* im semantischen Gedächtnis abgerufen werden. Auch beim lauten Lesen und Schreiben nach Diktat, beim mündlichen und schriftlichen Benennen sowie beim spontanen Wortabruf wird jeweils auf das semantische Gedächtnis zugegriffen, um die Wortbedeutung abzurufen. Das semantische Gedächtnis liegt auch zugrunde, wenn non-verbale Information verarbeitet wird, wie z. B. bei der Verarbeitung typischer Geräusche (z. B. Te-

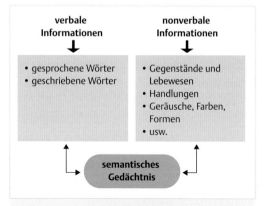

verbale Informationen	nonverbale Informationen
• gesprochene Wörter • geschriebene Wörter	• Gegenstände und Lebewesen • Handlungen • Geräusche, Farben, Formen • usw.

semantisches Gedächtnis

Abb. 2.8 Das semantische Gedächtnis als *amodaler* Speicher für die Verarbeitung von verbaler und nonverbaler Information.

lefonklingeln), visueller oder olfaktorischer Eigenschaften (z. B. gelb und sauer für Zitrone) sowie während des Lernens und Ausführens von Handlungen (z. B. Ball fangen, Fahrrad fahren, Kaffee kochen; vgl. ▶ Abb. 2.8). Semantische Eigenschaften werden auch als *semantische Merkmale* bezeichnet.

Merke

Die *Forschung* zum *semantischen Gedächtnis* beschäftigt sich damit, wie Wortbedeutungen und nichtsprachliche Konzepte funktional und neuroanatomisch repräsentiert sind und wie sie verarbeitet werden. Dabei wird kontrovers diskutiert, ob semantische Konzepte *amodal* und/oder *modalitätsspezifisch* repräsentiert sind.

In *amodalen* semantischen Modellen wird von einer *abstrakten* Wissensrepräsentation ausgegangen, die *unabhängig vom Input-Kanal* und *Merkmalstyp* bei der semantischen Verarbeitung von Wörtern zugrunde liegt [122], [324], [329]. *Modalitätsspezifische* Erklärungsmodelle postulieren dagegen, dass es für unterschiedliche Merkmalstypen, wie z. B. visuelles und motorisches Wissen, *spezialisierte Wissenssysteme* gibt, auf die bei der semantischen Wortverarbeitung zugegriffen wird. In der Embodiment-Theorie wird angenommen, dass dabei die Prozesse genutzt werden, die auch beim *tatsächlichen Erleben* zugrunde liegen und beim Erwerb semantischer Konzepte eine wichtige Rolle spielen (*Embodiment* = Verkörperung). Demnach müssen für die semantische Verarbeitung von Wörtern, die eng mit einer Bewegung assoziiert sind, motorische Areale im Gehirn aktiviert werden (z. B. für Ball → fangen, werfen). Im Unterschied dazu müssen für den Zugriff auf das Bedeutungswissen von Wörtern, die mit typischen Geräuschen assoziiert sind, auditiv-sensorische Zentren aktiviert werden (z. B. Telefon → Telefonklingeln) (für Übersichten, s. [30], [389], [571]; s. auch [11], [476]). Das *Nabe-und-Speichen-Modell* [Hub-and-spoke model] vereint amodale und modalitätsspezifische Ansätze ([554], [555]; für Übersichten s. [226], [725]).

In den folgenden Abschnitten werden zunächst grundlegende Prinzipien semantischer Verarbeitung sowie einige experimentelle Paradigmen zur Untersuchung semantischer Faktoren in der Wortverarbeitung erörtert. Im Anschluss wird das Nabe- und Speichen-Modell (S. 37) [554] und die empirische Evidenz (S. 37) vorgestellt.

Semantische Konzepte sind in einem *flexiblen Netzwerk* gespeichert, in dem ein kontinuierlicher Informationsfluss herrscht, der zu einer schnellen und hochautomatisierten Aktivierungsausbreitung im System führt, wenn ein Wort rezeptiv oder produktiv verarbeitet wird. Dadurch wird während der Wortverarbeitung nicht nur die Bedeutung des Zielwortes aktiviert, sondern auch die Bedeutung von semantisch verwandten Wörtern (auch *Spreading-Activation-Theorie* [140]). Wenn zum Beispiel das Wort „Hund" gelesen, gehört, mündlich produziert oder aufgeschrieben wird, erhält der semantische Konzeptknoten „Hund" Aktivierung. Diese Aktivierung fließt schnell und hochautomatisiert zu anderen koordinierten (z. B. Katze, Maus) und subordinierten Konzepten (z. B. Pudel, Dackel) und zu assoziativ verwandten Konzepten (z. B. Hundehütte, Futter, Napf, Leine). Die gleiche Art der semantischen Aktivierungsausbreitung zeigt sich auch bei der nicht-sprachlichen Verarbeitung semantischer Konzepte, z. B. wenn man einen Hund sieht, das Bellen eines Hundes hört oder an einen Hund denkt.

Sowohl im Wortverständnis als auch in der Produktion zeigen sich **semantische Kontexteffekte**. Wenn z. B. in einer *Aufgabe zum lexikalischen Entscheiden* (Wort/Nichtwort-Entscheidung; vgl. Kap. 2.2.1) vor dem Zielwort (z. B. Hund) ein semantisch-kategoriell verwandtes Wort (auch: Prime oder Bahnungsreiz) präsentiert wird (z. B. Fuchs) kommt es zu Erleichterungseffekten (auch: *semantische Fazilitierung*), d. h. das Zielwort kann schneller als Wort erkannt werden im Vergleich zu einem unverwandten Kontrollreiz (unverwandt, z. B. Prime: „Tisch"; Zielwort: „Hund"; [413], [494], [512]; für eine Meta-Analyse s. [447]). Ähnliche Primingeffekte werden in *semantischen Entscheidungsaufgaben* mit Wörtern oder Bildern beobachtet, in denen z. B. entschieden werden soll, ob ein Wort zu einer bestimmten semantischen Kategorie gehört oder ob es sich um ein konkretes oder abstraktes Wort handelt (z. B. [634]). Zu semantischer Erleichterung kommt es auch bei anderen semantischen Relationen zwischen Prime und Zielwort, wie z. B. bei assoziativen Beziehungen (z. B. Prime: bellen; Zielwort: Hund).

Merke

Die Stärke von *semantischen Primingeffekten* wird durch die *semantische Nähe* zwischen Prime- und Zielwort bestimmt. Je näher sich Prime- und Zielwort sind, desto stärker der Effekt (semantisch nah, z. B. Prime: „Fuchs", Zielwort: „Hund"; innerhalb der Kategorie „Tiere" semantisch fern, z. B. Prime: „Fisch"; Zielwort: „Hund").

Die semantische Nähe von Wortpaaren (z. B. „Hund und Fuchs" oder „Hund und Fisch") kann durch die Anzahl der überlappenden semantischen Merkmale operationalisiert werden (z. B. [634], [711]).

Semantische Kontexteffekte zeigen sich auch in der *Sprachproduktion,* wenn beispielsweise in einer *Aufgabe zum mündlichen Bildbenennen* jeweils ungefähr parallel mit dem Zielbild ein semantisch verwandtes Wort präsentiert wird (auch: Bild-Wort-Interferenz-Paradigma; [270]; vgl. Kap. 2.2.3, für ein Beispiel s. ▶ Abb. 2.12). In diesem Paradigma werden die Kontextwörter als Ablenkerwörter (auch: *Distraktoren*) bezeichnet, da sie von der Verarbeitung des Targets (Bild) ablenken. Im Falle semantisch-kategoriell verwandter Distraktoren kommt es beim Benennen zu Interferenz (z. B. Distraktor: „Fuchs", Zielwort: „Hund"), d. h. die Reaktionszeiten beim Benennen sind im Vergleich zu einer unverwandten Kontrollbedingung verzögert. Dieser hemmende semantische Effekt in der Sprachproduktion wird auch als *semantische Interferenz* bezeichnet (z. B. [604], [641]). Genauso wie im Verständnis wird die semantische Interferenz in der Produktion ebenfalls durch die *semantische Nähe* von Ablenker und Zielwort beeinflusst. Je näher sich Distraktor und Zielwort in der Bedeutung sind, desto stärker ist die semantische Interferenz (z. B. [624], [711]; für Effekte der semantischen Nähe in anderen Sprachproduktionsparadigmen, s. [572], [623]; s. jedoch [362]).

Verwandte Wörter, Bilder oder Geräusche können sich auch förderlich auf das Benennen auswirken. *Semantische Fazilitierung in der Sprachproduktion* ist vornehmlich für assoziative Beziehungen sowie für Teil-Ganzes-Relationen beschrieben (z. B. Distraktor: Anker, Zielwort: Boot; Distraktor: Nest, Zielwort: Vogel; Distraktor: schlafen, Zielwort: Bett; vgl. [263], [162], [457]). Auch nichtsprachliche semantische Stimuli (z. B. echte Geräusche) können semantische Erleichterung bewirken (z. B. Distraktor: Geräusch ‚wiehern', Zielwort: Pferd; [456]). Semantische Erleichterungseffekte in der Produktion sind jedoch weniger stabil als semantische Interferenz. Sie sind in Abhängigkeit vom Stimulusmaterial und zeitlichen Parametern manchmal nicht nachweisbar (z. B. [263]). Während *semantische Fazilitierung* auf eine Unterstützung bei der semantischen Konzeptverarbeitung bezogen wird, scheint die *semantische Interferenz* kompetitive Abrufprozesse während der Wortauswahl in-

nerhalb des Lexikons widerzuspiegeln [1], [174], [604]; s. jedoch [457]; vgl. Kap. 2.2.3).

Ein wichtiger semantischer Einflussfaktor für die Wortverarbeitung ist die *Typikalität* von Wörtern (auch: Prototypikalität; [646]; vgl. Kap. 1.6). Typische Vertreter einer Kategorie (z. B. Spatz für die Kategorie Vögel) können besser und schneller verarbeitet werden als untypische Vertreter einer Kategorie (z. B. Pinguin, Emu; für Evidenz von sprachgesunden Probanden s. [341], [505], [574], [615], [616]).

Die Typikalität hängt eng mit dem *Erwerbsalter* und der *Wortfrequenz* zusammen, da typische Vertreter einer Kategorie häufig auch früher erworben werden und häufiger auftreten als untypische Vertreter (z. B. Spatz versus Strauß für die Kategorie Vögel). Die Typikalität hat jedoch auch einen unabhängigen Einfluss auf die semantische Verarbeitung (z. B. [747]). *Typikalitätseffekte* zeigen sich z. B. in lexikalischen oder semantischen Entscheidungsaufgaben, aber auch beim mündlichen Bildbenennen.

Merke

Bei Patienten mit erworbenen *semantischen Störungen* erweisen sich typische Vertreter einer Kategorie häufig als robuster gegen die semantische Schädigung als untypische Vertreter [480], [680], [746], [748].

Semantische Störungen können sowohl bei neurodegenerativen Erkrankungen (frontotemporale Demenz), viralen Infektionen (d. h. Herpes-simplex-Enzephalitis, HSE) als auch bei vaskulären Erkrankungen (Schlaganfall) auftreten.

Bei Patienten mit *semantischer Demenz,* einer progredienten Erkrankung, bei der semantisches Wissen zunehmend verloren geht [335], bleibt das semantische Wissen über typische Kategorienvertreter (z. B. Hund für die Kategorie Tiere) länger erhalten als das Wissen über untypische Vertreter (z. B. Maulwurf, Seestern). Beim *Benennen* kann sich dieser Unterschied in der Benenngenauigkeit (Anzahl der Fehler) oder auch in den Fehlertypen äußern. Während beim Benennen typischer Vertreter *semantische Paraphasien* innerhalb derselben Kategorie häufig sind (z. B. Zielwort: „Hund"; Reaktion: „Fuchs" oder „Tier"), kommt es bei untypischen Kategorienvertretern eher zu *Nullreaktionen* oder unspezifischen Reaktionen, die keine

Kategorieninformation mehr beinhalten (z. B. Zielwort: „Maulwurf"; Reaktion: „Was soll das sein? So was Hübsches…"; z. B. [418]; [480]).

> **Merke**
>
> Typikalitätseffekte sind in der Art der semantischen Repräsentation begründet und werden häufig durch die Anzahl überlappender semantischer Merkmale von Vertretern innerhalb einer semantischen Kategorie erklärt [490]. Konzepte, die viele Merkmale mit anderen Vertretern dieser Kategorie teilen, wie z. B. „Hund" für die Kategorie „Tiere", haben eine stabilere semantische Repräsentation als Konzepte, die weniger Merkmale mit ihren semantisch-kategoriellen Nachbarn teilen (z. B. Maulwurf oder Flamingo).

Ein weiterer wichtiger Einflussfaktor für semantische Wortverarbeitung ist die *Konkretheit* bzw. Abbildbarkeit von Wörtern, wobei sich sowohl bei Patienten mit erworbenen semantischen Störungen als auch bei sprachgesunden Personen häufig schlechtere Leistungen bei der Verarbeitung abstrakter als konkreter Wörter zeigen (z. B. konkret: Tisch, abstrakt: Liebe; z. B. [181]; [165], [166], [651], [699]; vgl. Kap. 1.6). Der Konkretheitseffekt wird häufig auf eine *reichere semantische Repräsentation* konkreter als abstrakter Wörter bezogen [562]. Bei Patienten mit semantischer Demenz kann manchmal auch ein umgekehrter Konkretheitseffekt beobachtet werden, d. h. es zeigen sich bessere Leistungen bei der Verarbeitung abstrakter als konkreter Wörter [98], [727]. Zur Erklärung dieser doppelten Dissoziation haben Shallice und Cooper [662] *zwei getrennte semantische Subsysteme* für die Repräsentation konkreter und abstrakter Konzepte vorgeschlagen (s. jedoch [337]).

Nabe-und-Speichen-Modell

Aktuelle Daten aus Bildgebungsstudien mit sprachgesunden Probanden sowie von Patienten mit erworbenen semantischen Störungen deuten sowohl auf *modalitätsspezifische* semantische Repräsentationen als auch auf einen *amodalen*, abstrakten semantischen Speicher hin. Das *Nabe-und-Speichen-Modell* [Hub-and-Spoke Model] von Patterson, Lambon Ralph und Kollegen vereint diese beiden Annahmen [554], [555]. Es beinhaltet *modalitätsspezifische* Subsysteme, die für verschiedene sensorische und motorische Informationstypen

spezialisiert sind, d. h. es werden getrennte Repräsentationen für die Speicherung und Verarbeitung von visuellen, verschiedenen sensorischen und motorischen Merkmalen postuliert. Diese sind in den „spokes" [Speichen] repräsentiert und in unterschiedlichen Hirnregionen lokalisiert [419], [555]. Während der semantischen Verarbeitung von Wörtern oder Konzepten (z. B. Hund) interagieren die modalitätsspezifischen Systeme mit dem amodalen semantischen Speicher (auch: hub [Nabe]), wo die verschiedenen Informationen zusammenfließen und auf eine abstrakte semantische Repräsentation für das Zielkonzept abgebildet werden. In dem in ▸ Abb. 2.9 dargestellten Beispiel sind neben dem *verbalen* Areal für Sprache modalitätsspezifische Speicher für die folgenden nichtsprachlichen Informationstypen vorgesehen (vgl. [567] und [555]): Aussehen (visuell), typische Geräusche (auditiv-sensorisch), Gerüche (olfaktorisch), taktile Wahrnehmung (somato-sensorisch) und Motorik.

Empirische Evidenzen

Zahlreiche Befunde zeigen, dass die sensorisch-motorischen Areale, die beim tatsächlichen Erleben und Wahrnehmen (z. B. Bellen des Hundes hören, einen Hund sehen) bzw. bei der motorischen Handlungsausführung (z. B. Hund an der Leine führen) zugrunde liegen, für die semantische Wissensrepräsentation und Verarbeitung entscheidend sind (auch: *Embodiment*; vgl. [30], [476], [571]). In Bildgebungsstudien (z. B. funktionelle Magnetresonanztomografie, fMRT; Positronenemissionstomografie; PET) mit sprachgesunden Erwachsenen konnte gezeigt werden, dass unterschiedliche Hirnregionen beim Verständnis von Wörtern aktiviert werden, die mit perzeptuellen versus motorischen Merkmalen assoziiert sind (für Handlungen s. z. B. [310], [570]; für Wörter, die mit typischen Geräuschen bzw. Handlungen assoziiert sind, s. z. B. [390]; für ein computerimplementiertes neuronales Modell s. [697]). Diese Befunde deuten auf ein weit verbreitetes Assoziationsnetzwerk im Gehirn hin, das verschiedene modalitätsspezifische Areale umfasst [389]. Es wird davon ausgegangen, dass der Zugriff auf diese Areale für die erfolgreiche semantische Verarbeitung (z. B. von Wörtern beim leisen Lesen) entscheidend ist. Ob ein zusätzlicher amodaler semantischer Wissensspeicher notwendig ist, wird kontrovers diskutiert.

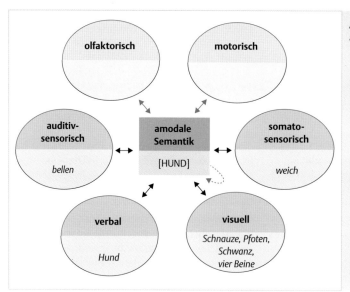

Abb. 2.9 Nabe-und-Speichen-Modell am Beispiel „Hund".

Das *Nabe-und-Speichen-Modell* postuliert, dass – neben den modalitätsspezifischen Repräsentationen – eine amodale, abstrakte semantische Wissensrepräsentation existiert, die die Integration der verschiedenen Informationstypen leistet (vgl. ▸ Abb. 2.9). Die wichtigste empirische Evidenz für diese Annahme kommt von Patienten mit *semantischer Demenz*, die einen progredienten Verfall semantischen Wissens zeigen, der typischerweise modalitätsübergreifend ist, d. h. es zeigen sich generelle Beeinträchtigungen bei der Verarbeitung von Wörtern, Objekten, Handlungsabbildungen, Geräuschen usw. Die Störung ist dabei auch nicht an spezifische semantische Kategorien (z. B. Tiere, Obst und Gemüse; belebt/unbelebt) oder Merkmalstypen gebunden (vgl. [335]). Diese übergreifende Symptomatik, bei der – zumindest in einem beginnenden und mittleren Krankheitsstadium – eine klar umschriebene Läsion (Atrophie) im anterioren Temporallappen (bilateral) vorliegt, weist auf eine Schädigung eines amodalen semantischen Systems hin [480], [554]. Auch Bildgebungsstudien mit sprachgesunden Probanden stützen die Annahme eines amodalen semantischen Speichers im anterioren Temporallappen (z. B. [69]; s. auch [419], [554], [613]; für eine Meta-Analyse s. [713]). Zusätzliche Evidenz für die Annahme eines amodalen semantischen Speichers kommt aus einer Studie mit transkranieller Magnetstimulation (rTMS), in der die neuronale Verarbeitung bestimmter Areale bei sprachgesunden Probanden kurzfristig gehemmt wurde. Es konnte bestätigt werden, dass die Stimulation des *linksseitigen anterioren Temporallappens*, d. h. des angenommenen Areals der amodalen Semantik, zu einer generellen Verzögerung beim Benennen von Objektabbildungen aus unterschiedlichen Kategorien führt. Im Unterschied dazu wirkte sich die Stimulation des *linksseitigen inferioren Parietallappens* speziell hinderlich auf das Benennen von *manipulierbaren Objekten* (z. B. Werkzeuge) aus, während nichtmanipulierbare Objekte und Vertreter belebter Kategorien schneller benannt werden konnten. Durch die Anwendung von rTMS konnte hier somit ein kategoriespezifisches Störungsmuster für manipulierbare Objekte bei sprachgesunden Probanden induziert werden (z. B. „Säge versus Haus"; [567]). *Kategoriespezifische semantische Störungen* sind auch bei Patienten mit erworbenen semantischen Störungen beschrieben (u. a. bei Herpes-simplex-Enzephalitis und bei vaskulärem Insult). Dabei zeigen sich selektive Beeinträchtigungen bei der Verarbeitung von Vertretern bestimmter semantischer Kategorien, während andere Kategorien unversehrt oder besser erhalten sind (z. B. Tiere versus Werkzeuge; belebte versus unbelebte Kategorien; [119], [127], [326], [726], [728], [727]; für Übersichten s. [118] und [664]. Solche kategoriespezifischen Effekte wurden ursprünglich als Hinweis auf die getrennte Speicherung semantischer Kategorien bzw. Domänen (belebt versus unbelebt) gedeutet, sie sind jedoch häufig im Rahmen einer merkmalsspezifischen Störung erklärbar. Der *sensorisch-funktionale Erklärungsansatz* besagt, dass sensorische und funktionale Merkmale bei der Repräsentation unterschiedlicher semantischer Kategorien, wie z. B. Tiere versus Werkzeuge oder Vertreter belebter versus unbelebter Kategorien, unterschiedlich gewichtet sind (vgl. [359], [727]). Es ist beispielsweise bekannt, dass sensorische Merkmale insbesondere für die Repräsentation der Kategorie „Tiere" und für die Abgrenzung von Vertretern dieser Kategorie wichtig sind (z. B. das visuelle Merkmal „langer Hals" für Giraffe oder das auditiv-sensorische Merkmal „bellen" für Hund). Im Unterschied dazu sind funktional-motorische Merkmale für die Speicherung und Abgrenzung von Vertretern der Kategorie „Werkzeuge" wichtig (z. B. funktionale Eigenschaften, motorische Handlungen; s. [701]). Ist der Zugriff auf sensorische Merkmale beeinträchtigt, sollte sich eine kategoriespezifische Störung für die Kategorie Tiere ergeben und umgekehrt sollte eine Störung im Zugriff auf funktional-motorische Merkmale die Verarbeitung von Werkzeugen (und anderen manipulierbaren Objekten) beeinträchtigen. In zahlreichen Einzelfallstudien mit Patienten mit kategoriespezifischen Störungen wurde der sensorisch-funktionale Erklärungsansatz bestätigt. Es gibt jedoch auch Gegenbefunde von Patienten, die die erwartete Beeinträchtigung bei der Verarbeitung des assoziierten Merkmalstyps nicht zeigen (vgl. [148], [259], [415], [416]; für eine Übersicht, s. [646]).

Die *Nabe-und-Speichen-Hypothese* ist in der derzeitigen Forschung zum semantischen Gedächtnis besonders einflussreich, da sowohl Evidenzen für die modalitätsspezifischen Systeme als auch für den amodalen Speicher vorliegen. Die genaue Art und Anzahl der merkmalsspezifischen Subsysteme ist jedoch noch nicht abschließend geklärt. Unklar ist bislang auch noch, ob kategoriespezifische Störungen allein durch die Annahme der selektiven Störung einzelner „Spokes" bzw. der Informationsübertragung von einzelnen „Spokes" in die amodale Semantik erklärbar sind oder ob zusätzlich die separate Speicherung semantischer Kategorien oder Domänen in der amodalen Semantik angenommen werden muss (für eine Diskussion s. [132], [458]).

2.2.3 Mündliche Wortproduktion

Alle Sprachproduktionstheorien stimmen darin überein, dass beim mündlichen Wortabruf, wie z. B. beim mündlichen Bildbenennen oder in der Spontansprache, die Wortbedeutung im semantischen System aktiviert werden muss, bevor das Zielwort im mentalen Lexikon abgerufen werden kann (z. B. [124], [187], [190], [262], [430], [510]; für Übersichten s. [77], [610]; s. jedoch [405]). Die verschiedenen Theorien unterscheiden sich jedoch in ihren Annahmen über die Art der lexikalischen Speicherung, über die Anzahl der Verarbeitungsschritte sowie über den Informationsfluss (seriell versus interaktiv) während des Wortabrufs. Es wird zwischen *Ein- und Zwei-Stufen-Modellen* unterschieden.

Merke

Im *Logogen-Modell* erfolgt der Wortabruf vom phonologischen Output-Lexikon in einem einstufigen Prozess. Es wird daher auch als *Ein-Stufen-Modell* bezeichnet ([507], [510]; s. auch [79], [124] vgl. ▶ Abb. 2.3, Kap. 2.1.3). Im Unterschied dazu befindet sich in *Zwei-Stufen-Modellen* zwischen der semantischen und der phonologischen Ebene eine zusätzliche lexikalische Ebene, die sogenannte *Lemma-Ebene*, auf der abstrakte lexikalische Einträge und *Wortsyntax* repräsentiert sind (z. B. [187], [262], [430]; für Übersichten s. [191], [433]).

Auf der *Lemma-Ebene* sind abstrakte Worteinträge gespeichert und mit ihren syntaktischen Merkmalen (z. B. Wortart, Genus, Numerus) verknüpft (vgl. [387]). Anders als bei den Logogenen, tragen die Lemma-Einträge keine wortformspezifischen Informationen. Das Wissen über Phoneme und Metrik der Wortform ist erst auf der nächsten Stufe – der *Wortform-Ebene* – verfügbar (für eine ähnliche Modellvorstellung, s. [113]).

Das Zwei-Stufen Modell wurde zunächst speziell zur Erklärung der mündlichen Sprachproduktion entwickelt. Die Übertragung auf die rezeptive Verarbeitung [247], [691] und auf die Verarbeitung von Schriftsprache (schriftliche Produktion; [612]) ist ebenfalls erfolgt (s. auch [190]).

Im Zwei-Stufen-Modell werden – genauso wie im Logogen-Modell – *modalitätsspezifische* Repräsentationen für phonologische und orthographische Input- und Outputlexika postuliert, in denen die Wortform-Information abgelegt ist. Für die Lemma-Ebene wird hingegen eine *amodale* Speicherung angenommen, d. h., egal ob ein gesprochenes oder geschriebenes Wort verstanden wird oder ob es mündlich oder schriftlich produziert wird, es sollte die gleiche Lemma-Repräsentation zugrunde liegen [430], [433].

Problematisch für die Annahme einer amodalen Lemma-Ebene sind jedoch Daten von aphasischen Patienten, die eine Störung auf der Lemma-Ebene aufweisen, die resultierende Symptomatik jedoch nur in einer Modalität nachweisbar ist, d. h. wenn beispielsweise bei einem Patienten das mündliche und schriftliche Benennen von Nomen und Verben unterschiedlich stark beeinträchtigt ist [579]. Da wortartenspezifische Benennstörungen auf eine Abrufstörung abstrakter syntaktischer Wortmerkmale auf der Lemma-Ebene bezogen werden (z. B. [33], [164]), sind solche dissoziierenden Fehlermuster für die *amodale* Lemma-Theorie problematisch und besser mit einer *modalitätsspezifischen* Speicherung syntaktischer Wortmerkmale vereinbar (z. B. [124]). Vertreter der Zwei-Stufen-Theorie argumentieren hier jedoch, dass eine spezifische Störung der Verbindungsroute zwischen Lemma und phonologischen oder orthographischen Output-Repräsentationen ebenfalls zu wortartenspezifischen Störungen in einer Output-Modalität führen kann (für eine Diskussion s. [612], [126]).

Serielle versus interaktive Modelle

Im Folgenden werden das serielle Zwei-Stufen-Modell ([430], [433]; s. auch [607], [609]) und das Interaktive Aktivierungsmodell [IAM] [187],[189], [190] vorgestellt. Beide Modelle integrieren eine Lemma-Ebene zwischen der semantischen und der phonologischen Ebene, sie unterscheiden sich jedoch in ihren Annahmen darüber, ob der Informationsfluss zwischen diesen Ebenen seriell oder interaktiv ist.

Merke

Bei *serieller Verarbeitung* sind Repräsentationen und Verarbeitungsschritte zeitlich klar trennbar, da sie nacheinander erfolgen und keine Rückkopplung von der Wortform- auf die Lemma-Ebene erlaubt ist (z. B. [430]). Bei *interaktiver Verarbeitung* wird eine Rückkopplung von der Form- auf die Lemma-Ebene angenommen und bewirkt einen Einfluss phonologischer Faktoren auf die Aktivierung von Einträgen auf der Lemma-Ebene (z. B. [187]).

Im *seriellen Zwei-Stufen-Modell* von Levelt und Kollegen [430], [433] werden die Informationen der Lemma- und Wortform-Ebene (auch: Lexem-Ebene) auf *2 zeitlich nachgeordneten* lexikalischen *Stufen* abgerufen, d. h. zuerst erfolgt die Wortauswahl sowie der Abruf von Wortsyntax auf der Lemma-Ebene (auch: lexikalische Selektion) und erst im Anschluss erfolgt der Abruf der Wortform auf der Lexem-Ebene (▶ Abb. 2.10; für eine computer-implementierte Version des seriellen Zwei-Stufen-Modells (auch: WEAVER/ WEAVER ++); s. [605], [606], [608]; für ein neuroanatomisches Modell s. [365], [366].

Beim mündlichen Wortabruf – wie z. B. beim mündlichen Benennen von Objektabbildungen – werden durch eine kontinuierliche Aktivierungsausbreitung (auch: *spreading activation*) im semantischen System [140] neben dem Zielkonzept (z. B. Maus) auch semantisch verwandte Konzepte aktiviert (z. B. Ratte, Hamster und Meerschweinchen; vgl. Kap. 2.2.2). Von jedem dieser aktivierten Konzepte fließt Aktivierung zur Lemma-Ebene, der ersten Stufe des mentalen Lexikons. Der Prozess der lexikalischen Wortauswahl (auch: lexikalische Selektion) schließt sich an. Die Auswahl des Zielwortes (auch: Target; z. B. Maus) erfolgt aus einer Auswahlmenge mehrerer parallel aktivierter Lemmata, die semantisch verwandt sind und um den Abruf „konkurrieren" (z. B. Maus, Ratte, Hamster und Meerschweinchen; auch: *lexical competition*; vgl. [1], [174], [604]). Die anschließende Auswahl der Wortform beschränkt sich hingegen – bis auf wenige Ausnahmen – auf das ausgewählte Lemma (z. B. Maus), d. h. auf der Wortform-Ebene wird keine Parallelaktivierung mehrerer Einträge angenommen [431]. Ausnahmen sind Wörter, die synonyme Partner besitzen (z. B. Orange → Apfelsine) sowie Wörter, für die Antwortalternativen in der Aufgabe existieren (z. B. Dackel → Hund; z. B. [373], [375], [558]).

Der Wortformeintrag beinhaltet *segmentale und metrische Informationen*, d. h. die Phoneme in ihren Positionen im Wort (auch: Segmente; z. B. $[/m/_1 /a/_2 /u/_3 /s/_4]$ für Maus) sowie die Silben und die Akzentstruktur des Wortes (auch: Metrik; z. B. eine Silbe für Maus). Für das Akzentmuster wird eine lexikalische Speicherung nur angenommen, wenn es sich – im Falle mehrsilbiger Wörter – um ein unregelmäßiges Akzentmuster handelt. Beim regelmäßigen oder „Default-Akzent" wird von einem regelgeleiteten Prozess ausgegangen, der die Realisierung der korrekten Akzentposition im

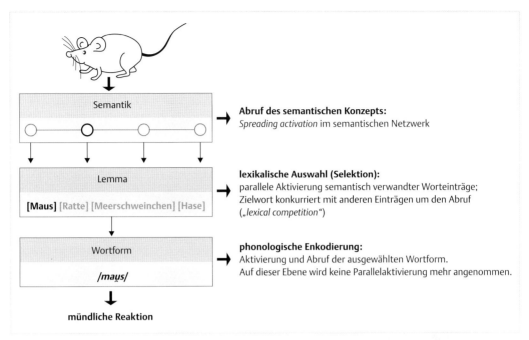

Abb. 2.10 Das serielle Zwei-Stufen-Modell der Sprachproduktion nach Levelt ([430], [433]). Der Informationsfluss zwischen Lemma- und Wortform-Ebene ist seriell und es gibt keine Rückkopplung zwischen Wortform- und Lemma-Ebene.

Zielwort ermöglicht (vgl. [433], [611]; vgl. Kap. 1.4). Segmente und Metrik werden getrennt, jedoch zeitlich parallel abgerufen und in einem Assoziationsprozess zusammengefügt (auch: *phonologische Enkodierung*; vgl. [611]). Die Prozesse der phonetischen Enkodierung und der sprechmotorischen Planung schließen sich an, bevor das Zielwort artikuliert werden kann (vgl. [433]).

Das *Interaktive Aktivierungsmodell (IAM)* postuliert ebenfalls getrennte Repräsentationen für abstrakt-lexikalische (Lemma-) und phonologische Information, das Modell unterscheidet sich von Levelts Zwei-Stufen-Modell jedoch durch (1) eine andere Spezifikation der Wortform und (2) einen anderen Informationsfluss zwischen den Verarbeitungsebenen [187], [189], [190], [239] (vgl. ▶ Abb. 2.11). Das IAM kennt keine Wortformen wie sie im Levelt'schen Modell auf der Lexem-Ebene gespeichert sind, sondern schlägt eine Spezifikation der Wortform durch die Aktivierung enthaltener Phoneme auf der Phonem-Ebene vor. Zudem wird ein kontinuierlicher und interaktiver Informationsfluss angenommen, d. h. die lexikalische Selektion auf der Lemma-Ebene wird hier auch durch phonologische Faktoren bestimmt. Beim Benennen von „Maus" werden auf der Lemma-Ebene

zunächst mehrere semantisch verwandte Einträge aktiviert (z. B. Ratte, Meerschweinchen, Hamster usw.; vgl. ▶ Abb. 2.11). Im Unterschied zum seriellen Modell fließt die Information hier jedoch kontinuierlich weiter auf die Phonem-Ebene, bevor die Wortauswahl auf der Lemma-Ebene abgeschlossen ist. Auf der Phonem-Ebene werden die Phoneme des Zielwortes und gleichzeitig aktivierter Wörter verfügbar [189]. Die aktivierte phonematische Information fließt auch wieder zurück auf die Lemma-Ebene. Daraus folgt, dass auf der Lemma-Ebene neben semantisch verwandten Einträgen auch phonematisch ähnliche Einträge, wie z. B. „Haus" und „Maul" für das Zielwort „Maus" aktiviert werden.

Merke

Im *Interaktiven Aktivierungsmodell (IAM)* werden durch das Zusammenspiel von semantischen und phonematischen Faktoren auf der Lemma-Ebene Einträge aktiviert, die sowohl semantisch als auch phonematisch mit dem Zielwort verwandt sind (z. B. Laus für das Zielwort Maus).

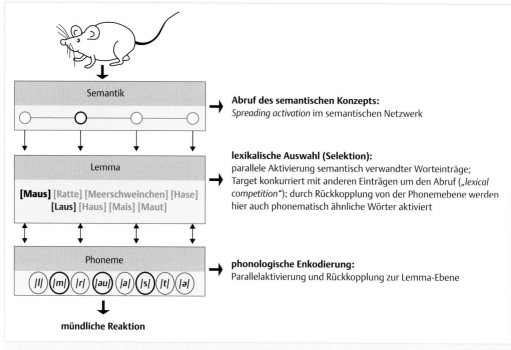

Abb. 2.11 Das Interaktive Aktivierungsmodell (IAM) nach Dell ([187], [189]). Der Informationsfluss zwischen Lemma- und Phonem-Ebene ist kontinuierlich und interaktiv.

Das Zielwort erhält jedoch die meiste Aktivierung vom semantischen System, sodass es erfolgreich abgerufen werden kann. Wichtig für die Wortauswahl ist zudem der Wettbewerb innerhalb jeder Ebene, der zur Hemmung gleichzeitig aktivierter Einträge führt ([187]; für verschiedene computerimplementierte Versionen des Interaktiven Aktivierungsmodells s. z. B. [190], [193], [653]).

Empirische Evidenzen

Hinweise auf einen zeitlich nachgeordneten Abruf von Wortsyntax (Lemma) und Wortform (Lexem) stammen vom sogenannten *Tip-of-the-tongue-Phänomen*, das sowohl bei sprachgesunden Sprechern als auch bei Patienten mit Aphasie beschrieben ist (auch: „Es-liegt-mir-auf-der-Zunge-Phänomen", [77], [101], [25], [492], [710]; vgl. Kap. 1.6).

Merke 🅼!

In einer *Tip-of-the-tongue-Situation* ist die Wortbedeutung und manchmal auch Information zur Wortsyntax (z. B. Genus) verfügbar, die dazugehörige Wortform kann jedoch nicht oder nur teilweise abgerufen werden.

In einer Einzelfallstudie von Badecker und Kollegen [25] wurde der italienische Patient Dante beschrieben, der Wortfindungsstörungen beim Bildbenennen aufgrund lexikalischer Zugriffsstörungen bei unbeeinträchtigten semantischen Leistungen aufwies. Im Fall von Wortfindungsblockaden war der Zugriff auf die phonologische Wortform komplett aufgehoben, während er auf die Wortbedeutung zugreifen konnte und überzufällig häufig noch das Genus des Zielwortes angeben konnte, d. h. er wusste, ob es sich um ein maskulines oder ein feminines Wort handelt, obwohl die Wortform nicht zur Verfügung stand. Dieses Leistungsmuster passt zur Zwei-Stufen-Theorie. Dante konnte offenbar noch auf die Lemma-Ebene zugreifen, wo Genus-Information gespeichert ist. Der Zugang zur Wortform-Ebene war jedoch blockiert. Ähnliche Muster, die auf konsekutive Lemma- und Wortform-Abrufprozesse hinweisen, wurden auch bei sprachgesunden Erwachsenen in experimentell induzierten Tip-of-the-tongue-Situationen beobachtet (z. B. [492], [710], s. jedoch [500]; für eine Diskussion, s. [612]).

Für die Modelldiskussion spielen auch *Versprecherdaten* sprachgesunder Personen und *Benenn-*

fehler aphasischer Probanden eine entscheidende Rolle (vgl. Kap. 1.3). Dabei handelt es sich um semantische und phonematische Fehler (*semantische Paraphasie*: z. B. Target: Maus; Reaktion: Ratte; *phonematische Paraphasie*, z. B. Target: Maus; Reaktion: paus; *formale Paraphasie*, z. B. Target: Maus; Reaktion: Haus) sowie um *gemischte Paraphasien*, die sowohl semantisch als auch phonematisch mit dem Zielwort verwandt sind (z. B. Target: Maus; Reaktion: Laus). Serielle und interaktive Modelle machen unterschiedliche Vorhersagen zum Auftreten dieser Fehlertypen. Im seriellen Zwei-Stufen Modell (vgl. ▸ Abb. 2.10) entstehen *semantische Paraphasien* auf der Lemma-Ebene und phonematische Fehler bei der phonologischen Enkodierung auf der Wortform-Ebene. Durch eine fehlerhafte Auswahl eines parallel aktivierten semantisch verwandten Lemmas kann es zu semantischen Wortersetzungen kommen. Ursache kann einerseits eine semantische Störung sein, die dazu führt, dass der lexikalische Zieleintrag unzureichend vom semantischen System aktiviert wird und sich daher nicht gegen die parallel aktivierten Konkurrenten durchsetzen kann. Alternativ können semantische Paraphasien auch bei erhaltener semantischer Verarbeitung, jedoch beeinträchtigten lexikalischen Abrufprozessen auftreten (z. B. [121], [417]). Semantische Wortersetzungen treten auch in der sprachgesunden Verarbeitung auf [256]. *Phonematische Paraphasien* (z. B. /paus/ statt Maus) werden auf der Wortform-Ebene des seriellen Zwei-Stufen Modells bei der gestörten phonologischen Enkodierung verortet, wenn z. B. einzelne Phoneme verloren gehen, durch andere ersetzt oder im Wort umgestellt werden (z. B. [7]). Solche phonematischen Fehler können auch zu existierenden Wörtern, d. h. zu *formalen Paraphasien*, führen (z. B. Haus statt Maus).

Merke

Im Rahmen des *seriellen Zwei-Stufen Modells* sollten *formale Paraphasien* lediglich zufällig und demnach entsprechend selten auftreten, da sie aus der Ersetzung, Auslassung oder Umstellung von Phonemen auf einer *postlexikalischen* Ebene resultieren. Es wird nicht davon ausgegangen, dass formal verwandte Wörter auf der Lemma-Ebene systematisch parallel aktiviert werden. Demnach sollten weder *formale Paraphasien* noch *gemischte Paraphasien* überzufällig häufig auftreten [73], [528].

Im *Interaktiven Aktivierungsmodell (IAM)* werden semantische Paraphasien ebenfalls auf der Lemma-Ebene und phonematische Paraphasien (Nichtwortreaktionen) auf der Phonem-Ebene lokalisiert (vgl. ▸ Abb. 2.11). Allerdings sind hier durch die Rückkopplung zwischen den Ebenen zusätzlich sowohl formale als auch gemischte, d. h. semantisch und phonematisch verwandte Wortersetzungen zu erwarten (formale Paraphasien: z. B. Tasche statt Tasse; gemischte Paraphasien: z. B. Laus statt Maus oder Feile statt Reibe [190], [473]). Tatsächlich treten *formale Paraphasien*, d. h. formverwandte Wortreaktionen, und *gemischte Paraphasien* sowohl bei aphasischen als auch bei sprachgesunden Sprechern statistisch gesehen überzufällig häufig auf (auch: lexikalischer Bias; z. B. [260]; s. jedoch [528]). Diese Daten stellen eine Herausforderung für das serielle Zwei-Stufen Modell dar und werden häufig als Beleg für einen interaktiven Informationsfluss zwischen Lemma- und Wortform-Ebene angeführt [190]. Vertreter des seriellen Zwei-Stufen Modells [433] begründen dies mit der unterschiedlichen Effektivität interner Monitoringprozesse bei der Erkennung und Unterdrückung von Fehlern (vgl. [608]).

Info

Monitoring erlaubt die Überprüfung der intern generierten Sprachäußerung vor der tatsächlichen Artikulation. Es spielt – auch bei sprachgesunden Erwachsenen – eine entscheidende Rolle und führt zur Vermeidung von Fehlern. Monitoring ist implementiert als eine Feedback-Schleife, die vor der tatsächlichen Artikulation die geplante Sprachäußerung zur Kontrolle in das Sprachverstehenssystem überführt ([608]; s. auch [542]). Das interne Monitoring versagt eher bei gemischten als bei rein formalen Wortersetzungen. Zudem werden Nichtwort-Reaktionen von dem internen Monitor eher als fehlerhaft erkannt als Wortreaktionen (s. [608]).

Der mündliche Wortabruf wird durch verschiedene *psycholinguistische Faktoren* beeinflusst (vgl. Kap. 1.6). Für die Modelldiskussion hier sind vor allem Effekte der *lexikalischen Nachbarschaft* relevant (vgl. [133], [192]; Kap. 1.6). In einer Aufgabe zum Bildbenennen können Zielwörter, die viele lexikalische Nachbarn aufweisen (z. B. Haus, Saus, Maut, Mais für Maus), schneller und/oder besser benannt werden als Zielwörter, die keine oder nur wenige Nachbarn haben (z. B. Prinz) [192].

Merke

Der mündliche Wortabruf scheint durch die Aktivierung vieler lexikalischer Nachbarn unterstützt zu werden (für den umgekehrten Effekt im Hörverständnis, s. Kap. 2.2.1).

Dieser Befund wird vom Interaktiven Aktivierungsmodell [IAM] [187] vorhergesagt, ist jedoch nicht mit dem seriellen Zwei-Stufen Modell [430] vereinbar. Im IAM werden auf der Lemma-Ebene neben semantisch verwandten auch phonologisch verwandte Einträge aktiviert. Grund ist die Rückkopplung von der Phonem- auf die Lemma-Ebene. Während sich die semantische Parallelaktivierung jedoch hinderlich auswirkt, scheint die phonologische Parallelaktivierung die Wortauswahl zu stützen. Im seriellen Zwei-Stufen-Modell dagegen wird keine überzufällig häufige parallele Aktivierung von phonologisch ähnlichen Lemmata angenommen. Auf der Lemma-Ebene sollten hier lediglich semantisch verwandte Einträge parallel aktiviert sein. Erst auf der folgenden Wortform-Ebene spielen phonologische Faktoren eine Rolle. Da die Wortselektion jedoch bereits auf der Lemma-Ebene abgeschlossen ist, sollte die Reaktionszeit beim Bildbenennen (auch: Benennlatenz) nicht durch die phonologische Nachbarschaft beeinflusst werden. Die Befunde von lexikalischer Nachbarschaftsdichte beim mündlichen Benennen sind daher besser mit einer interaktiven Verarbeitung zwischen Lemma- und Wortform-Ebene vereinbar [192].

Zur Modelldiskussion haben insbesondere auch Daten aus Reaktionszeitexperimenten zum Bildbenennen beigetragen. Im *Bild-Wort-Interferenz-Paradigma* werden ungefähr gleichzeitig mit dem Bild (z. B. Objektabbildung) gesprochene oder geschriebene Wörter als Ablenker dargeboten und die Effekte auf die Bildbenennzeiten und -fehler werden gemessen ([270]; vgl. Kap. 2.2.2). Je nach Art der Verwandtschaft von Distraktor (auch: Ablenkerwort) und Target (auch: Zielwort/Zielbild) kommt es zu spezifischen und sehr robusten Effekten, die sich in den Benennlatenzen und ggf. auch in den Benennfehlern zeigen (auch: lexikalischer Kontexteffekt). Im Fall einer semantischen Ähnlichkeit zwischen Distraktor und Target (z. B. Dis-

traktor: Giraffe → Target: Kamel) wird die Benennung häufig erschwert und die Benennlatenzen sind im Vergleich zu einer unverwandten Kontrollbedingung verzögert (auch: semantische Interferenz; vgl. ▶ Abb. 2.12). *Semantische Interferenz* tritt vor allem auf, wenn Distraktor und Target der gleichen semantischen Kategorie angehören (z. B. Fuchs und Hund) (für semantische Fazilitierung beim Benennen, s. Kap. 2.2.2). Im Fall einer phonematischen oder orthographischen Ähnlichkeit zwischen Distraktor und Target (z. B. Distraktor: Kabel → Target: Kamel) kommt es zu Erleichterungseffekten und die Benennlatenzen sind verkürzt (auch: *phonologische Fazilitierung*) ([431]; vgl. ▶ Abb. 2.12). Neben semantischen und phonologischen Distraktoren sind auch für morphologisch oder syntaktisch verwandte Ablenker spezifische Kontexteffekte beschrieben (für morphologische Effekte z. B. [451] und [756]; für syntaktische Effekte (z. B. Genus) s. [644]).

Semantische und phonologische Effekte beim Benennen werden auf unterschiedlichen Ebenen des mentalen Lexikons verortet. Die semantische Interferenz wird der Lemma-Ebene und die phonologische Erleichterung der Wortform-Ebene zugeschrieben (s. jedoch [457], [518]). Evidenz für eine zeitlich nachgeordnete, d. h. *serielle*, Verarbeitung wurde von Schriefers und Kollegen [641] in einer einflussreichen Bild-Wort-Interferenz-Studie vorgelegt (s. [709] für Evidenz von ereigniskorrelierten Potenzialen [EKPs]). Die Autoren manipulierten die sogenannte *Stimulus-Onset-Asynchronie (SOA)* im Experiment, d. h. die relative Präsentationszeit von Ablenkerwort zum Zielbild. In einer ersten Bedingung wurden die Distraktoren 150 ms vor dem Zielbild eingeblendet, in einer zweiten Bedingung wurden die Distraktoren parallel eingeblendet (SOA 0 ms) und in einer dritten Bedingung erfolgte die Präsentation der Distraktoren 150 ms nach dem Bild. Während semantische Interferenz auf die frühe SOA (–150 ms) beschränkt war, zeigte sich phonologische Erleichterung lediglich in den späteren Zeitfenstern. Diese Daten stützen die Vorhersagen des seriellen Zwei-Stufen Modells, d. h. das Auftreten *früher* semantischer (Lemma-Ebene) und *später* phonologischer Effekte (Wortform-Ebene) [430], [402], [604], während sie mit den Vorhersagen des Interaktiven Aktivierungsmodells (IAM; [187]) weniger gut zusammenpassen.

In sich anschließenden Studien konnten diese Befunde jedoch nicht durchgängig repliziert werden (z. B. [175], [683]). Es zeigte sich, dass seman-

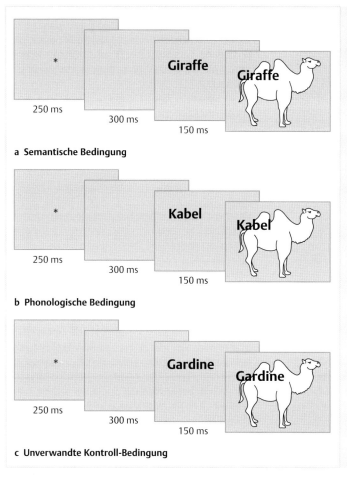

Abb. 2.12 Bild-Wort-Interferenz-Paradigma (PWI) am Beispiel „Kamel", Stimulus-Onset-Asynchronie: 150 ms, d. h. die Ablenker werden 150 ms vor dem Zielbild präsentiert.
a Semantische Bedingung.
b Phonologische Bedingung.
c Unverwandte Kontroll-Bedingung.

tische und phonologische Effekte häufig in einem überlappenden Zeitfenster auftreten (z. B. bei einer SOA von 0 ms; [175]). Darüber hinaus wurde beobachtet, dass semantische Distraktoren, die zusätzlich auch phonologisch bzw. orthographisch mit dem Zielwort verwandt sind (auch: gemischte Ablenker; z. B. Katze → Kamel), häufig keine semantische Interferenz verursachen, während phonologische Fazilitierung weiterhin auftritt [175], [683], [682]. Diese Befunde sind eher mit Modellen vereinbar, die entweder eine Rückkopplung von der Wortform auf die Lemma-Ebene postulieren (z. B. IAM; ▸ Abb. 2.11) oder auf die Annahme einer Lemma-Ebene verzichten (z. B. [124], [510], [683]; vgl. ▸ Abb. 2.3).

Aktuelle Befunde deuten auf getrennte Repräsentationsebenen für die Speicherung von Wortsyntax, abstrakten lexikalischen Einheiten und phonologischer Information hin. Die Annahmen des *seriellen* Zwei-Stufen-Modells können dabei nicht vollständig aufrechterhalten werden, da viele Befunde auf einen *kontinuierlichen Informationsfluss* zwischen den Ebenen hinweisen, der dazu führt, dass der mündliche Wortabruf sowohl durch semantische als auch durch phonologische Faktoren bestimmt wird.

Bisher sind experimentelle Paradigmen zur Untersuchung lexikalischer Kontexteffekte in der Sprachproduktion (z. B. Bild-Wort-Interferenz-Paradigma) vor allem bei sprachgesunden Probanden zum Einsatz gekommen (z. B. [2]), während solche Online-Verfahren in der Aphasieforschung noch relativ selten sind (z. B. [655], [741]).

2.2.4 Visuelle Worterkennung

Das leise Lesen von Wörtern (auch: visuelle Worterkennung) ist ein extrem schneller und hochautomatisierter Prozess, der sowohl die prälexikalische Form- und Graphemverarbeitung (auch: visuelle Analyse) als auch den Abruf der geschriebenen Wortform vom orthographischen Lexikon sowie den Abruf der Wortbedeutung vom semantischen System umfasst (s. auch Kap. 2.1.3: Lesen (S. 25)). Anders als in der auditiven Worterkennung kommt es in der visuellen Worterkennung nicht zu Wortlängeeffekten, d.h. längere Wörter werden nicht systematisch langsamer verarbeitet als kürzere Wörter. Dieser Befund zeigt, dass Wörter beim leisen Lesen nicht rein segmental, d.h. „Buchstabe für Buchstabe" verarbeitet werden, sondern dass die Buchstaben bzw. Grapheme eines Wortes parallel verfügbar werden.

>
>
> **Merke**
>
> Die aktuelle Forschung zur visuellen Worterkennung untersucht, wie Grapheme enkodiert werden und wie im Anschluss die Worteinträge im orthographischen Lexikon gefunden und mit ihrer Bedeutung im semantischen System verknüpft werden können (für Übersichten, s. [578], [725]).

Grapheme sind abstrakte Buchstabenidentitäten, die jeweils durch ein Phonem in der Lautsprache repräsentiert sind (z.B. [s] → /s/; [sch] → /ʃ/). Es wird kontrovers diskutiert, ob phonologische Information für die Enkodierung von Graphemen sowie für den lexikalischen und semantischen Zugriff erforderlich ist (auch: *phonologische Mediation*) oder ob dies lediglich optional möglich ist (auch: *orthographische Autonomie*; z.B. [300], [257], [578]). Das *Logogen-Modell* postuliert beispielsweise orthographische Autonomie, d.h. hier werden die geschriebenen lexikalischen Worteinträge direkt von den Graphemen angesteuert, ohne dass auf die Phoneme bzw. die gesprochene Wortform zugegriffen werden muss (vgl. Kap. 2.1.3: Lesen (S. 25)). Empirische Evidenz für den direkten Zugriff auf das orthographische Lexikon und die Wortbedeutung ohne Phonologie, stammt von aphasischen Patienten mit schweren phonologisch-lexikalischen Störungen, aber intaktem Lesesinnverständnis (z.B. [305], [304]). Zahlreiche Studien mit erwachsenen kompetenten Lesern ohne Sprachstörung haben jedoch gezeigt, dass in der unbeeinträchtigten visuellen Worterkennung phonologische Information automatisch mitaktiviert wird und den lexikalisch-orthographischen Zugriff unterstützt.

Bimodales interaktives Aktivierungsmodell

Das bimodale interaktive Aktivierungsmodell (BIAM) integriert 2 unterschiedliche Prozesse zur Enkodierung von Buchstaben und Graphemen in der visuellen Analyse, die in der unbeeinträchtigten Verarbeitung relativ parallel operieren und unterschiedliche orthographische Zugriffseinheiten herstellen (vgl. [284], [287]). Dabei handelt es sich um Bigramme (z.B. [SC] in dem Wort Schal; vgl. ▶ Abb. 2.13, Route A) und um Grapheme (z.B. [SCH], [A], [L]; Abb. 2.13, Route B). In dem Modell ist einerseits ein direkter Zugriff auf das orthographische Lexikon möglich (Route 1a) und andererseits ein indirekter, phonologisch vermittelter Zugriff (Route 1b und 2), d.h. *phonologische Mediation* ist hier integriert, aber lediglich als *optionaler Prozess*. Bigramme sind jeweils 2 Buchstaben, die im geschriebenen Wort aufeinander folgen. Dabei werden auch Buchstabenpaare verfügbar, die im Wort nicht direkt nebeneinander stehen. Der Prozess ist zwar nicht positionsspezifisch und berücksichtigt keine Graphemkombinationen, er ist dafür jedoch flexibel genug, um den komplexen Anforderungen des Lesens gerecht zu werden, und er kann viele Phänomene aus der experimentellen Leseforschung erklären (auch: *open bigram coding*; [290]). Die indirekte Route (Route B) produziert eine Kette von einzelnen Graphemen mit ihrer positionsspezifischen Information im Wort. Im Unterschied zu den Bigrammen kann diese Information auch phonologisch enkodiert werden, sodass anschließend der gesprochene Worteintrag im phonologischen Input-Lexikon aktiviert werden kann und die visuelle Worterkennung unterstützt. Dabei erhalten jeweils die initialen und finalen Buchstaben bzw. Grapheme des Wortes am meisten Aktivierung. Das Modell integriert interaktive Informationsverarbeitung (d.h. Rückkopplungen) zwischen Lexika und prälexikalischer Analyse sowie zwischen Semantik und Inputlexika, wie durch die Pfeile in ▶ Abb. 2.13 veranschaulicht wird. Darüber hinaus wird ein wettbewerbsgesteuerter lexikalischer Abruf postuliert, d.h.

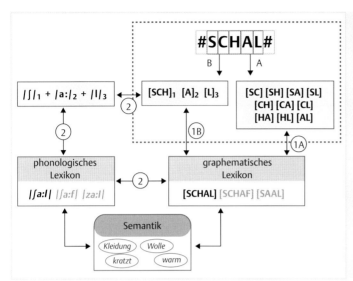

Abb. 2.13 Bimodales interaktives Aktivierungsmodell der visuellen Worterkennung (auch: BIAM) am Beispiel „Schal".

während der lexikalischen Aktivierung werden neben dem Zielwort auch andere formähnliche Worteinträge (z. B. lexikalische Nachbarn, vgl. Kap. 1.6) aktiviert, die den Abruf des Zielwortes sowohl erschweren als auch erleichtern. Einerseits kommt es zu lateraler Hemmung zwischen parallel aktivierten Einträgen im orthographischen Input-Lexikon. Gleichzeitig wirkt sich jedoch die Formähnlichkeit der lexikalischen Konkurrenten auf die Enkodierung von Graphemen auf der prälexikalischen Ebene förderlich aus (vgl. ▶ Abb. 2.13; für eine Übersicht, s. [290], [287]).

Empirische Evidenzen

In zahlreichen Reaktionszeitstudien zum *visuellen lexikalischen Entscheiden* (Wort/Nichtwort-Entscheidung) mit kompetenten erwachsenen Lesern wurde eine automatische Aktivierung der phonologischen Wortform in der visuellen Worterkennung belegt. Dabei zeigen sich langsamere Reaktionen in der Zurückweisung von pseudohomophonen als von unverwandten Nichtwörtern. Nichtwörter sind pseudohomophon, wenn sie wie existierende Wörter ausgesprochen werden (z. B. Bluhme). Dieser Befund zeigt, dass die Phonologie der geschriebenen Wortform automatisch aktiviert wird und den Zugriff auf das orthographische Lexikon beeinflusst (s. Route 2 in ▶ Abb. 2.13; [284], [287]; s. auch [286]). Ähnliche Befunde zeigen sich auch in *semantischen Kategorisierungsaufgaben* mit homophonen Wörtern (z. B. [707], [708]). In

der Studie von van Orden und Kollegen ([708]) sollten die sprachgesunden Probanden so schnell wie möglich entscheiden, ob ein geschriebenes Wort (z. B. Wahl) zu einer bestimmten semantischen Kategorie (z. B. Tiere) gehört. Bei der Frage, ob „Wahl" ein Tier ist, benötigen die Probanden mehr Zeit als bei nicht homophonen Wörtern (z. B. Fisch). Dieser Befund weist auf eine automatische Aktivierung der phonologischen Wortform beim leisen Lesen hin.

Auch in zahlreichen *Priming-Experimenten* wurde die automatische Aktivierung der Phonologie in der visuellen Worterkennung belegt und zwar auch dann, wenn das Primewort gar nicht bewusst verarbeitet wird. Rastle und Brysbaert ([586]) nutzten ein *maskiertes Priming-Paradigma* im Rahmen einer visuellen lexikalischen Entscheidungsaufgabe (Wort/Nichtwort-Entscheidung). Beim *maskierten Priming* werden die Prime-Stimuli mit sehr kurzen Präsentationszeiten präsentiert und unmittelbar danach wird der Prime von nichtsprachlichen Symbolen abgedeckt (auch: Maske, z. B. #####). Die kurze Präsentationsdauer und die Maske bewirken, dass der Prime nicht bewusst wahrgenommen werden kann.

Merke

Primingeffekte in der visuellen Worterkennung sind auch für semantische, morphologische und syntaktische Relationen beschrieben (für semantische Effekte, z. B. [519]; für semantische und morphologische Effekte, z. B. [472]; [584], [587]; für syntaktische Effekte, z. B. [139], [642]).

In der Studie von Rastle und Brysbaert ([586]) wurden *homophone Pseudowörter* als Primewörter (z. B. Prime: pharm; Zielwort: farm) und nicht homophone, aber orthographisch verwandte Pseudowörter als Kontroll-Stimuli (Prime: gharm; Zielwort: farm) präsentiert. In beiden Bedingungen zeigten sich Erleichterungseffekte durch die phonologische bzw. orthographische Überlappung zwischen Prime und Zielwort. Kritisch ist hier jedoch, dass der Primingeffekt bei den pseudohomophonen Primewörtern stärker war als bei den nicht homophonen, aber lediglich orthographisch verwandten Primes. Dies weist auf eine automatische phonologische Beteiligung in der visuellen Worterkennung hin (s. auch [281], [283], [300]).

In aktuellen Modellen der visuellen Worterkennung wird eine *Rückkopplung zwischen Lexikon und Graphemebene* (auch: interaktive Verarbeitung) überwiegend angenommen (s. auch [484]). In Experimenten zur Erkennung von Buchstaben in Buchstabenketten zeigt sich ein *Wortüberlegenheitseffekt*, d. h. die Reaktionen sind schneller bei Wörtern als bei Nichtwörtern. In der Aufgabe sollen einzelne Buchstaben an bestimmten Positionen in Buchstabenketten identifiziert werden, bei denen es sich um Wörter oder Nichtwörter handelt (z. B. Enthält die folgende Buchstabenkette ein „M" an der 4. Position? → Marmelade). Dabei zeigen sich schnellere Reaktionen bei Wörtern als bei Nichtwörtern (z. B. Marmelade versus Karmelade; [282], [475]). Für diese Leistung ist kein lexikalischer Zugriff notwendig, sondern es muss lediglich auf die prälexikalische Graphemebene (visuelle Analyse) zugegriffen werden. Der Wortüberlegenheitseffekt stützt die Annahme eines interaktiven Informationsflusses zwischen dem orthographischen Input-Lexikon und der prälexikalischen Graphemebene, kann jedoch auch im Rahmen serieller Modelle erklärt werden (vgl. [541] für das Hörverständnis, vgl. Kap. 2.2.1).

Die Effekte der *orthographischen Nachbarschaftsdichte* in der visuellen Worterkennung deu-

ten ebenfalls auf einen *interaktiven Informationsfluss* zwischen Lexikon und Graphemebene hin. Orthographische Nachbarn sind nach dem Kriterium von Coltheart und Kollegen [142] alle Wörter, die die gleiche Buchstabenlänge aufweisen, sich jedoch in einem *Buchstaben* unterscheiden (z. B. für Schal: Schaf und Scham).

Merke

Im Gegensatz zur *auditiven* Worterkennung wirken sich orthographische Nachbarn in der *visuellen* Worterkennung meistens förderlich aus [13]. Grund ist, dass in der visuellen Worterkennung die Art der Verarbeitung mehr durch die Rückkopplung zur prälexikalischen Graphemebene gestützt wird als in der auditiven Wortverarbeitung.

Orthographische Nachbarn führen einerseits zu *lateraler Hemmung* auf der lexikalischen Ebene und andererseits jedoch zu einer *Aktivierung der enthaltenen Grapheme* auf der prälexikalischen Graphemebene. Durch die *interaktive Verarbeitung zwischen Lexikon und Graphemebene* kommt es zu schnelleren Reaktionszeiten bei der Erkennung von geschriebenen Wörtern mit vielen Nachbarn (z. B. [13]). Die Effekte der orthographischen Nachbarschaft können jedoch zusätzlich durch die relative Frequenz von Zielwort und Nachbarn beeinflusst werden ([284]; für eine Übersicht, s. [290]). Es hat sich gezeigt, dass der Fazilitierungseffekt durch Nachbarn aufgehoben sein kann und sich in einen Hemmeffekt umdreht, wenn die relative Wortfrequenz der Nachbarn höher ist als die Frequenz des Zielworts [284]. Auch sublexikalische Frequenzwerte (Graphem- und Bigramfrequenzen) können die visuelle Worterkennung sowie das Auftreten von Effekten der Nachbarschaftsdichte spezifisch beeinflussen. Wörter, die aus hochfrequenten Graphemen oder Bigrammen bestehen, werden schneller verarbeitet als Wörter, die aus niedrigfrequenten Bestandteilen bestehen [290]. Auch die *phonologische* Nachbarschaftsdichte – insofern sie unabhängig von der orthographischen Nachbarschaftsdichte manipuliert wird – sowie die Regelmäßigkeit der Graphem-Phonem-Korrespondenzen des Wortes beeinflussen die Schnelligkeit der Verarbeitung in der visuellen Worterkennung (vgl. [290], s. auch [288]).

2.2.5 Lesen und Schreiben

Alphabetisierte Erwachsene können sowohl bekannte als auch unbekannte Wörter (z. B. Schnecke oder Schneffe) mühelos und schnell vorlesen oder nach Diktat aufschreiben, wenn keine Sprachstörung vorliegt. Bei erworbener Dyslexie bzw. Dysgraphie können diese Teilleistungen relativ unabhängig voneinander betroffen sein. Aktuelle Theorien unterscheiden sich dadurch, ob sie für die Verarbeitung bekannter und unbekannter Formen unterschiedliche Mechanismen annehmen oder nicht.

> **M!**
>
> **Merke**
>
> In den sogenannten *Ein-Routen-Modellen*, wie z. B. dem Triangel-Modell, erfolgt die Verarbeitung von Nichtwörtern und bekannten Wörtern im selben System. Ein Beispiel für *Zwei-Routen-Modelle* ist das Logogen-Modell, das eine Trennung zwischen lexikalischer und nichtlexikalischer Verarbeitung beim Lesen und Schreiben annimmt.

In der hier vorgestellten Version des Logogen-Modells (vgl. ▶ Abb. 2.1, ▶ Abb. 2.4 und ▶ Abb. 2.5) werden insgesamt 3 Leserouten angenommen, 2 lexikalische und 1 nichtlexikalische Leseroute. Eine Modifikation des Modells verzichtet im Unterschied dazu auf die Annahme der direkt-lexikalischen Route, da viele Phänomene des lauten Lesens und Schreibens auch durch die Interaktion der lexikalisch-semantischen und nichtlexikalischen Route erklärbar sind (auch: Summierungshypothese, z. B. [325], [496]; vgl. für das Lesen (S. 25) und für das Schreiben (S. 26); für Übersichten s. [213], [578], [692]).

Ein- und Zwei-Routen-Modelle

Im *Triangel-Modell* werden sowohl bekannte Wörter als auch unbekannte Wörter (Nichtwörter) im selben System, d. h. unter Berücksichtigung lexikalischen Wissens verarbeitet (vgl. ▶ Abb. 2.14). Das Triangel-Modell wurde speziell zur Erklärung des Lesens entwickelt, das Modell kann jedoch auch auf das Schreiben übertragen werden (z. B. [576]). Es handelt sich um ein computerimplementiertes *konnektionistisches Netzwerkmodell*, das einen kontinuierlichen und interaktiven Informations-

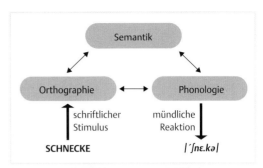

Abb. 2.14 Schematische Darstellung des Triangel-Modells für das laute Lesen, stark vereinfacht.

fluss postuliert. Anders als das Logogen-Modell oder das ebenfalls computerimplementierte *DRC-Modell* (auch: Dual-Route Cascaded Model), geht das Triangel-Modell nicht von separaten lexikalischen Worteinträgen aus (für das DRC-Modell, s. [147], [150]). Im Triangel-Modell ist lexikalisches Wissen durch die relativen Aktivierungsstärken unterschiedlicher Informationstypen repräsentiert. Dabei handelt es sich um orthographisches, semantisches und phonologisches Wissen, das bei der Verarbeitung immer parallel verfügbar wird (auch: *parallel distributed processing model* [PDP model]; vgl. ▶ Abb. 2.14; [563], [564], [307]; für ein Vorgängermodell, s. [656]; für eine Übersicht zum Konnektionismus, s. [565]). Zwischen den verschiedenen Wissensrepräsentationen befinden sich Schnittstellen („hidden units"), die die Integration der Informationstypen ermöglichen. Im Triangel-Modell sind die relativen Aktivierungsstärken der verschiedenen Wissenstypen je nach Anforderung unterschiedlich gewichtet. Für das *Lesen von Nichtwörtern* (z. B. Schneffe) ist dabei vor allem *phonologisches Wissen* entscheidend. Umgekehrt muss beim Lesen von *GPK-unregelmäßigen Wörtern* (z. B. Garage) *semantisches Wissen* stärker aktiviert werden. Demnach sollte sich nach dem *Triangel-Modell* sowohl eine phonologische Störung als auch eine semantische Störung auf das Lesen und Schreiben jeweils in einer spezifischen Weise auswirken. Im Unterschied dazu sagt das *Zwei-Routen-Modell* hier unabhängige Prozesse und die selektive Störbarkeit semantischer, orthographischer und phonologischer Leistungen vorher. Im Rahmen des Zwei-Routen-Modells führt eine semantische Störung nicht zwingend zu einer Lese- oder Schreibstörung und eine phonologische Störung sollte sich – je nach Art der

Störung, d. h. ob sie das phonologische Input-Lexikon, die prälexikalische auditive Analyse oder auch den phonologischen Output-Buffer betrifft – spezifisch auswirken und andere Teilleistungen unbeeinträchtigt lassen [151], [213].

Sowohl für das Zwei-Routen-Modell als auch für das Triangel-Modell existieren Computerimplementationen, die viele Phänomene der schriftsprachlichen Verarbeitung simulieren können, das Schreiben wurde bisher im Triangel-Modell nicht simuliert (für das Lesen: Zwei-Routen-Modell (DRC), s. [150]; Triangel-Modell, s. [563]; für das Schreiben im Zwei-Routen-Modell, s. [342]; für eine Übersicht, s. [151]).

Empirische Evidenzen

Die wichtigste empirische Evidenz für die Zwei-Routen-Theorie des lauten Lesens und des Diktatschreibens kommt von Patienten mit selektiven Störungen bei der Verarbeitung von Nichtwörtern oder von Wörtern mit unregelmäßiger Orthographie, d. h. von Patienten mit Oberflächendyslexie und -dysgraphie und von Patienten mit phonologischer Dyslexie und -dysgraphie (vgl. [143], [144]; s. [694] für ein neuroanatomisches Modell).

Merke

Bei der *Oberflächendyslexie* kommt es zu einer spezifischen Störung bei der Verarbeitung von GPK-unregelmäßigen Wörtern (z. B. Linie, Garage), während sowohl regelmäßige Wörter (z. B. Tomate, Hase) als auch legale Pseudowörter (Nichtwörter mit regelmäßiger Orthographie, z. B. Schwun) besser gelesen werden können (vgl. Kap. 1.4).

Beim Lesen unregelmäßiger Wörter kommt es zu *Regularisierungen* (z. B. Zielwort: Linie; Reaktion: /li:ni:/). Diese Symptomatik wird zusätzlich durch die Wortfrequenz beeinflusst, da mehr Regularisierungsfehler bei niedrigfrequenten als bei hochfrequenten Wörtern produziert werden. Im Rahmen des Zwei-Routen-Modells wird hier argumentiert, dass bei Oberflächendyslexie die einzelheitlichen Leseregeln (auch: Graphem-Phonem-Konversion [GPK]) noch verfügbar sind, aber der lexikalische, ganzheitliche Weg – insbesondere für niedrigfrequente Wörter – nicht genutzt werden kann (s. [550], [483]; vgl. ▶ Abb. 2.4). In der Literatur sind Patienten mit unterschiedlichen funktionalen Störungen beschrieben, die symptomatisch eine Oberflächendyslexie entwickeln. Häufig liegt hier eine zentral-semantische Störung sowie eine Störung der direkt-lexikalischen Route zugrunde (vgl. ▶ Abb. 2.4). Auch Störungen des orthographischen Input-Lexikons oder des phonologischen Output-Lexikons sind bei Patienten mit Oberflächendyslexie beschrieben ([144], [550]; s. auch [578]).

Die *Oberflächendysgraphie* ist in ihrer Symptomatik beim Schreiben spiegelbildlich zur Oberflächendyslexie beim Lesen. Das Schreiben PGK-unregelmäßiger (z. B. Garage, Clown) bzw. -inkonsistenter Wörter (z. B. Hahn, Saal; Tal) ist beeinträchtigt. Es kommt zu *phonologisch plausiblen Fehlern* beim Schreiben, da die Worteinträge im orthographischen Output-Lexikon nicht zur Verfügung stehen (z. B. Chef → Scheff; Hahn → Han; Vogel → Fogel; [92]; [692]; vgl. ▶ Abb. 2.5). Im Unterschied dazu können PGK-regelmäßige Wörter (z. B. Haus) und Pseudowörter (z. B. Haum) besser realisiert werden. Auch hier sind Patienten mit unterschiedlichen funktionalen Störungen beschrieben, die die lexikalische und lexikalisch-semantische Schreibroute betreffen ([39]; [274]). Oberflächendyslexie und -dysgraphie liegen häufig zusammen vor (s. jedoch [39]).

Merke

Das umgekehrte Muster mit besseren Leistungen für unregelmäßige Wörter als für Nichtwörter lässt sich bei Patienten mit *phonologischer Dyslexie bzw. Dysgraphie* beobachten. Betroffene Patienten können unregelmäßige und inkonsistente Wörter noch (relativ) gut laut vorlesen bzw. schreiben, die Verarbeitung von Nichtwörtern bzw. unbekannten Wörtern ist jedoch stärker beeinträchtigt (für das Lesen, s. [117]; für das Schreiben, s. [661]).

Im Zwei-Routen-Modell wird argumentiert, dass betroffene Patienten nicht mehr auf die Regelmechanismen (GPK bzw. PGK) zugreifen können und somit ausschließlich über die lexikalischen Routen lesen bzw. nach Diktat schreiben (vgl. ▶ Abb. 2.4 und ▶ Abb. 2.5). Bei der Verarbeitung von Nichtwörtern sind hier auch Lexikalisierungsfehler typisch, d. h. es kommt zur Produktion von formverwandten existierenden Wörtern (z. B. Zielwort: Schwun; Reaktion: Schwan; [38]; [258]).

Im *Triangel-Modell* können die selektiven Störungsmuster bei Oberflächendyslexie/-dysgraphie und phonologischer Dyslexie/Dysgraphie durch die Hemmung semantischer bzw. phonologischer Aktivierung simuliert werden. Eine Oberflächensymptomatik beim Lesen und Schreiben, d. h. die Produktion von Regularisierungsfehlern beim Lesen unregelmäßiger Wörter bzw. die Produktion phonologisch plausibler Fehler beim Schreiben, wird durch eine Hemmung der Semantik ausgelöst [564], [307]. Das Triangel-Modell sagt also vorher, dass eine semantische Störung automatisch zu einer Oberflächendyslexie und -dysgraphie führt. Tatsächlich gibt es etliche Befunde von Patienten mit *semantischer Demenz,* die im Laufe ihrer Erkrankung, d. h. mit zunehmendem Verfall semantischen Wissens eine *Oberflächensymptomatik* beim Lesen und Schreiben entwickeln [280], [455], [745], [553]. Es gibt hier jedoch auch Gegenevidenz von einzelnen Patienten, die zwar eine semantische Störung haben, jedoch trotzdem weiterhin GPK-unregelmäßige Wörter lesen können (z. B. [414]). Darüber hinaus sind auch Patienten mit Oberflächendyslexie, aber unbeeinträchtigter semantischer Verarbeitungsleistung beschrieben [78]; [550].

Auch die *phonologische Dyslexie,* bei der bekannte Wörter besser als Nichtwörter gelesen werden können, kann vom Triangel-Modell simuliert werden [734]. Dabei wird das phonologische Netzwerk spezifisch gehemmt. Mit verminderter phonologischer Aktivierung produziert das Modell Fehler bei der Verarbeitung von Nichtwörtern, das Lesen existierender Wörter wird dadurch weniger beeinträchtigt. In der Literatur sind Patienten mit phonologischer Dyslexie und Dysgraphie beschrieben, die eine *generelle phonologische Verarbeitungsstörung* aufweisen, d. h. eine Störung, die auch in leseunverwandten Aufgaben auftritt (z. B. phonologische Bewusstheitsaufgaben, Segmentierung von Phonemen aus einer Phonemkette, Reimentscheidung, Nachsprechen (z. B. [227], [372], [576], [747]). Es sind jedoch Einzelfälle von Patienten mit phonologischer Dyslexie beschrieben, die auch bei gründlicher Untersuchung erhaltene phonologische Verarbeitungsleistungen zeigen (z. B. [117]).

> **Merke**
>
> Die hier vorgestellten Dyslexie- und Dysgraphie-Syndrome treten in diesen reinen Formen selten auf. Häufig kommt es zu einer Vermischung unterschiedlicher Symptome. So können z. B. Lexikalisierungen und Regularisierungen bei demselben Patienten beobachtet werden. Dies macht deutlich, dass verschiedene Informationstypen bzw. Leserouten im Zuge der Verarbeitung interagieren und relativ flexibel zum Einsatz kommen können.

In diesem Zusammenhang ist die Existenz der direkten Leseroute umstritten (vgl. ▶ Abb. 2.4 und ▶ Abb. 2.5, Route 1). Die *Summierungshypothese* besagt, dass jeweils beim lauten Lesen und beim Schreiben nach Diktat die lexikalisch-semantische Route und die nichtlexikalische Route parallel zum Einsatz kommen und sich gegenseitig stützen. Daraus folgt, dass die direkt-lexikalische Route überflüssig wird (auch: *summation hypothesis,* für das Lesen, s. [325]; für das Schreiben, s. [498]).

In der Diskussion um die Existenz der direkten Leseroute sind insbesondere Patienten mit direkter Dyslexie und mit Tiefendyslexie interessant. Bei beiden Dyslexietypen sind die nichtlexikalischen regelbasierten Prozesse (GPK) schwer beeinträchtigt. Betroffene Patienten müssen also über die lexikalischen Routen lesen. Patienten mit *direkter Dyslexie* haben zusätzlich zu der GPK-Störung eine zentral-semantische Störung. Sie können trotzdem unregelmäßige Wörter noch relativ gut lesen, ein Befund, der häufig als Beleg für die Existenz einer direkt-lexikalischen Route vorgeschlagen wird. Im Vergleich zu den anderen Dyslexieformen ist die direkte Dyslexie jedoch relativ selten (z. B. [137], [161], [258], [414]). Außerdem wandelt sich bei Patienten mit *semantischer Demenz* und *direkter Dyslexie* das Symptomenmuster mit zunehmendem semantischem Verfall häufig zu einer Oberflächendyslexie (z. B. [745]). Die Existenz der direkten Leseroute ist aus diesen Gründen umstritten. Im Rahmen der Summierungshypothese wird argumentiert, dass bei Patienten mit direkter Dyslexie die GPK-Leistung nie vollständig aufgehoben ist. Auch semantisches Wissen kann noch partiell verfügbar sein [745]. Das Lesen der GPK-unregelmäßigen Wörter kann demnach dadurch zustande kommen, dass die verfügbaren Teilinformationen der partiell beeinträchtigten lexikalisch-semantischen und regelbasierten Leserouten zusammenfließen und sich gegenseitig kompensieren [723]. Ein analoges Zusammenspiel von regelbasierten und semantisch-lexikalischen Prozessen ist für Patienten mit erworbener Dysgraphie beschrieben (z. B. [496], [498]).

Weitere Daten, die mit der Summierungshypothese gut vereinbar sind, stammen von Patienten mit *Tiefendyslexie*, einer Lesestörung, die häufig als schwere Ausprägung der phonologischen Dyslexie interpretiert wird (z. B. [272]; s. auch [143]). Bei der Tiefendyslexie ist – neben einer schweren Störung beim Lesen von Nichtwörtern – das Lesen von bekannten Wörtern ebenfalls beeinträchtigt. Das Kardinalsymptom der Tiefendyslexie sind semantische Lesefehler (z. B. Zielwort: Schnecke; Reaktion: Regenwurm). Zusätzlich zeigen sich Konkretheits- und Wortarteneffekte beim lauten Lesen. Konkrete Wörter (z. B. Tisch) können besser gelesen werden als abstrakte Wörter (z. B. Liebe) (vgl. Kap. 2.2.2) und Nomen werden besser verarbeitet als Adjektive, Verben und Funktionswörter. Die semantischen Paralexien und der Konkretheitseffekt deuten auf einen semantischen Leseweg hin (für eine alternative Interpretation von Tiefendyslexie im Rahmen einer neuroanatomischen Umstrukturierung, s. [149]). Im Rahmen der Zwei-Routen-Theorie wird hier argumentiert, dass sowohl die nichtlexikalische Route (Graphem-Phonem-Konversion [GPK]) als auch die lexikalischen Routen beeinträchtigt sind (z. B. [143]). Dabei wird kontrovers diskutiert, ob die lexikalisch-semantische Leseroute bei Tiefendyslexie unversehrt sein kann. Da betroffene Patienten in der Regel auch lexikalische Zugriffsprobleme beim Bildbenennen haben, muss hier von einer zusätzlichen Störung ausgegangen werden. Interessanterweise entwickeln viele Patienten mit Tiefendyslexie nach der Therapie regelbasierter Prozesse (GPK) die Symptomatik einer phonologischen Dyslexie, d. h. mit zunehmender GPK-Leistung nimmt die Produktion semantischer Paralexien ab (z. B. [272], [250]). Dies zeigt, dass die regelbasierten Prozesse die lexikalisch-semantische Verarbeitung beim Lesen stützen. Werden keine semantischen Paralexien mehr produziert, wird die Lesestörung als phonologische Dyslexie bezeichnet. Analoge Befunde liegen für die Tiefendysgraphie und die phonologische Dysgraphie vor ([108]; [301], [498]).

Die hier erörterten Daten von Patienten mit erworbener Dyslexie und Dysgraphie zeigen, dass in der Verarbeitung von Schriftsprache die Interaktion verschiedener Leistungen, z. B. nichtlexikalischer und semantischer Leistungen, eine entscheidende Rolle spielt. Während das Triangel-Modell viele Phänomene des lauten Lesens und Schreibens gut erklären kann, scheitert es immer noch an selektiven Störungsmustern einzelner Patienten. Es ist jedoch wahrscheinlich, dass individuelle Unterschiede in der prämorbiden schriftsprachlichen Kompetenz betroffener Patienten die Art ihres funktionalen und neuroanatomischen Modells zusätzlich beeinflussen [14], [745].

Für die Diagnostik von Patienten mit erworbenen Dyslexien und Dysgraphien ist das Zwei-Routen-Modell besser geeignet als das Triangel-Modell, da es die Ableitung von spezifischeren Hypothesen über die Art der Störung und somit eine effizientere Therapieplanung ermöglicht. Dafür eignet sich auch ein Zwei-Routen-Modell, das auf die Existenz der direkt-lexikalischen Route verzichtet und eine enge Interaktion zwischen lexikalisch-semantischen und regelbasierten Leistungen postuliert (vgl. [325], [723]).

Kapitel 3

Diagnostik lexikalischer und semantischer Störungen

3 Diagnostik lexikalischer und semantischer Störungen

Nicole Stadie und Sandra Hanne

3.1 Einleitung

Die diagnostische Überprüfung beeinträchtigter und erhaltener lexikalischer und semantischer Fähigkeiten bei Aphasie ist wichtig, da sie die *Grundlage jedes sprachtherapeutischen Handelns* bildet. Durch die genaue Beobachtung und Erfassung der sprachlichen und kommunikativen Fähigkeiten von Patienten mit Aphasie lassen sich Herangehensweisen zur individuellen Behandlung von aphasischen Beeinträchtigungen, wie sie beispielsweise im Kap. 4 beschrieben sind, ableiten. Das diagnostische Vorgehen kann von der Überprüfung spezifischer kognitiv-sprachlicher (Teil-)Funktionen über den Einsatz standardisierter Testverfahren bis hin zum Einbezug der Angehörigen durch die Verwendung von Fragebögen reichen. Aus den gewonnenen Ergebnissen werden Anhaltspunkte für die nachfolgenden Therapieziele und deren Umsetzung formuliert, die fortwährend im therapeutischen Prozess abgeglichen und ggf. angepasst werden müssen. Das in diesem Kapitel beschriebene diagnostische Vorgehen richtet sich an Therapeuten, die mit Patienten in der Postakutphase oder in der chronischen Phase arbeiten, bei denen sich die Symptome relativ stabil darstellen und nicht mehr so stark fluktuieren. In der Akutphase hingegen variieren die sprachlichen Leistungen der Patienten noch sehr stark. Folglich fokussieren die therapeutischen Strategien während dieser Phase vielmehr Methoden, die z. B. auf die Stimulierung sprachlicher Äußerungen abzielen bzw. die Hemmung repetitiven und pathologischen Sprachverhaltens induzieren.

In den beiden nachfolgenden Kapiteln werden zunächst einige allgemeine Aspekte der Diagnostik bei Aphasie skizziert, z. B. klinisch versus kognitiv-sprachlich orientierte Ansätze. Darüber hinaus werden auch diagnostische Zielsetzungen für lexikalische und semantische Störungen erörtert. Da Patienten mit lexikalischen und semantischen Defiziten ein *breites Spektrum an unterschiedlichen Symptomen in verschiedenen sprachlichen Aktivitäten* aufweisen, ist die Beschreibung des diagnostischen Vorgehens und der verfügbaren Testverfahren in den Kapiteln 3.2, 3.3, 3.4, 3.5 nach sprachlichen Aktivitäten geordnet, wobei vornehmlich auf die Überprüfung der Verarbeitung von morphologisch einfachen Wörtern eingegangen wird. Kap. 3.7 stellt abschließend partizipationsorientierte Verfahren dar, die vor allem auf die Beurteilung und Erfassung sprachlich-kommunikativer Fähigkeiten der Patienten im alltäglichen Leben abzielen.

3.1.1 Generelle Aspekte des diagnostischen Vorgehens bei Aphasie

Die Aphasiediagnostik verfolgt zunächst das Ziel zu beurteilen, ob bei einem Patienten eine Aphasie vorliegt oder nicht. Standardisierte Testverfahren, wie z. B. der Aachener Aphasie-Test, AAT [353], das Bielefelder Aphasiescreening, BIAS [599], und die Aphasie-Check-Liste, ACL [382], bieten neben dieser sogenannten Auslese auch eine allgemeine Schweregradbestimmung sowie einen hilfreichen ersten Überblick über das Ausmaß und die vorherrschenden Symptome der aphasischen Sprachstörung. Häufig besteht das Ziel der Verfahren auch darin, Patienten mit Aphasie in verschiedene aphasische Syndrome zu klassifizieren (z. B. Broca-Aphasie, Wernicke-Aphasie, amnestische Aphasie). Die Verfahren zielen jedoch nicht vornehmlich darauf ab, detailliert die lexikalischen und semantischen Verarbeitungsleistungen bezogen auf Theorien zur gesunden Sprachverarbeitung zu überprüfen.

Es besteht inzwischen Konsens, dass innerhalb von Aphasiesyndromen kaum Homogenität besteht (z. B. dass nicht alle als Wernicke-Aphasiker klassifizierten Patienten gleichermaßen dieselben sprachlichen Symptome aufweisen). Darüber hinaus ist auch die Zuordnung eines bestimmten Defizits zu einem spezifischen Syndrom oftmals kontrovers bzw. nicht eindeutig (z. B. können semantische Paraphasien mitunter nicht nur bei Wernicke-Aphasikern beobachtet werden (vgl. z. B. [536], [115]). Aufgrund dieser Diversität und der daraus resultierenden Probleme einer standardmäßigen Klassifizierung in aphasische Syndrome lässt sich aus einer Syndromeinteilung häufig nicht hinreichend ableiten, welche kognitiv-sprachlichen Funktionen der lexikalisch-semantischen Verarbeitung bei Patienten mit Aphasie beeinträchtigt bzw. erhalten sind.

> **Merke**
>
> Damit eine therapeutische Intervention fokussiert ansetzen kann, sind diagnostische Vorgehensweisen und Testverfahren empfehlenswert, die über eine grobe Klassifikation hinausgehen und stattdessen spezifische sprachliche Fähigkeiten und Aktivitäten vor dem Hintergrund von Modellvorstellungen über die unbeeinträchtigte lexikalisch-semantische Sprachverarbeitung überprüfen (vgl. [536], [537]).

Auch bei der Verarbeitung von Schriftsprache ist eine Klassifizierung von häufig miteinander assoziierten Symptomen in sogenannte Dyslexie- bzw. Dysgraphiesyndrome (z. B. Tiefendyslexie) in den seltensten Fällen für die Ableitung einer therapeutischen Maßnahme hilfreich. Erschwerend tritt hinzu, dass sich im Gegensatz zu den in der Literatur beschriebenen „Reinformen" der zentralen Dyslexie- bzw. Dysgraphiesydrome oftmals Mischformen beobachten lassen. Statt einer klassifikatorischen Einteilung in bestimmte Dyslexie- bzw. Dysgraphietypen sind daher Angaben über den Grad an lexikalischer bzw. nichtlexikalischer Beteiligung am individuellen Lese- bzw. Schreibprozess deutlich aufschlussreicher für die Konzeption einer sprachtherapeutischen Intervention.

In vielen Fällen können jedoch die Ergebnisse aus klinisch-orientierten standardisierten Testbatterien erste Hinweise auf semantisch-lexikalische Störungen bei Aphasie liefern. Da solche Verfahren allerdings nicht auf eine erklärende und modellorientierte Analyse der Beeinträchtigung ausgelegt sind, sondern primär eine klinisch-motivierte Klassifikation, Auslese, und Schweregradbestimmung von aphasischen Beeinträchtigungen zum Ziel haben, sind ergänzende Diagnostikverfahren notwendig. In Bezug auf die lexikalisch-semantische Verarbeitung lässt z. B. der Befund „schlechte Leistungen im mündlichen Benennen von Bildern" noch keine Aussage über die Ursache bzw. den zugrunde liegenden Störungsort zu. Dies wird deutlich, wenn man sich die unterschiedlichen kognitiv-sprachlichen Teilleistungen vergegenwärtigt, die für das erfolgreiche mündliche Benennen erforderlich sind: Neben unbeeinträchtigten visuel-

len Verarbeitungsfähigkeiten (für das Erkennen von Bildern) ist zunächst die Aktivierung der semantischen Merkmale für die mit dem Bild assoziierte Wortbedeutung relevant. Sofern dies gelingt, folgt durch die Aktivierung der semantischen Merkmalsbündel der Zugriff auf die mit dem Konzept assoziierte phonologische Wortform, d. h. die vollständige Aktivierung aller lautlichen Teilaspekte des Wortes im mentalen Lexikon. Schließlich wird die serielle Anordnung der Phoneme des Wortes in einem Arbeitsspeicher so lange festgehalten, bis die Artikulation, d. h. die tatsächliche mündliche Äußerung, erfolgt ist.

Um also eine am individuellen Patienten ausgerichtete Therapie bestmöglich zu planen, werden Verfahren benötigt, die es erlauben, die einzelnen Teilprozesse, welche in den verschiedenen kognitiv-sprachlichen Prozessen involviert sind, zu beurteilen. Dieser sogenannte *kognitiv-orientierte Ansatz in der Aphasiediagnostik* (vgl. [675]) fußt im Gegensatz zur klinischen Klassifikation auf neueren Erkenntnissen aus den Neurowissenschaften und der experimentellen Psycholinguistik, die überzeugend aufgezeigt haben, dass die Sprachverarbeitung deutlich komplexer ist, als zuvor bekannt war. Aufgrund der Forschungsergebnisse besteht mittlerweile relative Einigkeit darin, dass sprachliche Aktivitäten durch das systematische Zusammenspiel von Teilleistungen entstehen, die wiederum von einzelnen, voneinander verschiedenen kognitiv-sprachlichen Funktionskomponenten gesteuert und versorgt werden. So beschreibt beispielsweise Levelt [434] eindrücklich die Komplexität der allein für die mündliche Wortproduktion involvierten Verarbeitungsmechanismen. Der kognitiv-orientierte Ansatz in der Aphasiediagnostik versucht insofern detaillierter als andere diagnostische Vorgehensweisen zu sein, als dass Rückschlüsse über die Funktionsfähigkeit dieser elementaren kognitiv-sprachlichen Funktionen angestrebt werden. Somit werden nicht nur die Fähigkeiten in einer sprachlichen Aktivität ermittelt (wie z. B. in der mündlichen Wortproduktion), sondern es lässt sich auch beurteilen, weshalb die entsprechende Fähigkeit erhalten oder beeinträchtigt ist. Darüber hinaus kann bei Beeinträchtigungen eingegrenzt werden, welche kognitive(n) Funktionskomponente(n) für das Defizit ursächlich verantwortlich ist/sind.

> **Merke**
>
> Da unser Wissen über die elementaren kognitiven Bestandteile der sprachlichen Aktivitäten substanzieller und präziser geworden ist, sind auch die diagnostischen Fragestellungen bei Aphasie, vor allem bezogen auf lexikalische und semantische Störungen, heutzutage wesentlich komplexer.

Die kognitiv-orientierte Diagnostik nutzt *psycholinguistische Verarbeitungsmodelle,* d. h. skizzenhafte Abbildungen bzw. Darstellungen von Theorien über die gesunde Sprachverarbeitung bzw. verschiedener Teilbereiche davon, wie sie aus der experimentellen Psycholinguistik bzw. der Forschung auf dem Gebiet der Kognitionswissenschaften allgemein abgeleitet wurden. Im Rahmen des kognitiv-orientierten diagnostischen Vorgehens wird daher versucht, aus den sprachlichen Fähigkeiten eines Patienten, ein Verständnis darüber zu gewinnen, welche *kognitiv-sprachliche Funktion* das in einer sprachlichen Aktivität auftretende Defizit verursacht haben könnte. Dabei finden neben auftretenden Fehlleistungen auch erhaltene sprachliche Leistungen Berücksichtigung, weshalb sich auch ableiten lässt, welche erhaltene kognitiv-sprachliche Funktion ggf. als Ressource genutzt werden könnte.

> **Merke**
>
> Die psycholinguistischen Modelle bieten in der kognitiv-orientierten Aphasiediagnostik vorrangig eine brauchbare Grundlage um Beeinträchtigungen bei Aphasie besser zu erfassen und zu verstehen. Hierbei geht es weniger um die Verwendung eines bestimmten Modells an sich. Vielmehr steht im Vordergrund, den Praktiker mithilfe des Wissens um die gesunde Sprachverarbeitung (vgl. Kap. 2) und anhand der Struktur und Erkenntnisse psycholinguistischer Theorien bei der Identifikation von erhaltenen und beeinträchtigten kognitiv-sprachlichen Funktionen leiten und unterstützen zu können. Dies führt dazu, dass eine *hypothesengeleitete Vorgehensweise in der Diagnostik* vorgenommen werden kann (vgl. [678]).

Das hypothesengeleitete Vorgehen in der Aphasiediagnostik ist eine *ergebnisoffene* Herangehensweise. Dabei werden die Beobachtungen des Therapeuten aus der Interaktion mit dem Patienten (oder aus bereits vorliegenden sprachlichen Befunden des Patienten) genutzt, um eine erste Annahme über das individuelle Sprachvermögen des Patienten zu bilden. Die Annahme sollte auf einer Theorie zur ungestörten Sprachverarbeitung beruhen und beinhaltet somit Vorhersagen darüber, welche sprachlichen Fähigkeiten/Funktionen bei dem Patienten intakt bzw. beeinträchtigt sind. Die vom Therapeuten formulierten Annahmen können von eher unspezifischen Hypothesen (z. B. mögliches Vorliegen von Wortfindungsstörungen) bis hin zu äußerst problemspezifischen Annahmen reichen (z. B. Beeinträchtigung des semantischen Wissens aufgrund semantischer Paraphasien in der mündlichen Wortproduktion). Zentral für das hypothesengeleitete Vorgehen ist, dass der Therapeut aufgrund seiner Hypothesen ein diagnostisches Verfahren oder eine diagnostische Aufgabe aussucht, welche am besten geeignet ist, die Hypothese zu überprüfen. Anhand des Ergebnisses lässt sich die Hypothese anschließend als bestätigt annehmen oder verwerfen.

> **Merke**
>
> Das hypothesengeleitete Vorgehen bildet im Gegensatz zum klassifikatorischen Vorgehen mittels standardisierter Testbatterien eine Art *diagnostische Schleife,* die angewendet wird bis das Ergebnis so weit klar ist, dass ein *therapeutisches Fein- und Grobziel* aufgestellt werden kann. Folglich liegen die Auswahl der Verfahren und auch die Anzahl der durchzuführenden diagnostischen Aufgaben vielmehr in der Hand des Praktikers, als dass sie durch ein Diagnostikinstrument vorgegeben sind.

Grundlegende Annahmen über elementare kognitiv-sprachliche Funktionen, wie sie in den Sprachverarbeitungsmodellen verankert sind, sind nicht nur für die Diagnostik, sondern auch für die Therapie bei lexikalischen und semantischen Störungen unumgänglich. Die Wahl einer relevanten sprachtherapeutischen Aufgabe für die störungsspezifische Intervention setzt schließlich die Identifizierung von beeinträchtigten und erhaltenen kognitiv-sprachlichen Funktionen voraus. In der kognitiv-orientierten Diagnostik wird daher überprüft, inwieweit die sprachlichen Leistungen eines Patienten von denen sprachgesunder Probanden abweichen. Die sprachlichen Fähigkeiten unbeeinträchtigter Probanden werden somit als *Kontrolldaten* herangezogen. Kognitiv-orientierte Verfahren lassen sich nicht nur für die diagnostische Ermittlung des funktionalen Störungsortes nutzen. Sie können darüber hinaus auch für die Prüfung des Therapieerfolgs zum Einsatz kommen (d. h. das Diagnostikinstrument wird gleichermaßen vor und nach der Therapie mit dem Patienten verwendet). In diesem Fall lässt sich eine mögliche Leistungsveränderung einerseits bezogen auf die Kontrolldaten beurteilen, andererseits können Leistungsveränderungen auch ausschließlich auf der Grundlage der vom Patienten selbst erbrachten Leistungen vor und nach der sprachtherapeutischen Behandlung bewertet werden.

Auch das *Internationale Klassifikationsschema der Funktionsfähigkeit, Behinderung und Gesundheit* (ICF [736], [197]) schafft einen Rahmen, aphasische Kommunikationsstörungen mehrdimensional zu klassifizieren. Die ICF betrachtet neben der Ebene der mentalen kognitiv-sprachlichen Funktion sowie der damit verbundenen sprachlichen Aktivität jedoch auch die Ebene der Partizipation und Teilhabe am gesellschaftlichen und privaten Leben. Diese Klassifikationsweise sollte sich auch im Rahmen einer evidenzbasierten Vorgehensweise sowohl bei der Diagnostik als auch bei der Therapie im sprachtherapeutischen Handeln wiederfinden (z. B. [65], [679]).

Merke

Eine Diagnostik, welche lediglich die Ebene der sprachlichen Aktivität betrachtet lässt – aufgrund des komplexen Zusammenspiels mehrerer Teilleistungen – oftmals keine eindeutigen Schlüsse über die zugrunde liegende Beeinträchtigung auf der Ebene der kognitiv-sprachlichen Funktion und hinsichtlich der Einschränkungen in der sozialen Teilhabe zu.

Darüber hinaus ist die Anzahl der Items in den einzelnen Untertests standardisierter Testbatterien zumeist zu gering, um für einzelne Teilfähigkeiten sichere Aussagen treffen zu können. Folglich beschränkt sich das hier vorgeschlagene diagnostische Vorgehen für lexikalische und semantische Störungen bei Aphasie nicht nur auf die Betrach-

tung der sprachlichen Aktivitäten. Vielmehr werden in diesem Buch diagnostische Instrumente dargestellt, die eine ausführliche Untersuchung aller an einer sprachlichen Aktivität beteiligten kognitiv-sprachlichen Funktionskomponenten der lexikalischen und semantischen Verarbeitung ermöglichen. Darüber hinaus werden Verfahren vorgestellt, mit deren Hilfe die Auswirkungen beeinträchtigter Teilfähigkeiten auf die Partizipation erfasst werden können (vgl. Kap. 3.7). Somit wird eine diagnostische Vorgehensweise vermittelt und dargestellt, in der alle 3 ICF-Ebenen Berücksichtigung finden.

3.1.2 Allgemeine Zielstellungen in der Diagnostik lexikalischer und semantischer Störungen

Die Diagnostik lexikalischer und semantischer Störungen bei Aphasie zielt ab auf die Beurteilung der an der lexikalischen und semantischen Verarbeitung beteiligten kognitiv-sprachlichen Funktionen sowie auf die bei einer Beeinträchtigung beobachtbaren Auswirkungen auf das Kommunikationsverhalten. Die Überprüfung sogenannter nichtlexikalischer Mechanismen, steht hier nicht im Fokus, sofern sie nicht für Rückschlüsse über die lexikalische Verarbeitung genutzt wird. Zu den nichtlexikalischen Verarbeitungsmechanismen zählen die prälexikalische Verarbeitung (wie z. B. die auditive Wahrnehmung und Analyse), postlexikalische Komponenten (z. B. der graphematische Output-Buffer) und die segmentalen Verarbeitungsrouten (wie z. B. die Graphem-Phonem-Korrespondenz-Route beim Lesen).

Merke

Da das mentale Lexikon mehrere, voneinander relativ unabhängig bestehende kognitiv-sprachliche Funktionen umfasst, zielt die Diagnostik sowohl auf die Verarbeitung von *Wortformen* als auch von *semantischen Repräsentationen* (d. h. der separat gespeicherten Wortbedeutung im semantischen System, SEM) ab.

Für die Wortformen wird darüber hinaus angenommen, dass die Wissensinhalte modalitätsspezifisch repräsentiert sind, d. h. es gibt getrennte Lexika für gehörte versus gelesene Wortformen sowie für gesprochene versus geschriebene Wortformen (vgl. Kap. 2). Folglich wird zwischen einem phonologischen Input-Lexikon (PIL) und einem graphematischen Input-Lexikon (GIL) sowie einem phonologischen Output-Lexikon (POL) und einem graphematischen Output-Lexikon (GOL) unterschieden.

Bei auditiven Sprachverständnisstörungen gilt es somit z. B. herauszufinden, ob eine *zentral-semantische Störung* im SEM vorliegt oder ob es sich vielmehr um eine *modalitätsspezifische Störung* handelt, die durch Beeinträchtigungen auf der prä-semantischen Wissensebene (d. h. im Wortform-lexikon, PIL, oder in der Zugriffsroute auf das semantische Wissen, PIL-SEM) verursacht ist. Werden bei einem Patienten mit Aphasie hingegen z. B. Störungen in der mündlichen Wortproduktion beobachtet, ist aufzuklären, ob dafür eine Beeinträchtigung im semantischen System oder eine postsemantische Störung verantwortlich ist. Letztere könnte im *Zugriff* vom Bedeutungssystem auf die entsprechende Repräsentation im POL bzw. innerhalb des phonologischen *Lexikons* liegen. Darüber hinaus kann diagnostisch relevant sein, ob sich das lexikalische Defizit lediglich bei einer gewissen Komplexität des Materials zeigt, also z. B. nur beim Verarbeiten von Texten, oder auch bei Sätzen, Phrasen und Wörtern und inwieweit unterschiedliche Wortarten von der Beeinträchtigung betroffen sind. Ebenso kann bei lexikalischen und semantischen Defiziten entschlüsselt werden, ob verschiedene lexikalische bzw. semantische Eigenschaften eines Wortes (z. B. die Frequenz der Wortform, der Abstraktheitsgrad des Konzepts) die Leistungen des Patienten beeinflussen. Informationen über solche *Parametereffekte* können vor allem bei der Beurteilung des individuellen Einstiegslevels in die Sprachtherapie helfen, d. h. bei der Bestimmung des Schwierigkeitsgrads in der Therapie. Falls bei einem Patienten z. B. ein Konkretheitseffekt vorliegt (d. h. konkrete Wörter können besser als abstrakte verarbeitet werden), sollte die therapeutische Intervention vor allem auf eine Verbesserung der Verarbeitung von Abstrakta abzielen. Bei Vorliegen eines Frequenzeffekts (d. h. hochfrequente Wörter werden besser verarbeitet als niederfrequente) empfiehlt es sich z. B. direkt mit dem Üben von eher niederfrequenten Wörtern zu beginnen.

Zu den Zielsetzungen in der Diagnostik lexikalischer und semantischer Störungen zählt auch, Informationen zu gewinnen, die für die *Planung einer möglichst wirksamen therapeutischen Maß-nahme* entscheidend sind. Hierzu tragen insbesondere Kenntnisse über die Funktionsweise der kognitiv-sprachlichen Komponenten bei, die an der beeinträchtigten sprachlichen Aktivität beteiligt sind.

Merke

Vorhersagen über *Generalisierungseffekte* können nur dann formuliert (und überprüft) werden, wenn die Verflechtung von mentalen Teilleistungen beim Lösen unterschiedlicher therapeutischer Aufgaben bekannt ist (z. B. verbesserte Leistungen beim ungeübten lauten Lesen nach Übungen zur mündlichen Wortproduktion mittels Bildbenennen). Gleichsam ist für Hypothesen über Generalisierungen innerhalb des mentalen Lexikons die interne Struktur lexikalischer und semantischer Wissensspeicher zu berücksichtigen. Entscheidend dafür sind u. a. Informationen über Strukturprinzipien nach welchen die lexikalischen Einträge miteinander verknüpft sind (z. B. verbesserte Leistungen im Benennen von ungeübten Wörtern, deren phonologische Struktur ähnlich zu den geübten Wörtern ist).

Entsprechend der allgemeinen Zielsetzungen wird in den nachfolgenden Kapiteln auf handelsübliche Verfahren zur Diagnostik lexikalischer und semantischer Störungen bei Aphasie eingegangen. Mithilfe dieser Verfahren lassen sich *spezifische diagnostische Fragestellungen* zu den unterschiedlichen kognitiv-sprachlichen Funktionen, die bei der lexikalischen Verarbeitung eine Rolle spielen, beantworten. Sofern sich also Testverfahren bzw. einzelne Untertests daraus dazu eignen, Aussagen über die Funktionsfähigkeit lexikalisch-semantischer Verarbeitungskomponenten zu treffen, beziehen wir diese mit ein, auch wenn das übergeordnete Ziel des Untersuchungsverfahrens ggf. gar nicht auf die Beurteilung von lexikalischen und semantischen Störungen ausgelegt ist. Vorgestellt werden dabei diejenigen Tests, die spezifisch die kognitiv-sprachlichen Funktionen der lexikalischen Verarbeitung sowie das semantische Wissen überprüfen. Untertests, mit denen die nichtlexikalische Verarbeitung überprüft werden kann, stehen nicht im Fokus dieses Buches, können jedoch ggf. für Aussagen über die lexikalische Verarbeitung relevant sein (insbesondere im Fall dissoziierender

Leistungen zwischen lexikalischer und nichtlexikalischer Verarbeitung).

Obwohl die Forschung zum mentalen Lexikon und zur lexikalisch-semantischen Sprachverarbeitung mittlerweile ein recht facettenreiches und ausdifferenziertes Wissen hervorgebracht hat, ist es bisher nur teilweise in die verfügbaren Untersuchungsverfahren integriert worden. So überprüfen beispielsweise nur wenige Verfahren das lexikalische und semantische Wissen im Sprachverständnis getrennt voneinander oder testen die Verständnisleistung für andere Wortarten außer Nomina. Folglich sind die gegenwärtig verfügbaren Verfahren und die in diesem Buch aufgeführten diagnostischen Instrumente für die Untersuchung lexikalischer und semantischer Störungen sicherlich nicht erschöpfend. Darum kann auch im individuellen Fall der Bedarf entstehen, mithilfe von selbstkonstruiertem, für die jeweilige diagnostische Fragestellung spezifisch zusammengestelltem Material vertiefend zu untersuchen.

Die Einteilung der nachfolgenden Kapitel richtet sich nach den *sprachlichen Aktivitäten* der lexikalischen und semantischen Verarbeitung, d. h. Hörverständnis (vgl. Kap. 3.2), semantisches Wissen (Kap. 3.3), mündliche Wortproduktion (vgl. Kap. 3.4) sowie Lesen und Schreiben (vgl. Kap. 3.5 und Kap. 3.6). Um die unterschiedlichen Teilfähigkeiten, aus denen sich die jeweilige sprachliche Aktivität zusammensetzt, besser verstehen zu können, werden die entsprechenden kognitiv-sprachlichen (Teil-)Funktionen der lexikalisch-semantischen Verarbeitung, wie sie in verschiedenen Sprachverarbeitungstheorien angenommen werden, jeweils erläutert und graphisch veranschaulicht. Hierbei werden aktuelle Erkenntnisse aus den relevanten Forschungsbereichen berücksichtigt und Teilaspekte unterschiedlicher Theorien miteinander vereint, um einen größtmöglichen Erklärungsrahmen für die diagnostisch relevanten Problemfelder aufzuzeigen.

Anschließend werden die möglichen *Symptome* sowie diagnostisch relevante Auffälligkeiten beschrieben, die bei Patienten mit lexikalischen und semantischen Störungen beobachtet werden können. Zur Unterstützung bei der Diagnosefindung sind, entsprechend dem hypothesengeleiteten Vorgehen bei der Untersuchung aphasischer Defizite, für jede sprachliche Aktivität und kognitiv-sprachliche Funktion spezifische *diagnostische Hypothesen und Fragestellungen* tabellarisch zusammengefasst. Zusätzlich sind jeweils entsprechende

Testverfahren angegeben, mit denen die Fragen beantwortet werden können. Anschließend erfolgt eine Erläuterung dieser relevanten Testverfahren bzw. Untertests. Einige Verfahren finden sich mehrfach in den Unterkapiteln wieder, da sie für die Diagnostik unterschiedlicher sprachlicher Aktivitäten relevant sind. In diesen Fällen findet sich eine detaillierte Erläuterung des Untersuchungsverfahrens in dem Kapitel, in dem es zuerst genannt wird, während es in den nachfolgenden Kapiteln nur noch kurz dargestellt wird. Alle für die Untersuchung der sprachlichen Aktivität wesentlichen Testverfahren sind in einer graphischen Übersicht dargestellt. Die Kapitel enden mit einer Zusammenfassung der Auswirkungen spezifischer Störungsprofile auf andere Fähigkeiten und sprachliche Aktivitäten, aus denen folglich auch mögliche sprachliche Ressourcen abgeleitet werden können.

3.2 Hörverständnis (PIL, PIL-SEM)

3.2.1 Erläuterung der sprachlichen Aktivität

Um ein gehörtes Wort zu verstehen, müssen im akustisch-phonetischen Signal die phonologischen Segmente wahrgenommen und als diskrete Einheiten identifiziert werden. Dieser Prozess wird im Logogen-Modell der kognitiv-sprachlichen Funktion der auditiven Analyse zugeschrieben. Das Resultat der phonologischen Verarbeitung auf dieser Ebene ist ein sogenannter prälexikalischer Code, der mit den lexikalisch-phonologischen Repräsentationen im *phonologischen Input-Lexikon* (PIL) abgeglichen wird. Dabei erhält derjenige Lexikoneintrag die stärkste Aktivierung, der eine bestmögliche Passung mit dem prälexikalischen Inputcode hat (für einen Überblick s. u. a. [133]). Darüber hinaus kommt es auch zu einer Aktivierung von *phonologischen Nachbarn*, d. h. von Wörtern, die sich in nur einem Phonem vom gehörten Wort unterscheiden, jedoch fällt diese Aktivierung geringer aus als die für das Zielwort (z. B. [171]). Beispielsweise werden beim Hören des Wortes /baɪn/ auch lexikalische Nachbarn wie z. B. /vaɪn/, /baɪl/ und /baɪ/ aktiviert. Je weniger ein phonologisch-lexikalischer Eintrag mit der gehörten Wortform übereinstimmt, umso weniger wird dieser aktiviert. Mit abnehmender phonologischer Nähe reduziert sich somit die Aktivierung von phonologisch ähnlichen Wörtern.

Der phonologische Eintrag setzt sich zusammen aus der Wortform (dem Lexem) und wortsyntaktischer Information, welche in vielen Theorien als Lemma bezeichnet wird. Metrisch-phonologische Informationen sind in der Lexemrepräsentation gespeichert und umfassen z. B. Wissen über die in der Wortform enthaltenen Phoneme, ihre Abfolge sowie die Silben- und Morphemstruktur. Darüber hinaus ist gespeichert, welches Phonem den An- bzw. den Auslaut bildet, wo der Nukleus in der Wortform liegt und welche Phoneme den Reim formen. Das Lemma spezifiziert die syntaktischen Eigenschaften des Wortes, wozu z. B. die Wortart, das Genus und die Zählbarkeit bei Nomina, sowie bei Verben die Argumentstruktur (d. h. die Anzahl der erforderlichen Argumente) zählen.

▶ Abb. 3.1 skizziert eine Vorstellung darüber, wie die ungestörte Wissensrepräsentation im PIL aufgebaut ist. Hierbei sind gegenwärtige Annahmen über lexem- und lemmaspezifische Informationen aus Gründen der Darstellbarkeit in einem Lexikon verankert, ein sequenzieller Informationszugriff ist jedoch nicht ausgeschlossen. Ein Überblick zu verschiedenen Annahmen über die rezeptiv lexikalisch-phonologische Verarbeitung findet sich z. B. in [474].

Über die *Zugriffsroute vom phonologischen Input-Lexikon zum semantischen System* (PIL-SEM) erfolgt die Aktivierung der zum Lexikoneintrag zugehörigen konzeptuell-semantischen Repräsentation, die sich aus einzelnen Bedeutungsmerkmalen zusammensetzt. Der Zugriff von phonologisch-lexikalischen Einträgen auf semantische Wissensrepräsentationen ist exemplarisch in ▶ Abb. 3.2 dargestellt. Der phonologisch-lexikalische Eintrag aktiviert alle semantischen Merkmale, mit denen er im Bedeutungssystem verbunden ist. In ▶ Abb. 3.2 ist dies durch mehrere Verbindungslinien zwischen dem Lexikoneintrag und der entsprechenden Bedeutungsrepräsentation dargestellt. Da

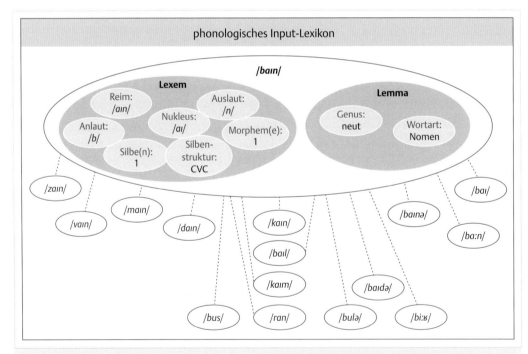

Abb. 3.1 Repräsentation des phonologischen Wortformwissens am Beispiel des Wortes BEIN. Die Abbildung vereint gegenwärtige Vorstellungen über phonologisch-lexikalisches Wissen. Die Repräsentation eines lexikalischen Eintrags umfasst dabei segmentale und metrische Wissenseinheiten (siehe Lexem), sowie grammatische Informationen (siehe Lemma). Es wird angenommen, dass ein aktivierter phonologisch-lexikalischer Eintrag mit seinen phonologischen Nachbarn verbunden ist (z. B. sein) sowie bis zu einem gewissen Grad auch mit phonologisch fernen lexikalischen Repräsentationen (z. B. Bulle).

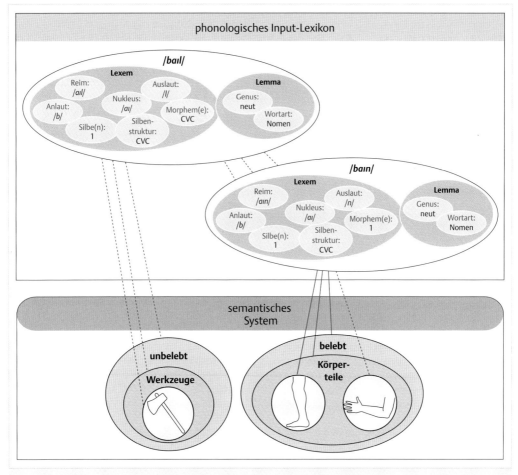

Abb. 3.2 Zugriff vom phonologischen Wortformwissen auf semantische Repräsentationen am Beispiel des Wortes BEIN. In der Abbildung sind die Verbindungen zwischen phonologisch-lexikalischen Wortformeinträgen im PIL und den assoziierten Bündeln semantischer Merkmale dargestellt. Die Strukturierung semantischen Wissens im SEM führt dazu, dass auch zum Zielitem semantisch verwandte Konzepte (z. B. Arm) mit angeregt werden, deren Wortformen keine phonologische Ähnlichkeit zum Zielwort aufweisen (siehe gestrichelte Linie). Aufgrund der internen Vernetzung phonologisch-lexikalischer Repräsentationen im PIL werden beim Zugriff PIL-SEM teilweise auch Bedeutungsmerkmale phonologischer Nachbarn aktiv (z. B. Beil, gestrichelte Linie).

sich die konzeptuellen Repräsentationen semantisch verwandter Begriffe (bzw. von Vertretern innerhalb derselben semantischen Kategorie, z. B. Körperteile) durch gemeinsame Merkmale definieren, werden somit auch semantisch verwandte Konzepte mit angeregt (vgl. Kap. 2). So werden durch die Wortform /baın/ z. B. auch die Merkmale des Konzeptes ARM aus der gleichen Kategorie der Körperteile aktiviert. Dadurch kann es zu einer Anregung von konzeptuellen Repräsentationen kommen, deren Wortformen keine phonologische Ähnlichkeit zum Zielwort haben. Da aber die phonologische Wortform zu einem geringen Grad auch phonologische Nachbarn im Lexikon mitaktiviert, gibt es einen weiteren Aktivationsfluss in das semantische System. Dieser regt im semantischen Wissensspeicher auch konzeptuelle Merkmale der phonologischen Nachbarn an (z. B. die semantischen Merkmale von /vaın/). Somit kommt es innerhalb des Bedeutungssystems auch zu einer

Aktivation von zum Zielwort semantisch nicht verwandten Konzepten, die jedoch aufgrund der geringeren Aktivierung im Lexikon wesentlich schwächer ausfällt als für das Zielwort.

> **Merke** (M!)
>
> Beeinträchtigungen der lexikalisch-semantischen Mechanismen des Hörverständnisses bei Aphasie können folglich im Wesentlichen zurückgeführt werden auf:
> - ein Defizit auf der lexikalisch-phonologischen Wortformebene,
> - einen defizitären Zugriff von der lexikalisch-phonologischen Ebene auf das mit der Wortform assoziierte semantische Wissen,
> - einen Verlust von spezifischem bzw. generellem semantischen Wissen (s. Kap. 3.3)
> - oder eine Kombination dieser Möglichkeiten.

In der angloamerikanischen Literatur wird für rezeptive Defizite auf der Wortformebene auch der Begriff „word form deafness" bzw. für Defizite im Zugriff auf semantisches Wissen die Bezeichnung „word meaning deafness" verwendet (vgl. [243]). Dieses Kapitel fokussiert die Untersuchung *lexikalisch* bedingter Störungen des Sprachverständnisses und beschäftigt sich daher ausschließlich mit der diagnostischen Überprüfung des PIL und des Zugriffs PIL-SEM. Die Diagnostik von Störungen des semantischen Wissens ist in Kap. 3.3 beschrieben.

3.2.2 Diagnostisch relevante Beobachtungen

Phonologisches Input-Lexikon

Für Beeinträchtigungen des PIL wird angenommen, dass die Repräsentationen der gespeicherten phonologischen Wortformen nicht mehr zur Verfügung stehen bzw. dass die Informationen über die wortformspezifische Struktur (z. B. enthaltene Phoneme und ihre serielle Abfolge, Silbenstruktur, Reim) zwar noch erhalten, jedoch nicht mehr detailliert genug sind, um phonologisch ähnliche Wortformen sicher voneinander zu differenzieren. Patienten mit Defiziten in der rezeptiven phonologisch-lexikalischen Verarbeitung zeigen daher oftmals *Unsicherheiten bei der Erkennung existierender Wortformen,* was sich u. a. in Defiziten bei lexikalischen Entscheidungsaufgaben zeigen kann. Beim lexikalischen Entscheiden werden dem Patienten Wörter und Nichtwörter (sogenannte Pseudowörter, Quatschwörter, Neologismen) mündlich vorgesprochen. Die Aufgabe besteht darin, zu beurteilen, ob es sich jeweils um ein existierendes Wort handelt oder nicht. In der Literatur sind dabei unterschiedliche Fehlermuster beschrieben worden. Zum einen können die Leistungen gleichermaßen für Wörter und für Nichtwörter beeinträchtigt sein. Zum anderen können Nichtwörter auffallend häufig fälschlicherweise als Wort klassifiziert werden [474]. Eine dritte Möglichkeit besteht in dem umgekehrten Muster, d. h. die Leistung ist schlechter für Wörter als für Nichtwörter [740]. Ein *Lexikalitätseffekt* liegt vor, wenn existierende Wörter (relativ) zuverlässig als Wörter erkannt und Neologismen herausragend häufig fälschlicherweise als Wörter klassifiziert werden. Dies spricht vermutlich für eine Verarbeitungsstörung, die sich bereits im Zugriff auf phonologisch-lexikalische Repräsentationen manifestiert [474]. Demgegenüber wird das Nichterkennen von existierenden Wortformen als ein tatsächlicher Verlust phonologisch-lexikalischer Repräsentationen gedeutet und führt sicherlich zu größeren Einschränkungen im Hörverständnis.

Defizite in der rezeptiv-phonologischen Wortverarbeitung können sich auch beim Wort-Bild-Zuordnen äußern, wobei die Patienten statt des Zielbildes häufig die Abbildungen von *phonologisch nahen Ablenkern* wählen (z. B. Zopf nach Vorgabe des Wortes Topf). Für diese fehlerhaften Reaktionen wird angenommen, dass im PIL Wortformen aktiviert werden, welche zwar lautlich nah zum gehörten Wort sind, mit diesem in der phonologischen Struktur jedoch nicht gänzlich übereinstimmen.

Beeinträchtigungen des phonologisch-lexikalischen Wissens sind oftmals auch mit *Frequenzeffekten* assoziiert, d. h. manchen Patienten fällt es leichter hochfrequente Wörter zu verarbeiten als niedrigfrequente. Angaben über die Frequenz von Wörtern stellen ein quantitatives Maß dar, mit dem die Auftretenshäufigkeit von Wortformen in der gesprochenen (bzw. geschriebenen) Sprache erfasst wird. Bei der Untersuchung von Aphasien werden Frequenzeffekte im Allgemeinen als Hinweis auf eine lexikalische Störung interpretiert.

Für Patienten mit einer Störung im PIL ist weiterhin ein *paradoxer Wortlängeneffekt* beobachtet worden (z. B. [740]). Dabei zeigen sich in der Worterkennung bessere Leistungen für längere als für kürzere Wörter. Dieser umgekehrte Längeneffekt wird mit der abnehmenden *phonologischen Nachbarschaftsdichte* in Verbindung gebracht. Da vor allem kurze Wörter sehr viele phonologische Nachbarn haben, ist hier der Einfluss der phonologischen Nachbarschaft deutlich stärker ausgeprägt als bei langen Wörtern, die weniger phonologische Nachbarn aufweisen (z. B. [449]). Während die phonologische Nachbarschaftsdichte häufig als Variable in experimentellen Untersuchungen zur lexikalischen Verarbeitung bei Aphasie verwendet wird, ist sie in bestehende Testverfahren bislang noch nicht integriert worden.

Ähnlich verhält es sich mit der Wortart der in den Testverfahren enthaltenen Wörter. Die verfügbaren Untersuchungsmaterialien zur Überprüfung lexikalischer Störungen des Hörverständnisses beschränken sich bisher auf Nomina. In neuropsychologischen Einzelfallstudien wurden für Patienten mit Beeinträchtigungen des rezeptiven phonologisch-lexikalischen Wissens jedoch auch sogenannte *Wortarteneffekte* beschrieben (z. B. [454]). In diesem Fall sind die lexikalischen Repräsentationen für eine bestimmte Wortart (z. B. Verben oder Adjektive) selektiv gestört bzw. wesentlich stärker betroffen als für andere Wortarten. Modelltheoretisch werden derartige Lexikonstörungen u. a. durch die Annahme einer wortartenspezifischen Fraktionierung des PIL erklärt (z. B. [134]). Dabei wird angenommen, dass derjenige Teil des Lexikons, in welchem die Einträge einer bestimmten Wortart abgespeichert sind, herausragend gestört ist. Hinweise auf Wortarteneffekte bei der Untersuchung des PIL lassen sich bisher nur aus Beobachtungen oder durch die Verwendung eigens zusammengestellten Materials ableiten.

Für viele Patienten mit lexikalischen Störungen wurden selektive Defizite der rezeptiven phonologischen Wortformerkennung ohne begleitende phonologische Auffälligkeiten in der Produktion von Wörtern beschrieben. Das rezeptiv-phonologische Wissen kann also isoliert beeinträchtigt sein, was oftmals als Beleg für getrennte phonologische Input- und Outputlexika gewertet wird. Gleichzeitig existieren aber auch viele Befunde, die assoziierte phonologische Beeinträchtigungen im Verständnis und in der Produktion nahe legen. Daher empfiehlt sich eine modalitätenübergreifende Erfassung phonologisch-lexikalischer Defizite, indem auch die mündliche Wortproduktion in Bezug auf lexikalisch bedingte Auffälligkeiten in der phono-

logischen Struktur untersucht wird (vgl. dazu Kap. 3.4).

Zugriff PIL-SEM

Bei einem gestörten Zugriff PIL-SEM sind die Verbindungen zwischen einem phonologisch-lexikalischen Wortformeintrag und dem damit assoziierten Bündel semantischer Merkmale getrennt bzw. nicht verlässlich verfügbar. Daher zeigen sich Beeinträchtigungen in Aufgaben, für deren Lösung phonologisch-lexikalische Repräsentationen mit den korrespondierenden Konzepten im semantischen System in Verbindung gebracht werden müssen, wie z. B. beim auditiven Wort-Bild-Zuordnen. Da der Zugriff aus mehreren Verbindungssträngen besteht, von denen nicht alle unterbrochen sein müssen, kann ggf. nicht mehr auf alle, jedoch noch auf einzelne semantische Merkmale der konzeptuellen Repräsentation zugegriffen werden. Die Patienten zeigen dann mitunter vermehrt auf einen *semantisch nahen Ablenker*, d. h. auf die Abbildung eines zum Zielwort semantisch relatierten Wortes (Kap. 3.3). Die Fehlreaktionen beim Wort-Bild-Zuordnen können jedoch auch unspezifisch sein. In diesem Fall bestehen so gut wie keine nachvollziehbaren Bezüge zwischen dem Zielwort und dem gewählten Ablenker, weder phonologisch noch semantisch.

Eine Herausforderung bei der Untersuchung des Wortverständnisses besteht darin, Zugriffsstörungen auf das semantische Wissen einerseits und zentral-semantische Störungen andererseits voneinander abzugrenzen. Während bei *Zugriffsstörungen* lediglich die Verbindungen zwischen lexikalischen Wortformeinträgen und den entsprechenden Bedeutungsrepräsentationen im semantischen System gestört sind, handelt es sich bei *zentral-semantischen Störungen* um einen tatsächlichen Verlust semantischen Wissens. Dabei ist häufig vor allem das Wissen um distinktive, d. h. bedeutungsunterscheidende Merkmale konzeptueller Repräsentationen, nicht mehr verfügbar (vgl. [646]). Unter der Annahme eines modalitätsunabhängigen semantischen Systems sollten zentral-semantische Störungen in allen Modalitäten Auswirkungen haben, in denen das semantische Wissen involviert ist (d. h. Hören, Sprechen, Lesen, Schreiben; vgl. Kap. 3.3). Zugriffsstörungen auf das semantische System lassen sich daher von zentral-semantischen Störungen differenzialdiagnostisch mithilfe von *Modalitätsvergleichen* abgrenzen. Dabei wird die Leistung eines Patienten für identische Items über mindestens zwei Modalitäten hinweg verglichen, z. B. im Hörverstehen durch auditives Wort-Bild-Zuordnen und im Lesesinnverständnis durch visuelles Wort-Bild-Zuordnen. Der Vergleich kann auch die produktiven Fähigkeiten involvieren und somit z. B. die Hörverständnisleistung mit den Leistungen in der mündlichen bzw. schriftlichen Wortproduktion gegenüberstellen (durch mündliches bzw. schriftliches Bildbennen der Items aus der Aufgabe zum Wort-Bild-Zuordnen). Um auszuschließen, dass eventuelle Leistungsunterschiede durch einen variablen Schweregrad der verwendeten Items zustande kommen, ist es bei Modalitätsvergleichen wichtig, identische Items zu verwenden. Zeigen sich dabei in einem der anderen Tests unbeeinträchtigte bzw. wesentlich bessere Leistungen als in den Tests zur Überprüfung des Hörverständnisses, so ist eine zentral-semantische Störung eher unwahrscheinlich. Stattdessen wäre eine modalitätsspezifische Zugriffsstörung PIL-SEM anzunehmen. Ein weiterer Indikator für eine modalitätsspezifische Zugriffsstörung liegt in der Beobachtung von *fluktuierenden Fehlleistungen,* d. h. die Leistungen für ein Item variieren über mehrere Testzeitpunkte hinweg und die Fehler treten *nicht konstant* auf. Möglicherweise kann auch eine Kombination aus modalitätsspezifischer Zugriffsstörung PIL-SEM und zentral-semantischer Störung (beispielsweise für bestimmte Kategorien oder subordiniertes semantisches Wissen) vorliegen. In diesem Fall sollten sich modalitätenübergreifende Auffälligkeiten zeigen, wobei die Beeinträchtigung im Hörverständnis im Vergleich zu anderen Modalitäten jedoch herausragend stark sein sollte. Detaillierte Ausführungen zum Vorgehen bei Testvergleichen und der Ermittlung von Leistungsdissoziationen finden sich in den Handanweisungen der jeweiligen Testverfahren (z. B. [678]).

Wie bereits erwähnt, erfolgt die Untersuchung des lexikalischen Hörverständnisses in den meisten derzeit verfügbaren Verfahren mittels Nomina. Da diese in Wort-Bild-Zuordnungsaufgaben zusätzlich auch abbildbar sein müssen, lässt sich bei der Überprüfung des Zugriffs PIL-SEM nur die Verständnisleistung für konkrete Nomina ermitteln. Mitunter kann es vorkommen, dass der Zugriff auf semantische Merkmale bei Konkreta noch gelingt, es jedoch zu gehäuften Fehlreaktionen bei abstrakten Wörtern kommt. Für die Überprüfung derartiger Konkretheitseffekte, die auch bei anderen Wortarten auftreten können, eignen sich folglich Aufgaben, die sowohl konkrete als auch abstrakte Wörter beinhalten, wie z. B. auditives Synonymie-Entscheiden (Kap. 3.3).

In der nachfolgenden ▶ Tab. 3.1 sind mögliche Fragestellungen aufgelistet, deren Beantwortung bei der Diagnostik von Beeinträchtigungen der rezeptiven, phonologisch-lexikalischen Verarbeitung hilfreich sein kann. Darüber hinaus finden sich auch Angaben über im Handel erhältliche Verfahren, mit deren Hilfe die entsprechenden diagnostischen Hypothesen überprüft werden können (die genannten Verfahren werden im Anschluss detailliert erläutert). Je nach Aufbau und Material des Diagnostikverfahrens können zusätzliche Beobachtungen als Hinweise über den funktionalen Störungsort bzw. über erhaltene kognitiv-sprachliche Verarbeitungsmechanismen dienen.

3.2.3 Verfahren zur Überprüfung

Im Folgenden sind die Zielstellungen und der Aufbau der in ▶ Tab. 3.1 genannten Verfahren, die bei der Überprüfung diagnostischer Hypothesen über das PIL und den Zugriff PIL-SEM hilfreich sein können, näher erläutert.

Auditives Sprachverständnis: Wortformen

Das Ziel der Materialsammlung *Auditives Sprachverständnis: Wortformen* von Blanken [74] liegt in der Überprüfung von Defiziten des Wortformverständnisses in der auditiven Modalität. Die Aufgabe besteht im Wort-Bild-Zuordnen, wobei insgesamt 150 Nomina mündlich vorgesprochen werden. Zusätzlich zum Zielbild sieht der Patient zu jedem Item 2 weitere Abbildungen, die phonologisch ähnliche Wörter darstellen, wobei einer dieser Ablenker phonologisch sehr nah zum Zielwort ist und der andere lautlich etwas mehr abweicht. Da für das Verfahren keine Normwerte angegeben sind, kann die Verstehensleistung eines Patienten zwar nicht ins Verhältnis zu einer Kontrollgruppe gesetzt werden, jedoch lassen sich das Ausmaß einer möglichen Lexikonstörung beurteilen sowie qualitative Interpretationen ableiten.

Auditives/Visuelles Sprachverständnis: Wortbedeutungen

Da das Hauptaugenmerk des Untersuchungsmaterials *Auditives/Visuelles Sprachverständnis: Wortbedeutungen* von Blanken [71] auf einer Überprü-

Tab. 3.1 Diagnostische Fragestellungen und Untersuchungsverfahren für die lexikalischen kognitiv-sprachlichen Funktionen des Hörverständnisses

Diagnostische Fragestellung		Testverfahren	Relevanter Untertest	Zusätzliche Hinweise für das Ausmaß der Störung
PIL	Sind rezeptive phonologisch-lexikalische Repräsentationen beeinträchtigt?	LEMO 2.0 [678]	T 3 Lexikalisches Entscheiden, auditiv	• Frequenzeffekt • Lexikalitätseffekt • Konkretheitseffekt
			V9 Lesen intern: phonologisches Wort/Neologismus	
			T 11 Auditives Wort-Bild-Zuordnen	• Frequenzeffekt
		Auditives Wortverständnis: Wortformen [74]		• häufige Wahl von phonologisch nahen Ablenkern
	Liegt eine wortartenspezifische Lexikonstörung vor?	bisher im Handel nicht verfügbar		• Eine Wortart (z. B. Verben) ist besonders stark von der Störung betroffen, wohingegen andere Wortarten besser verarbeitet werden.
PIL-SEM	Ist der Zugriff vom phonologisch-lexikalischen Wortformeintrag auf die Wortbedeutung beeinträchtigt?	LEMO 2.0 [678]	T 11 Auditives Wort-Bild-Zuordnen	• Frequenzeffekt spricht eher für PIL Defizit als für Störung des Zugriffs
		Auditives Wortverständnis: Wortformen [74]		
		Auditives/Visuelles Sprachverständnis: Wortbedeutungen [71]	Version mit auditiver Vorgabe der Wörter	
	Liegt eine modalitäts-spezifische Zugriffsstörung vor?	Auditives/Visuelles Sprachverständnis: Wortbedeutungen [71]	Version mit auditiver und schriftlicher Vorgabe der Wörter	• Modalitätenvergleich: selektive oder herausragende Beeinträchtigungen im auditiven Verständnis bei erhaltenen Leistungen in einer anderen Modalität • fluktuierende Leistungen bei den gleichen Items an verschiedenen Testzeitpunkten
		LEMO 2.0 [678]	Vergleich von z. B. T 11 Auditives Wort-Bild-Zuordnen T 12 Visuelles Wort-Bild-Zuordnen T 13 Mündliches Benennen T 14 Schriftliches Benennen	

fung der Merkmalsrepräsentationen im semantischen System liegt, ist es in Kap. 3.3 detaillierter beschrieben. Es eignet sich gut für einen Leistungsvergleich zwischen dem Hörverständnis und dem Lesesinnverständnis, da die Items sowohl für das auditive als auch das visuell-graphematische Wort-Bild-Zuordnen identisch sind. Herausragend schlechtere Leistungen im Verständnis der gesprochenen gegenüber den geschriebenen Wörtern

können dabei als Hinweis auf eine modalitätsspezifische Zugriffsstörung PIL-SEM gedeutet werden, sofern sie nicht auf eine wortformbezogene Beeinträchtigung im PIL zurückzuführen sind.

LEMO 2.0

LEMO 2.0 (Lexikon modellorientiert 2.0; [678]) von Stadie und Kollegen ist ein diagnostisches Verfahren, das eine hypothesengeleitete und modellorientierte Untersuchung, sowohl der lexikalischen und semantischen Wortverarbeitung als auch der nichtlexikalischen Verarbeitung bei Aphasie, erlaubt. Modellorientiert bedeutet, dass die Ergebnisse ein Störungs- und Leistungsprofil abbilden, welches anhand eines Sprachverarbeitungsmodells Rückschlüsse über erhaltene bzw. beeinträchtigte kognitiv-sprachliche Funktionen der Wortverarbeitung ermöglicht. Das in LEMO 2.0 verwendete psycholinguistische Modell ist das auf Morton [506] zurückgehende Logogen-Modell (vgl. Kap. 2). Mit dem Verfahren lässt sich nicht nur die Funktionsfähigkeit der am Hörverständnis beteiligten Sprachverarbeitungskomponenten beurteilen, sondern auch die kognitiv-sprachlichen Funktionen für die mündliche Wortproduktion, das Lesen und das Schreiben. LEMO 2.0 stellt insgesamt 33 verschiedene Untertests zur Verfügung, aus denen je nach diagnostischer Zielstellung und sprachrelevanten Beobachtungen einzelne relevante Aufgaben ausgesucht werden. Folglich müssen also nicht alle Tests mit einem Patienten durchgeführt werden. Vielmehr dienen die einzelnen Aufgaben dazu, Annahmen über vorliegende Beeinträchtigungen bzw. über erhaltene Leistungen im individuellen Fall zu überprüfen. Jeder Untertest in LEMO 2.0 hat somit eine bestimmte diagnostische Funktion für die Beurteilung der Funktionsfähigkeit kognitiv-sprachlicher Komponenten, wie sie im Logogen-Modell angenommen werden. Auch das qualitative Fehlermuster in einem Untertest kann entscheidende Hinweise auf den Erhalt bzw. eine vorliegende Beeinträchtigung liefern. Für alle Untertests in LEMO 2.0 liegen Normdaten sprachgesunder Probanden vor, sodass das Ergebnis eines Patienten in einer Aufgabe einem bestimmten Leistungsbereich zugeordnet werden kann. Dabei wird zwischen unbeeinträchtigten, partiell beeinträchtigten und schwer beeinträchtigten Leistungen unterschieden. Bei dem in LEMO 2.0 verwendeten Material sind verschiedene diagnostisch relevante Eigenschaften berücksichtigt (z. B. die Frequenz eines Wortes, der Grad der Konkretheit, die Phonemanzahl). Daher kann erfasst werden, welche spezifischen Materialeigenschaften die Leistung beeinflussen. Somit lassen sich sogenannte Parametereffekte aufdecken, welche wiederum Rückschlüsse auf die funktionale Störungslokalisation erlauben. Da über verschiedene Untertests hinweg identische Items der sogenannten Kernbatterie zur Anwendung kommen (Nomi-

na und daraus abgeleitete Nichtwörter), sind Modalitäts- und Aufgabenvergleiche möglich. Mithilfe dieser Gegenüberstellung von Testergebnissen lassen sich Dissoziationen (d. h. maßgeblich divergierende sprachliche Fähigkeiten in unterschiedlichen Aufgaben) ermitteln, welche ebenso zur Eingrenzung der Störungsursache beitragen können.

LEMO 2.0 ist eine Weiterentwicklung der ersten Version von LEMO [180]. Während beide Versionen identische Stimuli und Untertests enthalten, wurden die Aufgaben in LEMO 2.0 in 14 zentrale und 19 vertiefende Tests strukturiert, um die Auswahl diagnostisch relevanter Tests zu erleichtern. Darüber hinaus stehen mit LEMO 2.0 aktualisierte Normdaten sowie neu gestaltete und anschauliche Auswertungs- und Ergebnisbögen zur Verfügung. Weiterführende Informationen zur Befunderhebung mit LEMO 2.0 finden sich im Handbuch, das auf der Homepage des NAT-Verlags kostenlos zum Download bereit steht (https://www.nat-verlag.de/programm/diagnostik/lemo-2–0/).

Für die Beurteilung der Wortformerkennung im PIL steht der zentrale LEMO 2.0 Test *T3 Lexikalisches Entscheiden auditiv* zur Verfügung, bei welchem für je 40 vorgesprochene Wörter und Nichtwörter entschieden werden soll, ob sie ein Wort sind oder nicht. Die verwendeten Wörter sind u. a. hoch- oder niedrigfrequent sowie konkret oder abstrakt. Beeinträchtigte Leistungen lassen sich bei erhaltenen Fähigkeiten im auditiven Diskriminieren (d. h. bei erhaltener auditiver Analyse) als Hinweis auf eine Störung der rezeptiven phonologisch-lexikalischen Wortformeinträge interpretieren. Das Auftreten eines Frequenzeffekts (d. h. eine schlechtere Leistung bei niedrigfrequenten im Vergleich zu hochfrequenten Wörtern) kann dabei als Indikator für residuales lexikalisches Wissen gedeutet werden. Die Integrität des phonologisch-lexikalischen Wissens kann auch mit dem vertiefenden LEMO 2.0 Test *V9 Lesen intern: phonologisches Wort/Neologismus* überprüft werden. Diese Aufgabe erfordert, wie auch der zentrale Test T3, eine Entscheidung darüber, ob ein Item ein existierendes phonologisches Wort darstellt. Im Gegensatz zu T3 werden die Items jedoch geschrieben dargeboten und nicht vorgesprochen. Alle 80 Items sind graphematische Neologismen, d. h. es gibt sie nicht als geschriebene Wortform. Daher können sie ausschließlich über die nichtlexikalische Leseroute in eine Phonemkette konvertiert werden. Für die Hälfte der Items entsteht dabei ein phonologisches Wort des Deutschen (z. B. SCHWAAN), wohingegen 40 weitere Items ein phonologisches Nichtwort bilden (z. B. SCHWUHN). Die so resultierenden Phonemketten sollen für die Beurteilung, ob sie ein Wort oder ein Nichtwort darstellen, jedoch lediglich intern erzeugt, d. h. nicht laut ausgesprochen werden. Daher wird für das Lösen der Aufgabe vorrangig eine Aktivierung der rezeptiv-phonologischen Einträge angenommen.

Der modalitätsspezifische Zugriff auf Bedeutungsrepräsentationen PIL-SEM kann in LEMO 2.0 mit dem Test *T 11 Auditives Wort-Bild-Zuordnen* beurteilt werden. Die Aufgabe umfasst je 10 hoch- und niedrigfrequente Wörter. Zu jedem Wort wird ein Zielbild gemeinsam mit 3 Ablenkerbildern gezeigt, wobei je ein Ablenker semantisch bzw. logisch-klassifikatorisch mit dem Zielwort assoziiert ist und der dritte Ablenker keinen Bezug zum Zielwort hat. Das Auftreten eines Frequenzeffektes spricht eher für einen Störungsschwerpunkt im PIL. Demgegenüber können vergleichbar viele Fehler bei niedrig- und hochfrequenten Wörtern sowie das häufige Zeigen auf die semantischen Ablenker für eine Zugriffsstörung (PIL-SEM) bzw. eine zentral-semantische Störung sprechen. Zur differenzialdiagnostischen Abgrenzung zwischen einer modalitätsspezifischen Zugriffsstörung PIL-SEM und einer zentral-semantischen Störung ist ein Modalitätsvergleich der Leistung ratsam. Dazu lässt sich z. B. der zentrale Test *T 12 Visuelles Wort-Bild-Zuordnen* verwenden. Ebenso können auch andere Tests aus LEMO 2.0 verwendet werden, die das semantische System involvieren und die Wörter der Kernbatterie enthalten (z. B. T 13 Mündliches Bildbenennen oder T 14 Schriftliches Bildbenennen).

Info

Verfahren zur Befunderhebung bei Störungen des Hörverständnisses
- Auditives Wortverständnis: Wortformen [74]
- Auditives Wortverständnis: Wortbedeutungen [71]
- LEMO 2.0 [678]:
  - T 3 Lexikalisches Entscheiden, auditiv
  - T 11 Auditives Wort-Bild-Zuordnen
  - V9 Lesen intern: phonologisches Wort/Neologismus
- ggf. Modalitätenvergleich mit LEMO 2.0, z. B.:
  - T 11 Auditives Wort-Bild-Zuordnen versus T 12 Visuelles Wort-Bild-Zuordnen oder T 13 Mündliches Benennen oder T 14 Schriftliches Benennen

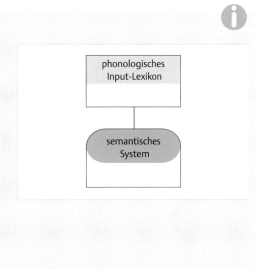

Wie oben bereits dargestellt, beinhalten die Verfahren zur Überprüfung der rezeptiven phonologisch-lexikalischen Fähigkeiten ausschließlich Nomina. Bisher steht somit kein Material zur Überprüfung von *Wortarteneffekten* im auditiven Wortverständnis bei Aphasie zur Verfügung. Sofern die Worterkennungsleistung und der Zugriff PIL-SEM systematisch auch für andere Wortarten überprüft werden sollen, muss auf Material zurückgegriffen werden, das ggf. nicht spezifisch auf eine Überprüfung des Hörverständnisses bei Aphasie abzielt. Die Möglichkeiten hierfür sind vielfältig. Exemplarisch sei an dieser Stelle auf die Materialsammlung *action* ([32], vgl. Kap. 3.4) verwiesen, die diverse Abbildungen von Tätigkeiten enthält, welche für eine Wort-Bild-Zuordnungsaufgabe zusammengestellt werden könnten. Wort-Bild-Zuordnungsaufgaben mit Verben und auch mit Adjektiven finden sich auch in Verfahren zur Untersuchung von *Sprachentwicklungsstörungen* (z. B. Patholinguistische Diagnostik bei Sprachentwicklungsstörungen, PDSS [385], Deutsche Adaption des Peabody Picture Vocabulary Test, PPVT [426], Wortschatz- und Wortfindungstest für 6- bis 10-Jährige, WWT 6–10 [273]) oder auch in den im Kap. 4.2 genannten Materialien.

Zusammenfassung

Auf welche Aufgaben und sprachliche Aktivitäten wirken sich die Störungen aus?

Beeinträchtigungen des Wissens um rezeptive Wortformrepräsentationen im PIL bzw. eine eingeschränkte Verfügbarkeit dieser lexikalischen Einträge haben Auswirkungen auf alle rezeptiven Aufgaben, für welche die Aktivierung phonologisch-lexikalischen Wissens erforderlich ist. Dazu zählen neben dem lexikalischen Entscheiden und auditiven Wort-Bild-Zuordnen auch Aufgaben, die auf das Erkennen phonologischer Merkmale von Wörtern und auf die Abgrenzung phonologisch ähnlicher Wörter oder Minimalpaare abzielen. Ebenso wirken sich Störungen des Zugriffs PIL-SEM auf alle Aufgaben aus, in denen auf die Bedeutungsrepräsentation eines gehörten Wortes zugegriffen werden muss (z. B. Aufgaben zum Beurteilen semantischer Relationen oder semantisches Kategorisieren, sofern die Vorgabe auditiv erfolgt). Darüber hinaus können Defizite im PIL oder im Zugriff PIL-SEM auch einen Einfluss auf produktive Leistungen haben, wie z. B. das Nachsprechen oder das Schreiben nach Diktat von Wörtern. Dabei kann es neben phonologischen auch zu semantischen Fehlern kommen. Phonologische Fehler sind dabei eher mit einer Lexikonstörung assoziiert, wohingegen semantische Fehler vor allem mit einem gestörten Zugriff PIL-SEM bzw. einem Defizit im semantischen Wissen in Verbindung gebracht werden.

Trotz beeinträchtigter Wortformrepräsentationen im PIL können die Nachsprechleistungen mitunter doch gut erhalten sein. Dies ist der Fall, wenn die nichtlexikalische Nachsprechroute (APK-Route) erfolgreich als Ressource zur Verfügung steht. Da die Nutzung der segmentalen Nachsprechroute jedoch mit einer hohen Belastung der Arbeitsspeichersysteme einhergeht, ist oftmals ein Leistungsabfall mit zunehmender Länge der Wörter beobachtbar (z. B. Wörter mit 4 Phonemen versus Wörter mit 9 Phonemen). Auch das Schreiben nach Diktat, vor allem von regelmäßigen Wörtern, kann relativ gut erhalten sein, sofern nichtlexikalische Mechanismen erfolgreich zur Kompensation eingesetzt werden können. Allerdings kommt es auch hier mit zunehmender Länge der Wörter zu einer hohen Beanspruchung der Arbeitsspeicher. Bei isolierten Störungen des Hörverständnisses ohne Defizite im semantischen Wissen kann das Sprachverständnis prinzipiell auch über die visuelle Modalität erfolgen.

3.3 Semantisches Wissen (SEM)

3.3.1 Erläuterung der sprachlichen Aktivität

Das semantische System stellt einen Langzeitspeicher dar, in dem die mit einem Konzept verbundenen semantischen *Bedeutungsmerkmale* und Assoziationen enthalten sind (vgl. Kap. 2). Auf semantische Repräsentationen wird sowohl beim Verstehen als auch beim Produzieren von Sprache zurückgegriffen. Zahlreiche Theorien zum semantischen Wissen gehen von einer *amodalen* Struktur der Bedeutungsrepräsentationen aus, d. h. unabhängig von der Zugriffsmodalität (auditiv versus graphematisch) wird für ein Wort immer dasselbe Set an semantischen Merkmalen aktiviert. Andere theoretische Ansätze favorisieren hingegen die Idee multipler semantischer Systeme, d. h. die semantischen Merkmale sind in verschiedenen Subsystemen verortet (für einen Überblick s. [646]). Die Unterscheidung der Wissensinhalte erfolgt dabei entweder über die einzelnen Sinnesmodalitäten (z. B. visuell, verbal, taktil; z. B. [729]) oder anhand des Merkmalstyps (z. B. sensorisch, d. h. sinnesbasierte Aspekte versus funktional, d. h. auf die Nutzung bezogene Aspekte eines Konzepts; z. B. [727]). Darüber hinaus vertreten einige Autoren die Ansicht, dass semantisches Wissen in evolutionär relevanten *Domänen* (d. h. Wissensformationen für belebte versus unbelebte Konzepte) und *Kategorien* (z. B. Tiere und Pflanzen versus Artefakte) organisiert ist (z. B. [127]). Zusätzlich bestehen für ein semantisches Konzept thematisch-assoziative bzw. situative Bezüge, die individuell stark variieren können (z. B. kann das Konzept Apfel mit der Situation Apfelernte bzw. mit dem Kaltgetränk Cidre in Verbindung gebracht werden).

Insgesamt sprechen neuropsychologische Befunde eher für eine interne Strukturierung des semantischen Wissens in semantische Kategorien (neben Tieren und Pflanzen umfassen diese z. B. auch Kleidung, Werkzeuge, Fortbewegungsmittel, Nahrungsmittel u. v. m.) und nicht für eine Speicherung, die ausschließlich auf thematisch-assoziativen oder situativen Bezügen beruht (z. B. Kinobesuch, gemeinsames Kochen). Eine semantische Kategorie lässt sich anhand von kategoriespezifischen Hauptmerkmalen beschreiben, die auf die (meisten) Vertreter der Kategorie zutreffen. Das Wissen über einzelne Vertreter einer semantischen Kategorie ist als ein Set von semantischen Merkmalen repräsentiert. Diese Merkmalsbündel setzen sich einerseits aus Bedeutungsaspekten zusammen, die mehrere Vertreter einer semantischen Kategorie gemeinsam haben. Andererseits umfassen sie distinktive Merkmale, die nur auf bestimmte Vertreter einer Kategorie zutreffen und folglich eine bedeutungsunterscheidende Funktion innehaben. *Distinktive Merkmale* sind also für die Abgrenzung semantischen Wissens innerhalb von Kategorien substanziell, während die *gemeinsamen Merkmale* vielmehr etwas über die Zugehörigkeit zu einer semantischen Kategorie aussagen. Zum Beispiel wären distinktive Merkmale für *Eichhörnchen* als Vertreter der semantischen Kategorie Säugetiere: Pinselohren, buschiger Schwanz, Nüsse

sammeln, springt von Baum zu Baum. Gemeinsame Merkmale, die auch auf andere Säugetiere zutreffen, sind z. B. lebend gebärend, 4 Beine und Fell. Anhand derartiger Merkmalsspezifikationen lassen sich neben Beziehungen auf der Ebene der Kohyponymie (Nebenordnungen) und der Hyperonymie (Oberbegriffe) auch andere semantische Bezüge und Relationen herstellen, wie z. B. Synonymie (d. h. Bedeutungsgleichheit), Antonymie (Gegensätze), Meronymie (Teil-Ganzes-Beziehungen) und Troponymie bei Verben. ▶ Abb. 3.3 fasst die Ideen zur Struktur semantischer Merkmalsrepräsentationen exemplarisch zusammen.

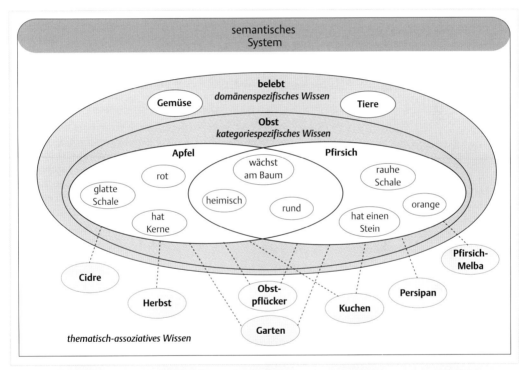

Abb. 3.3 Repräsentation des semantischen Merkmalswissens am Beispiel APFEL und PFIRSICH. Die Abbildung veranschaulicht verschiedene Wissenseinheiten des Bedeutungssystems. Die Repräsentation eines Konzeptes (z. B. Apfel) setzt sich aus semantischen Merkmalen zusammen, wobei sowohl die für den Vertreter spezifischen Merkmale relevant sind als auch solche, die repräsentativ für die entsprechend übergeordnete semantische Kategorie sind (z. B. Obst). Diese semantischen Merkmalsbündel verdichten sich darüber hinaus durch thematisch-assoziative Aspekte, die individuell stärker variieren können.

> **Merke** (M!)
>
> Zentral-semantische Störungen bei Aphasie sind gekennzeichnet durch:
> - modalitätsübergreifende Auffälligkeiten in allen Aufgaben, in denen das semantische Wissen involviert ist
> - unterspezifizierte semantische Merkmalsrepräsentationen, wobei insbesondere das Wissen um distinktive Merkmale einer Bedeutungsrepräsentation unvollständig ist
> - Schwierigkeiten in der Erfassung von semantischen Bezügen, Bedeutungsähnlichkeiten und Gegensätzen, die wiederum eine Folge des unterspezifizierten semantischen Merkmalswissens darstellen

3.3.2 Diagnostisch relevante Beobachtungen

Für zentral-semantische Beeinträchtigungen wird angenommen, dass sich der Verlust bedeutungsunterscheidender Merkmale in allen sprachlichen Aktivitäten äußert, für die eine Aktivierung semantischen Wissens erforderlich ist. Daher liegt ein wesentliches diagnostisches Kriterium in der Feststellung von *modalitäts- und aufgabenübergreifenden Auffälligkeiten*, bestenfalls unter der Verwendung identischer Items. Da semantische Merkmale amodal (bzw. supramodal) und nicht mehrfach repräsentiert sind, sollte sich ein Defizit bezüglich eines semantischen Merkmalssets quantitativ sowie qualitativ in mehreren Modalitäten zeigen.

Für zentral-semantische Störungen wird erwartet, dass *semantisch relationierte Fehler* sowohl in der Produktion (z. B. durch semantische Paraphasien/Paralexien/Paragraphien, semantisch nahe bzw. ferne Umschreibungen) als auch in der Rezeption auftreten (z. B. durch Wahl des semantisch nahen Ablenkers beim Wort-Bild-Zuordnen). Hingegen sprechen modalitätsspezifische Störungs- und Leistungsmuster nicht für zentralsemantische Defizite, sondern entweder für präsemantische (vgl. Kap. 3.2 und Kap. 3.5) und/oder postsemantische Beeinträchtigungen (vgl. Kap. 3.4, Kap. 3.6). Darüber hinaus ist für zentral-semantische Störungen das *konstante Auftreten von Fehlern* zu bestimmten Items ausschlaggebend, d. h., ein Item wird über mehrere Testzeitpunkte stets fehlerhaft verarbeitet. Semantische Fehler in Aufgaben mit produktiven Anteilen (z. B. mündliches oder schriftliches Benennen, lautes Lesen bzw. Schreiben von Wörtern, freies Sprechen oder Schreiben) können auf eine fehlerhafte Aktivierung semantischer Bedeutungsrepräsentationen zurückgehen. Semantische Fehlleistungen sind allerdings nicht immer zwangsweise ein Indikator für zentral-semantische Störungen, da sie ggf. auch durch prä- bzw. postsemantische Störungen entstehen können (d. h. im Zugriff auf die Semantik, PIL-SEM, GIL-SEM; vgl. Kap. 3.2, Kap. 3.5, bzw. auf das jeweilige Wortformlexikon, SEM-POL, SEM-GOL; vgl. Kap. 3.4, Kap. 3.6).

Gleichsam lassen sich nur bedingt Aussagen über die Integrität des semantischen Wissens treffen, wenn Aufgaben verwendet werden, die auch ohne Aktivierung des semantischen Wissens gelöst werden können. Dies könnte z. B. beim Schreiben nach Diktat, Nachsprechen oder lauten Lesen der Fall sein, wenn die Verarbeitung ausschließlich über die jeweils direkt-lexikalische und ggf. auch über die nichtlexikalische Route erfolgt. Eine korrekte produktive Reaktion kann dabei auch gänzlich ohne Aktivierung der Wortbedeutung zustande kommen. Im Folgenden werden überwiegend Aufgaben dargestellt, die eine rezeptive Verarbeitung erfordern. Möglichkeiten zur Überprüfung des semantischen Wissens mittels produktiver Aufgaben sind in Kap. 3.4 beschrieben.

Hinweise über das Ausmaß eines semantischen Defizits lassen sich in rezeptiven Aufgaben vor allem anhand der vom Patienten fälschlicherweise gewählten Ablenker treffen. Sofern z. B. beim Wort-Bild-Zuordnen die Bedeutung eines Wortes noch sicher von *semantisch fernen bzw. unrelatierten Ablenkern* abgegrenzt werden kann, spricht dies für erhaltenes Wissen über kategorielle Hauptmerkmale. Erhaltene Leistungen beim Herstellen von engen semantischen Bezügen (z. B. in Aufgaben zum Synonymie Entscheiden) sprechen für unbeeinträchtigtes Wissen über gemeinsame Merkmale von Vertretern einer semantischen Kategorie. Sind demgegenüber distinktive Merkmale von einer Störung betroffen (was häufig der Fall ist), lässt sich dies in Aufgaben beobachten, die *semantisch nahe Ablenker* zum Zielwort enthalten. Aufgrund des fehlenden Wissens um die distinktiven Merkmale fällt dann eine Abgrenzung von Vertretern innerhalb einer semantischen Kategorie schwer. Daher können nebengeordnete Begriffe nicht so gut voneinander unterschieden werden. In diesem Fall könnte der Patient z. B. beim Wort-Bild-Zuordnen die Abbildung einer Trompete gut von einer Hacke, einem Tunnel und einem Kessel abgrenzen, während ihm die Identifikation einer Trompete bei gleichzeitiger Darbietung anderer Musikinstrumente (z. B. Saxophon und Geige) nicht gelingt. In diesem Fall zeigen sich ggf. auch Unsicherheiten bei der Differenzierung zwischen sehr nahen, jedoch nicht synonymen, Bezügen im Gegensatz zu tatsächlich bedeutungsüberschneidenden bzw. synonymen Relationen.

In Aufgaben, die *thematisch-assoziative Ablenker* involvieren oder die semantisches Wissen über einen *situativen Kontext* erfordern, zeigen Patienten mit semantischen Störungen oftmals bessere Leistungen als in Aufgaben, die semantisch-kategorielle Differenzierungsfähigkeiten verlangen (z. B. [271]). Für das Zuordnen nach thematischen bzw. situativen Gesichtspunkten ist nicht zwangsweise ein Zugriff auf distinktives semantisches Merkmalswissen erforderlich, weshalb derartige Aufgaben eher keinen sensitiven Anhaltspunkt für die Erfassung zentral-semantischer Störungen bilden. Ist das Herstellen thematisch-assoziativer Bezüge jedoch beeinträchtigt, so kann dies als Hinweis auf eine gravierende Störung der semantischen Verarbeitung gedeutet werden.

Eine Beeinträchtigung des Wissens über distinktive Merkmale kann sich ggf. auch auf eine (oder einige wenige) semantische Kategorie(n) beschränken. Beispielsweise könnte das Wissen um Vertreter der Kategorie Obst gestört sein, während bei anderen semantischen Kategorien keine Schwierigkeiten bestehen. In diesem Fall spricht man von einer *kategoriespezifischen semantischen Störung*. Derartige selektive Einschränkungen können sich auch auf nur eine semantische Domäne beziehen. Die Leistungen fallen dann für belebte Konzepte anders aus als für unbelebte; ein *domänenspezifischer Effekt*.

Mitunter betreffen Störungen des semantischen Wissens vor allem abstrakte Begriffe, wohingegen die Verarbeitung konkreter Wörter weniger bis gar nicht beeinträchtigt sein kann. Obwohl Defizite in der Aktivierung abstrakter Begriffe als äußerst sensitiver Indikator, insbesondere auch für leichte semantische Störungen bei Aphasie, gelten [71], finden sich in den meisten Testverfahren überwiegend Konkreta bzw. abbildbare Konzepte. Hinweise auf einen *Konkretheitseffekt* können z. B. in semantischen Beurteilungsaufgaben (z. B. Synonymie Entscheiden) oder in Aufgaben, die Wort- statt Bildmaterial verwenden, ermittelt werden.

Darüber hinaus können die Differenzierungsfähigkeiten auch vor allem für atypische Vertreter einer semantischen Kategorie beeinträchtigt sein

(*Typikalitätseffekt*). Atypische Vertreter sind solche, deren semantische Merkmale bezogen auf die restlichen Vertreter der semantischen Kategorie als besonders hervorstechend eingeschätzt werden, z. B. Seepferdchen für die Kategorie Fische. Im Gegensatz dazu werden typische Vertreter als eher repräsentativ bzw. eben typisch für die Kategorie eingeschätzt, z. B. Forelle für die Kategorie Fische. Neben der Typikalität kann auch die *Vertrautheit* (Familiarität) mit einem bestimmten Konzept einen Einfluss auf die semantische Verarbeitung nehmen. Dabei lässt sich besser erhaltenes Wissen um sehr vertraute Konzepte im Gegensatz zu weniger bis gar nicht vertrauten Konzepten als ein Familiaritätseffekt deuten. Des Weiteren kann auch das *Erwerbsalter* eine Rolle spielen. In diesem Fall sollten besonders früh erworbene Konzepte weniger von der Störung betroffen sein. Die beschriebenen Einflussfaktoren werden gegenwärtig vor allem in der neurolinguistischen Forschung diskutiert, finden bislang allerdings kaum in Untersuchungsverfahren der Aphasiediagnostik Berücksichtigung.

Die nachfolgende ▶ Tab. 3.2 gibt einen Überblick zu diagnostisch relevanten Fragestellungen für die Untersuchung zentral-semantischer Störungen sowie über im Handel erhältliche Testverfahren zur Überprüfung der entsprechenden diagnostischen Hypothesen. Je nach Aufbau und Material des Untersuchungsverfahrens können zusätzliche Beobachtungen Hinweise auf das Ausmaß und die Art der Störung liefern.

3.3.3 Verfahren zur Überprüfung

Auditives/Visuelles Sprachverständnis: Wortbedeutungen

Die Materialsammlung *Auditives/Visuelles Sprachverständnis: Wortbedeutungen* von Blanken [71] zielt auf eine Überprüfung des kategoriellen semantischen Merkmalswissens ab. In 3 unabhängig voneinander anwendbaren Testteilen (Teil A, B und C) wird die Verständnisleistung für insgesamt 80 konkrete Nomina aus unterschiedlichen semantischen Kategorien mittels auditivem bzw. visuellgraphematischem Wort-Bild-Zuordnen überprüft. Der Schwierigkeitsgrad nimmt über die 3 Teile zu, da neben kategoriefernen Ablenkern auch zunehmend semantisch nahe Ablenker aus der gleichen semantischen Kategorie präsentiert werden. Darüber hinaus steigt die Anzahl der Ablenkerbilder. Da für das Material keine Normwerte vorliegen, ist

Tab. 3.2 Diagnostische Fragestellungen und Untersuchungsverfahren für das semantische Wissen

Diagnostische Fragestellung	Testverfahren	Relevanter Untertest	Zusätzliche Hinweise für das Ausmaß der Störung
SEM **Liegt bei dem Patienten eine zentral-semantische Störung vor?**	LEMO 2.0 [678]	Vergleich von z. B.: T 11 Auditives Wort-Bild-Zuordnen V13 Synonymie Entscheiden, auditiv V15 Synonymie Entscheiden mit semantischem Ablenker, auditiv T 12 Visuelles Wort-Bild-Zuordnen V14 Synonymie Entscheiden, visuell V16 Synonymie Entscheiden mit semantischem Ablenker, visuell T 13 Mündliches Benennen T 14 Schriftliches Benennen	• modalitätenübergreifende Beeinträchtigung: ○ vergleichbare Störungsausprägung in mehreren Modalitäten ○ semantische Fehler in mehreren Modalitäten ○ Fehlerkonstanz bei den gleichen Items zu mehreren Testzeitpunkten • Einfluss der Nähe der semantischen Ablenker zum Zielwort
	Auditives/Visuelles Sprachverständnis: Wortbedeutungen [71]	Version mit auditiver und schriftlicher Vorgabe der Wörter	
Ist Wissen um gemeinsame Merkmale von Vertretern einer semantischen Kategorie gestört?	BOSU [271]	UT 2 Sortieren von Objekten nach semantischen Hauptmerkmalen	
	Auditives/Visuelles Sprachverständnis: Wortbedeutungen [71]	Teil A	• Fehlleistungen in Teil A sprechen für eine Beeinträchtigung des Wissens um kategorielle Hauptmerkmale.
	LEMO 2.0 [678]	T 11 Auditives Wort-Bild-Zuordnen T 12 Visuelles Wort-Bild-Zuordnen	• Patient wählt häufig den semantisch unrelatierten Ablenker • häufige Wahl des thematisch-assoziativen Ablenkers spricht für beeinträchtigtes kategorielles Wissen bei erhaltenem thematisch-assoziativem Wissen.
		V13 Synonymie Entscheiden, auditiv V14 Synonymie Entscheiden, visuell	
Sind distinktive Merkmale innerhalb einer semantischen Kategorie beeinträchtigt?	BOSU [271]	UT 3 Sortieren von Objekten nach semantischen Nebenmerkmalen	
	Auditives/Visuelles Sprachverständnis: Wortbedeutungen [71]	insbesondere Teil B und C	• Einfluss der Nähe der semantischen Ablenker zum Zielwort

Tab. 3.2 Fortsetzung

Diagnostische Fragestellung	Testverfahren	Relevanter Untertest	Zusätzliche Hinweise für das Ausmaß der Störung
SEM	LEMO 2.0 [678]	T 11 Auditives Wort-Bild-Zuordnen T 12 Visuelles Wort-Bild-Zuordnen	• Patient wählt häufig den semantisch-kategoriellen Ablenker
		V15 Synonymie Entscheiden mit semantischem Ablenker, auditiv V16 Synonymie Entscheiden mit semantischem Ablenker, visuell	
Ist thematisch-assoziatives Wissen defizitär?	BOSU [271]	UT 1 Zuordnen von Objekten in Situationen	
Sind bestimmte semantische Kategorien betroffen? Liegt eine kategoriespezifische Störung vor?	bisher kein deutsch-sprachiges Verfahren im Handel verfügbar		• Auffälligkeiten beschränken sich auf bestimmte semantische Kategorie/n (z. B. Obst)
Haben andere semantische Eigenschaften einen Einfluss auf die semantische Verarbeitung?	bisher kein deutschsprachiges Verfahren im Handel verfügbar		• Einfluss der Typikalität von Kategorievertretern • Einfluss der Domänenzugehörigkeit • Konkretheitseffekt • Familiaritätseffekt (Einfluss der Vertrautheit) • Einfluss des Erwerbsalters

kein Grenzwert festgelegt, ab dem eine Leistung als beeinträchtigt einzustufen ist. Es lässt sich jedoch anhand des Fehlermusters und durch einen Vergleich der Leistungen in den Testteilen beurteilen, inwieweit ein Patient auf kategorielles semantisches Wissen zurückgreifen kann. Insbesondere die Leistungen in Teil B und Teil C sind aufschlussreich für die Beurteilung des Wissens über distinktive Merkmale, während Teil A auch anhand semantischer Hauptmerkmale gelöst werden kann. Darüber hinaus eignet sich die Materialsammlung auch für einen Modalitätenvergleich zwischen dem auditiven und dem visuell-graphematischen Wortverständnis, da beide Versionen identische Items enthalten. Für den Fall einer zentral-semantischen Störung sind dabei aufgrund des Verlustes semantischen Merkmalswissens vergleichbare Defizite in beiden Modalitäten zu erwarten. Demgegenüber sollte sich bei einer modalitätsspezifischen Zugriffsstörung ein deutlicher Leistungsunterschied in beiden Modalitäten zeigen (vgl. Kap. 3.2).

BOSU

Die *Bogenhausener Semantik Untersuchung (BOSU)* von Glindemann et al. [271] hat zum Ziel, die Fähigkeit zur Zuordnung von Bildern bzw. Wörtern nach situativen und semantisch-kategoriellen Kriterien zu überprüfen. Die BOSU umfasst insgesamt 5 Untertests mit jeweils 10 Items: Untertest (UT) 1 überprüft das Zuordnen von Objektabbildungen zu Situationsdarstellungen und erfordert somit die Aktivierung thematisch-assoziativer Bezüge. Die Untertests 2 und 3 fokussieren die Fähigkeit, Objektabbildungen nach semantisch-kategoriellen Aspekten zu sortieren, wobei UT 2 insbesondere die Verarbeitung semantischer Hauptmerkmale prüft und UT 3 das Differenzieren semantischer Nebenmerkmale und somit das distinktive Merkmalswissen erfordert. UT 3 stellt damit die sensitivste Aufgabe für die Diagnose einer zentral-semantischen Störung dar. Mit UT 4 können Hinweise zur semantischen Verarbeitung von abstrakten Begriffen sowie Wörtern unterschiedlicher Wortarten ermittelt werden, da hier geschriebene Wörter und keine Abbildungen gezeigt werden. UT 5 zielt spezifisch auf die Verarbeitung von Farbzuordnungen ab. Da Cut-off-Werte zu jedem Untertest vorliegen, kann eine Einstufung der Leistung in „beeinträchtigt" bzw. „unbeeinträchtigt" erfolgen. Gegenwärtig wird die BOSU zu dem Diagnostikverfahren *Nonverbaler Semantiktest* (NVST, [338]) weiterentwickelt, das semantische Verarbeitungsfähigkeiten auch durch die Produktion von kommunikativen Gesten auf Aufforderung sowie beim Zeichnen überprüft. Somit können semantische Verarbeitungsleistungen unabhängig von sprachlich-expressiven oder -rezeptiven Fähigkeiten untersucht werden. Für den NVST wurde das Bildmaterial überarbeitet und neue Items eingefügt. Anhand einer Normierungsstichprobe gesunder Probanden sowie von Patienten mit Aphasie und mit Demenz wurden die Zahl der Items reduziert und klinische Normwerte bestimmt.

LEMO 2.0

Aus dem Verfahren LEMO 2.0 [678] können für die Überprüfung des semantischen Wissens bis zu 8 verschiedene Aufgaben ausgewählt werden. Zentral-semantische Störungen, also modalitätenübergreifende Beeinträchtigungen, können auf der Grundlage konstanter Fehlleistungen in Tests, die das semantische Wissen für die gleichen Items sowohl in der rezeptiven als auch in der produktiven phonologischen bzw. graphematischen Modalität prüfen, erfasst werden. Dabei enthalten die Aufgaben mit Bildern jeweils 20 konkrete Nomina (T 11 Auditives Wort-Bild-Zuordnen, T 12 Visuelles Wort-Bild-Zuordnen, T 13 Mündliches Benennen, T 14 Schriftliches Benennen). In den Aufgaben zum Wort-Bild-Zuordnen sind jeweils ein thematisch-assoziativer, ein semantisch-kategorieller sowie ein semantisch nichtrelatierter Ablenker enthal-

ten. Zeigt der Patient überwiegend auf den thematischen Ablenker, kann dies ein Hinweis für beeinträchtigtes kategorielles Wissen sein. Liegt der Fehler hingegen häufig in der Wahl des semantisch-kategoriellen Ablenkers, so spricht dies für eine Beeinträchtigung des Wissens um distinktive Merkmale innerhalb semantischer Kategorien. Weiterhin stehen in LEMO 2.0 Aufgaben zur Verfügung, die das Herstellen von semantischen Bezügen auch unter Verwendung abstrakter, nicht abbildbarer Wörter überprüfen. Die vertiefenden Tests *V13 Synonymie Entscheiden, auditiv* und *V14 Synonymie Entscheiden, visuell* erfordern das korrekte Erkennen von 20 bedeutungsgleichen Wortpaaren im Gegensatz zu 20 nichtsynonymen, in diesem Fall semantisch weit entfernten Wortpaaren. Für das Lösen dieser beiden Aufgaben müssen semantische Hauptmerkmale aktiviert werden, weshalb sie bei leichten semantischen Störungen ggf. noch erfolgreich gelöst werden können. Zwei weitere Aufgaben zum Synonymie Entscheiden enthalten dieselben 20 Synonympaare wie in den Tests V13 und V14. Jedoch werden diese in der schriftlichen Version mit einem thematisch-assoziativen und einem wortformbasierten Ablenker präsentiert (*V16 Synonymie Entscheiden mit semantischem Ablenker, visuell*). Im Test *V15 Synonymie Entscheiden mit semantischem Ablenker, auditiv* sind die Wörter entweder synonym oder semantisch ähnlich. Für das Lösen der Tests V15 und V16 ist somit – im Vergleich zu den Tests V13 und V14 – vielmehr die Aktivierung distinktiver Merkmale notwendig, weshalb sie sensitiver für die Erfassung von leichten Beeinträchtigungen im semantischen Merkmalswissen sind. Alle Aufgaben zum Synonymie Entscheiden können analog zu den bildbasierten Aufgaben in LEMO 2.0 modalitätenübergreifend eingesetzt werden.

Info

Verfahren zur Untersuchung zentral-semantischer Defizite

- Auditives Wortverständnis: Wortbedeutungen [71]
- BOSU [271]
  - UT 1 Zuordnen von Objekten in Situationen
  - UT 2 Sortieren von Objekten nach semantischen Hauptmerkmalen
  - UT 3 Sortieren von Objekten nach semantischen Nebenmerkmalen
- LEMO 2.0 [678]:
  - T 11 Auditives Wort-Bild-Zuordnen
  - T 13 Mündliches Benennen
  - V 13 Synonymie Entscheiden, auditiv
  - V 15 Synonymie Entscheiden mit semantischem Ablenker, auditiv
  - T 12 Visuelles Wort-Bild-Zuordnen
  - T 14 Schriftliches Benennen
  - V 14 Synonymie Entscheiden, visuell
  - V 16 Synonymie Entscheiden mit semantischem Ablenker, visuell

- ggf. Modalitätenvergleich mit LEMO 2.0, z. B.:
  - T 13 Synonymie Entscheiden, auditiv versus
  - T 14 Synonymie Entscheiden, visuell oder
  - T 13 mündliches vs T 14 schriftliches Benennen
- NVST (Nonverbaler Semantiktest, [338] in Vorbereitung)

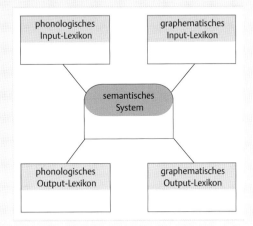

Zur systematischen Überprüfung des domänenspezifischen Wissens (belebt versus unbelebt) sowie für die Erfassung von Defiziten, die sich auf eine (oder einige wenige) bestimmte semantische Kategorie(n) beschränken (sogenannte kategoriespezifische Störungen), liegt bisher im deutschsprachigen Raum kein Untersuchungsverfahren vor. Für den englischsprachigen Raum existiert der *Category-Specific Names Test* [482], der rezeptive und produktive Leistungen für Vertreter aus verschiedenen semantischen Kategorien überprüft. Zur Aufdeckung domänen- bzw. kategoriespezifischer Defizite bei deutschsprachigen Patienten könnte das Untersuchungsmaterial ggf. individuell zusammengestellt werden. Dafür geeignete Bildsammlungen finden sich in vielfältiger Weise. Zum Beispiel umfassen die Bilder der Sammlung von Snodgrass und Vandervart Darstellungen aus zahlreichen semantischen Kategorien (z. B. Tiere, Insekten, Vögel, Obst, Gemüse, Gebäude, Kleidung, Möbel, Werkzeuge und Fahrzeuge [668]), mit denen die semantischen Differenzierungsfähigkeiten innerhalb von Kategorien sowie kategorieübergreifend erfasst werden können (http://wiki.cnbc.cmu.edu/Objects). Eine nach semantischen Kategorien geordnete Zusammenstellung von Zielitems und Ablenkern dieser Sammlung findet sich in der Cambridge Semantic Battery [6] unter https://syd-ney.edu.au/brain-mind/resources-for-clinicians/dementia-test.html.

Auch diverses Therapiematerial sowie Untersuchungsverfahren für kindliche Sprachentwicklungsstörungen stellen Abbildungen von Vertretern unterschiedlicher semantischer Kategorien bereit (z. B. Abbildungen der Foto-Didac-Reihe von Schubi [238], Neurolinguistische Aphasietherapie: Materialien: Bild-semantische Störungen [524], Patholinguistische Diagnostik bei Sprachentwicklungsstörungen, Untertest 10 Begriffsklassifikation und Oberbegriffe [385]).

Sollte ein Ziel der Diagnostik in der Überprüfung von weiteren Einflussfaktoren auf die semantische Verarbeitung liegen, finden sich Angaben zur Familiarität, zum Erwerbsalter sowie zur Typikalität deutscher Wörter in diversen Forschungsarbeiten (z. B. [647], [294]).

Für deutschsprachige Patienten mit Aphasie liegt bisher kein Verfahren vor, mit dem die semantischen Leistungen für unterschiedliche Wortarten systematisch getestet werden können. Im angloamerikanischen Raum ist für eine spezielle Überprüfung des semantischen Wissens um Verbbedeutungen z. B. der sogenannte *Kissing and Dancing Test* [26] (https://sydney.edu.au/brain-mind/resources-for-clinicians/dementia-test.html) verfügbar. Für eine grobe Beurteilung des semantischen Wissens um Verben könnten beispielsweise auch die Handlungsabbildungen aus dem Material *action* [32] für eine Zuordnungsaufgabe zusammengestellt werden. Wort-Bild-Zuordnungsaufgaben mit Verben und mit Adjektiven finden sich darüber hinaus in Testverfahren für Sprachentwicklungsstörungen (z. B. Patholinguistische Diagnostik, PDSS [385], Wortschatz- und Wortfindungstest für 6- bis 10-Jährige, WWT 6–10 [273]).

Ein weiteres englischsprachiges Verfahren ist der *Pyramids and Palm Trees Test (PPTT* [346]). Dieser prüft modalitätsübergreifend die Aktivierung semantischen Wissens über unterschiedliche Zugangswege (bildlich, phonologisch, graphematisch) mithilfe von Zuordnungsaufgaben mit den gleichen Items. Neben fernen und nahen semantisch-kategoriellen Ablenkern finden sich in diesem Test für jedes Item auch thematisch-assoziative Ablenker.

Wenn auch für die genannten Verfahren bzw. Materialvorschläge für den deutschen Sprachraum keine Informationen verfügbar sind, inwiefern die Leistung eines Patienten als beeinträchtigt einzustufen ist, so könnten diese dennoch bei der Befunderhebung eingesetzt werden. Dazu lässt sich

das zusammengestellte Material im individuellen Fall sowohl vor als auch nach der therapeutischen Intervention zur Überprüfung des semantischen Wissens und eventueller Verbesserungen verwenden. Hierfür können auch die in Kap. 4.3 genannten Materialien genutzt werden.

Grundsätzlich lassen auch Verfahren, die produktive Leistungen involvieren, Rückschlüsse über die Integrität des semantischen Wissens zu. So überprüft z. B. der semantische Bereich des *Bielefelder Wortfindungsscreenings* (BIWOS; [57], s. Kap. 3.4 für eine genaue Beschreibung) u. a. den Abruf semantischer Relationen (z. B. Wissen um Synonyme, Antonyme) und semantische Wortflüssigkeitsaufgaben. Die beschriebenen Materialien zur Zusammenstellung von Bildern für die Diagnostik können natürlich auch für eine Überprüfung des semantischen Wissens mithilfe von produktiven Aufgaben eingesetzt werden. Für die Bilder der Sammlung von Snodgrass und Vandervart liegen beispielsweise Normwerte für das mündliche Benennen vor [266]. Weitere Testverfahren, die verbal-expressive Anforderungen involvieren und Hinweise über das semantische Wissen geben, sind in Kap. 3.4 dargestellt.

Zusammenfassung

Auf welche Aufgaben und sprachliche Aktivitäten wirkt sich die Störung aus?

Ausgehend von der Annahme eines modalitätenübergreifenden Wissensspeichers für semantische Merkmale sollten sich zentral-semantische Störungen auf alle sprachlichen Leistungen auswirken, bei denen die semantische Verarbeitung involviert ist. Demzufolge lassen sich Defizite sowohl in auditiven und graphematischen Verständnisaufgaben als auch in Aufgaben zur mündlichen und schriftlichen Wortproduktion beobachten. Dabei sind die Fehler zumeist semantischer Natur.

Wenn auch die Störung Auswirkungen auf alle Modalitäten hat, so kann sie dennoch auf einen spezifischen Typ von Merkmalen oder bestimmte semantische Kategorien bzw. eine bestimmte Domäne begrenzt sein. Die Verfügbarkeit nichtlexikalischer Mechanismen oder der direkt-lexikalischen Routen kann dazu beitragen, dass Aufgaben z. B. zum Nachsprechen, lauten Lesen oder Schreiben nach Diktat teils noch fehlerfrei bewältigt werden können. Allerdings ist dann oftmals das Verständnis der vorgegebenen Wörter (sowie ggf. der eigenen Äußerungen) nicht gegeben. Weiterhin können ebenfalls Aufgaben, deren Bewältigung lediglich präsemantische Verarbeitungskomponenten erfordert (z. B. Diskriminieren, lexikalisches Entscheiden, phonologische oder graphematische Eigenschaften in Wörtern Identifizieren), mitunter gut gelöst werden.

3.4 Mündliche Wortproduktion (SEM, SEM-POL, POL)

3.4.1 Erläuterung der sprachlichen Aktivität

Beim freien Sprechen ist für die Produktion eines Wortes zunächst die Aktivierung derjenigen Be-

deutungsrepräsentation im *semantischen System* erforderlich, die der intendierten Äußerung entspricht. Dabei werden auch Konzepte mitaktiviert, die Bedeutungsmerkmale mit dem intendierten Wort gemeinsam haben. Die semantischen Merkmale sind mit dem entsprechenden phonologischen Wortformwissen im *POL* verknüpft. Im Zuge der postlexikalischen Enkodierung müssen für die mündliche Wortproduktion die segmentalen Einheiten (Phoneme, Silben) unter Berücksichtigung der wortformspezifischen metrisch-silbischen Eigenschaften korrekt sequenziert werden. Hierfür ist u. a. auch die Speicherleistung des phonologischen Output-Buffers relevant. Beim Benennen von Bildern, Objekten, Handlungen oder Personen sind dieselben Verarbeitungsschritte der mündlichen Wortproduktion involviert wie beim freien Sprechen.

In psycho- und neurolinguistischen Theorien besteht mittlerweile relative Einigkeit darüber, dass die semantischen Merkmale nicht nur den phonologisch-lexikalischen Eintrag des Zielworts im

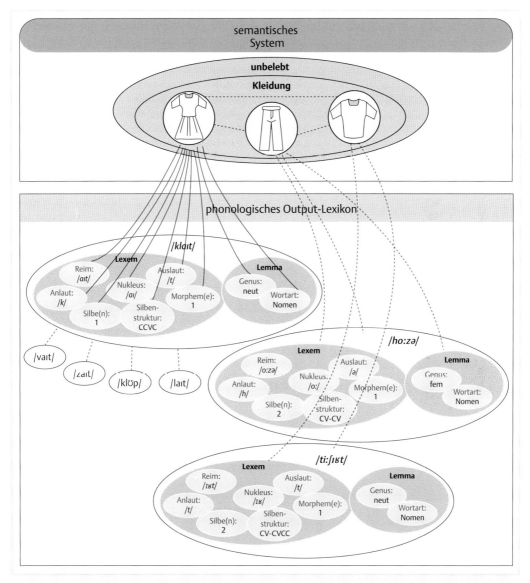

Abb. 3.4 Zugriff vom semantischen Wissen auf das phonologische Wortformwissen am Beispiel des Konzeptes KLEID. Die Abbildung vereint Vorstellungen über den Zugriff SEM-POL, d. h. über die Verbindungen zwischen Bedeutungskonzepten und den damit assoziierten phonologischen Wissenskomponenten des lexikalischen Eintrags (z. B. Kleid) und entsprechender phonologischer Nachbarn (z. B. weit). Aufgrund interner Vernetzungen im semantischen System werden beim Zugriff auf die phonologisch-lexikalische Ebene teilweise auch Wortformeinträge im POL aktiv, die semantische Merkmale mit dem Zielwort teilen (z. B. Hose).

phonologischen Output-Lexikon aktivieren, sondern auch phonologische Repräsentationen von Einträgen, die im konzeptuellen System semantische Merkmale mit dem Zielwort teilen. Inwiefern die aktivierte phonologisch-lexikalische Repräsentation zusätzlich Wortformeinträge aktiviert, deren phonologische Eigenschaften mit denen des Zielwortes partiell übereinstimmen, wird hingegen kontrovers diskutiert (vgl. Kap. 2). Interaktive Theorien gehen dabei von einer förderlichen Aktivationsausbreitung zwischen phonologisch ähnlichen Repräsentationen aus, die den Abruf der Zielwortform erleichtern kann.

In ▶ Abb. 3.4 werden die grundlegenden Vorstellungen zum Zugriff von semantischen auf phonologisch-lexikalische Repräsentationen beispielhaft dargestellt. Wie bereits in Zusammenhang mit ▶ Abb. 3.2 (vgl. Kap. 3.2) beschrieben, ist anzunehmen, dass die semantischen Merkmale eines Konzeptes und die entsprechenden Wissenskomponenten der Wortform im Lexikon durch mehrere Verbindungsstränge miteinander verbunden sind. In ▶ Abb. 3.4 ist dies durch multiple Verbindungslinien illustriert. Die Aktivierung der phonologischen Wortformen von semantisch verwandten Konzepten fällt insgesamt geringer aus als die für das Zielwort (dies wird durch weniger Verbindungslinien illustriert). Dies liegt darin begründet, dass die semantisch nahen Konzepte ja bereits im Bedeutungssystem weniger stark angeregt wurden.

Wie in der ▶ Abb. 3.4 schematisch dargestellt, umfasst der phonologisch-lexikalische Eintrag sowohl Wissen über das Lexem (d. h. über die Wortform) als auch lemmaspezifische Aspekte. Es wird diskutiert, inwieweit bei der Wortproduktion zunächst auf syntaktische Informationen des Lemas zugegriffen wird, bevor die lexemspezifischen metrisch-phonologischen Wissenseinheiten verfügbar werden. Das Lexemwissen beinhaltet u. a. Informationen über die Silben- und Morphemstruktur einer Wortform, die in ihr enthaltenen Phoneme sowie ihre serielle Anordnung. Wissen über die syntaktischen Eigenschaften des lexikalischen Eintrags lässt sich im Lemma verorten. Dazu zählt z. B. die Wortart, das Genus und die Zählbarkeit bei Nomina sowie die Verbargumentstruktur, d. h. die Anzahl obligatorischer Argumente bei Verben.

▶ Abb. 3.5 illustriert die Wissensstrukturen im POL, wobei hier lexem- und lemmaspezifische Informationen der Repräsentationen in ein und demselben Lexikon verankert sind, ein sequenzieller Informationszugriff jedoch nicht ausgeschlossen ist.

Auch beim Nachsprechen und lauten Lesen können semantische und phonologisch-lexikalische Repräsentationen involviert sein, wobei dies mitunter auch ohne Aktivierung lexikalischer und semantischer Verarbeitungsmechanismen möglich ist. Beim Nachsprechen kann beispielsweise eine gehörte Wortform ohne Aktivierung der entsprechenden Bedeutungsrepräsentation direkt-lexikalisch nachgesprochen werden. Dies erfolgt, indem ausgehend von der Aktivierung der Wortform im phonologischen Input-Lexikon direkt der phonologische Eintrag im phonologischen Output-Lexikon abgerufen wird. Weiterhin ist das Nachsprechen auch gänzlich ohne lexikalische Aktivierung über die nichtlexikalische Nachsprechroute möglich (die auditiv-phonologische Konversionsroute, APK). Vergleichsweise ist auch für das laute Lesen von Wörtern der Zugriff auf phonologisch-lexikalisches Wissen im POL nicht zwangsläufig erforderlich. Dies gilt insbesondere für Wörter, deren phonologische Realisierung eindeutig ist. Diese GPK-regelmäßigen Wörter können auch über die nichtlexikalische, segmentale Leseroute (die Graphem-Phonem-Korrespondenz-Route, GPK-Route) korrekt produziert werden. Im Gegensatz dazu ist jedoch für Wörter, deren phonologische Realisierung nicht eindeutig aus dem geschriebenen Wort ableitbar ist, ein Zugriff auf das im POL gespeicherte Wissen erforderlich (z. B. wird Linie nicht als /li:ni:/ sondern als /li:ni:ə/ ausgesprochen).

Wenn auch eine isolierte Verwendung einzelner Verarbeitungsrouten prinzipiell beobachtbar ist, wird für die gesunde Sprachverarbeitung von einem parallelen Zusammenspiel aller Mechanismen und Wissensrepräsentationen ausgegangen.

> **Merke**
>
> Beeinträchtigungen des lexikalischen und semantischen Wissens für die mündliche Wortproduktion werden im Wesentlichen in Verbindung gebracht mit:
> - einer fehlerhaften/unzureichenden Aktivierung des semantischen Wissens (Kap. 3.3)
> - einem gestörten Zugriff von semantischen Wissensrepräsentationen auf die damit verknüpfte phonologische Wortform
> - einem Defizit auf der lexikalisch-phonologischen Ebene, welches das Wissen um die phonologischen Eigenschaften des Wortes betrifft
> - einer Kombination dieser Möglichkeiten

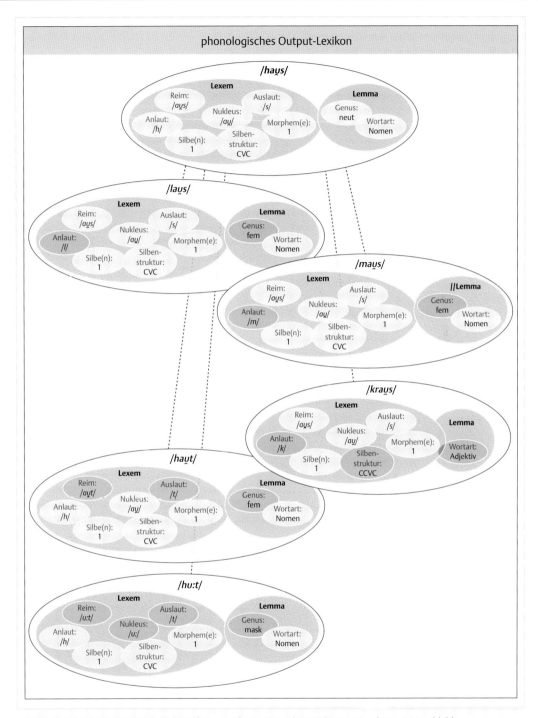

Abb. 3.5 Repräsentation des phonologischen Wortformwissens (Output) am Beispiel HAUS. Die Abbildung veranschaulicht schematisch phonologisch-lexikalische Repräsentation, die für jeden lexikalischen Eintrag segmentale, metrische (siehe Lexem) und auch grammatische Informationen enthalten (siehe Lemma). Dass ein aktivierter Eintrag mit seinen phonologischen Nachbarn verbunden ist (z. B. Laus) sowie bis zu einem gewissen Grad auch mit phonologisch fernen lexikalischen Repräsentationen (z. B. Hut), wird durch die Anzahl übereinstimmender bzw. differierender (blau unterlegt) phonologischer Wissenseinheiten verdeutlicht.

In der Literatur finden sich für lexikalisch und semantisch bedingte Störungen der mündlichen Wortproduktion verschiedenste Begrifflichkeiten, wie beispielsweise Wortproduktionsstörung, Wortabrufstörung, Benennstörung. Dabei werden mitunter auch Symptombezeichnungen für die Beschreibung der Spontansprache, wie z. B. die Wortfindungsstörung, als gleichbedeutend mit dem übergeordneten Begriff der Wortproduktionsstörung angesehen. Die einzelnen Begriffe finden sich zum Teil in synonymer Verwendung, werden mitunter aber auch voneinander abgegrenzt. So wird z. B. der Begriff der Wortfindungsstörung in manchen Publikationen nur auf eine Störung des Zugriffs SEM-POL bezogen. Da die jeweiligen Termini allerdings nicht konstant mit Bezug zu einer bestimmten Störungsursache Verwendung finden, ist es aus diagnostischer Sicht zielführender, die Beeinträchtigung in Hinblick auf kognitiv-sprachliche Funktionen zu beschreiben.

3.4.2 Diagnostisch relevante Beobachtungen

Beeinträchtigungen der mündlichen Wortproduktion zeigen sich in verschiedenster Weise in der Spontansprache sowie auch in diagnostischen Aufgaben, wie z. B. dem mündlichen Bildbenennen oder Wortflüssigkeitsaufgaben. Sie können durch unterschiedliche funktionale Störungslokalisationen begründet sein. Primäre diagnostische Ziele liegen in einer Abgrenzung *semantisch bedingter versus postsemantischer Wortproduktionsstörungen* sowie in einer differenzialdiagnostischen Betrachtung *lexikalisch versus postlexikalisch* verursachter Fehler.

Semantisches Wissen

Begründet sich die Beeinträchtigung in der mündlichen Wortproduktion in einem semantischen Defizit, so ist von unterspezifizierten semantischen Merkmalsrepräsentationen auszugehen, die vor allem das Wissen um distinktive Merkmale betreffen. Im Folgenden wird auf diagnostische Fragestellungen eingegangen, welche sich bei der Überprüfung semantischer Wissensinhalte mittels produktiver Aufgaben beantworten lassen. Differenzialdiagnostische Überlegungen, die sich anhand rezeptiver Aufgaben überprüfen lassen, sind in Kap. 3.3. beschrieben. Aufgrund der amodalen Struktur semantischer Wissensinhalte sind bei zentral-semantischen Störungen *modalitätenüber-greifende Auffälligkeiten*, d. h. Schwierigkeiten in allen Aufgaben, die semantisches Wissen involvieren, erwartbar (vgl. Kap. 3.3).

Semantisch bedingte Beeinträchtigungen in produktiven Aufgaben, wie z. B. dem mündlichen Bildbenennen, sollten relativ *konstant* auftreten, d. h. ein und dasselbe Item wird zu verschiedenen Zeitpunkten inkorrekt benannt. Die Art der semantischen Fehlleistung kann dabei jedoch variieren. Beeinträchtigungen im semantischen Merkmalswissen manifestieren sich auch in produktiven Aufgaben, in denen das Herstellen semantischer Bezüge erforderlich ist, wie z. B. beim Abruf von Synonymen, Antonymen oder Hyperonymen. *Distinktive Merkmale* sind bei zentral-semantischen Störungen oftmals stärker betroffen als gemeinsame Merkmale, weshalb z. B. Oberbegriffe besser produziert werden können als Unterbegriffe. Eine Störung im Wissen über distinktive Merkmale kann sich ggf. auf eine (oder einige wenige) semantische Kategorie/n beschränken. In diesem Fall können innerhalb von bestimmten Kategorien Vertreter nicht mehr zuverlässig voneinander abgegrenzt werden, weshalb es zu *kategoriespezifischen Benennstörungen* kommt. Außerdem ist es möglich, dass das Wissen über die Domänenzugehörigkeit beeinträchtigt ist. Der Wissensverlust beschränkt sich dann entweder auf belebte oder auf unbelebte Konzepte (*domänenspezfischer Effekt*). Semantische Defizite können sich in produktiven Aufgaben auch durch *Konkretheitseffekte* (abstrakte Wörter sind fehleranfälliger als konkrete Wörter), *Typikalitätseffekte* (typische Kategorievertreter können besser abgerufen werden als atypische) sowie Effekte des Erwerbsalters oder der Vertrautheit äußern (vgl. Kap. 3.3).

Beeinträchtigungen des Bedeutungswissens zeigen sich mitunter auch in semantischen Wortflüssigkeitsaufgaben, bei denen Wörter nach spezifischen semantischen Vorgaben spontan aufgezählt werden sollen (z. B. Vertreter der Kategorie Pflanzen). Eine *reduzierte semantische Wortflüssigkeit* muss jedoch nicht zwangsläufig mit einer zentral-semantischen Störung assoziiert sein, da die Abrufprozesse auch hohe Anforderungen an exekutive Funktionen stellen. Darüber hinaus involvieren sie auch den Zugriff SEM-POL sowie den Abruf der lexikalischen Wortform aus dem POL. Aufgrund der generell hohen Anforderungen an die mündliche Wortproduktion im Vergleich zum beispielsweise mündlichen Bildbenennen eignen sich Wortflüssigkeitsaufgaben insbesondere für die Erfassung restaphasischer Beeinträchtigungen.

Zugriff SEM-POL

Bei einem beeinträchtigten Zugriff SEM-POL ist die *Verbindung* zwischen der Bedeutungsrepräsentation und der entsprechenden phonologischen Wortform im POL nicht mehr stabil und vollständig verfügbar. Deshalb kann auf die Wortformrepräsentation nicht bzw. nicht mehr komplett zugegriffen werden oder sie ist nicht konstant abrufbar. Beeinträchtigungen des Zugriffs SEM-POL zeigen sich daher in Aufgaben wie z. B. dem mündlichen Bildbenennen, Benennen nach Definitionsvorgabe, Wortflüssigkeitsaufgaben und im freien Wortabruf. Defizite sind auch beobachtbar in Aufgaben, die ein sogenanntes internes Benennen erfordern. Dies ist der Fall, wenn beispielsweise phonologische Aspekte von Wörtern nach Bildvorgabe beurteilt werden sollen (z. B. Erkennen von sich reimenden Wörtern nach Bildvorgabe). Sofern die Verknüpfung nicht vollständig unterbrochen ist, besteht ggf. noch eine Verbindung zu Teilaspekten der phonologischen Wortform. In diesem Fall können z. B. beim mündlichen Bildbenennen noch Angaben über *partielle phonologische Informationen* des Lexems gemacht werden, wie z. B. über den Anlaut und die Silbenstruktur, oder lemmaspezifische Informationen abgerufen werden, wie z. B. das Genus bei Nomina. Die *Inkonstanz* im Zugriff auf den lexikalischen Eintrag resultiert daraus, dass die noch verfügbaren Verbindungsstränge zwischen der semantischen Repräsentation und dem phonologischen Wissen im POL möglicherweise instabil sind. Daher treten z. B. für ein und dasselbe Wort Leistungsschwankungen zu unterschiedlichen Testzeitpunkten auf. In Fällen, in denen der Zugriff nicht gelingt, können *phonologische Hinweise* (z. B. Anlauthilfe) durch Aktivierung der bis dahin nicht verfügbaren Teilinformationen den Abruf des vollständigen phonologisch-lexikalischen Eintrags erleichtern. Darüber hinaus können die Patienten das Zielwort oftmals *adäquat semantisch umschreiben*.

Bei isolierten Störungen der Verbindung SEM-POL ohne gleichzeitiges Vorliegen einer lexikalischen Repräsentationsstörung (d. h. eines Defizits im gespeicherten phonologischen Wissen innerhalb des Lexikons) kann der Zugriff auf phonologisch-lexikalisches Wissen über einen *anderen Zugangsweg* möglich sein. So könnte der lexikalische Eintrag über die direkt-lexikalische Leseroute GIL-POL oder über die Verbindung PIL-POL aktivierbar sein. Entsprechend wäre das laute Lesen des Wortes bzw. das korrekte Nachsprechen möglich. Allerdings sind Aufgaben wie das *Nachsprechen* und

laute Lesen für die Beurteilung des Zugriffs auf phonologisch-lexikalisches Wissen nur dann aussagekräftig, wenn eine Nutzung der nichtlexikalischen Verarbeitungsmechanismen für das Lösen der Aufgabe ausgeschlossen werden kann. Da auch durch die Verwendung der auditiv-phonologischen Konversionsroute (APK-Route) gute Nachsprechleistungen erreicht werden können, lässt sich mit dieser Aufgabe nicht eindeutig die Funktionsfähigkeit der lexikalischen Nachsprechroute (PIL-POL) einschätzen. Werden beim Nachsprechen spezifische Informationen des Lexikoneintrags gefordert, wie z. B. Nachsprechen mit zusätzlicher Nennung des Artikels, ist jedoch die Verwendung der lexikalischen Nachsprechrouten erforderlich. Ebenso können gute Leistungen im lauten Lesen oder beim Erkennen von Reimwörtern durch internes (d. h. stilles) Lesen mithilfe der Graphem-Phonem-Korrespondenzroute (GPK-Route) erzielt werden. Daher sind gute Leistungen in Leseaufgaben kein eindeutiger Indikator für einen Erhalt der lexikalischen Leserouten und folglich des phonologisch-lexikalischen Wissens, sofern nicht Wörter mit ambiger Graphem-Phonem-Korrespondenz verwendet werden. Eine korrekte Realisierung derartiger GPK-unregelmäßiger Wörter gelingt nur durch Zugriff auf phonologisch-lexikalisches Wissen im POL.

Phonologisches Output-Lexikon

Für ein Defizit im POL wird angenommen, dass das phonologische Wissen der lexikalischen Einträge nicht mehr bzw. nicht mehr vollständig gespeichert ist. Eine derartige *Repräsentationsstörung* im POL kann sich demzufolge in allen Aufgaben zeigen, die die Aktivierung der phonologischen Wortform im mentalen Lexikon erfordern, wie z. B. Bildbenennen, lautes Lesen, Nachsprechen, Wortflüssigkeitsaufgaben und im freien Wortabruf. Aufgrund des Verlustes lexikalischen Wissens treten Fehlleistungen über unterschiedliche Aufgaben und Testzeitpunkte relativ *konstant* auf. Beeinträchtigungen zeigen sich auch in Aufgaben, die die Aktivierung *phonologischer Teilaspekte* einer Wortform erfordern, wie z. B. zu einem vorgegebenen Wort mögliche Reimwörter zu nennen oder die Silbenzahl, den Anlaut oder den Auslaut zu bestimmen. Neben den einzelnen Elementen des *Lexems* kann auch das *lemmaspezifische Wissen* eines phonologisch-lexikalischen Eintrags, mitunter sogar selektiv, von der Störung betroffen sein. Der Verlust von Lemmainformationen lässt sich z. B. in Aufgaben beobachten, die den Abruf von Wissen über die Wortart oder den genusspezifischen Artikel bei Nomina erfordern. Beeinträchtigungen des phonologischen Wortformwissens können sich auch in *formal-lexikalischen Wortflüssigkeitsaufgaben* zeigen. In diesen sollen Wortformen nach Vorgabe formaler Kriterien (wie z. B. eines bestimmten Anlautes oder Reims) aufgezählt werden. Aufgaben zur Wortflüssigkeit stellen vor allem auch bei Patienten mit restaphasischen Defiziten einen sensitiven Indikator dar, um residuale Beeinträchtigungen der mündlichen Wortproduktion zu erfassen. Eine verminderte formal-lexikalische Wortflüssigkeit kann jedoch auch in Beeinträchtigungen der Exekutivfunktionen begründet liegen.

Bei vielen Patienten werden Defizite im phonologisch-lexikalischen Wissen lediglich in produktiven Aufgaben sichtbar. Allerdings können phonologische Auffälligkeiten in der Wortproduktion ebenso mit Beeinträchtigungen in der *rezeptiv-phonologischen Verarbeitung* einhergehen. In einigen theoretischen Annahmen wird dies auf einheitliche phonologische Wissensstrukturen zurückgeführt, die sowohl in der Rezeption als auch in der Produktion aktiviert werden. Unabhängig davon, ob von nur einem oder 2 getrennten phonologischen Lexika ausgegangen wird, sollte differenzialdiagnostisch abgeklärt werden, inwieweit produktive phonologische Defizite mit Beeinträchtigungen des rezeptiv phonologisch-lexikalischen Wissens assoziiert sind (Kap. 3.2).

Fehlerarten

Zu den häufigsten Fehlerarten, die in Aufgaben zur mündlichen Wortproduktion auftreten können, zählen semantische Paraphasien und Umschreibungen, Wortfindungsstörungen, Nullreaktionen sowie phonematische Paraphasien und Neologismen.

Semantisch bedingte Defizite in der Wortproduktion können sich u. a. in semantischen Paraphasien oder Neologismen zeigen, die durch die fehlerhafte Aktivierung semantischer Merkmale entstehen (vgl. Kap. 3.3). Allerdings weisen *semantische Paraphasien* nicht zwangsweise auf eine semantische Störung hin, sondern können auch bei erhaltener Semantik durch Störungen in der Aktivierung des passenden Wortformeintrags im POL entstehen [121]. Dies ist der Fall, wenn auf das Zielwort im POL nicht zugegriffen werden konnte und stattdessen die phonologisch-lexikalische Repräsentation eines semantisch verwandten Wortes

aktiviert wird (vgl. ▶ Abb. 3.4). Die Ursache für semantische Paraphasien kann somit in einer Beeinträchtigung des semantischen Wissens oder des Zugriffs SEM-POL liegen. Auch *semantische Umschreibungen*, insbesondere zutreffende, adäquate und semantisch nahe Beschreibungen, können ein Indikator für erhaltenes semantisches Wissen sein. Folglich sind semantisch nahe Umschreibungen möglicherweise ein Hinweis auf postsemantische Schwierigkeiten, z. B. im Zugriff auf die phonologische Wortform. Semantisch ferne Umschreibungen hingegen, die eher wenig distinkte Informationen beinhalten und folglich das intendierte Konzept nicht adäquat beschreiben, lassen sich als Hinweis auf eine semantische Störungsursache interpretieren.

Morphologische Paraphasien können bei Zugriffsstörungen auf das phonologische Output-Lexikon und auch bei lexikalischen Repräsentationsstörungen auftreten. Wenn der Zugriff auf einzelne Morpheme eines komplexen Wortes blockiert ist, kann es hier zum Abruf von nur einem Bestandteil des Wortes kommen. Beispielsweise wäre ein möglicher morphologischer Fehler für das Kompositum Fingerhut der Abruf von nur einem Morphem, z. B. Hut. Auch die Produktion eines mit dem Zielwort morphologisch überlappenden Wortes ist möglich, wie z. B. Sonnenhut statt Fingerhut. Auch bei derivierten und flektierten Wörtern kann es zu Auslassungen oder Ersetzungen bestimmter Morpheme im Wort kommen (z. B. Heiz oder heizen für das Zielwort Heizung, Auto anstatt Autos).

Mitunter können auch *Wortfindungsstörungen* im Sinne des klassischen „Es-liegt-mir-auf-der-Zunge"-Phänomens (Tip-of-the-tongue-Phänomen) beobachtet werden. In diesem Fall kann der Patient noch auf phonologische Teilaspekte der Wortform zugreifen und ggf. Informationen zur Silbenanzahl, den Anlaut oder Auslaut nennen, jedoch ist die vollständige Aktivierung des lexikalischen Eintrags nicht möglich. Derartige Auffälligkeiten können sowohl für eine Zugriffsstörung SEM-POL sprechen als auch für eine Störung der Repräsentation im POL. Die differenzialdiagnostische Abgrenzung ist oftmals schwierig, auch weil in beiden Fällen phonologische Hilfen wirksam sein können. Darüber hinaus ist nicht auszuschließen, dass eine unzureichende Aktivierung semantischer Merkmale im Bedeutungssystem zum Auftreten der Symptomatik beiträgt.

In Bezug auf die Realisierung der phonologischen Wortform lassen sich bisweilen *phonematische Paraphasien* beobachten. Diese können sowohl bei Störungen der lexikalischen Repräsentation im POL als auch bei Störungen postlexikalischer Enkodierungsprozesse oder des phonologischen Output-Buffers auftreten. Für eine Eingrenzung der Störungsursache kann die relative Auftretenshäufigkeit von sogenannten formalen Paraphasien bezogen auf alle phonologischen Fehler von Interesse sein. *Formale Paraphasien* sind Wortersetzungen, die keinen semantischen, jedoch einen phonologischen Bezug zur intendierten Wortform aufweisen und oftmals in Silbenanzahl und Wortart mit dem Zielwort übereinstimmen (z. B. Bein – Wein, Strumpf – Rumpf, Brust – Durst) (z. B. [77]). Treten formale Paraphasien deutlich häufiger auf als andere phonologische Fehlleistungen (z. B. phonologische Neologismen und Paraphasien, die kein Wort bilden), so könnte dies eher als ein lexikalisches Defizit und weniger als eine postlexikalische Enkodierungsstörung interpretiert werden. Hingegen deutet das gehäufte Auftreten von Neologismen, die durch Phonemvertauschungen (sogenannte Metathesen) und -auslassungen entstanden sind, eher auf einen defizitären phonologischen Arbeitsspeicher hin.

Sofern das intendierte Zielwort nicht mehr erkennbar ist bzw. zwischen Zielwort und der fehlerhaften Produktion weniger als 2 Drittel bzw. 50 % der Phoneme übereinstimmen, handelt es sich um *phonologische Neologismen* (in der Literatur finden sich unterschiedliche Kriterien zur Operationalisierung von phonologischen Fehlern, vgl. z. B. [353], [735]). Patienten, deren mündliche Produktion fast ausschließlich aus phonologischen Neologismen besteht, zeigen einen sogenannten *phonematischen Jargon*. Insbesondere bei diesen ausgeprägten produktiven phonologischen Symptomen ist ein assoziiertes Verarbeitungsdefizit in der rezeptiven Modalität sehr wahrscheinlich, welches durch spezifische Tests zur rezeptiven phonologischen Worterkennung überprüft werden sollte (vgl. Kap. 3.2). Diskutiert wird in diesem Zusammenhang auch, inwiefern Defizite in den sogenannten *Monitoring-Prozessen* bei der mündlichen Wortproduktion für die Entstehung von insbesondere phonematischen Neologismen mitverantwortlich sind. Der Frage, ob die Fähigkeit zur Überwachung der eigenen Produktion erhalten ist, kann nachgegangen werden, indem z. B. der Patient seine eigenen Äußerungen hören und beurteilen soll.

Einfluss von Materialeigenschaften

Spezifische Eigenschaften des in der Diagnostik verwendeten Materials können die semantische, lexikalische bzw. postlexikalische Verarbeitungsleistung bei der mündlichen Wortproduktion modulieren. Derartige *Parametereffekte* können einen zusätzlichen Hinweis auf die funktionale Störungslokalisation liefern.

Die Aktivierung semantischer Repräsentationen wird z. B. beeinflusst von Eigenschaften wie *Belebtheit, Konkretheits-* bzw. *Abstraktheitsgrad* sowie *Typikalität.* Daher lassen sich Leistungsunterschiede für z. B. belebte versus unbelebte Konzepte oder abstrakte versus konkrete Wörter als Hinweis auf eine Störung des semantischen Wissens interpretieren (vgl. Kap. 3.3). Derartige zentral-semantisch bedingte Störungen der mündlichen Wortproduktion können auch auf eine *semantische Kategorie* (oder einige wenige) begrenzt sein, sogenannte kategoriespezifische Störungen.

Fällt dem Patienten die Produktion von niedrigfrequenten Wörtern schwerer als von hochfrequenten, so lässt sich dieser *Frequenzeffekt* als Hinweis auf eine Störungsursache im phonologisch-lexikalischen Wissen interpretieren. Für Frequenzeffekte beim lauten Lesen bzw. Nachsprechen ist jedoch zu beachten, dass diese ggf. auch durch Verarbeitungsschwierigkeiten in der Rezeption (GIL bzw. PIL) entstehen können. Frequenzeffekte werden der lexikalischen Verarbeitung zugeschrieben, da sie sich auf die Auftretenshäufigkeit der modalitätsspezifischen Wortform, und nicht der Bedeutungsrepräsentation, beziehen. Dies geht darauf zurück, dass Wörter, die z. B. in der gesprochenen Sprache häufig auftreten, nicht immer gleichermaßen hochfrequent in der Schriftsprache sind und umgekehrt.

Ebenso werden *Wortarteneffekte*, d. h. Leistungsunterschiede für Wörter aus unterschiedlichen syntaktischen Kategorien, in den meisten Theorien als Indikator für eine lexikalische Störung gedeutet, welche ggf. spezifisch die wortsyntaktischen Aspekte des Lemmawissens betrifft (z. B. [123]). Dabei zeigt sich oft eine graduelle Abstufung in der Produktionsleistung für Nomen, Adjektive, Verben und Funktionswörter, wobei Letztere am störungsanfälligsten sind. In einigen Einzelfallstudien wurden jedoch auch andere Muster mit z. B. besseren Leistungen für Verben im Vergleich zu Nomina beschrieben (z. B. [495]). Auch können Wortarteneffekte modalitätsspezifisch auftreten,

d. h. nur ein bestimmtes Input- bzw. Output-Lexikon betreffen. Dies wird häufig als Beleg für die lexikonspezifische Repräsentation der Wortarteninformation gewertet [579]. Beeinträchtigungen im mündlichen Abruf von *Verben* können verstärkt auch zu Einschränkungen in der Produktion von Phrasen und Sätzen führen, da Tätigkeitswörter die Schnittstelle zwischen dem lexikalischen Wortabruf und dem Aufbau einer syntaktischen Struktur bilden. Verben nehmen also für die mündliche Satzkonstruktion eine zentrale Rolle ein (vgl. z. B. [85], [261]). Die lexikalischen Repräsentationen von Verben, genauer gesagt die Lemmata, enthalten schließlich auch Informationen über die sogenannte Verbargumentstruktur, d. h. die Anzahl und Art der obligatorischen Argumente. Das transitive Verb *essen* erfordert beispielsweise 2 Argumente, von denen mindestens eines belebt und ein Agens, d. h. ein Ausführer der Handlung, sein muss (z. B. Das Kind ....). Demgegenüber trägt das andere Argument die thematische Rolle Thema (z. B. Das Kind isst ein Eis). Intransitive Verben (z. B. schlafen) nehmen hingegen nur ein Argument, ditransitive Verben erfordern 3 Argumente verschiedenster Thetarollen (z. B. schenken: Agens, Ziel, Thema). Die Komplexität der Verbargumentstruktur (bzw. die Transitivität) kann, neben Faktoren wie z. B. Frequenz und Konkretheit, auch die Abrufbarkeit von Verben beeinflussen. Dabei zeigt sich für transitive im Vergleich zu intransitiven Verben oftmals eine graduelle Abnahme der Leistung (z. B. [179]). Jedoch wurde dieser Leistungsabfall nicht immer beobachtet, da transitive Verben auch einen Vorteil gegenüber intransitiven aufweisen können.

Sofern der Zugriff auf phonologisch-lexikalische Repräsentationen mittels lautem Lesen überprüft wird, können bei Defiziten im POL *GPK-Regelmäßigkeitseffekte* auftreten bzw. Regularisierungsfehler beobachtbar sein. GPK-regelmäßige Wörter enthaltenen nur Grapheme mit einer eindeutigen Graphem-Phonem-Korrespondenz. Die Grapheme haben in diesem Fall genau nur eine phonologische Realisierung. Bei Wörtern, die Grapheme mit irregulären bzw. mehrdeutigen phonologischen Realisierungen enthalten, kann es bei Defiziten im POL zu Lesefehlern kommen, weil eine für das jeweilige Wort falsche phonologische Umsetzung des Graphems produziert wird (z. B. wird das Graphem *ie* in dem Wort *Mumie* nicht, wie im Regelfall als /i:/ realisiert, sondern als /i:ə/). Derartige Regularisierungsfehler bei GPK-irregulären bzw. -ambigen Wörtern sowie herausragend schlechtere Leistungen beim lauten Lesen von irregulären im Vergleich zu regulären Wörtern können ein Hinweis auf Defizite im POL sein (möglicherweise liegt die Störungsursache im GIL, s. dazu Kap. 3.5).

Die postlexikalische Verarbeitungsleistung bei der mündlichen Wortproduktion wird vor allem beeinflusst durch die Länge eines Wortes bzw. Nichtwortes. *Längeneffekte* in der mündlichen Wortproduktion, d. h. schlechtere Leistungen bei längeren als bei kürzeren Wörtern, lassen sich als Hinweis auf eine Störung der postlexikalischen phonologischen Enkodierung bzw. des phonologischen Output-Buffers interpretieren. Die Itemlänge wird oftmals anhand der Silbenanzahl definiert (z. B. 4-silbige versus 1-silbige Wörter), jedoch kann sie auch über die Anzahl der enthaltenen Phoneme oder Morpheme bestimmt sein. Auch sogenannte *Positionseffekte* werden in beeinträchtigten Arbeitsspeicherprozessen verortet. Sie beschreiben das vermehrte Auftreten von Fehlern, wie z. B. phonologischen Ersetzungen oder Auslassungen an einer bestimmten Position im Wort (vor allem im Auslaut).

In der nachfolgenden ▶ Tab. 3.3 finden sich diagnostisch relevante Fragestellungen für die Untersuchung der semantisch-lexikalischen Verarbeitungsprozesse bei der mündlichen Wortproduktion. Die Tabelle enthält auch Informationen über im Handel erhältliche Verfahren zur Überprüfung der jeweiligen Fragestellungen (die genannten Verfahren werden im Anschluss detailliert erläutert). Darüber hinaus sind zusätzliche Hinweise aufgeführt, die sich je nach Aufbau des Diagnostikverfahrens und dem enthaltenen Material ggf. für die Eingrenzung des funktionalen Störungsortes bzw. für die Identifikation von erhalten kognitiv-sprachlichen Funktionen nutzen lassen. Die Zuordnung der Fragestellungen zu den einzelnen sprachlich-kognitiven Funktionen (SEM, SEM-POL, POL) ist nicht immer eindeutig, da oftmals mehrere Funktionen involviert sind. Die Einteilung orientiert sich vielmehr am relativen Grad der Beteiligung der jeweiligen Verarbeitungskomponente.

3.4.3 Verfahren zur Überprüfung

Die in ▶ Tab. 3.3 genannten Verfahren zur Überprüfung diagnostischer Hypothesen bei Beeinträchtigungen der semantisch-lexikalischen Verarbeitungskomponenten für die mündliche Wortproduktion werden im Folgenden näher beschrieben.

Tab. 3.3 Diagnostische Fragestellungen und Untersuchungsverfahren für die semantisch-lexikalischen kognitiv-sprachlichen Funktionen der mündlichen Wortproduktion

Diagnostische Fragestellung		Testverfahren	Relevanter Untertest	Zusätzliche Hinweise für das Ausmaß der Störung
SEM	Können semantische Repräsentationen bei der mündlichen Wortproduktion aktiviert werden oder liegt eine zentral-semantische Störung vor?	LEMO 2.0 [678]	Vergleich von z. B.: T 13 Mündliches Benennen T 11 Auditives Wort-Bild-Zuordnen T 12 Visuelles Wort-Bild-Zuordnen T 14 Schriftliches Benennen	modalitätenübergreifende Beeinträchtigung: • vergleichbare Störungsausprägung in mehreren Modalitäten • semantische Fehler in mehreren Modalitäten • ggf. kategoriespezifische semantische Störung • evtl. Typikalitäts-, Domänen- bzw. Konkretheitseffekt
		Wortproduktionsprüfung [75]	Vergleich von 3. Mündliches Benennen Nomina 8. Schriftliches Benennen Nomina	
		BIWOS [57]	insbesondere Aufgaben aus dem semantischen Bereich	
		Verfahren, die ausschließlich rezeptive Verarbeitung erfordern, s. Kap. 3.3.		
SEM, SEM-POL	Ist die semantische Wortflüssigkeit vermindert?	RWT [16]	semantisch-kategorielle Wortflüssigkeit	
SEM, SEM-POL, POL	Sind semantische Paraphasien die Folge einer semantischen oder einer postsemantischen Störung?	Wortproduktionsprüfung [75]	3. Mündliches Benennen Nomina 5. Nachsprechen Nomina* (ggf. 6. Lesen Nomina*)	semantische Ursache: • eher konstante Fehler bei den gleichen Items zu mehreren Testzeitpunkten und aufgabenübergreifend • Anlauthilfen weniger wirksam
		LEMO 2.0 [678]	z. B.: T 13 Mündliches Benennen T 6 Nachsprechen von Wörtern* (ggf. T 8 Lautes Lesen von GPK-regulären und irregulären Wörtern)	postsemantische Ursache: • fluktuierende Fehler • Anlauthilfen eher wirksam
		Beobachtung semantischer Fehler in anderen Aufgaben zur mündlichen Wortproduktion, wie z. B. Bildbeschreibung, Nacherzählung oder in der Spontansprache		
	Treten morphologische Paraphasien auf?	bisher im Handel nicht verfügbar		
SEM-POL	Ist der Zugriff von SEM auf POL erhalten?	Wortproduktionsprüfung [75]	3. Mündliches Benennen Nomina	Zugriffsstörung kann ggf. gekennzeichnet sein durch: • inkonstantes Auftreten von Fehlleistungen zu mehreren Testzeitpunkten • Verfügbarkeit phonologischer Teilinformationen des Zielwortes • positive Wirkung von phonologischen Hinweisreizen, wie z. B. Anlauthilfen • semantisch passende Umschreibungen
		LEMO 2.0 [678]	T 13 Mündliches Benennen V 18 Reime finden nach Bildvorgabe	
		BIWOS [57]	lexikalischer und semantischer Bereich	

85

Tab. 3.3 Fortsetzung

	Diagnostische Fragstellung	Testverfahren	Relevanter Untertest	Zusätzliche Hinweise für das Ausmaß der Störung
POL	**Sind die lexikalisch-phono-logischen Repräsentationen erhalten?**	Wortproduk-tionsprüfung [75]	3. Mündliches Benennen Nomina 5. Nachsprechen Nomina* 6. Lesen Nomina*	• tendenziell eher konstantes Auftreten von Fehlleistungen zu mehreren Testzeitpunkten • ggf. formale Paraphasien oder andere phonologische Fehler • ggf. Einfluss der Wortfrequenz
		LEMO 2.0 [678]	T 13 Benennen mündlich V18 Reime finden nach Bildvorgabe T 6 Nachsprechen von Wörtern* V4 Nachsprechen von Fremdwörtern* T 8 Lesen GPK-regulä-rer/-irregulärer Wörter V10 Lesen intern: Reime finden V9 Lesen intern: phonologisches Wort/Neologismus	
		Ther-A-Phon [160]	Screening zur Überprü-fung der phonetisch-phonologischen Enko-dierung	
		BIWOS [57]	insbesondere lexika-lischer Bereich	ggf. phonologische Parapha-sien
		RWT [16]	formal-lexikalische Wortflüssigkeit	Wortflüssigkeit möglicherwei-se nur geringfügig reduziert
	Kann auf lexikalische Repräsentationen im POL über eine andere Route zugegriffen werden? a) GIL-POL b) PIL-POL (zur differenzialdiagnostischen Abgrenzung POL versus SEM-POL)	LEMO 2.0 [678]	für a: T 8 Lesen GPK-regulä-rer/-irregulärer Wörter V10 Lesen intern: Reime finden für b: V6 Nachsprechen mit Artikel V7 Nachsprechen von Wortarten* T 6 Nachsprechen von Wörtern* V4 Nachsprechen von Fremdwörtern*	• ggf. Einfluss der Wortfrequenz • ggf. GPK-Regelmäßigkeitseffekt oder Regularisierungsfehler beim Lesen (Kap. 3.4)
		Wortproduk-tionsprüfung [75]	für a: 6. Lesen Nomina* für b: 5. Nachsprechen Nomina*	ggf. Einfluss der Wortfrequenz

Tab. 3.3 Fortsetzung

Diagnostische Fragstellung		Testverfahren	Relevanter Untertest	Zusätzliche Hinweise für das Ausmaß der Störung
POL	Sind die phonologisch-lexikalischen Repräsentationen der einzelnen Wortarten unterschiedlich von der Störung betroffen?	LEMO 2.0 [678]	V11 Lesen Wortarten* V7 Nachsprechen von Wortarten*	Wortarteneffekt
		action [32]	insbesondere Aufgaben 1, 2 und 3	• Defizite in der Produktion von Verben • ggf. Einfluss der Wortfrequenz • ggf. Einfluss der Transitivität
	Können Lemmaspezifische Informationen der phonologisch-lexikalischen Repräsentationen abgerufen werden?	LEMO 2.0 [678]	V6 Nachsprechen mit Artikel	
	Ist die formal-lexikalische Wortflüssigkeit vermindert?	RWT [16]	formal-lexikalische Wortflüssigkeit	
		BIWOS [57]	insbesondere lexikalischer Bereich	
	Sind phonematische Paraphasien eher lexikalisch oder postlexikalisch bedingt?	Wortproduktionsprüfung [75]	Tests zur mündlichen Wortproduktion	tendenziell eher lexikalisches Defizit: • formale Paraphasien • vermehrtes Auftreten von Phonemsubstitutionen im Vergleich zu anderen phonematischen Fehlern (z. B. Auslassung und Vertauschung) Störungsursache eher in der postlexikalischen phonologischen Enkodierung: • Längeneffekt • Positionseffekt • Phonemauslassungen und Vertauschungen
		LEMO 2.0 [678]	V5 Nachsprechen, rückwärts	
		Ther-A-Phon [160]	Screening zur Überprüfung der phonetisch-phonologischen Enkodierung (insbesondere qualitative Auswertung)	
		HWL [436]		
		Beobachtung phonologischer Fehler in anderen Aufgaben zur mündlichen Wortproduktion, wie z. B. Bildbeschreibung, Nachsprechen oder in der Spontansprache		
	Werden die eigenen phonologischen Fehler vom Patienten selbst rezeptiv-phonologisch wahrgenommen?	Verfahren, die die rezeptiv-phonologische Verarbeitung überprüfen, s. Kap. 3.2		
	Sind phonematische Paraphasien beim Nachsprechen in einer rezeptiv-phonologischen Störung der Worterkennung begründet?	Verfahren, die die rezeptiv-phonologische Verarbeitung überprüfen, s. Kap. 3.2		

*Differentialdiagnostisch sind Aufgaben zum Nachsprechen und zum lauten Lesen von GPK-regelmäßigen Wörtern lediglich dann aussagekräftig, wenn die nichtlexikalischen Verarbeitungswege (APK-Route, GPK-Route) so stark beeinträchtigt sind, dass eine Verarbeitung über die jeweilige lexikalische Route erforderlich wird.

BIWOS

Das *Bielefelder Wortfindungsscreening für leichte Aphasien (BIWOS)* von Benassi et al. [57] zielt auf die Diagnostik von Wortabrufstörungen ab, insbesondere um z. B. bei leichten bzw. Restaphasien bereits minimale Beeinträchtigungen der mündlichen Wortproduktion zu erfassen. Das Verfahren legt dabei den Fokus auf die Unterscheidung zwischen lexikalisch und semantisch bedingten Defiziten in der mündlichen Wortproduktion. Das BIWOS enthält insgesamt 98 Items in 10 Untertests, die in festgelegter Reihenfolge durchgeführt werden. Jeweils 5 Untertests zielen auf die Aktivierung semantischen Wissens bzw. auf phonologisch-lexikalische Repräsentationen ab. Wesentlich für das Lösen der Untertests im *semantischen Bereich* ist die Fähigkeit Bedeutungsrelationen herstellen bzw. beurteilen zu können (UT Antonyme, UT Synonyme und UT Hyperonyme), distinktive Merkmale von Vertretern bestimmter semantischer Kategorien aufzuzählen (UT Merkmalsanalyse) sowie zu spezifischen semantischen Vorgaben spontan so viele Wörter wie möglich zu nennen (UT semantische Wortflüssigkeit). Gegensätzlich dazu zielen die Aufgaben im *lexikalischen Bereich* eher auf eine Überprüfung des phonologischen Wissens ab, z. B. indem auf verschiedene Teilaspekte phonologisch-lexikalischer Informationen zugegriffen werden muss (UT freies Reimen, UT kategoriespezifisches Reimen, UT Wortkomposition, UT Benennen nach Definitionsvorgabe) oder indem lexikalische Einträge mit einem spezifischen Anlaut in einem begrenzten Zeitrahmen abgerufen werden müssen (UT lexikalische Wortflüssigkeit). Die Auswertung kann getrennt für beide Bereiche erfolgen und folglich Hinweise für die Eingrenzung des funktionalen Störungsorts liefern (SEM, POL, oder SEM-POL). Das Vorliegen einer Wortproduktionsstörung kann auf der Grundlage von Kontrolldaten sprachgesunder Personen bestimmt werden. Darüber hinaus lässt sich das Ausmaß der Beeinträchtigung mittels Vergleich zu einer Normstichprobe aphasischer Patienten ermitteln.

Wortproduktionsprüfung und Ther-A-Phon

Die *Wortproduktionsprüfung* von Blanken et al. [75] ist eine strukturierte Materialsammlung, die aus insgesamt 8 Aufgaben besteht. Sie hat zum Ziel neben der mündlichen Wortproduktion beim Benennen von Bildern, Nachsprechen und lauten Lesen auch entsprechende Leistungen in der schriftlichen Modalität zu erfassen, wie z. B. beim Schreiben nach Diktat und dem schriftlichen Benennen. Die Wortproduktionsprüfung eignet sich gut für die Untersuchung modalitätsspezifischer bzw. -übergreifender Störungen, da in den verschiedenen Aufgaben die Bearbeitung der jeweils gleichen Items (jeweils 60 Nomina und Nichtwörter) erforderlich ist. Die Wörter sind hinsichtlich der Silbenanzahl und ihrer phonologischen Komplexität mit den Nichtwörtern parallelisiert, d. h. es gibt genauso viele (jeweils 20) ein-, zwei-, drei- und viersilbige Wörter wie Nichtwörter. Darüber hinaus sind die Wörter bezüglich ihrer Auftretenshäufigkeit kontrolliert. Aufgrund dieser Itemstruktur können ggf. unterschiedliche Effekte beobachtet werden. Ein Frequenzeffekt spricht für lexikalische Defizite, wohingegen ein Einfluss von phonologischer Komplexität und der Länge der Items als Hinweis für postlexikalische Störungen gedeutet werden kann (z. B. im phonologischen Output-Buffer). Defizite in der mündlichen Wortproduktion, die vorrangig auf eine gestörte Aktivierung semantischer Wissensinhalte zurückführbar sind, können mithilfe vergleichbarer Leistungen beim mündlichen und schriftlichen Bildbenennen für die gleichen Konzepte erfasst werden. Für die Eingrenzung der Störungsschwerpunkte SEM-POL bzw. POL, d. h. in Bezug auf den Zugriff auf bzw. die Verfügbarkeit von phonologisch-lexikalischen Einträgen, eignen sich die Aufgaben, in denen dieselben hoch- bzw. niedrigfrequenten Nomina nachgesprochen (Aufgabe 5), laut vorgelesen (Aufgabe 6) und nach Bildvorgabe mündlich benannt (Aufgabe 3) werden sollen.

Die 60 Nomina der Wortproduktionsprüfung bilden auch das Testmaterial im diagnostischen Screening des Therapieprogramms *Ther-A-Phon* von Corsten und Mende [160]. Auch hier besteht die Aufgabe im mündlichen Benennen nach Bildvorgabe, jedoch kann eine zusätzliche qualitative Auswertung der auftretenden Symptome vorgenommen werden. Diese zielt vor allem ab auf eine differenzialdiagnostische Abgrenzung von lexikalischen versus postlexikalischen phonologischen Enkodierungsstörungen sowie von phonetischen Störungen aufgrund einer Sprechapraxie.

RWT

Mit dem *Regensburger Wortflüssigkeitstest* von Aschenbrenner et al. [16] kann anhand von 14 einzelnen Untertests, die auch selektiv einsetzbar sind, die verbale Wortflüssigkeit erfasst werden. Die Patienten werden gebeten, innerhalb einer vorgegeben Zeit (je nach Durchführung 1 oder 2 Minuten) so viele Wörter wie möglich zu nennen, die mit einem bestimmten Buchstaben beginnen (*formal-lexikalische Wortflüssigkeit*) oder einer bestimmten semantischen Kategorie entsprechen (*semantisch-kategorielle Wortflüssigkeit*). Darüber hinaus ist es in weiteren Untertests erforderlich, Wörter anhand alternierender Kriterien mündlich zu produzieren, d. h. entweder mit Wechsel des Anfangsbuchstabens (z. B. Wörter mit dem Anfangsbuchstaben G versus R; formallexikalischer Kategoriewechsel) oder indem die vorgegebene semantische Kategorie variiert (z. B. wechselnde Nennung einer Sportart versus einer Frucht; semantischer Kategoriewechsel). Die vom Patienten produzierten Aufzählungen können je Untertest einzeln ausgewertet werden und auf der Grundlage der Normierungsstichprobe, getrennt nach Altersgruppen und Bildungsgrad, in durchschnittliche, unter- oder überdurchschnittliche Leistungen eingeordnet werden. Obwohl die Aufgaben zur lexikalischen Suche im RWT nicht primär für die Untersuchung semantischer und/oder phonologischer Wissensrepräsentationen entwickelt wurden, können mit den Wortflüssigkeitsaufgaben Hinweise über die Funktionsfähigkeit der kognitiven Komponenten SEM und POL gesammelt werden, sofern keine weiteren gravierenden kognitiven Defizite vorliegen, wie z. B. Störungen der Vigilanz und des Kurzzeitgedächtnisses.

LEMO 2.0

Aus dem kognitiv-orientierten Untersuchungsverfahren LEMO 2.0 [678] können für die Überprüfung der mündlichen Wortproduktion verschiedene Aufgaben eingesetzt werden (für eine nähere Beschreibung der grundlegenden Prinzipien des Verfahrens vgl. Kap. 3.2). Liegt der Produktionsstörung eine Beeinträchtigung des semantischen Wissens zugrunde, so sollte sich diese zentral-semantische Störung, wie in Kap. 3.3 dargestellt, modalitätenübergreifend auswirken. Daher sind konstante Fehlleistungen in Tests, die das semantische Wissen für die gleichen Items sowohl in der rezeptiven als auch in der produktiven phonologischen bzw. graphematischen Modalität überprüfen, erwartbar. Entsprechend können die Leistungen im Test T 13 Mündliches Benennen z. B. mit den Tests

zum Wort-Bild-Zuordnen (T 11 Auditives Wort-Bild-Zuordnen, T 12 Visuelles Wort-Bild-Zuordnen) oder dem Test T 14 Schriftliches Benennen verglichen werden. Auch die Tests zum Synonymie Entscheiden (V 13 Synonymie Entscheiden, auditiv; V 15 Synonymie Entscheiden mit semantischem Ablenker, auditiv; V 14 Synonymie Entscheiden, visuell; V 16 Synonymie Entscheiden mit semantischem Ablenker, visuell) können Hinweise auf eine semantische Störung liefern. Eine nähere Beschreibung der Tests, die ausschließlich rezeptive Leistungen erfordern und ggf. für einen Modalitätenvergleich hinzugezogen werden können, findet sich in Kap. 3.2 bzw. Kap. 3.3. Aufgaben, die eine schriftliche Reaktion erfordern, werden in Kap. 3.6 erläutert.

Der LEMO 2.0 Test *T 13 Mündliches Bildbenennen* umfasst 20 konkrete Nomina, die in hoch- versus niedrigfrequente Wörter unterteilt sind, sodass eventuelle Frequenzeffekte im mündlichen Benennen erfasst werden können. Auch im vertiefenden LEMO 2.0 Test *V 18 Reime finden nach Bildvorgabe* ist eine Benennleistung erforderlich, allerdings erfolgt diese nur intern, d. h. ohne verbal-expressive Äußerung. Dazu werden dem Patienten für insgesamt 20 einsilbige Testitems jeweils 3 Abbildungen (z. B. Wurm, Turm, Wurst) vorgelegt und es soll auf die beiden Bilder gezeigt werden, deren Benennungen sich reimen. Das Lösen der Aufgabe erfordert für alle 3 Abbildungen, neben der Aktivierung der semantischen Repräsentation, den Zugriff auf den entsprechenden phonologisch-lexikalischen Eintrag und insbesondere den Abgleich der Reiminformation der Lexeme. Da als Reaktion keine verbal-expressive Äußerung erforderlich ist, sondern lediglich das Zeigen auf die sich reimenden Bilder, eignet sich die Aufgabe gut für die Beurteilung des POL bei Patienten mit schweren postlexikalischen Enkodierungsstörungen (z. B. Sprechapraxie oder Dysarthrie). Für jedes durch Abbildungen dargestellte Reimpaar (z. B. Wal – Schal) stellt das 3. Bild einen phonologischen Ablenker dar, der zwar mit einem der Reimwörter phonologische Merkmale am Wortanfang teilt, d. h. den gleichen Anfangslaut und Nukleus hat, jedoch einen anderen Auslaut aufweist (z. B. Schaf). Defizite beim Lösen der Aufgabe können auf eine Zugriffsstörung bzw. auf den Verlust phonologischer Teilaspekte der Wissensrepräsentation im POL hinweisen. Insbesondere die häufige Wahl des phonologischen Ablenkers spricht für ein Defizit im POL. Beachtet werden sollte, dass diese Aufgabe relativ hohe Anforderungen an das Arbeitsgedächtnis stellt.

Verschiedene LEMO 2.0 Tests stehen für eine Überprüfung der Nachsprechleistungen zur Verfügung (s. jedoch ▶ Tab. 3.3 für mögliche Bedenken bezüglich der Aussagekraft von Nachsprechaufgaben bei der Beurteilung phonologisch-lexikalischer Verarbeitungsmechanismen). Die Aufgabe *T6 Nachsprechen von Wörtern* umfasst die 40 einsilbigen Nomina der LEMO 2.0 Kernbatterie, von denen je 20 konkret bzw. abstrakt sowie hoch- bzw. niedrigfrequent sind. Da alle Wörter dem regulären Betonungsmuster des Deutschen entsprechen, können sie auch ohne Aktivierung phonologisch-lexikalischen Wissens (PIL-POL) nachgesprochen werden. Daher zielt der Test vor allem auf die Erfassung von Frequenz- bzw. Konkretheitseffekten beim Nachsprechen ab. Der vertiefende LEMO 2.0 Test *V4 Nachsprechen Fremdwörter* beinhaltet 20 zweisilbige Lehnwörter, von denen 10 überwiegend dem regulären Akzentmuster des Deutschen folgen (d. h. die Betonung liegt auf der zweiten Silbe, z. B. Kri-'tik) und 10 andere von diesem Betonungsmuster abweichen (d. h. die erste Silbe wird betont, wie in 'Kli-nik). Es wird davon ausgegangen, dass Informationen über das Betonungsmuster als Teil der lexikalischen Repräsentation im POL gespeichert sind, jedoch ist nicht auszuschließen, dass eine korrekte Nachsprechleistung auch lediglich durch nichtlexikalische Verarbeitung möglich ist.

Mit dem vertiefenden LEMO 2.0 Test *V6 Nachsprechen mit Artikel* kann die Verfügbarkeit der Lemmainformation phonologisch-lexikalischer Einträge überprüft werden. Dazu werden 60 ein- und zweisilbige Nomina zum Nachsprechen vorgegeben, wobei diese mit dem entsprechenden definiten Artikel nachgesprochen werden. Je 20 der Wörter haben das Genus maskulin, feminin bzw. neutrum. Der vertiefende Test *V7 Nachsprechen von Wortarten* ermöglicht eine Erfassung von Wortarteffekten beim Nachsprechen und umfasst die Wörter der sogenannten Wortartenbatterie, welche je 30 einsilbige, phonologisch vergleichbare Nomina, Adjektive und Funktionswörter beinhaltet. Die Items der Wortartenbatterie finden auch im vertiefenden LEMO 2.0 Test *V11 Lesen von Wortarten* Anwendung, welcher auf die Identifikation von Wortarteneffekten beim lauten Lesen abzielt. Vergleichbare Beeinträchtigungen beim Nachsprechen und Lesen sprechen dafür, dass der Wortarteneffekt aus einer Störung des POL (und

nicht eines anderen Lexikons) resultiert. Auch der Test *T8 Lautes Lesen von GPK-regelmäßigen und -unregelmäßigen Wörtern* überprüft die Aktivierung lexikalischen Wissens im POL mittels lautem Lesen. Die Aufgabe umfasst insgesamt 60 Nomina, die sich hinsichtlich der Regelmäßigkeit des Wortakzents bzw. der Graphem-Phonem-Korrespondenz unterscheiden. Zehn Items folgen dem regelmäßigen Wortakzent des Deutschen mit Betonung auf der ersten Silbe (z. B. 'Fa-bel), während 10 weitere Wörter vom regulären Wortakzent abweichen (d. h. die zweite Silbe ist betont, wie in Fa-'san). Darüber hinaus enthält der Test 20 Nomina (10 Einsilber, 10 Zweisilber), für welche die Realisierung der Vokallänge aus dem POL abgerufen werden muss, da sie für einzelne Lexeme entweder kurz (n = 10) oder lang (n = 10) sein kann (z. B. wird das Graphem O im Wort Ostern als Langvokal realisiert, während es in dem Wort Osten als Kurzvokal auftritt). Schließlich finden sich 20 Nomina, für welche die Realisierung des Graphems ie unterschiedlich ausfällt (n = 10 als Langvokal /i:/ wie in Magie, n = 10 als /iːə/ wie in Aktie). Insgesamt umfasst der Test somit 50 Akzent-unregelmäßige bzw. GPK-ambige Wörter, die nur durch Zugriff auf den entsprechenden lexikalischen Eintrag im POL korrekt vorgelesen werden können. Bei Verwendung der nichtlexikalischen Leseroute bzw. bei Defiziten im POL werden Regularisierungsfehler erwartet.

Beeinträchtigungen des phonologisch-lexikalischen Wissens können auch zu Fehlleistungen im vertiefenden LEMO 2.0 Test *V10 Lesen intern: Reime finden* führen. Bei dieser Aufgabe werden dem Patienten 4 geschriebene Wörter zum leisen (internen) Lesen vorgegeben und es sollen die beiden sich reimenden Wörter identifiziert werden. Der Test umfasst 45 einsilbige Nomina-Reimpaare, wobei 30 eine reguläre Graphem-Phonem-Korrespondenz hinsichtlich der Realisierung der Vokallänge aufweisen und für 15 Reimpaare jeweils ein Wort GPK-unregelmäßig ist (z. B. Boom). Für die korrekte Identifikation des Reimwortes ist vor allem für die Wörter mit unregelmäßiger phonologischer Realisierung des enthaltenen Vokals die Aktivierung des expressiv-phonologischen lexikalischen Eintrags erforderlich (auch wenn das Wort nicht laut vorgelesen wird). Den Zugriff auf phonologisch-lexikalisches Wissen überprüft auch der vertiefende LEMO 2.0 Test *V9 Lesen intern: phonologisches Wort/Neologismus,* welcher in Kap. 3.2 näher erläutert ist, da er vornehmlich den Zugriff auf rezeptiv-phonologische Lexikoneinträge an-spricht. Da die Aufgaben V10 und V9 ohne verbal-expressive Äußerungen durchgeführt werden, sind sie auch für die Beurteilung des POL bei Patienten mit Sprechapraxie oder Dysarthrie geeignet.

Der vertiefende LEMO 2.0 Test *V5 Nachsprechen rückwärts* zielt auf die Überprüfung der phonolo-gischen Arbeitsspeicher und somit auf Komponen-ten der nichtlexikalischen Verarbeitung ab. Dieser Test ist in ▶ Tab. 3.3 aufgeführt, da eine Beurtei-lung des phonologischen Output-Buffers für die Differenzierung von lexikalisch versus postlexika-lisch bedingten phonologischen Fehlern relevant sein kann. Es werden je 20 einsilbige Wörter und Neologismen vorgegeben, die vom Patienten mit umgekehrter Phonemabfolge nachgesprochen werden. Jeweils die Hälfte der Wörter und Neo-logismen resultiert bei umgekehrter Anordnung der Laute in einem Wort, wohingegen die restli-chen Items entweder ein Neologismus bleiben oder zu diesem werden. Vor allem Schwierigkeiten mit denjenigen Items, die zu einem Neologismus werden, können als Hinweis auf ein Defizit im POB interpretiert werden. Weitere Tests zur Überprü-fung der nichtlexikalischen phonologischen Ver-arbeitung in LEMO 2.0 sind die Tests *T5 Nachspre-chen von Neologismen, T7 Lesen von Neologismen* sowie *T9 Schreiben von Neologismen*.

Für alle LEMO 2.0 Tests, die eine verbal-expres-sive Reaktion vom Patienten erfordern, ist neben der Ermittlung des Leistungsbereiches (unbeein-trächtigt, partiell oder schwer beeinträchtigt) eine detaillierte qualitative Fehleranalyse möglich. Da-zu werden die Fehlreaktionen in z. B. phonologi-sche, morphologische, semantische bzw. neologis-tische Fehler klassifiziert. Die qualitative Fehler-analyse kann, wie auch die Ermittlung von Para-metereffekten, zur Eingrenzung des funktionalen Störungsortes beitragen (für eine detaillierte Be-schreibung der Fehler- und Parameteranalyse sei auf das LEMO 2.0 Handbuch verwiesen).

action

Das Therapieprogramm *action* von Bastiaanse et al. [32] umfasst einen diagnostischen Teil, mit dem insbesondere für *Verben* die Aktivierung der Be-deutungsrepräsentation sowie der Zugriff auf den entsprechenden phonologisch-expressiven lexi-kalischen Eintrag überprüft werden kann. Für ein diagnostisches Screening lässt sich anhand von 4 Aufgaben der Abruf von Verben im Infinitiv und in finiter Form erfassen: (1) mündliches Benennen von 10 Tätigkeiten im Infinitiv, (2) Einsetzen von Verben im Infinitiv in 10 Sätzen, (3) Einsetzen von flektierten Verben in 10 Sätzen, (4) Satzkonstruk-tion zu Situationsbildern. Eine weitere Aufgabe er-fordert den Abruf von 30 konkreten Nomina (Auf-gabe 5: Benennen von Objekten). Sowohl die Ver-ben als auch die Nomen sind in hoch- und niedrig-frequent unterteilt. Für die mündliche Produktion von Verben kann darüber hinaus überprüft wer-den, inwieweit ggf. die Anzahl obligatorischer Ar-gumente die Leistung des Patienten beeinflusst (die Hälfte der Verben ist transitiv, erfordert also 2 Argumente, die andere Hälfte ist intransitiv und erfordert nur 1 Argument). Bisher liegen keine Normwerte für das Deutsche vor, weshalb die Leis-tung eines Patienten nicht ins Verhältnis zu einer Kontrollgruppe gesetzt werden kann. Allerdings lässt sich das Ausmaß einer Verbabrufstörung be-urteilen sowie eine qualitative Fehleranalyse durchführen.

HWL

Mit Hilfe der *Hierarchischen Wortlisten* (HWL) von Liepold et al. [436] können vor allem postlexika-lische phonologische Defizite in der mündlichen Wortproduktion eingeschätzt werden. Die HWL kann dabei die Abgrenzung von aphasisch beding-ten Beeinträchtigungen der phonologischen Enko-dierung versus dysarthrischen bzw. sprechaprakti-schen Störungen der Lautbildung und des Rede-flusses unterstützen. Das Screeningverfahren stellt einen Nachsprechtest dar und enthält insgesamt 106 Items (je 48 Wörter und Nichtwörter). Die hierarchische Struktur des Verfahrens äußert sich u. a. in der zunehmenden Silbenanzahl der Items (1–4 Silben) und in der steigenden Komplexität der Silbenstruktur (Anzahl der Konsonanten (C) eines Clusters innerhalb einer Silbe; z. B. CV, CCV, CCCV). Zentral für die HWL ist die qualitative Be-wertung der vom Patienten erbrachten Nach-sprechleistung, wobei das Hauptaugenmerk auf den für Sprechapraxien typischen Symptomen liegt (wie z. B. skandierende Sprechweise, Einfluss von Länge, Silbenkomplexität und Lexikalität der Items). Ein weiteres Ziel besteht in der differenzial-diagnostischen Abgrenzung von phonetischen und phonologisch-lexikalischen Defiziten. Ebenso kön-nen mit der HWL konstante versus inkonstante Fehlermuster in der phonetischen Realisierung von Lauten und Lautverbindungen aufgedeckt werden, wobei insbesondere fluktuierende Leis-tungen einen Indikator für das Vorliegen einer Sprechapraxie darstellen.

Verfahren der Spontansprach-analyse

Mithilfe von Verfahren, die die *Spontansprache* betrachten, können Symptome lexikalischer und semantischer Defizite in der mündlichen Wortproduktion systematisch erfasst werden. Somit lassen sich verbale Äußerungen von Patienten mit Aphasie über die isolierte Produktion von Wörtern, Sätzen bzw. Phrasen hinaus analysieren (z. B. *Spontansprachanalyse im AAT*, [353]; *Aachener Sprachanalyse, ASPA*, [355]; *Analyse der Spontansprache im Restaphasie-Screening*, [368]; *Protokoll zur Erfassung der Wortfindung aphasischer Personen im Gespräch mit ihren Angehörigen*, [315]; s. auch Kap. 3.7). Grundlage für die Analyse spontaner Äußerungen ist zumeist eine semistandardisierte Befragung, in der z. B. Themen wie Krankheitsgeschichte, Hobbys und die familiäre Situation vom Therapeuten angesprochen werden. Es empfiehlt sich, das Interview während des Gesprächs aufzuzeichnen und später zu transkribieren. Mit dem Programm *ASPA* kann die Verschriftlichung des Gesprächs auch automatisch erfolgen, indem die Tonaufnahme in das Programm eingegeben wird [361], [291]. Auf der Grundlage der transkribierten Äußerungen lassen sich verschiedene *Symptome* sowie deren Auftretenshäufigkeit ermitteln, wie z. B. phonologische Paraphasien, semantische Umschreibungen und Hinweise auf lexikalisch bzw. semantisch bedingte Wortfindungsstörungen (z. B. lange Pausen oder phonematisches Suchverhalten). Ebenfalls können erste Hypothesen über Sprachverständnisstörungen abgeleitet werden (z. B. anhand von sprachlich inadäquaten Antworten). Derartige, aus der sprachlichen Interaktion mit dem Patienten hervorgehende Beobachtungen, liefern erste wertvolle Hinweise für das anschließende hypothesengeleitete diagnostische Vorgehen (Kap. 3.1.1 und Kap. 3.1.2). Darüber hinaus können für die spontanen Äußerungen des Patienten auch bestimmte *sprachstrukturelle Parameter* beurteilt werden, die bei lexikalischen und semantischen Beeinträchtigungen relevant sein können.

Info

Verfahren zur Untersuchung von Störungen der mündlichen Wortproduktion
- BIWOS [57]
- HWL [436]
- LEMO 2.0 [678]
  - T 6 Nachsprechen von Wörtern
  - T 8 Lesen GPK-regelmäßige und -unregelmäßige Wörter
  - T 11 Auditives Wort-Bild-Zuordnen
  - T 12 Visuelles Wort-Bild-Zuordnen
  - T 13 Mündliches Benennen
  - V5 Nachsprechen rückwärts
  - V6 Nachsprechen mit Artikel
  - V7 Nachsprechen von Wortarten
  - V10 Lesen intern: Reime finden
  - V11 Lesen Wortarten
  - V13 Synonymie Entscheiden, auditiv
  - V14 Synonymie Entscheiden, visuell
  - V15 Synonymie Entscheiden mit semantischem Ablenker, auditiv
  - V16 Synonymie Entscheiden mit semantischem Ablenker, visuell
  - V18 Reime finden nach Bildvorgabe
- RWT [16]

- Ther-A-Phon [160]: Screening zur Überprüfung der phonetisch-phonologischen Enkodierung
- Wortproduktionsprüfung [75]
  - 3. Mündliches Benennen Nomina
  - 5. Nachsprechen Nomina
  - 6. Lesen Nomina
- Verfahren zur Spontansprachanalyse (Restaphasie-Screening [368], ASPA [355], AAT [353])
- weitere Verfahren, die die rezeptiv-phonologische Verarbeitung überprüfen (Kap. 3.2)

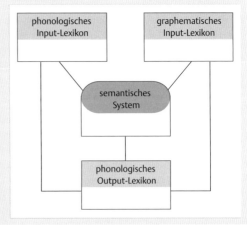

Dazu zählen z. B. die Anzahl verwendeter Wörter und unterschiedlicher Wortarten, die Wortvariabilität und auch syntaktische Eigenschaften, wie z. B. die Anzahl von geäußerten Phrasen sowie die mittlere Äußerungslänge, d. h. wie viele Wörter in einer Phrase enthalten sind. Mit der Erfassung dieser strukturellen Parameter in der Spontansprache können auch Veränderungen im sprachlichen Verhalten eines Patienten erfasst werden. Solche Transfereffekte lassen sich ermitteln, sofern das semistandardisierte Interview sowohl vor als auch nach der sprachtherapeutischen Intervention durchgeführt wurde (Kap. 4.1.3).

Neben den oben erläuterten Verfahren können sicherlich verschiedenste Bildsammlungen zur Beurteilung der semantisch-lexikalischen Wortproduktionsleistung in vielfältiger Form praxistauglich sein. So können z. B. die in Kap. 3.3 genannten Materialien zur Erfassung domänen- oder kategoriespezifischer semantischer Störungen auch in Bildbenennaufgaben eingesetzt werden. Für die Bilder der Sammlung von Snodgrass und Vandervart [668] (http://wiki.cnbc.cmu.edu/Objects) liegen für das Deutsche auch Normwerte für das mündliche Benennen vor [266]. Für den angloamerikanischen Raum existiert darüber hinaus noch der *Boston Naming Test* (*BNT*) von Kaplan et al. [384].

Zusätzlich liegt für das Englische die *Object and Action Naming Battery* von Druks und Masterson vor [208], die entwickelt wurde, um Dissoziationen zwischen der Abrufbarkeit von Nomen und Verben zu untersuchen. Für deutschsprachige Patienten mit Aphasie liegt bisher kein normiertes Verfahren vor, das gleichsam sowohl Objekte als auch Tätigkeiten, z. B. zum mündlichen Bildbenennen, umfasst. Die Verfügbarkeit von Verben in der mündlichen Wortproduktion kann jedoch z. B. mit dem Programm action (S. 91) von Bastiaanse et al. [32] beurteilt werden. Wie in Kap. 3.2 und Kap. 3.3 bereits dargestellt, könnten auch Materialien, die nicht spezifisch für die Diagnostik entwickelt wurden, in diverser Form zusammengestellt werden, um die Benennleistung für nichtnominale Konzepte zu erfassen (z. B. die Varianten Adjektive, Gefühle bzw. Präpositionen der Foto-Didac-Reihe von Schubi [237], Fotoboxen-Verben von Prolog [217], s. Kap. 4.4 für weitere Materialvorschläge). Auch Untersuchungsverfahren für Sprachentwicklungsstörungen umfassen zum Teil Subtests mit Verb- oder Adjektivabbildungen (z. B. patholinguistische Diagnostik bei Sprachentwicklungsstörungen, PDSS [385], Wortschatz- und Wortfindungstest für 6-bis 10-Jährige, WWT 6–10 [273]).

Für die Überprüfung der mündlichen Produktion morphologisch komplexer Wörter kann z. B. die Benennleistung für Nomina-Komposita, Pluralformen bei Nomina oder Steigerungsformen bei Adjektiven diagnostisch relevant sein. Bisher liegen dazu jedoch keine deutschsprachigen Verfahren vor, weshalb entsprechende Bilder zur Überprüfung individuell zusammengestellt werden müssten (für mögliche Materialvorschläge s. z. B. Bildkarten zur Sprachförderung von Lemme und Lemme [425], Nomina-Komposita im CIAT-COLLOC-Material [401]).

Zusammenfassung

Auf welche Aufgaben und sprachliche Aktivitäten wirken sich die Störungen aus?
Beeinträchtigungen der mündlichen Produktion, die auf ein Defizit im semantischen System zurückgehen, führen zu modalitätenübergreifenden Auffälligkeiten in allen sprachlichen Anforderungen, die eine Aktivierung semantischen Wissens erfordern (Kap. 3.3). Somit wirkt sich das semantische Defizit sowohl auf produktive Aufgaben, wie z. B. Spontansprache, Bildbenennen, Benennen nach Definitionsvorgabe oder den Abruf semantischer Merkmale, als auch auf rezeptive Aufgaben aus, wobei Laut- und Schriftsprache gleichermaßen betroffen sein sollten.

Bei selektiven Störungen im Zugriff SEM-POL können die schlechten Leistungen in der mündlichen Wortproduktion (z. B. beim Benennen, in der freien Rede etc.) hingegen mit erhaltenen Benennleistungen in der schriftlichen Modalität einhergehen. Weiterhin ist es möglich, dass der Zugriff auf phonologisch-lexikalische Repräsentationen über eine andere Route erhalten ist. In diesem Fall sollte z. B. das Nachsprechen oder laute Lesen, auch von GPK-irregulären Wörtern erhalten sein. Eventuell ist auch ein Abruf von phonologisch-lexikalischen Wortformen basierend auf phonologischen Kriterien möglich (z. B. Nennen von Reimwörtern oder von Wörtern mit gleichem Anlaut).

Repräsentationsstörungen im POL wirken sich auf alle Aufgaben aus, die die Aktivierung des phonologischen Wortformeintrags erfordern, weshalb neben dem Benennen und dem freien Wortabruf auch das laute Lesen irregulärer Wörter betroffen ist. Bei Beeinträchtigungen des phonologischen Wissens im POL fallen zudem oftmals Aufgaben zur phonologischen Merkmalsanalyse schwer. Das lexikalische Wissen über die graphematische Wortform kann jedoch erhalten und verfügbar sein, weshalb ein mündlich nicht korrekt produziertes Wort ggf. korrekt aufgeschrieben werden kann.

Während sich Defizite der semantischen sowie der phonologischen Wissensrepräsentation konstant negativ auf die Produktionsleistung auswirken, verursachen Zugriffsstörungen überwiegend inkonstante Leistungen in der mündlichen Wortproduktion.

Sofern nichtlexikalische Verarbeitungsmechanismen (APK, GPK) relativ unbeeinträchtigt sind, können Defizite in der semantischen und lexikalischen Wortproduktion in Aufgaben wie dem Nachsprechen und lauten Lesen durch Nutzung der segmentalen Routen mitunter kompensiert werden. Beim Lesen ist jedoch nur die Verarbeitung von GPK-regelmäßigen Wörtern ohne Aktivierung des lexikalisch-phonologischen Wissens möglich. Darüber hinaus ist bei einer ausschließlichen Nutzung der nichtlexikalischen Verarbeitungsmechanismen von einer fehlenden bzw. fehlerhaften Aktivierung der Wortbedeutung auszugehen (Nachsprechen bzw. lautes Lesen ohne Sinnverständnis).

3.5 Lesen (GIL, GIL-SEM, GIL-(SEM)-POL)

3.5.1 Erläuterung der sprachlichen Aktivität

Um ein geschriebenes Wort zu verstehen, müssen aus dem orthographischen Input zunächst die visuellen Merkmale der einzelnen Buchstaben identifiziert und als graphematische Einheiten wahrgenommen werden, die unabhängig von der Schriftart und der Buchstabenform sind. Im Gegensatz zum Hörverständnis erfolgt bei der visuellen Worterkennung die Informationsverarbeitung der einzelnen Segmente parallel, d. h. die Buchstaben werden (zumindest bis zu einer bestimmten Wortlänge) nicht einzeln nacheinander, sondern simultan wahrgenommen (für einen Überblick s. z. B. [573]). Die verschiedenen Stufen dieses prälexikalischen Verarbeitungsmechanismus werden im Logogen-Modell in der visuellen Analyse verortet. In einigen Modellvorstellungen wird angenommen, dass dieser Prozess in einem prälexikalischen Code mündet, in dessen Struktur sich neben den abstrakten Buchstabenidentitäten auch Informationen über die Buchstabenpositionen sowie über silbische und morphematische Aspekte des geschriebenen Wortes finden (für einen Überblick s. z. B. [578]). Bei der *visuellen Worterkennung* aktiviert dieser prälexikalische Code diejenige lexikalische Repräsentation im *graphematischen Input-Lexikon* (GIL), die mit der enkodierten Einheit am stärksten übereinstimmt. Darüber hinaus werden auch sogenannte orthographische Nachbarn des Zielwortes angeregt, da auch diese in Teilen mit dem prälexikalischen Code übereinstimmen. Bei *orthographischen Nachbarn* handelt es sich um graphematische Wortformen, die sich vom Zielwort in nur einem Buchstaben bzw. Graphem unterscheiden [142]. In neueren Definitionen wird auch die Anzahl geteilter Buchstabenpaare als Maß für die orthographische Nachbarschaft bzw. Ähnlichkeit herangezogen (sogenannte Bigramme, z. B. [285]). Grainger und Kollegen beschreiben *Bigramme* als Zweierkombinationen von Graphemen, die im graphematisch-lexikalischen Eintrag eines Wortes vorhanden sind (für einen Überblick s. z. B. [290]). Diese Kombinationen beziehen sich nicht nur auf Grapheme, die im Wort direkt aufeinanderfolgen, sondern auch auf Graphemkombinationen, die durch andere Buchstaben im Wort voneinander getrennt sind (z. B. enthält das Wort Ohr die Buchstabenpaare O-H, H-R und O-R). Zwischen den aktivierten orthographischen Nachbarn und der Zielwortform herrscht ein Wettbewerb, bei dem sich die Einträge gegenseitig hemmen (laterale Inhibition). Dennoch ist der Worterkennungsprozess schneller für Wörter, die viele orthographische Nachbarn haben, als für solche, die wenige Nachbarn haben. Sofern die Wortfrequenz der aktivierten Nachbarn jedoch höher ist als die des Zielitems, kann es auch zu einer Verlangsamung der Worterkennung kommen (für einen Überblick s. z. B. [185]).

▶ Abb. 3.6 skizziert wesentliche Aspekte der orthographischen Repräsentationen. Der graphematisch-lexikalische Eintrag im mentalen Lexikon umfasst Wissen über die im Wort enthaltenen Buchstaben und ob es sich dabei jeweils um einen Konsonanten oder einen Vokal handelt. Darüber hinaus ist gespeichert, inwiefern der jeweilige

Buchstabe ein einfaches Graphem darstellt oder Teil eines komplexen Graphems ist (z. B. S in SCH). Neben der Information darüber, welche Buchstaben enthalten sind (Buchstabenidentität), ist in der Repräsentation auch verankert, wo sich die einzelnen Buchstaben in der Wortform befinden. Hierbei wird zwischen räumlich basierten Hinweisen zur Buchstabenposition und der rein seriellen Abfolge der Buchstaben unterschieden. Die räumliche Information bezieht sich zum einen auf übergeordnete Aspekte, wie z. B. Wortanfang, Wortmitte und Wortende. Zum anderen umfasst sie, ausgehend von der Wortmitte, auch die räumliche Anordnung der Buchstaben jeweils zum linken

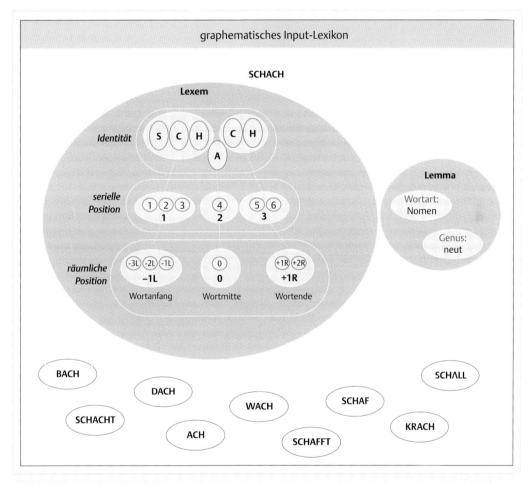

Abb. 3.6 Repräsentation des orthographischen Wortformwissens am Beispiel des Wortes SCHACH. In der Abbildung sind Annahmen über das orthographisch-lexikalische Wissen vergegenwärtigt. Die Repräsentation eines lexikalischen Eintrags umfasst Informationen darüber, welche Konsonanten bzw. Vokale in ihr enthalten sind, und über die Art der Graphemstruktur, d. h. ob sie einfach oder komplex ist. Auch räumliche Aspekte bzgl. der enthaltenen Buchstaben sind hier gespeichert. Dazu zählt die serielle Anordnung sowie räumliches Wissen über die Konfiguration der Buchstaben ausgehend von der Wortmitte jeweils zum linken und rechten Wortrand hin. Diese Informationen werden dem Lexem zugeschrieben, die grammatischen Informationen dem Lemma. Neben dem orthographisch-lexikalischen Zieleintrag werden auch orthographische Nachbarn (z. B. SCHACHT) sowie orthographisch ähnliche lexikalische Repräsentationen mitaktiviert (z. B. KRACH).

und rechten Wortrand hin. Im Gegensatz dazu ist die serielle Buchstabenposition ausschließlich linear, ausgehend vom Wortanfang und der Leserichtung folgend, repräsentiert, sodass sie auch Wissen über die Gesamtanzahl der Grapheme bzw. Buchstaben einschließt. Neben dem im Lexem gespeicherten Wortformwissen sind auch syntaktische Eigenschaften des Wortes Bestandteil des Lexikoneintrags, wobei Letztere im Lemma enthalten sind. Die lexem- und lemmaspezifischen Wissensinhalte sind in ▸ Abb. 3.6 aus Gründen der Darstellbarkeit gemeinsam im Lexikon verankert, ein sequenzieller Informationszugriff ist jedoch nicht ausgeschlossen.

Der Prozess der visuellen Worterkennung im GIL mündet in der Aktivierung orthographisch-lexikalischer Einträge im sogenannten Sichtwortschatz, wobei die Zielwortform im Vergleich zu den graphematischen Nachbarn den höchsten Aktivationsgrad erreicht. Anschließend erfolgt der unmittelbare Zugriff auf die im semantischen System repräsentierte Wortbedeutung, d. h. die mit dem lexikalischen Eintrag verbundenen semantischen Merkmale werden verfügbar. Durch diese Aktivierung der semantischen Wissensrepräsentation ist das Lesesinnverständnis möglich. Es liegen jedoch auch Belege dafür vor, dass es beim (leisen) Lesen zu einer sogenannten phonologischen Mediation kommen kann. Dabei aktiviert der graphematisch-lexikalische Eintrag im Sichtwortschatz zunächst phonologische Aspekte des geschriebenen Wortes, d. h. die phonologisch-lexikalische Repräsentation im PIL. Auf die Wortbedeutung im semantischen System wird dann vom phonologischen Lexikon aus zugegriffen. Einige Theorien zum Leseprozess gehen davon aus, dass eine solche phonologische Verarbeitung vor dem Zugriff auf die Semantik obligatorisch, d. h. zwingend, ist

(z. B. [257], [707]). Allerdings ist diese Sichtweise nicht mit allen Beobachtungen aus der kognitiven Neurolinguistik kompatibel, weshalb in den meisten aktuellen Modellen eine optionale und unbewusste phonologische Rekodierung angenommen wird. Diese kann den direkten Zugriff vom graphematischen Lexikon auf das semantische Wissen, z. B. bei der Verarbeitung geschriebener Texte, unterstützen.

Wenn neben dem Lesesinnverständnis auch das laute Lesen betrachtet wird, so involviert dies zusätzlich den Zugriff auf den phonologisch-lexikalischen Eintrag im phonologischen Outputlexikon (POL). Die Aktivierung der phonologischen Repräsentation erfolgt dabei sowohl über das Bedeutungssystem (Zugriff SEM-POL) als auch direkt-lexikalisch, d. h. ausgehend von der aktivierten graphematisch-lexikalischen Wortform im Sichtwortschatz (Zugriff GIL-POL). Für den gesunden Leseprozess ist anzunehmen, dass die direkt-lexikalische und die semantisch-lexikalische Route simultan aktiv sind und der Zugriff auf semantisches Wissen stetig erfolgt (GIL-(SEM)-POL). Die beim lauten Lesen eines Wortes involvierten Komponenten und Routen der lexikalisch-semantischen Verarbeitung sind in ▸ Abb. 3.7 zusammenfassend skizziert.

Neben den lexikalisch operierenden Mechanismen beinhaltet die Leseverarbeitung zusätzlich auch eine nichtlexikalische Verarbeitungsroute, die auf der sprachspezifischen Zuordnung von Graphemen zu Phonemen beruht (Graphem-Phonem-Konversion, GPK). Hiermit ist insbesondere das Erlesen von neuen bzw. unbekannten Wörtern und auch von Nichtwörtern (Neologismen) möglich. Weiterhin kann die segmentale Verarbeitung den ganzheitlichen Leseprozess, der über die lexikalischen Routen abläuft, auch bei bekannten

Abb. 3.7 Lautes Lesen: Zugriff von der graphematischen Wortform über die Bedeutungsrepräsentation bzw. direkt auf die phonologisch-lexikalische Wortform am Beispiel STUHL. Die Abbildung illustriert Annahmen zur semantisch-lexikalischen und direkt-lexikalischen Leseroute. Die verschiedenen Bestandteile der graphematischen Repräsentation im GIL aktivieren entsprechende semantische Merkmalsbündel auf der Bedeutungsebene. Die phonologischen Wissenskomponenten des lexikalischen Eintrags im POL (und die Einträge entsprechender phonologischer Nachbarn) werden dabei aktiv. Dies geschieht sowohl über die mit der Bedeutungsrepräsentation assoziierten Merkmale als auch direkt über die mit der graphematischen Repräsentation assoziierten Wissenseinheiten. Aufgrund interner Vernetzungen im semantischen System können beim Zugriff auf die phonologisch-lexikalische Ebene auch Wortformeinträge im POL aktiv werden, die semantische Merkmale mit dem Zielwort teilen (z. B. Tisch).

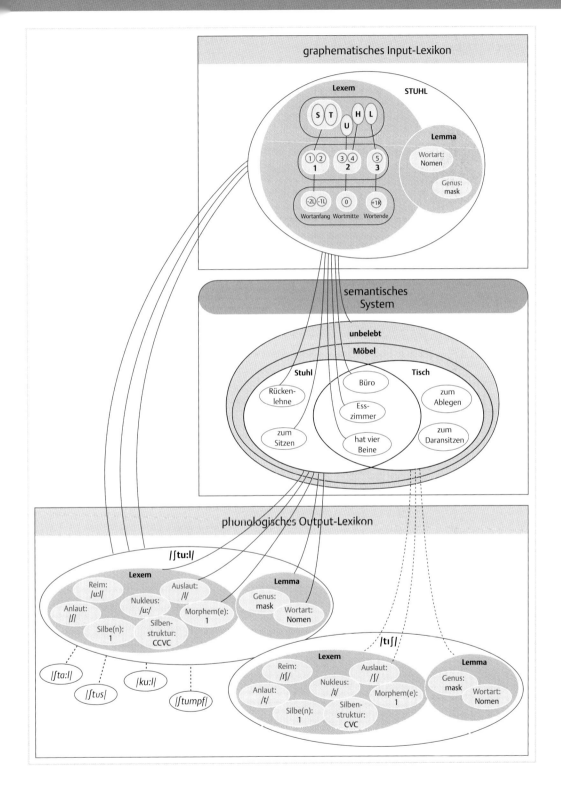

Wörtern ergänzen und ggf. unterstützen. Für den gesunden Leseprozess ist folglich von einem Zusammenspiel der verschiedenen Verarbeitungsrouten auszugehen, bei dem orthographisch-semantische und phonologische Verbindungen parallel agieren und sich gegenseitig komplementieren (z. B. [185]).

> **Merke** M!
>
> Beeinträchtigungen der lexikalischen und semantischen Lesemechanismen bei Aphasie können im Wesentlichen zurückgeführt werden auf:
> - ein Defizit auf der lexikalisch-graphematischen Wortformebene (im sogenannten Sichtwortschatz)
> - eine Störung im Lesesinnverständnis, verursacht durch
>   - einen defizitären Zugriff von der lexikalisch-graphematischen Repräsentation auf das mit der Wortform assoziierte semantische Wissen
>   - eine zentral-semantische Störung (vgl. Kap. 3.3)
> - eine Beeinträchtigung der mündlichen Wortproduktion, die zurückgeht auf:
>   - eine Beeinträchtigung im Zugriff von der orthographisch-lexikalischen auf die entsprechende phonologisch-lexikalische Repräsentation
>   - einen defizitären Zugriff von einer semantischen Wissensrepräsentation auf die damit verknüpfte phonologische Wortform (vgl. Kap. 3.4)
>   - eine Repräsentationsstörung auf der lexikalisch-phonologischen Ebene, welche das Wissen um die phonologischen Eigenschaften des Wortes betrifft (vgl. Kap. 3.4)
> - eine Kombination dieser Möglichkeiten

3.5.2 Diagnostisch relevante Beobachtungen

Beeinträchtigungen im (lauten) Lesen bei Aphasie lassen sich in verschiedensten diagnostischen Aufgaben beobachten, wie z. B. lautes Lesen von Wörtern oder visuelles Wort-Bild-Zuordnen, und können durch diverse funktionale Störungen hervorgerufen sein. Bei erworbenen *Dyslexien* bestehen wesentliche Ziele in der differenzialdiagnostischen Abgrenzung von Defiziten in der rezeptiv-graphematischen Modalität, d. h. in der *visuellen Wortformerkennung* und im *Lesesinnverständnis*, sowie von Beeinträchtigungen in der expressiv-phonologischen Modalität, die (ggf. nur) beim *lauten Lesen* zum Tragen kommen.

Graphematisches Input-Lexikon

Bei einer Beeinträchtigung in der visuellen Wortformerkennung, d. h. im GIL, sind die Einträge im *Sichtwortschatz nicht mehr verfügbar* bzw. sind die einzelnen Wissensinhalte der graphematisch-lexikalischen Repräsentation nicht mehr vollständig gespeichert. Dies führt zu Schwierigkeiten bei der Beurteilung, ob eine visuell dargebotene Buchstabenabfolge ein geschriebenes Wort darstellt oder nicht. Daher zeigen sich oftmals Defizite im visuellen lexikalischen Entscheiden. Bei dieser Aufgabe werden dem Patienten abwechselnd einzelne geschriebene Wörter und Nichtwörter gezeigt und es soll bestimmt werden, ob es sich um ein Wort oder einen Neologismus handelt. Da eine derartige Entscheidung auch durch segmentales Erlesen und unter Nutzung phonologischer Prozesse möglich ist, sollte der Zugriff auf ganzheitliche Wortformeinträge im GIL insbesondere mithilfe möglichst kurzer Präsentationszeiten der Items überprüft werden (*tachistoskopische Darbietung*). Zusätzlich sollte darauf geachtet werden, dass der Patient die Items nicht laut vorliest. Während bei sprachgesunden Personen bereits minimale Präsentationszeiten (z. B. 50 ms) für lexikalische Entscheidungsaufgaben ausreichen, kann die *Worterkennungsschwelle* bei erworbenen Dyslexien ggf. pathologisch erhöht sein. Daher können auch längere Präsentationszeiten durchaus herausfordernd sein (in Einzelfallstudien finden sich Darbietungszeiten bis hin zu ca. 1000 ms, s. auch Kap. 4.5).

Da bei einer Beeinträchtigung des GIL die Bestandteile der orthographisch-lexikalischen Einträge nicht mehr ausdifferenziert genug sind, fällt die Abgrenzung von graphematisch ähnlichen Wortformen, d. h. von geschriebenen Wörtern mit vergleichbaren Buchstaben und Buchstabenpositionen, eher schwer. Dadurch kann es vorkommen, dass statt der Zielwortform sogenannte *orthographische Nachbarn* oder *graphematisch ähnliche Wortformen* aktiviert werden. Dies könnte sich in der Diagnostik mitunter darin zeigen, dass ein orthographisch naher Ablenker gewählt oder akzeptiert wird, z. B. beim Wort-Bild-Zuordnen und Synonymie-Entscheiden. Darüber hinaus werden dann beim lexikalischen Entscheiden neben guten Leistungen für Wörter viele Nichtwörter fehlerhaft als Wort klassifiziert, insbesondere wenn sie graphematisch ähnlich zu geschriebenen Wörtern sind (*Lexikalitätseffekt*). Aus diesem Grund eignen sich Nichtwörter, die orthographisch sehr nah zu Wörtern sind, besonders gut um die Integrität der Wortformeinträge im GIL zu beurteilen.

Zugriff GIL-SEM

Im Falle einer Zugriffsstörung GIL-SEM stehen die *Verbindungen* zwischen einer orthographischen Wortform im GIL und den entsprechenden semantischen Merkmalen im semantischen System nicht mehr oder nur fragmentarisch zur Verfügung. Dies führt zu Defiziten in Aufgaben, die das Lesesinnverständnis erfordern, für deren Lösung also semantisches Wissen nach Vorgabe eines geschriebenen Wortes aktiviert werden muss, z. B. visuelles Wort-Bild-Zuordnen und das Herstellen von semantischen Bezügen wie Synonymie. Da schlechte Leistungen im *Lesesinnverständnis* jedoch auch auf beeinträchtigte semantische Wissensinhalte zurückgehen können, ist differenzialdiagnostisch relevant, ob tatsächlich von einer *Zugriffsstörung* auszugehen ist oder ob ein *zentral-semantisches Defizit* vorliegt. Zentral-semantische Störungen sind durch einen Verlust der semantischen Merkmale konzeptueller Repräsentationen gekennzeichnet. Wie in Kap. 3.3 dargestellt, sollten sich, der Annahme einer amodalen semantischen Wissensstruktur folgend, bei einem Zugriffsdefizit lediglich modalitätsspezifische Auffälligkeiten zeigen. Im Gegensatz dazu geht eine zentral-semantische Störung mit modalitätenübergreifenden Beeinträchtigungen einher, d. h. es zeigen sich Schwierigkeiten in allen Aufgaben, die die Aktivierung semantischer Merkmale erfordern. Für die Abgrenzung eignen sich demnach *Modalitätsvergleiche*, bei denen die Leistung für identische Items über mindestens 2 verschiedene Modalitäten verglichen wird. Beispielsweise könnten die Ergebnisse in Aufgaben zum Lesesinnverständnis und die Leistungen im Hörverständnis (z. B. auditives Wort-Bild-Zuordnen) gegenübergestellt werden. Auch die Ergebnisse bei der Wortproduktion (z. B. im Benennen) können herangezogen werden. Ein weiterer Indikator für eine Zugriffstörung sind *fluktuierende Fehlermuster*, d. h. Leistungsschwankungen bei den gleichen Wörtern zu unterschiedlichen Testzeitpunkten. Ausführliche Beschreibungen zur Herangehensweise bei Modalitätsvergleichen und bei der Ermittlung von Dissoziationen können in den Handanweisungen der jeweiligen Testverfahren nachgelesen werden.

Ein Defizit im Zugriff GIL-SEM kann in Aufgaben wie dem visuellen Wort-Bild-Zuordnen mitunter durch lautes bzw. auch leises (internes) Erlesen des Wortes über die segmentale oder die direkt-lexikalische Leseroute und anschließende Aktivierung des phonologisch-lexikalischen Eintrages umgangen werden. Diese phonologisch-basierte Kompensationsstrategie, die auf nichtsemantischen bzw. nichtlexikalischen Leseprozessen beruht, führt jedoch zu fehlerhaften Reaktionen, wenn *Wörter mit homophonen Allographen* im visuellen Wort-Bild-Zuordnen verwendet werden. Dies sind Wörter, die gleich klingen, jedoch graphematisch unterschiedlich realisiert werden und nicht bedeutungsgleich sind. Beispielsweise ist die Aktivierung der korrekten semantischen Repräsentation zu dem geschriebenen Wort LID nur dann möglich, wenn im GIL auch tatsächlich ausgehend vom Eintrag LID ein Zugriff auf die entsprechenden semantischen Merkmale erfolgt. Eine rein phonologisch-basierte Herangehensweise beim Lösen der Aufgabe könnte fälschlicherweise zur Aktivierung der semantischen Repräsentation des Homophons LIED führen.

Lexikalische Leserouten und lautes Lesen

Neben Beeinträchtigungen, die die rezeptive graphematisch-lexikalische Verarbeitung betreffen, können auch Störungen im Zugriff auf die phonologisch-lexikalische Wortform eines gelesenen Wortes auftreten, welche dann beim *lauten Lesen* beobachtbar sind (GIL-(SEM)-POL). Am Prozess des lexikalischen lauten Lesens sind mehrere kognitiv-sprachliche Funktionen beteiligt, welche *modali-tätsübergreifend zusammenwirken*. Die beteiligten kognitiven Funktionen erstrecken sich sowohl von der rezeptiven zur produktiven als auch von der graphematischen zur phonologischen Modalität. Daher muss differenziert werden, ob das Defizit im lauten Lesen ggf. bereits durch Störungen im GIL bzw. im Zugriff GIL-SEM ausgelöst wurde oder tatsächlich auf eine fehlerhafte Aktivierung des phonologisch-lexikalischen Eintrags im POL zurückgeht. Auf die im POL gespeicherte phonologi-sche Wortform kann beim lauten Lesen über 2 mögliche lexikalische Verarbeitungswege zugegrif-fen werden: zum einen über die semantisch-lexi-kalische Leseroute (GIL-SEM-POL) und zum ande-ren über die direkt-lexikalische Verbindung vom orthographischen Eintrag im GIL zum POL (GIL-POL). Im letzteren Fall wird das vorgelesene Wort jedoch nicht verstanden, da es zu keiner Aktivie-rung semantischer Merkmale über den Zugriff GIL-SEM kommt. Jedoch wäre eine Aktivierung der Wortbedeutung ggf. durch das Hören der eigenen Leseleistung über den Zugriff PIL-SEM möglich.

Beeinträchtigungen der lexikalischen Leserou-ten zeigen sich beim lauten Lesen vor allem bei GPK-unregelmäßigen Wörtern. *GPK-unregelmäßi-ge Wörter* bzw. Wörter mit ambiger Graphem-Pho-nem-Korrespondenz enthalten Grapheme mit irre-gulären oder auch mehrdeutigen phonologischen Realisierungen. Demgegenüber bestehen GPK-re-gelmäßige Wörter aus Graphemen mit einer ein-deutigen Graphem-Phonem-Korrespondenz, d. h. die im Wort enthaltenen Grapheme haben nur eine phonologische Realisierung. Bei lexikalischen Lesestörungen kann es bei der Verarbeitung von GPK-unregelmäßigen Wörtern zu sogenannten *Re-gularisierungsfehlern* kommen. In diesem Fall wird für ein Graphem, dessen phonologische Realisie-rung ambig ist, statt der wortspezifischen pho-nologischen Umsetzung eine andere Variante ver-wendet, z. B. wird das Graphem IE in dem Wort *Folie* statt als /iːə/ als /iː/ realisiert. Derartige Regu-larisierungen können auf Defizite im graphemati-schen oder phonologischen Lexikon bzw. in der Verbindung dieser beiden zurückführbar sein und deuten auf die Verwendung der nichtlexikalischen Leseroute hin.

GPK-regelmäßige Wörter können im Gegensatz zu GPK-unregelmäßigen Items auch ohne Aktivie-rung lexikalischen Wissens laut vorgelesen wer-den, da die (eindeutige) Graphem-Phonem-Zuord-nung über die nichtlexikalische Leseroute zu einer korrekten phonologischen Realisierung führt. Bei-spielsweise kann das Wort *Lust* über die einzel-heitliche Umwandlung der Grapheme L-U-S-T in das entsprechende Phonem korrekt phonologisch als /lʊst/ realisiert werden. Gute Leistungen im lauten Lesen sind daher nur dann ein Indikator für erhaltene lexikalische Lesemechanismen, wenn GPK-unregelmäßige Wörter gut gelesen werden können, da eine korrekte Realisierung dieser nur durch Zugriff auf lexikalisches Wissen gelingt. So-fern Aufgaben zum lauten Lesen mit regelmäßigen Wörtern durchgeführt werden, sind sie also nur dann für die Beurteilung der lexikalischen Lese-routen aussagekräftig, wenn die *GPK-Route* für das Lesen der Wörter nicht zur Verfügung steht. Die Funktionsfähigkeit der nichtlexikalischen Leserou-te lässt sich überprüfen, indem Nichtwörter zum lauten Lesen vorgegeben werden. Beeinträchtigun-gen der GPK-Route äußern sich dabei z. B. durch die Produktion von Neologismen, die von der Ziel-form abweichen (z. B. /tʊn/ nach Vorgabe von Tien) oder durch sogenannte Lexikalisierungen, bei de-nen statt des Nichtwortes ein Wort realisiert wird (z. B. /kam/ nach Vorgabe von Kumm).

Defizite auf den lexikalischen Leserouten zeigen sich auch, wenn auf der Grundlage orthographi-scher Wortformen auf bestimmte Teilaspekte der phonologischen Wissensrepräsentation zugegrif-fen werden soll. So erfordern z. B. Aufgaben zum Erkennen von Reimwörtern nach schriftlicher Vor-gabe, die ohne verbal-expressive Reaktion durch-geführt werden (d. h. die Wörter werden nur still bzw. intern gelesen), auch einen Zugriff vom or-thographischen auf das phonologische Lexikon. Dieser Zugriff kann mit oder ohne Aktivierung der entsprechenden semantischen Repräsentation er-folgen. Sollte sich die Beeinträchtigung im lauten Lesen vornehmlich in der Aktivierung der phono-logischen Wortformen begründen, kann es sich um eine *Zugriffstörung* auf das *POL* (über die Ver-bindung GIL-POL oder SEM-POL) oder um eine *Repräsentationsstörung* der phonologisch-lexika-lischen Einträge handeln. Das Vorgehen bei der diagnostischen Beurteilung der lexikalischen Repräsentationen im POL sowie des Zugriffs SEM-POL ist im Kap. 3.4 beschrieben.

Neben den o. g. Regularisierungsfehlern können bei Beeinträchtigungen der lexikalischen Leserou-ten beim lauten Lesen auch *phonologische Para-lexien* beobachtet werden, die nicht regelbasiert sind, wie z. B. Phonemauslassungen (z. B. /fløt/ für

Flöte), -additionen (/fløtən/ für Flöte), -substitutionen (z. B. /flaʊtə/ für Flöte) sowie Permutationen von Phonemen (z. B. /nadəl/ für Laden). Auslassungen, vor allem solche am Wortende, und Umstellungsfehler können ein Hinweis auf beeinträchtige Arbeitsspeichersysteme sein. Substitutionen resultieren möglicherweise bereits aus einer Fehlaktivierung im GIL, könnten aber auch phonologisch bedingt sein. Bei Phonemadditionen kann es aufschlussreich sein, zu prüfen, ob die Hinzufügungen auffallend häufig einen morphologischen Bezug zum Zielwort aufweisen und ggf. zu einem Wortartenwechsel führen (wie im Beispiel oben). Derartige *morphologische Fehler* können entweder mit einer fehlerhaften Aktivierung von Morphemeinträgen im GIL oder mit einem Defizit im Zugriff auf die phonologischen Wortformen im POL assoziiert werden. Bei morphologischen Paralexien treten auch komplexere Morphemadditionen, -ersetzungen bzw. -auslassungen auf (z. B. wird schön als Schönheit, lustig als lustvoll, und Jugendlichkeit als jugendlich gelesen).

Weiterhin kann es bei Defiziten des lexikalischen Lesens zu *semantischen Paralexien* bis hin zu *semantischen Neologismen* kommen. Diese können auf eine semantische Störung zurückgehen und entstehen dann durch die unzureichende oder unspezifische Aktivierung semantischer Merkmale im Bedeutungssystem. Semantische Paralexien können jedoch auch durch postsemantische Beeinträchtigungen im Zugriff auf die phonologische Wortform bedingt sein. In diesem Fall sind die semantischen Wissensstrukturen erhalten, es kommt jedoch zu einer fehlerhaften Aktivierung des Wortformeintrages im POL (z. B. weil die phonologische Zielwortform nicht zur Verfügung steht). *Visuelle Paralexien*, bei denen vornehmlich ein visueller und weniger ein phonologischer bzw. semantischer Bezug zum Zielwort besteht, lassen sich als Hinweis auf Defizite bei der rezeptiven Verarbeitung des gelesenen Wortes deuten. Dabei kann die Ursache sowohl in der prälexikalischen als auch in der lexikalisch-orthographischen Verarbeitung (d. h. dem GIL) liegen.

Mitunter zeigen Patienten beim lauten Lesen auch einen deutlichen *Längeneffekt*. Dieser entsteht meistens, weil geschriebene Wörter nur mühsam und einzelheitlich, d. h. Graphem für Graphem, in ihre phonologische Wortform umgewandelt werden können. Die Fehleranfälligkeit ist dabei umso größer, je länger die zu lesenden Wörter sind. Oftmals kann auf die Wortbedeutung nur durch phonologische Mediation bzw. interne Rückkopplung zugegriffen werden. Da die betroffenen Patienten in einigen Fällen trotz der starken Lesestörung gut schreiben und buchstabieren können, wird die Symptomatik auch unter dem Begriff *reine Alexie* (engl. *pure alexia* oder *letter-by-letter reading*) zusammengefasst. Die Ursachen der reinen Alexie werden in der neurolinguistischen Literatur stark diskutiert (s. z. B. [614], [663]). Bei einigen Patienten scheint der Zugriff auf die ganzheitlichen Wortformeinträge im orthographischen Lexikon schwerst beeinträchtigt zu sein, weshalb es zu einer kompensatorischen Nutzung der segmentalen Leseroute kommt. Andere Fallberichte lassen eine Beeinträchtigung in der Fähigkeit zur parallelen Buchstabenverarbeitung vermuten, die die Grundlage für die ganzheitliche Worterkennung im GIL bildet. In beiden Fällen kann das kompensatorische Lesen über die GPK-Route jedoch das Defizit nicht hinreichend ausgleichen, z. B. weil die Arbeitsspeicherkapazität reduziert ist. Somit werden Längeneffekte und auch mögliche Positionseffekte (d. h. eine erhöhte Fehlerzahl an bestimmten Buchstabenpositionen) erklärbar. Allerdings ist ein vergleichbares Leseverhalten auch bei Störungen der prälexikalischen Wahrnehmungs- und Verarbeitungskomponenten beobachtbar. Deshalb sollte differenzialdiagnostisch abgeklärt werden, inwieweit die Funktionsfähigkeit der visuellen Analyse erhalten ist, z. B. durch Aufgaben zum visuellen Diskriminieren. Auch beim Lesen von Neologismen auftretende Längen- oder Positionseffekte stellen, ähnlich wie der Längeneffekt bei Wörtern, einen Hinweis auf Defizite der Arbeitsspeicher dar.

Einfluss von Materialeigenschaften

Die Leistungen in Aufgaben zur rezeptiv-graphematischen Verarbeitung und im lauten Lesen können durch bestimmte Eigenschaften der zu lesenden Wörter beeinflusst werden. Spezifische Parameter können den Leseprozess also erschweren bzw. erleichtern. Da nicht jede kognitiv-sprachliche Funktion gleichermaßen sensibel für spezifische Worteigenschaften ist, können *Parametereffekte* ergänzende Hinweise auf die *funktionale Ursache* einer Beeinträchtigung liefern. Wie bereits dargestellt, spricht ein Längeneffekt im lauten Lesen grundsätzlich für eine erhöhte Belastung der nichtlexikalischen Lesemechanismen sowie der

Arbeitsspeichersysteme, deren Funktionsfähigkeit dann meist reduziert ist.

Deutliche Beeinträchtigungen in der Verarbeitung von niedrigfrequenten im Vergleich zu hochfrequenten Wörtern, können als Hinweis auf eine Störungsursache in lexikalischen Wissensrepräsentationen interpretiert werden. Die Frequenz eines Wortes bezieht sich nicht auf die Auftretenshäufigkeit des semantischen Konzeptes, sondern auf die Frequenz der modalitätsspezifischen Wortform, die je nach Modalität (phonologisch versus orthographisch) unterschiedlich sein kann. Ein *Frequenzeffekt* in Aufgaben, die nur die rezeptive lexikalische Verarbeitung beim Lesen erfordern (z. B. lexikalisches Entscheiden, Wort-Bild-Zuordnen) spricht für eine Störung des GIL. Lässt sich ein Einfluss der Frequenz in Aufgaben zum lauten Lesen beobachten, so kann dieser auf eine Beeinträchtigung der phonologischen Wortformen im POL hindeuten oder aber auch auf Verarbeitungsschwierigkeiten in der Rezeption (d. h. im GIL) zurückgehen.

Eine weitere Einflussvariable, die die lexikalischen Repräsentationen betrifft, ist die GPK-Regelmäßigkeit. Treten Fehler im lauten Lesen vor allem bei GPK-unregelmäßigen Wörtern auf, wohingegen Wörter mit einer regelmäßigen bzw. eindeutigen GPK besser gelesen werden, liegt ein *GPK-Regelmäßigkeitseffekt* vor.

Auch *Wortarteneffekte* werden überwiegend als Hinweis für eine lexikalische Störung, ggf. spezifisch des Lemmawissens, gedeutet. Schwierigkeiten zeigen sich dabei oftmals beim lauten Lesen von Funktionswörtern und ggf. auch von Verben, wohingegen Nomina und Adjektive meist besser gelesen werden können. Vor allem für Funktionswörter lassen sich bereits auf der Einzelwortebene häufig Ersetzungen beobachten, die entweder in einem anderen Funktionswort resultieren oder in einem phonologisch nahen Wort einer anderen syntaktischen Kategorie (z. B. wird das Funktionswort *nach* als Nacht vorgelesen). Mitunter kann ein spezifisches *Funktionswortdefizit* jedoch auf der Einzelwortebene unentdeckt bleiben und stattdessen erst beim Lesen auf Satz- und Textebene sichtbar werden. Friedman spricht in diesem Zusammenhang von der phonologischen *Textalexie* [249]. Die betroffenen Patienten zeigen insbesondere auf Textebene Ersetzungen von Funktionswörtern und Affixen, wohingegen die Leseleistungen bei Vorgabe isolierter Wörter gut sind. Darüber hinaus liegen Beeinträchtigungen der seg-

mentalen Leseroute vor, weshalb Neologismen nicht gut gelesen werden. Neben Funktionswörtern können ebenso andere *Wörter mit eher geringem semantischen Gehalt* (z. B. Modal- und Hilfsverben) bei Patienten mit Störungen der lexikalischen Leserouten zu Verarbeitungsschwierigkeiten führen. Auch hierbei ist das Defizit mitunter erst beim Lesen von komplexem Material wie z. B. Phrasen oder Textabschnitten beobachtbar. Obgleich das auffällige Lesen von Funktionswörtern und anderen Wörtern mit geringem semantischen Gehalt erst auf Textebene deutlich wird, geht Friedman von einer Ursache im lexikalischen Wissensspeicher aus und weniger von einem primär grammatischen Defizit.

Da der *Konkretheits- bzw. Abstraktheitsgrad* von Wörtern vor allem einen Einfluss auf die Aktivierung semantischer Merkmale im Bedeutungssystem hat, können Leistungsunterschiede in der schriftsprachlichen Verarbeitung von abstrakten versus konkreten Wörtern als Hinweis auf eine Beeinträchtigung des semantischen Wissens gedeutet werden (vgl. Kap. 3.3).

▶ Tab. 3.4 fasst relevante diagnostische Fragestellungen für die Beurteilung der lexikalischen und semantischen Verarbeitung bei der visuellen Worterkennung, dem Lesesinnverständnis und dem lauten Lesen zusammen. Darüber hinaus finden sich Hinweise zu im Handel erhältlichen Verfahren, die eine Überprüfung der jeweiligen diagnostischen Hypothese erlauben. Schließlich sind ergänzende Hinweise enthalten, die sich je nach Aufbau des Diagnostikverfahrens und dem enthaltenen Material ggf. für die Eingrenzung des funktionalen Störungsortes bzw. für die Identifikation von erhaltenen kognitiv-sprachlichen Funktionen nutzen lassen. Vor allem für das laute Lesen ist die Zuordnung der Fragestellungen zu den beteiligten kognitiv-sprachlichen Funktionen (GIL-(SEM)-POL) nicht immer klar umrissen, die Strukturierung basiert insgesamt eher auf Annahmen über die relative Beteiligung der einzelnen funktionalen Komponenten am Leseprozess.

3.5.3 Verfahren zur Überprüfung

Im Folgenden werden die in ▶ Tab. 3.4 genannten Verfahren, die für die Überprüfung diagnostischer Hypothesen bei Beeinträchtigungen des semantisch-lexikalischen Lesens hilfreich sein können, beschrieben.

Tab. 3.4 Diagnostische Fragestellungen und Untersuchungsverfahren für die Überprüfung des lexikalischen und semantisch-lexikalischen Lesens

Diagnostische Fragestellung		Testverfahren	Relevanter Untertest	Zusätzliche Hinweise für das Ausmaß der Störung
GIL	Sind rezeptive gra-phematisch-lexika-lische Repräsenta-tionen beeinträch-tigt?	LEMO 2.0 [678]	T 4 Lexikalisches Ent-scheiden, visuell	• Frequenzeffekt • Konkretheitseffekt
			V 3 Lexikalisches Ent-scheiden: Wort/Pseudo-homophon, visuell	• Einfluss der orthographi-schen Ähnlichkeit von Nichtwörtern zu Wörtern • Lexikalitätseffekt
			T 12 Visuelles Wort-Bild-Zuordnen	• Frequenzeffekt
	Liegt eine wort-artenspezifische Lexikonstörung vor?	bisher im Handel nicht verfügbar		• Eine Wortart (z. B. Verben) ist besonders stark von der Störung betroffen, wohin-gegen andere Wortarten besser verarbeitet werden.
GIL-SEM	Ist der Zugriff vom graphematisch-le-xikalischen Wort-formeintrag auf die Wortbedeutung beeinträchtigt?	LEMO 2.0 [678]	T 12 Visuelles Wort-Bild-Zuordnen	• Frequenzeffekt spricht eher für Defizit im GIL als für Störung des Zugriffs
			V 17 Wort-Bild-Zuord-nen, homophone Allo-graphen V 14 Synonymie Ent-scheiden, visuell V 16 Synonymie Ent-scheiden mit semanti-schem Ablenker, visuell	• Einfluss der Nähe der se-mantischen Ablenker zum Zielwort spricht eher für semantische Störung • Einfluss der orthographi-schen Nähe zum Zielitem spricht eher für eine lexi-kalische Störung
		Auditives/Visuelles Sprachverständnis: Wortbedeutungen [71]	Version mit schriftlicher Vorgabe der Wörter	
SEM	Liegt eine modali-tätsspezifische Zu-griffsstörung GIL-SEM oder eine zen-tralsemantische Störung vor?	Auditives/Visuelles Sprachverständnis: Wortbedeutungen [71]	Version mit schriftlicher und auditiver Vorgabe der Wörter	modalitätsspezifische Zu-griffsstörung: • selektive oder heraus-ragende Beeinträchtigun-gen im Lesesinnverständnis bei erhaltenen Leistungen in einer anderen Modalität • fluktuierende Leistungen bei den gleichen Items an mehreren Testzeitpunkten
		LEMO 2.0 [678]	Vergleich von z. B.: T 12 Visuelles Wort-Bild-Zuordnen T 11 Auditives Wort-Bild-Zuordnen T 14 Schriftliches Be-nennen T 13 Mündliches Benen-nen V 14 Synonymie Ent-scheiden, visuell V 13 Synonymie Ent-scheiden, auditiv V 16 Synonymie Ent-scheiden mit semanti-schem Ablenker, visuell V 15 Synonymie Ent-scheiden mit semanti-schem Ablenker, auditiv	zentral-semantische Störung: • vergleichbare Störungsaus-prägung in mehreren Mo-dalitäten • Fehlerkonstanz bei den gleichen Items zu mehre-ren Testzeitpunkten • semantische Fehler in mehreren Modalitäten
		s. auch Kap. 3.3		

Tab. 3.4 Fortsetzung

Diagnostische Fragestellung		Testverfahren	Relevanter Untertest	Zusätzliche Hinweise für das Ausmaß der Störung
GIL-(SEM)-POL	Ist der Zugriff von der graphematisch-lexikalischen Repräsentation auf die phonologische Wortform beeinträchtigt?	LEMO 2.0 [678]	T 8 Lesen GPK-reguläre/-irreguläre Wörter	• GPK-Regelmäßigkeitseffekt • Regularisierungsfehler
			V10 Lesen intern: Reime finden	
			V8 Lesen GPK-reguläre Wörter*	• Frequenzeffekt • Konkretheitseffekt
		Wortproduktionsprüfung [75]	6. Lesen Nomina*	• Frequenzeffekt • Längeneffekt
	Gehen die Defizite im lauten Lesen auf eine Beeinträchtigung in der rezeptiv-lexikalischen Verarbeitung bzw. auf eine Störung im semantischen Wissen zurück?	s. oben (GIL, GIL-SEM) und s. Kap. 3.3		
	Sind die lexikalisch-phonologischen Repräsentationen im POL beeinträchtigt?	s. Kap. 3.4		
	Sind die lexikalisch-phonologischen Repräsentationen der einzelnen Wortarten unterschiedlich von der Störung betroffen?	LEMO 2.0 [678]	V11 Lesen Wortarten*	• Wortarteneffekt
	Können Wörter mit eher geringem semantischen Gehalt (z. B. Funktionswörter) über die lexikalischen Leserouten korrekt realisiert werden?	LEMO 2.0 [678]	V11 Lesen Wortarten*	• Wortarteneffekt
		Beobachtung von z. B. Funktionswortersetzungen oder –auslassungen, z. B. beim lauten Lesen von Phrasen, Sätzen und Textabschnitten		
	Gehen auftretende semantische Paralexien auf eine zentral-semantische oder eine postsemantische Störung zurück?	LEMO 2.0 [678]	T 8 Lesen GPK-reguläre/-irreguläre Wörter V8 Lesen GPK-reguläre Wörter*	semantische Ursache: • eher konstante Fehler bei den gleichen Items zu mehreren Testzeitpunkten • oftmals defizitäres Lesesinnverständnis für fehlerhaft vorgelesene Wörter postsemantische Ursache: • fluktuierende Fehler • oftmals erhaltenes Lesesinnverständnis für fehlerhaft vorgelesene Wörter
		Wortproduktionsprüfung [75]	6. Lesen Nomina*	
		Prüfung des Lesesinnverständnisses (z. B. visuelles Wort-Bild-Zuordnen, s.oben GIL-SEM)		

Tab. 3.4 Fortsetzung

Diagnostische Fragestellung		Testverfahren	Relevanter Untertest	Zusätzliche Hinweise für das Ausmaß der Störung
GIL-(SEM)-POL	Lassen sich morphologische Paralexien beobachten?	morphologisch basierte Fehler in Aufgaben zum lauten Lesen		
	Zeigt sich beim lauten Lesen ein Längeneffekt? Ist das Lesen eher mühevoll und basiert auf einer segmentalen Lesestrategie?	Wortproduktionsprüfung [75]	6. Lesen Nomina*	• Zunahme der Fehler mit steigender Wortlänge spricht für (kompensatorische) Verwendung der segmentalen Leseroute
		Störungsursache liegt ggf. im GIL: s. o. für die Überprüfung des GIL und des Zugriffs darauf		
GPK-Route	Ist die nichtlexikalische Leseroute intakt?	LEMO 2.0 [678]	T 7 Lesen von Neologismen	• Positionseffekt • Längeneffekt • Lexikalisierungen • Abweichungen von der Zielform
		Wortproduktionsprüfung [75]	4. Lesen Pseudowörter	

*Differenzialdiagnostisch sind Aufgaben zum lauten Lesen von GPK-regelmäßigen Wörtern lediglich dann aussagekräftig, wenn die nichtlexikalische Leseroute (GPK-Route) so stark beeinträchtigt ist, dass eine Verarbeitung über die lexikalischen Leserouten erforderlich wird.

Auditives/Visuelles Sprachverständnis: Wortbedeutungen

Das Untersuchungsmaterial *Auditives/Visuelles Sprachverständnis: Wortbedeutungen* von Blanken [71] zielt vorrangig auf die Überprüfung der Merkmalsrepräsentationen im semantischen System ab, weshalb es in Kap. 3.3 detailliert dargestellt ist. Es ist jedoch insofern auch für die Diagnostik des Lesens relevant, da identische Items für das Hör- und Leseinnverständnis verwendet werden. Somit kann eine mögliche modalitätsspezifische Zugriffsstörung auf die Semantik erfasst werden. In beiden Fällen erfolgt die Überprüfung der Verständnisleistung mittels Wort-Bild-Zuordnen, entweder nach auditiver oder nach visuell-graphematischer Vorgabe der Wörter. Zeigen sich für das Leseinnverständnis deutlich schlechtere Leistungen als im auditiven Wort-Bild-Zuordnen, so kann diese Beobachtung ein Indikator für eine modalitätsspezifische Zugriffsstörung GIL-SEM sein. Bei vergleichbaren Beeinträchtigungen in beiden Modalitäten ist eine zentral-semantische Störung wahrscheinlich (vgl. Kap. 3.3). Allerdings sollte zusätzlich abgeklärt werden, ob die Schwierigkeiten ggf. auf eine wortformbezogene Störung im GIL zurückgehen.

LEMO 2.0

Das Untersuchungsverfahren *LEMO 2.0* [678] beinhaltet 6 Aufgaben, mit denen die rezeptive graphematisch-lexikalische Verarbeitung überprüft werden kann sowie weitere 5 Tests zum lauten Lesen (die grundlegenden Prinzipien des Verfahrens sind in Kap. 3.2 beschrieben).

Mit dem zentralen LEMO 2.0 Test *T4 Lexikalisches Entscheiden visuell* lässt sich beurteilen, inwieweit die visuelle Worterkennung, d. h. der Zugriff auf den Sichtwortschatz im GIL sowie das graphematisch-lexikalische Wortformwissen, erhalten ist. Die Aufgabe umfasst je 40 geschriebene Wörter und Nichtwörter, für die der Patient bestimmen soll, ob es sich um ein existierendes Wort handelt oder nicht. Die enthaltenen Wörter variieren in ihrer Frequenz sowie im Grad der Konkretheit. Leistungen unterhalb des Normbereiches, die nicht (ausschließlich) durch Defizite in den prälexikalischen visuellen Analysemechanismen hervorgerufen sind, sprechen für eine Beeinträchtigung der graphematisch-lexikalischen Repräsentationen. Schlechtere Leistungen bei niedrigfrequenten im Vergleich zu hochfrequenten Wortformen weisen dabei auf residuales lexikalisches Wissen hin. Der vertiefende LEMO 2.0 Test *V3 Lexikalisches Entscheiden Wort/Pseudohomophon visuell* stellt eine weitere Aufgabe zur Überprüfung der visuellen Worterkennung dar, die vor allem bei leichten Störungsausprägungen besonders sensitiv für die Aufdeckung von rezeptiven graphematisch-lexikalischen Defiziten sein kann. Auch in dieser Aufgabe soll entschieden werden, ob es sich bei einer präsentierten Buchstabenfolge um ein geschriebenes Wort handelt oder nicht. Der Test umfasst 40 Wörter und 40 nicht existierende schriftliche Formen, d. h. graphematische Nichtwörter. Die graphematischen Nichtwörter bilden jedoch phonologisch ein Wort und sind somit homophon zu einem tatsächlichen Wort, wenn sie durch lautes Lesen über die GPK-Route in die entsprechende gesprochene Form umgewandelt werden (z. B. Schpott, Kleit). Diese Nichtwörter unterteilen sich in jeweils 20 GPK-regelmäßige und GPK-unregelmäßige Neologismen, wobei sich Unregelmäßigkeit hier auf das Auftreten von orthographischen Regelverstößen bezieht. So enthält z. B. die Form *Schtuck* aufgrund der im Deutschen nicht existierenden graphematischen Realisierung *SCHT* für die Phonemfolge /ʃt/ einen orthographischen Regelverstoß. Demgegenüber ist eine Buchstabenfolge wie *Kleit* zwar auch neologistisch, jedoch wird in ihr keine graphematische Regel verletzt, da sich im Deutschen in Wörtern mit stimmlosen Plosiven am Wortende schriftsprachlich sowohl das Graphem *D* als auch das Graphem *T* findet (z. B. Geld versus Welt). Daher folgt die graphematische Form dieser GPK-regelmäßigen pseudohomophonen Neologismen den orthographischen Regeln. Die Klassifizierung dieser Buchstabenfolgen als neologistisch ist daher nur durch Zugriff auf graphematisch-lexikalisches Wissen möglich. Hingegen können Items mit orthographischen Regelverstößen ggf. auch über die nichtlexikalische Route als Nichtwörter erkannt werden. Werden lediglich die orthographischen Regelverstöße als geschriebene Wortform akzeptiert, wohingegen die GPK-möglichen Items als orthographisch nicht existierende Wortformen zurückgewiesen werden, so ist von einer geringeren Störungsausprägung auszugehen. Im Gegensatz dazu ist von einer stärkeren Beeinträchtigung des lexikalisch-orthographischen Wissens auszugehen, wenn orthographisch nicht mögliche und auch orthographisch mögliche Items als Wörter akzeptiert werden.

Das Lesesinnverständnis, also der modalitätsspezifische Zugriff von graphematisch-lexikalischen Wortformrepräsentationen auf das semantische System (GIL-SEM), kann mit dem LEMO 2.0 Test *T12 Visuelles Wort-Bild-Zuordnen* überprüft

werden. Dabei sollen je 10 hoch- und niedrigfrequente geschriebene konkrete Nomina dem entsprechenden Zielbild zugeordnet werden, welches zusammen mit 3 Ablenkerbildern gezeigt wird. Zwei Ablenker stehen zum Zielwort in einer semantischen bzw. logisch-klassifikatorischen Beziehung, der dritte Ablenker hat keinen Bezug. Das schriftlich präsentierte Zielwort sollte vom Patienten möglichst nur still gelesen werden, um einen Zugriff auf die semantische Repräsentation über phonologische Verarbeitungsmechanismen zu vermeiden. Lässt sich ein Frequenzeffekt beobachten, so kann dieser für einen Störungsschwerpunkt im GIL sprechen. Im Gegensatz dazu sind vergleichbar viele Fehler bei niedrig- und hochfrequenten Wörtern sowie die häufige Wahl semantischer Ablenker eher ein Hinweis auf eine Zugriffsstörung (GIL-SEM) bzw. auf eine zentral-semantische Störung. Eine modalitätsspezifische Zugriffsstörung GIL-SEM lässt sich gegenüber einer zentral-semantischen Störung mittels eines Modalitätenvergleichs differenzialdiagnostisch abgrenzen, z. B. durch Verwendung weiterer Tests, die auf eine Überprüfung des semantischen Systems mit den Wörtern der Kernbatterie abzielen (vgl. Kap. 3.3). Ein zusätzlicher Test, mit dem die visuelle Worterkennung und das Lesesinnverständnis überprüft werden können, ist der vertiefende Test *V17 Wort-Bild-Zuordnen, homophone Allographen*. Auch bei dieser Aufgabe soll ein geschriebenes Wort dem passenden Bild zugeordnet werden, wobei die enthaltenen Wörter homophone Allographen, d. h. unterschiedliche graphematische Wortformen von phonologisch gleich klingenden Wörtern, sind (z. B. Pils – Pilz, Wal – Wahl). Für jedes der 10 enthaltenen Homophonpaare wird das Lesesinnverständnis für beide Bedeutungsvarianten überprüft, wobei jeweils die Abbildungen beider Konzepte gezeigt werden (z. B. der Körper eines Wals und eine Wahlurne). Für die Zuordnung zum korrekten Bild ist die Aktivierung des entsprechenden graphematisch-lexikalischen Eintrags im GIL sowie der Zugriff auf und die Aktivierung der damit verbundenen semantischen Merkmalsrepräsentation erforderlich. Falls die Aufgabe durch das Lesen über die nichtlexikalische Route und phonologische Rückkopplung gelöst wird, sind beim Wort-Bild-Zuordnen Leistungen im Ratebereich erwartbar.

Die Zugriffsroute GIL-SEM ist auch beim Lösen der vertiefenden LEMO 2.0 Tests *V14 Synonymie Entscheiden, visuell* und *V16 Synonymie Entscheiden mit semantischem Ablenker, visuell* beteiligt. Da diese Aufgaben auf die Überprüfung feinerer Differenzierungsleistungen im semantischen System abzielen, sind sie in Kap. 3.3 detailliert dargestellt. Hinsichtlich des vertiefenden Tests V16 sei an dieser Stelle jedoch erwähnt, dass zusätzlich zu den 2 graphematisch präsentierten Synonymen ein wortformbasierter Ablenker dargeboten wird. Diese Wortform hat keinen semantischen Bezug zu den Zielwörtern, ist jedoch zu einem der beiden bedeutungsähnlichen Wörter orthographisch ähnlich (z. B. Synonympaar Jackett-Sakko, wortformähnlicher Ablenker zu Sakko: Sauna; Synonympaar Schluss-Ende, wortformähnlicher Ablenker zu Ende: Ente). Wird herausragend häufig der orthographisch ähnliche Ablenker gewählt, könnte dies einen Hinweis auf eine präsemantische Störung in der visuell-graphematischen Worterkennung, d. h. im GIL, darstellen.

Das laute Lesen wird in LEMO 2.0 mit dem zentralen Test *T8 Lautes Lesen von GPK-regelmäßigen und -unregelmäßigen Wörtern* überprüft. Dieser enthält 60 Nomina, die sich hinsichtlich der Regelmäßigkeit des Wortakzents bzw. der Graphem-Phonem-Korrespondenz unterscheiden (s. Kap. 3.4 für eine detaillierte Erläuterung der Itemstruktur). Die Akzent-unregelmäßigen bzw. GPK-ambigen Wörter können nur durch die Aktivierung des entsprechenden lexikalisch-phonologischen Eintrags im POL über die semantisch-lexikalische (GIL-SEM-POL) oder die direkt-lexikalische Route (GIL-POL) korrekt laut vorgelesen werden. Bei Verwendung der nichtlexikalischen Leseroute bzw. bei Defiziten im POL sind Regularisierungsfehler zu erwarten. Mit dem vertiefenden Test *V8 Lesen GPK-regelmäßige Wörter* können Frequenz- und Konkretheitseffekte beim lauten Lesen erfasst werden. Die Aufgabe beinhaltet ausschließlich Wörter mit regelmäßiger bzw. eindeutiger Graphem-Phonem-Korrespondenz, weshalb sie auch ohne Zugriff auf graphematisch- bzw. phonologisch-lexikalisches Wissen durch Lesen über die segmentale GPK-Route korrekt vorgelesen werden können. Da die Wörter jedoch in ihrem Konkretheitsgrad (20 konkrete, 20 abstrakte Items) und ihrer Frequenz (20 niedrig-, 20 hochfrequent) variieren, lässt sich ein Einfluss dieser Faktoren auf die Leistungen des Patienten erfassen. Ein Frequenzeffekt bildet dabei einen Hinweis auf eine lexikalische Störungsursache (GIL oder POL), wohingegen ein Einfluss der Konkretheit ein Indikator für Störungen der semantisch-lexikalischen Route sein kann. Zur Überprüfung von Wortarteneffekten beim lauten Lesen

steht der vertiefende Test *V11 Lesen von Wortarten* zur Verfügung. Dieser enthält die Wörter der Wortartenbatterie aus LEMO 2.0, welche je 30 einsilbige, phonologisch vergleichbare Nomina, Adjektive und Funktionswörter umfasst. Der vertiefende Test *V10 Lesen intern: Reime finden* erfordert keine mündliche Produktion der Wörter, da diese nur leise gelesen werden sollen. Dennoch überprüft die Aufgabe vor allem den Zugriff auf phonologisch-lexikalisches Wissen, indem aus 4 geschriebenen Wörtern die beiden sich reimenden Wörter ausgewählt werden sollen. Eine nähere Beschreibung findet sich in Kap. 3.4.

Zur Überprüfung der nichtlexikalischen Leseroute steht in LEMO 2.0 der Test *T7 Lesen von Neologismen* zur Verfügung, der 40 Items umfasst, die sowohl graphematisch als auch phonologisch ein Nichtwort bilden (z. B. Tahr, Schrunk). Diese Neologismen können nur über die GPK-Route durch Umwandlung der Grapheme in die entsprechenden Phonemketten laut gelesen werden. Lexikalisierungen, d. h. die Umwandlung in ein phonologisches Wort (z. B. /mɛnʃ/ für Munsch), deuten auf die (ggf. kompensatorische) Verwendung der lexikalischen statt der nichtlexikalischen Route hin.

Wortproduktionsprüfung

Aus der *Wortproduktionsprüfung* von Blanken et al. [75] können 2 Aufgaben zur Überprüfung des lauten Lesens eingesetzt werden (eine detaillierte Beschreibung des Verfahrens findet sich in Kap. 3.4). Die Aufgabe 4 Lesen Pseudowörter beinhaltet 60 Nichtwörter und überprüft somit die Funktionsfähigkeit der nichtlexikalischen Leseroute. In Aufgabe 6 Lesen Nomina kommen 60 Wörter zur Anwendung, von denen jeweils die Hälfte hoch- bzw. niedrigfrequent ist. Da ein Großteil der Nomina GPK-regelmäßig ist, können sie sowohl über die lexikalische als auch über die nichtlexikalische Route korrekt laut gelesen werden. Sowohl die Nomina als auch die Pseudowörter sind hinsichtlich der Silbenanzahl (ein-, zwei- oder dreisilbig) und ihrer phonologischen Komplexität (mit oder ohne Konsonantencluster) systematisch variiert, wodurch ggf. auch Längeneffekte beim lauten Lesen aufgedeckt werden können. Während ein Frequenzeffekt auf ein lexikalisches Defizit hindeutet, sprechen Längeneffekte beim lauten Lesen für postlexikalische Defizite, z. B. im Arbeitsspeicher. Ein Längeneffekt ist gekennzeichnet durch einen Anstieg der Fehlerzahl oder durch zunehmende

Lesezeiten mit steigender Wortlänge. Neben einer Ursache im Arbeitsspeicher können Längeneffekte beim lauten Lesen von Wörtern auch durch eine Verwendung der segmentalen statt der lexikalischen Leseroute bedingt sein. Beispielsweise könnte es sein, dass Patienten aufgrund von Zugriffsstörungen auf das GIL kompensatorisch auf die nichtlexikalische Leseroute zurückgreifen.

Info

Verfahren zur Untersuchung von Defiziten im lexikalischen Lesen
- Auditives Wortverständnis: Wortbedeutungen [71]
- LEMO 2.0 [678]:
  - T 4 Lexikalisches Entscheiden, visuell
  - T 8 Lesen GPK-regelmäßige und -unregelmäßige Wörter
  - T 7 Lesen Neologismen
  - T 11 Auditives Wort-Bild-Zuordnen
  - T 12 Visuelles Wort-Bild-Zuordnen
  - V3 Lexikalisches Entscheiden Wort/Pseudohomophon, visuell
  - V8 Lesen GPK-regelmäßige Wörter
  - V10 Lesen intern: Reime finden
  - V11 Lesen Wortarten
  - V13 Synonymie Entscheiden, auditiv
  - V14 Synonymie Entscheiden, visuell
  - V15 Synonymie Entscheiden mit semantischem Ablenker, auditiv
  - V16 Synonymie Entscheiden mit semantischem Ablenker, visuell
  - V17 Wort-Bild-Zuordnen, homophone Allographen

- Wortproduktionsprüfung [75]
  - 4. Lesen Pseudowörter
  - 6. Lesen Nomina

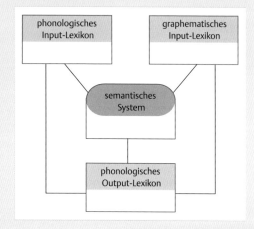

Für die Überprüfung des Lesesinnverständnisses bzw. des modalitätsspezifischen Zugriffs GIL-SEM kann neben den o. g. Verfahren auch der *Pyramids and Palm Trees Test (PPTT* [346]) zur Anwendung kommen. Dieses (englischsprachige) Verfahren prüft den Zugriff auf semantisches Wissen über unterschiedliche Zugangswege (bildlich, phonologisch, graphematisch) modalitätsübergreifend mit den gleichen Items. Die Zuordnungsaufgaben beinhalten für jedes Item mehrere Ablenker, die semantisch fern oder nah sind und auch thematischassoziative Bezüge darstellen. Der Test ist oben nicht aufgeführt, da er für deutschsprachige Patienten bislang nicht adaptiert wurde.

Die derzeit verfügbaren Verfahren zur Untersuchung der rezeptiven graphematisch-lexikalischen Fähigkeiten umfassen ausschließlich Nomina. Daher können *Wortarteneffekte* in der visuellen Worterkennung und im Lesesinnverständnis bisher nicht systematisch, sondern nur durch die eigene Zusammenstellung von Materialien erfasst werden. Für visuelle Wort-Bild-Zuordnungsaufgaben kann dabei auf verschiedenste Materialsammlungen zurückgegriffen werden (z. B. *action* [32] für Abbildungen von Tätigkeiten, vgl. Kap. 3.4, die patholinguistische Diagnostik bei Sprachentwicklungsstörungen für Bilder von Adjektiven [385] oder auch die in Kap. 4.5 genannten Materialien).

Zusammenfassung

Auf welche Aufgaben und sprachliche Aktivitäten wirken sich die Störungen aus?

Eine Beeinträchtigung der orthographischen Wortformrepräsentationen im GIL bzw. Einschränkungen in der Verfügbarkeit dieser lexikalischen Einträge haben Auswirkungen auf alle rezeptiven Aufgaben, für die eine Aktivierung graphematisch-lexikalischen Wissens erforderlich ist. Hierzu gehören Aufgaben wie lexikalisches Entscheiden und Übungen, in denen nach tachistoskopischer Darbietung auf die ganzheitlichen Einträge im Sichtwortschatz zugegriffen wird. Störungen der lexikalischen Repräsentationen im GIL wie auch Beeinträchtigungen des Zugriffs GIL-SEM wirken sich zudem auf das Lesesinnverständnis aus, was sich in Aufgaben wie dem visuellen Wort-Bild-Zuordnen sowie dem stillen Lesen von Wörtern, Sätzen und Texten zeigen kann. Falls die Störung im Lesesinnverständnis auf ein zentral-semantisches Defizit zurückgeht, sollten modalitätsübergreifend vergleichbare Schwierigkeiten im Verständnis vorliegen.

Darüber hinaus können Defizite im GIL oder im Zugriff GIL-SEM auch in produktiven Aufgaben sichtbar werden, d. h. beim lauten Lesen von Wörtern. Hingegen kann das Vorlesen von Nichtwörtern unbeeinträchtigt sein, sofern die nichtlexikalische Leseroute erhalten ist. Auch das laute Lesen von GPK-regelmäßigen Wörtern ist ggf. durch kompensatorische Verwendung der segmentalen Route möglich, allerdings verstehen die Patienten aufgrund der Beeinträchtigung des GILs bzw. des Zugriffs GIL-SEM die gelesenen Wörter nur eingeschränkt bzw. nur durch phonologische Rückkopplungsmechanismen. Wenn für das laute Lesen vorrangig die GPK-Route verwendet wird, lassen sich bei Wörtern mit unregelmäßiger oder ambiger Graphem-Phonem-Korrespondenz Regularisierungsfehler beobachten. Weiterhin kommt es zumeist zu einer erhöhten Arbeitsspeicherbelastung, die zu einer mühevollen Leseweise und einem Längeneffekt beim lauten Lesen führen kann.

Defizite im lauten Lesen müssen nicht zwangsweise mit einem gestörten Lesesinnverständnis einhergehen, da auffällige Leistungen im lauten Lesen auch aus einer beeinträchtigten Aktivierung der phonologischen Wortformrepräsentationen im POL resultieren können. In diesem Fall ist zu erwarten, dass sich vergleichbare Defizite beim Abruf des phonologisch-lexikalischen Eintrags in Aufgaben, wie z. B. dem mündlichen Benennen, zeigen. Ist nur der Zugriff auf die phonologischen Wortformen im POL über die semantisch-lexikalische Route GIL-SEM-POL von der Störung betroffen, sollte das Lesen von GPK-unregelmäßigen Wörtern über die direkt-lexikalische Route (GIL-POL) weiterhin möglich sein. Allerdings können für diese Wörter ggf. nicht die entsprechenden semantischen Merkmalsrepräsentationen aktiviert werden (lautes Lesen ohne Sinnverständnis). Insgesamt wirken sich lexikalisch-semantische Störungen des Lesens aufgrund der fehlenden Verfügbarkeit orthographischer bzw. semantischer Einträge natürlich auch auf das Lesen von längeren Abschnitten und Texten aus. Insbesondere zeigen sich spezifische Defizite für Funktionswörter oftmals erst auf Satz- oder Textebene, auch wenn sie lexikalischen Ursprungs sind.

Trotz fehlender Verfügbarkeit graphematisch-lexikalischer Einträge beim Lesen kann das Schreiben von Wörtern und ggf. auch von Nichtwörtern über die semantisch-lexikalische Schreibroute bzw. die nichtlexikalische Phonem-Graphem-Korrespondenz-Route (PGK-Route) erhalten sein. Aufgaben wie schriftliches Bildbenennen, Schreiben nach Diktat oder spontanes Schreiben können dann ggf. erfolgreich bewältigt werden.

3.6 Schreiben (SEM-GOL, GOL, PIL-(SEM)-GOL)

3.6.1 Erläuterung der sprachlichen Aktivität

Um einen Gedanken zu verschriftlichen oder z. B. ein Bild schriftlich zu benennen, müssen zunächst im semantischen System die Bedeutungsmerkmale der jeweiligen intendierten Wörter aktiviert werden. Ausgehend von der aktivierten semantischen Repräsentation wird auf den damit verknüpften graphematisch-lexikalischen Wortformeintrag im *graphematischen Outputlexion (GOL)* zugegriffen. Die ursprüngliche Annahme einer obligatorischen phonologischen Mediation, d. h. des stets erforderlichen Zugriffs auf die phonologische Repräsentation bevor es zur Aktivierung des orthographisch-lexikalischen Eintrags bei der schriftlichen Wortproduktion kommt, wird in der gegenwärtigen Literatur nicht mehr favorisiert (für einen Überblick s. [583]). Jedoch wird in Ergänzung zu einem direkten Zugriff vom semantischen System auf die orthographische Wortform eine *optionale phonologische Mediation* beim Schreiben angenommen, die insbesondere bei der Verschriftlichung längerer Passagen unterstützend wirken kann (z. B. [692]).

Der orthographisch-lexikalische Eintrag umfasst Informationen über die in der Wortform enthaltenen *Grapheme* und über ihre Position im Wort. Die *Buchstabenpositionsinformation* ist vermutlich sowohl hinsichtlich der seriellen Abfolge als auch in Bezug auf die räumliche Anordnung ausgehend von der Wortmitte enkodiert. Darüber hinaus ist im Lexem auch Wissen über die Art der Graphemstruktur (einfach versus komplex) gespeichert sowie Informationen darüber, ob es sich dabei um Konsonanten oder Vokale handelt. Grammatische Informationen des Lexikoneintrags sind im Lemma gespeichert (z. B. die Wortart und das Genus bei Nomina sowie die Argumentstruktur bei Verben).

Ob die lexikalischen Repräsentationen für die visuelle Worterkennung beim Lesen und bei der schriftlichen Wortproduktion tatsächlich in 2 getrennten, modalitätsspezifischen orthographischen Lexika gespeichert sind, ist kontrovers (für einen Überblick s. [581], [332]). Einige Autoren nehmen an, dass lexikalisch-graphematische Einträge in nur einem modalitätsunabhängigen orthographischen Lexikon gespeichert sind. Folglich würde sowohl in der Rezeption als auch beim Schreiben die identische Repräsentation aktiviert (z. B. [145]). Für den Fall, dass es sich jedoch um 2 getrennte Wissensspeicher handelt, ist davon auszugehen, dass die lexikalischen Repräsentationen im GOL analog zu denen im GIL strukturiert sind (vgl. ▸ Abb. 3.7).

Auch beim Schreiben *nach Diktat* werden lexikalische Einträge im orthographischen Lexikon aktiviert, allerdings erfolgt hierbei der Zugriff entweder direkt ausgehend von phonologischen Einträgen im PIL (PIL-GOL) oder über die semantisch-lexikalische Route (PIL-SEM-GOL). Ein sinnentnehmendes Verstehen des diktierten Wortes ist lediglich bei Aktivierung der semantischen Verarbeitung möglich. Zu berücksichtigen ist, dass Wörter mitunter auch gänzlich ohne Zugriff auf lexikalisch-graphematisches Wissen korrekt über die nichtlexikalische Schreibroute (Phonem-Graphem-Korrespondenz-Route, PGK-Route) nach Diktat verschriftlicht werden können (allerdings auch in diesem Fall ohne Sinnverständnis). Dies gilt für Wörter, bei denen die sprachspezifische Zuordnung der enthaltenen Phoneme zu den entsprechenden Graphemen relativ eindeutig ist, weshalb sie auch als regelmäßig hinsichtlich ihrer Phonem-Graphem-Korrespondenz (PGK) bezeichnet werden. So folgt im Deutschen beispielsweise einem Kurzvokal in einem einsilbigen Wort in der Regel ein Doppelkonsonant im Schriftbild (z. B. Lamm, Hund oder Topf). Demgegenüber enthalten *PGK-unregelmäßige Wörter* Phoneme, für die unterschiedliche graphematische Umsetzungsvarianten im Deutschen möglich sind. Beispielsweise kann das Phonem /k/ im Wortauslaut als Graphem *G*, *K* oder *CK* realisiert werden (z. B. Berg, Werk, Heck). Wörter, die Phoneme mit ambiger PGK enthalten, können nur teilweise korrekt über die nichtlexikalische Schreibroute realisiert werden und es kommt oftmals zu sogenannten *phonologisch plausiblen Fehlern*, d. h. es wird die für den spezifischen lexikalischen Eintrag fehlerhafte Umsetzungsvariante verschriftlicht (z. B. Werg).

Die involvierten Komponenten und Routen der lexikalisch-semantischen Verarbeitung für das Schreiben nach Diktat, die in Teilen auch beim schriftlichen Benennen involviert sind, sind in ▸ Abb. 3.8 zusammenfassend skizziert.

Auch das Abschreiben eines visuell präsentierten Wortes erfordert eine schriftsprachliche Produktion. In der Literatur existieren unterschiedliche Modellvorstellungen darüber, welche kognitiven Prozesse dabei involviert sind. In eini-

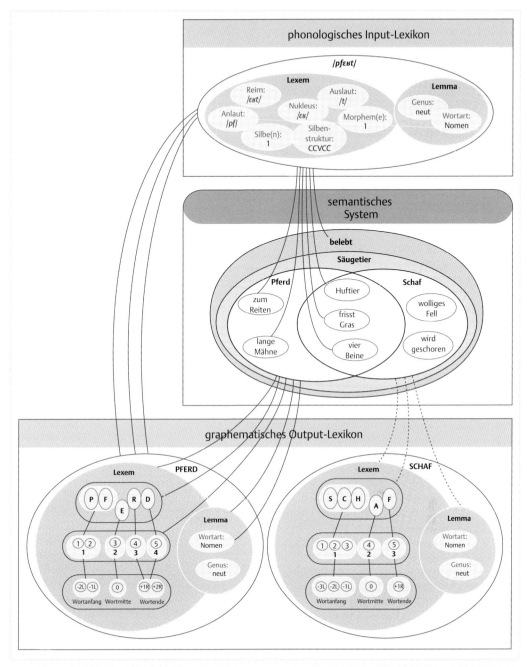

Abb. 3.8 Schreiben nach Diktat: Zugriff von der phonologischen Wortform über die Bedeutungsrepräsentation bzw. direkt auf die orthographisch-lexikalische Wortform am Beispiel PFERD. Die Abbildung vergegenwärtigt Vorstellungen zur semantisch-lexikalischen und direkt-lexikalischen Schreibroute. Beim Schreiben nach Diktat aktivieren die verschiedenen Wissenseinheiten der phonologischen Repräsentation im PIL entsprechende semantische Merkmals-bündel auf der Bedeutungsebene. Die orthographischen Informationen des lexikalischen Eintrags im GOL (und die der entsprechenden orthographischen Nachbarn, z. B. Schaf) werden dabei aktiv. Dies geschieht sowohl über die mit der Bedeutungsrepräsentation assoziierten Merkmale, als auch direkt über die mit der phonologischen Repräsentation verknüpften Wissenseinheiten. Aufgrund interner Vernetzungen im semantischen System können beim Zugriff auf die orthographische Repräsentation auch Wortformeinträge im GOL aktiv werden, die semantische Merkmale mit dem Zielwort teilen (z. B. Schaf).

gen Modellen wird zusätzlich zur semantisch-lexikalischen Route (GIL-SEM-GOL) auch eine direkte Verbindung zwischen dem graphematischen Input- und Output-Lexikon angenommen (s. z. B. [735]). Darüber hinaus schlagen einige Autoren eine segmentale Abschreibroute vor (sogenannte orthographisch-graphematische Konvertierungsroute). Über diese werden graphomotorische Realisierungen von visuell wahrgenommenen Buchstaben ohne graphematisch-lexikalische und ohne phonologische Umwandlung (d. h. ohne interne Benennung des Buchstabens) abgerufen [345].

Unabhängig davon, wie die einzelnen in einem Wort enthalten Buchstaben abgerufen bzw. umgewandelt wurden, benötigt die tatsächliche Verschriftlichung noch eine Reihe weiterer Verarbeitungsstufen (für einen Überblick s. z. B. [583], [92]). Im Zuge dieser *sublexikalischen Enkodierung* müssen die aktivierten Grapheminformationen zunächst im graphematischen Outputbuffer (GOB) zwischengespeichert werden. Anschließend wird eine spezifische Ausgangsmodalität gewählt, welche darin bestehen kann, die graphematische Wortform zu verschriftlichen oder sie zu buchstabieren, d. h. die einzelnen Buchstaben zu nennen. Das Aufschreiben erfolgt, indem auf den allographischen Speicher zugegriffen und die entsprechende Buchstabenform ausgewählt wird. Diese kann entweder handschriftlich oder mittels Tastaturschreiben durch Abruf des entsprechenden (grapho-)motorischen Programms realisiert werden. Für den Fall des mündlichen Buchstabierens würde jedoch nach der Zwischenspeicherung im Buffer nicht auf den Buchstabenformspeicher, sondern auf ein sublexikalisches Buchstabennamenlexikon zugegriffen werden. Dieses enthält Wissen über die Benennungen der einzelnen Buchstaben. Die Prozesse der Auswahl von Buchstabenform und Buchstabenbenennung agieren unabhängig voneinander und sind somit auch selektiv störbar (s. z. B. [49]).

Merke

Beeinträchtigung in der schriftlichen Wortproduktion aufgrund lexikalischer und semantischer Wissensstörungen bei Aphasie können im Wesentlichen zurückgeführt werden auf:

- eine fehlerhafte/unzureichende Aktivierung des semantischen Wissens (Kap. 3.3)
- einen defizitären Zugriff von der semantischen Wissensrepräsentationen auf den damit verknüpften graphematisch-lexikalischen Eintrag
- ein Defizit auf der lexikalisch-graphematischen Ebene, welches das Wissen um die graphematischen Eigenschaften der Wortform beinhaltet
- eine Kombination dieser Möglichkeiten

Beeinträchtigungen im Schreiben von Wörtern nach Diktat können darüber hinaus assoziiert sein mit:

- Defiziten auf der rezeptiven lexikalisch-phonologischen Wortformebene oder im Zugriff auf das semantische Wissen (vgl. Kap. 3.2).

3.6.2 Diagnostisch relevante Beobachtungen

Lexikalische und semantische Beeinträchtigungen des Schreibens bei Aphasie können in diversen diagnostischen Aufgaben beobachtbar und durch Störungen unterschiedlicher kognitiv-sprachlicher Funktionen verursacht sein. Zentral für die Untersuchung von Patienten mit erworbener Dysgraphie ist daher einerseits die differenzialdiagnostische Abgrenzung von *semantisch* und *postsemantisch* verursachten Defiziten in der *schriftlichen Wortproduktion* sowie andererseits die Differenzierung von *graphematisch-lexikalischen* und *postlexikalischen Schreibfehlern*. Darüber hinaus ist abzuklären, inwieweit Defizite in der *rezeptiv-phonologischen Modalität* zu Beeinträchtigungen im Schreiben nach Diktat beitragen.

Semantisches Wissen

Bei Störungen der schriftlichen Wortproduktion, die auf ein Defizit der semantischen Wissensinhalte (SEM) zurückgehen, resultieren die Schreibfehler aus der *Unterspezifizierung semantischer* Merkmale, vor allem in Bezug auf die distinktiven Attribute. Für die Abklärung, ob es sich um eine *zentral-semantische Störung* handelt, sollte ein Modalitätenvergleich herangezogen werden. Dafür kann die Leistung z.B. im schriftlichen Benennen mit der Leistung für die gleichen Wörter im mündlichen Benennen oder im Verständnis (z.B. auditives Wort-Bild-Zuordnen) gegenübergestellt werden. Der Annahme eines amodalen Bedeutungssystems folgend, sollte der Verlust semantischer Wissensinhalte durch *modalitätenübergreifende Beeinträchtigungen* gekennzeichnet sein, weshalb sich in allen Aufgaben, für die eine Aktivierung semantischer Merkmale erforderlich ist, vergleichbare Defizite zeigen. Im Folgenden wird jedoch nur auf diagnostische Fragestellungen eingegangen, die eine schriftsprachliche Produktion involvieren. Für Hypothesen bezüglich des semantischen Wissens, die sich mittels rezeptiver Aufgaben überprüfen lassen, sei auf Kap. 3.3 verwiesen.

Zentral-semantische Störungen wirken sich auf das Schreiben, z.B. beim schriftlichen Benennen oder im freien Schreiben, ähnlich aus wie in Aufgaben zur mündlichen Wortproduktion. Sie sind dadurch gekennzeichnet, dass Fehler bei mehrfacher Verschriftlichung ein und desselben Wortes relativ *konstant* zu beobachten sind. Die Art des Fehlers kann jedoch variieren (z.B. semantische Paragraphie, semantischer Neologismus, Nullreaktion, schriftliche semantische Umschreibung). Da der Verlust semantischen Wissens oftmals *distinktive Merkmale* stärker betrifft als gemeinsame Merkmale von Vertretern einer semantischen Kategorie, können mitunter die Benennungen von Unterbegriffen schlechter aufgeschrieben werden als die entsprechenden Oberbegriffe. Auch können Leistungsunterschiede in der Verschriftlichung von *konkreten* versus *abstrakten Wörtern, Typikalitätseffekte, kategorie-* oder *domänenspezifische Störungen* oder ein Einfluss des Erwerbsalters bzw. der Vertrautheit mit einem bestimmten Konzept beobachtbar sein (vgl. Kap. 3.3).

Obwohl *semantische Paragraphien* ein Symptom einer semantischen Störung sein können, sollte in der Diagnostik berücksichtigt werden, dass sie auch im Rahmen einer postsemantischen Beeinträchtigung im Zugriff auf das GOL entstehen können [121]. Dabei wird angenommen, dass die Zielwortform im GOL nicht zur Verfügung steht und es deswegen zur Aktivierung des graphematisch-lexikalischen Eintrags eines semantisch nahen Wortes kommt, dessen Bedeutungsrepräsentationen im semantischen System aufgrund geteilter Merkmale aktiviert wurde (vgl. Kap. 3.4). Für den Fall, dass semantische Fehler beim Schreiben post-

semantischer Natur sind, werden im Gegensatz zu einer semantischen Störung keine konstanten Defizite, sondern vielmehr fluktuierende Fehler erwartet. Darüber hinaus sollte bei semantischen Paragraphien im Schreiben nach Diktat, die postsemantischer Ursache sind, das Verständnis der vorgesprochenen Wörter noch gelingen. Hingegen wird bei einer semantischen Störungsursache das fehlerhaft verschriftlichte Wort zumeist auch nicht korrekt verstanden.

Im Gegensatz zu semantischen Defiziten zeigt sich bei *postsemantisch* verursachten Störungen der schriftlichen Wortproduktion, sofern keine weiteren Beeinträchtigungen in der lexikalischen Verarbeitung bestehen, ein modalitätsspezifisches Muster, d.h. die Fehlleistungen sind vor allem beim Schreiben und nicht z.B. im mündlichen Benennen oder im Verständnis der Wörter beobachtbar.

Zugriff SEM-GOL

Liegt eine Störung im Zugriff SEM-GOL vor, so ist davon auszugehen, dass die *Verbindungen* zwischen einer Bedeutungsrepräsentation und dem entsprechenden graphematisch-lexikalischen Eintrag nicht bzw. nicht mehr vollständig zur Verfügung stehen. Auf die einzelnen Aspekte der Wortformrepräsentationen im graphematischen Lexikon kann daher nicht mehr bzw. nur noch teilweise zugegriffen werden, was zu Beeinträchtigungen in Aufgaben, wie z.B. dem schriftlichen Bildbenennen oder im freien Schreiben, führt. Mitunter ist die Verknüpfung von Bedeutungsrepräsentation und Wortform noch in Teilen verfügbar, sodass *Teilinformationen des graphematisch-lexikalischen Eintrags* abgerufen werden können. Bezogen auf das Lexem kann dies beispielsweise der Anfangsbuchstabe oder die Anzahl der enthaltenen Grapheme sein. Aus der Lemma-Repräsentation können ggf. syntaktische Informationen über das Wort verfügbar sein. Nicht verfügbare Aspekte der Wortformrepräsentation im GOL können oftmals durch syntaktische bzw. *orthographische Hinweise* aktiviert werden, sodass der Abruf des vollständigen Lexikoneintrags erleichtert wird. Häufig lassen sich Leistungsschwankungen bei der Überprüfung des schriftlichen Benennens der gleichen Items zu unterschiedlichen Testzeitpunkten beobachten. Neben dieser *Inkonstanz* können Störungen des Zugriffs SEM-GOL auch durch *adäquate semantische Umschreibungen* für nicht aktivierbare Wortformen gekennzeichnet sein.

Sofern es sich um eine (relativ) isolierte Störung des Zugriffs SEM-GOL handelt und kein Repräsentationsdefizit im graphematischen Lexikon vorliegt, kann graphematisch-lexikalisches Wissen mitunter über einen *anderen Zugangsweg* aktivierbar sein. Der Zugriff erfolgt dann über die direkt-lexikalische Verbindung zwischen rezeptiv-phonologischen Lexikoneinträgen und den graphematischen Wortformen (PIL-GOL). In diesem Fall ist zu erwarten, dass der Zugriff auf das GOL, z. B. beim Schreiben nach Diktat, besser gelingt als beim schriftlichen Benennen. Für das Schreiben nach Diktat ist jedoch zu berücksichtigen, dass die erzielten Ergebnisse nur dann aussagekräftig für die diagnostische Beurteilung des graphematisch-lexikalischen Wissens sind, wenn die Verschriftlichung nicht über die segmentalen Verarbeitungsmechanismen erfolgt. Aufgrund der relativ transparenten Orthographie können viele Wörter des Deutschen auch durch die Umwandlung der gehörten Phoneme in ihre entsprechenden Grapheme über die Phonem-Graphem-Korrespondenzroute korrekt geschrieben werden.

Gute Leistungen im Schreiben nach Diktat geben daher nur eingeschränkt Aufschluss über den Zustand der lexikalischen Schreibrouten. Eine Ausnahme bilden dabei Aufgaben, die auch PGK-unregelmäßige Wörter für das *Schreiben nach Diktat* beinhalten. *PGK-unregelmäßige Wörter* sind einerseits solche, in denen Phoneme enthalten sind, für die es mehrere Möglichkeiten der graphematischen Realisierung gibt. So ist im Deutschen z. B. die Verschriftlichung der Vokallänge ambig, da ein Langvokal wie /a:/ in unterschiedlichen Wörtern verschiedene graphematische Entsprechungen haben kann (z. B. Saal, Sahne, Sage). Zu den Wörtern mit einer unregelmäßigen PGK gehören außerdem auch Items, deren Grapheme nicht alle der sprachspezifisch gängigen Zuordnung zwischen Phonemen und Graphemen entsprechen. Beispielsweise wird der Diphtong /aʊ/ in dem Wort /klaʊn/ nicht wie in den meisten Fällen durch das Graphem *AU* verschriftlicht, sondern die graphematische Wortform enthält stattdessen die Buchstaben *OW*. Um PGK-unregelmäßige bzw. -ambige Wörter korrekt nach Diktat zu schreiben, ist ein Zugriff auf den jeweiligen graphematisch-lexikalischen Eintrag im orthographischen Lexikon erforderlich. Werden Wörter mit unregelmäßiger PGK über die nichtlexikalische Route geschrieben, kommt es aufgrund der Ambiguitäten zu *Regularisierungsfehlern*. Bei Regularisierungen wird ein Wort mit unre-

gelmäßiger PGK entsprechend der überwiegend anzutreffenden Beziehung zwischen Phonemen und Graphemen realisiert, z. B. *Klaun* für das diktierte Wort /klaʊn/. Da bei diesen Fehlern eine graphematische Realisierung gewählt wird, die für das Zielwort zwar falsch ist, aufgrund der phonologischen Struktur bzw. der phonologischen Segmente jedoch denkbar wäre, werden sie auch als *phonologisch plausible Fehler* bezeichnet. So ist ein Fehler wie *Gelt* für das gehörte Wort /gɛlt/ insofern phonologisch plausibel, als dass obstruentische Auslaute in anderen Wörtern graphematisch durch T realisiert werden, z. B. in dem Wort *Welt*.

Graphematisches Output-Lexikon

Gehen Regularisierungen oder auch andere Schreibfehler auf eine *Repräsentationsstörung* im GOL zurück, so sollte dies in allen Aufgaben beobachtbar sein, für die eine Aktivierung der graphematisch-lexikalischen Repräsentation notwendig ist, wie z. B. schriftliches Bildbenennen, Schreiben nach Definitionsvorgabe, Schreiben nach Diktat sowie freies Schreiben. Da bei Störungen der Repräsentation ein Verlust des Wissens über graphematische Wortformen bzw. über Teilaspekte der wortformspezifischen Information angenommen wird, werden für die mehrfache Überprüfung identischer Items relativ *konstante Fehler* über Aufgaben und Testzeitpunkte hinweg erwartet. Darüber hinaus kann die lexikalische Verarbeitungsleistung bei der schriftlichen Wortproduktion abhängig von der Auftretenshäufigkeit der geschriebenen Wortform sein. Vielen Patienten fällt daher das Schreiben von hochfrequenten Wörtern leichter als das Schreiben von niedrigfrequenten Wörtern. Derartige *Frequenzeffekte* werden als Hinweis auf eine Störungsursache im graphematisch-lexikalischen Wissen interpretiert. Wie auch in der mündlichen Wortproduktion können ebenso beim Schreiben *Wortarteneffekte*, d. h. Leistungsunterschiede für Wörter aus unterschiedlichen syntaktischen Kategorien, auftreten. Auch diese werden in den meisten Theorien auf der Ebene des graphematischen Lexikons verortet.

Sowohl bei Zugriffs- als auch bei Repräsentationsstörungen ist es möglich, die Beeinträchtigung durch Verwendung der nichtlexikalischen Route zu umgehen. Dies gilt nicht nur für das Schreiben nach Diktat. Auch beim schriftlichen Benennen kann durch Zugriff auf den phonologischen statt auf den graphematischen Lexikoneintrag ein Defizit im lexikalischen Schreiben kompensiert werden. Im Zuge dieser Ausweichstrategie muss das Wort in der Folge phonologisch-basiert über die nichtlexikalische Route aufgeschrieben werden. Allerdings gelingt in diesem Fall die Verschriftlichung der phonologischen Wortform nur bei PGK-regelmäßigen Wörtern fehlerfrei (s. Kap. 3.6.1). Bei GPK-unregelmäßigen Wörtern und auch bei Wörtern, die homophone Allographen beinhalten, scheitert diese phonologisch-basierte und auf nichtlexikalischen Schreibmechanismen beruhende Benennstrategie und es sind phonologisch plausible Fehler zu erwarten. *Wörter mit homophonen Allographen* klingen gleich, werden jedoch graphematisch unterschiedlich realisiert und sind bedeutungsverschieden. So kann das gesprochene Wort /va:l/ je nach Bedeutungskontext graphematisch entweder als *Wahl* oder als *Wal* realisiert sein. Bei Zugriffsstörungen auf das GOL oder bei Beeinträchtigungen der graphematisch-lexikalischen Einträge kann eine phonologisch-basierte Schreibstrategie dazu führen, dass für einen bestimmten Bedeutungskontext die falsche allographische Variante eines Homophons produziert wird (z. B. Lied im Kontext Körperteile). Um die Verwendung *phonologischer Rückkopplungsprozesse* bei der Überprüfung des lexikalisch-graphematischen Wissens in Aufgaben wie dem schriftlichen Benennen möglichst zu vermeiden, sollte daher darauf geachtet werden, dass der Patient das Wort still aufschreibt, d. h. ohne es sich vorzusprechen, auch nicht leise.

Während *formbezogene Schreibfehler* (z. B. Wortersetzungen wie Geier für Geige) eher für ein *lexikalisches Defizit* sprechen (vgl. [92]), können *phonologisch unplausible segmentale Fehler* mitunter einen Hinweis auf eine Beeinträchtigung der *postlexikalischen graphematischen Enkodierung* darstellen. Dabei kommt es zu Additionen, Substitutionen, Vertauschungen oder Auslassungen einzelner Grapheme der Wortform, die weniger durch phonologische Einflüsse erklärbar sind. Für Störungen des graphematisch-lexikalischen Wissens sind darüber hinaus *vergleichbare Defizite im Schreiben und im mündlichen Buchstabieren* erwartbar (s. [49]). Dies begründet sich in der Annahme, dass die lexikalischen Einträge im GOL insofern abstrakt sind, als dass sowohl beim mündlichen Buchstabieren als auch beim Aufschreiben auf die gleiche Repräsentation der orthographischen Wortform zurückgegriffen wird [583]. Leistungsunterschiede im mündlichen Buchstabieren

versus Aufschreiben für identische Items können daher einen differenzialdiagnostischen Hinweis auf die Störungslokalisation liefern. Sofern der Zugriff auf den Buchstabennamen, d. h. das mündliche Buchstabieren, unbeeinträchtigt ist, kann dies als Hinweis auf erhaltenes lexikalisches Wissen gedeutet werden. In diesem Fall sind ggf. postlexikalische Prozesse an der Beeinträchtigung im Schreiben, d. h. im Zugriff auf die Buchstabenform, beteiligt.

Für ein Defizit in der *postlexikalischen graphematischen Enkodierung* sprechen außerdem *Längen- und Positionseffekte*. Dabei kommt es aufgrund der steigenden Belastung des graphematischen Arbeitsspeichers zu schlechteren Leistungen bei längeren im Vergleich zu kürzeren Items. Die Länge eines Wortes bzw. Nichtwortes kann anhand der enthaltenen Grapheme, Morpheme oder Silben definiert sein. Bei einem Positionseffekt findet sich eine erhöhte Anzahl von Fehlern wie Ersetzungen oder Auslassungen vermehrt an einer bestimmten Position im Wort (z. B. das letzte Graphem).

Sofern graphematische Fehler auffallend häufig einen morphologischen Bezug zum intendierten Wort haben (z. B. ging statt gegangen) oder in einem Wortartenwechsel resultieren (z. B. Hündchen statt Hund), können diese *morphologischen Paragraphien* einen Hinweis auf ein Defizit in der Aktivierung von Morphemeinträgen in den lexikalischen Verarbeitungskomponenten darstellen.

Obwohl für Patienten mit erworbener Dysgraphie selektive Beeinträchtigungen des Schreibens ohne begleitende Defizite im Lesen beobachtbar sind, gehen Störungen in der schriftlichen Wortproduktion oftmals auch mit Beeinträchtigungen in der *rezeptiven graphematisch-lexikalischen Verarbeitung* einher. Einige Theorien bringen diese Assoziation von Lese- und Schreibstörungen damit in Verbindung, dass graphematisch-lexikalische Einträge nicht in 2 modalitätsspezifischen Lexika gespeichert, sondern in nur einem modalitätsunabhängigen orthographischen Lexikon repräsentiert sind (s. Kap. 3.6.1). Ungeachtet dieser theoretischen Kontroverse, ist es sicherlich sinnvoll in der Diagnostik zu überprüfen, inwiefern Beeinträchtigungen im Schreiben ggf. auch von Defiziten in der visuellen Worterkennung (d. h. dem GIL, s. Kap. 3.5) begleitet werden. Dies ist vor allem für die Frage, ob der Patient seine eigenen Schreibfehler erkennen und ggf. korrigieren kann, äußerst relevant.

Lexikalische Routen für das Schreiben nach Diktat

Das Schreiben nach Diktat stellt im Gegensatz zum schriftlichen Benennen grundsätzlich eine komplexere sprachliche Aktivität dar, da für die Verschriftlichung eines diktierten Wortes kognitiv-sprachliche Funktionen, sowohl der phonologischen als auch der graphematischen Verarbeitung, *modalitätsübergreifend* ineinandergreifen (PIL-(SEM)-GOL). Sofern Auffälligkeiten im Schreiben nach Diktat bestehen, sollte daher auch immer abgeklärt werden, ob diese eine Störungslokalisation in der graphematischen Verarbeitung haben (SEM-GOL, GOL). Darüber hinaus können Auffälligkeiten im Schreiben nach Diktat bereits aufgrund von Beeinträchtigungen in der rezeptiven phonologisch-lexikalischen Verarbeitung *(PIL, PIL-SEM),* in prälexikalischen phonologischen Verarbeitungsprozessen oder im semantischen System (SEM) entstehen. Die Leistungen im Schreiben nach Diktat können insbesondere auch in Bezug auf *Funktionswörter* und andere *Wörter mit geringem semantischen Gehalt* (z. B. Modal- und Hilfsverben) relevant sein. Dies begründet sich darin, dass die Anforderungen an die lexikalischen Wissenskomponenten aufgrund der relativ geringen Aktivierung im semantischen System bei der Verschriftlichung derartiger Wörter erhöht sind.

Bislang liegen keine Untersuchungsverfahren vor, die Aufgaben zum *Abschreiben* enthalten. Letztlich ist auch nur schwer beurteilbar, über welchen Verarbeitungsweg ein Patient ggf. zu einer korrekten Reproduktion des visuell vorgegeben Wortes kommt, weshalb erhaltene Leistungen beim Abschreiben schwer zu interpretieren sind. Mitunter lässt sich beobachten, dass die schriftliche Wiedergabe eher unflüssig ist, den Eindruck erzeugt, als würden die einzelnen Buchstabenformen und deren Konturen abgezeichnet und die Strichführung ggf. nicht der gewöhnlichen graphomotorischen Abfolge entspricht. Derartige Beobachtungen sprechen für eine Beeinträchtigung in peripheren, sublexikalischen Verarbeitungsprozessen. Diese sind bei der handschriftlichen Realisierung für den Abruf graphomotorischer Muster relevant (für einen Überblick s. z. B. [49]).

In ▶ Tab. 3.5 finden sich mögliche Fragestellungen, deren Beantwortung bei der Untersuchung von semantischen und lexikalischen Verarbeitungsprozessen des Schreibens hilfreich sein kann. Die Tabelle beinhaltet auch Angaben über im Handel erhältliche Verfahren, mit denen die jeweiligen diagnostischen Hypothesen überprüft werden können. Darüber hinaus sind ergänzende Hinweise zu möglichen Beobachtungen und Effekten in der Diagnostik aufgeführt, die je nach Aufbau und Material des Untersuchungsverfahrens zusätzliche Hinweise über den funktionalen Störungsort bzw. über erhaltene Verarbeitungsmechanismen liefern können. Da die Zuordnung der Fragestellungen zu den jeweils beteiligten kognitiv-sprachlichen Funktionen nicht immer klar umrissen ist, orientiert sich die Strukturierung insgesamt eher am

Tab. 3.5 Diagnostische Fragestellungen und Untersuchungsverfahren für die Beurteilung des lexikalischen und semantisch-lexikalischen Schreibens

Diagnostische Fragestellung		Testverfahren	Relevanter Untertest	Zusätzliche Hinweise für das Ausmaß der Störung
SEM	Können semantische Repräsentation bei der schriftlichen Wortproduktion aktiviert werden oder liegt ggf. eine zentral-semantische Störung vor?	LEMO 2.0 [678]	Vergleich von z. B. T 14 Schriftliches Benennen T 12 Visuelles Wort-Bild-Zuordnen T 11 Auditives Wort-Bild-Zuordnen T 13 Mündliches Benennen	modalitätenübergreifende Beeinträchtigung: • vergleichbare Störungsausprägung in mehreren Modalitäten • semantische Fehler in mehreren Modalitäten • ggf. kategoriespezifische semantische Störung • evtl. Typizitäts-, Domänen- bzw. Konkretheitseffekt
		Wortproduktionsprüfung [75]	Vergleich von 8. schriftliches Benennen Nomina 3. mündliches Benennen Nomina	
Verfahren, die lediglich rezeptive Verarbeitung erfordern, s. Kap. 3.3				

Tab. 3.5 Fortsetzung

Diagnostische Fragestellung		Testverfahren	Relevanter Untertest	Zusätzliche Hinweise für das Ausmaß der Störung
SEM, SEM-GOL, GOL	Gehen semantische Paragraphien auf eine zentral-semantische oder eine postsemantische Störung zurück?	LEMO 2.0 [678]	z. B.: T 14 Schriftliches Benennen T 10 Schreiben nach Diktat von PGK-regelmäßigen und unregelmäßigen Wörtern	semantische Ursache: • eher konstante Fehler bei den gleichen Items zu mehreren Testzeitpunkten • oftmals defizitäres Hörverständnis für fehlerhaft geschriebene Wörter im Schreiben nach Diktat
		Wortproduktionsprüfung [75]	1. Diktat Nomina* 8. Schriftliches Benennen Nomina	postsemantische Ursache: • fluktuierende Fehler • oftmals erhaltenes Hörverständnis für fehlerhaft geschriebene Wörter im Schreiben nach Diktat
		Beobachtung semantischer Fehler in anderen Aufgaben zur schriftlichen Wortproduktion, wie z. B. schriftliche Bildbeschreibung		
		bei semantischen Fehlern im Schreiben nach Diktat: Prüfung des Hörverständnisses (z. B. auditives Wort-Bild-Zuordnen, s. Kap. 3.2)		
	Lassen sich morphologische Paragraphien beobachten?	morphologisch-basierte Fehler in Aufgaben zur schriftlichen Wortproduktion		
SEM-GOL	Ist der Zugriff von der Wortbedeutung auf den graphematisch-lexikalischen Wortformeintrag beeinträchtigt?	LEMO 2.0 [678]	T 14 Schriftliches Benennen V19 Benennen homophone Allographen, schriftlich	Zugriffsstörung kann ggf. gekennzeichnet sein durch: • inkonstantes Auftreten von Fehlleistungen zu mehreren Testzeitpunkten • semantisch passende Umschreibungen
		Wortproduktionsprüfung [75]	8. Schriftliches Benennen Nomina	• Verfügbarkeit graphematischer Teilinformationen des Zielwortes • positive Wirkung von orthographischen Hinweisreizen, wie z. B. der erste Buchstabe
GOL	Sind die lexikalisch-phonologischen Repräsentationen im GOL beeinträchtigt?	Wortproduktionsprüfung [75]	1. Diktat Nomina* 8. Schriftliches Benennen Nomina	• tendenziell eher konstante Auftreten von Fehlleistungen zu mehreren Testzeitpunkten • ggf. formbezogene Wortersetzungen
		LEMO 2.0 [678]	T 14 Schriftliches Benennen V19 Benennen homophone Allographen, schriftlich T 10 Schreiben nach Diktat von PGK-regelmäßigen und unregelmäßigen Wörtern	• ggf. Einfluss der Wortfrequenz • ggf. Einfluss des Konkretheitsgrades • ggf. Regularisierungsfehler bzw. phonologisch plausible Fehler • sowohl Schreiben als auch Buchstabieren beeinträchtigt

Tab. 3.5 Fortsetzung

Diagnostische Fragestellung		Testverfahren	Relevanter Untertest	Zusätzliche Hinweise für das Ausmaß der Störung
	Sind die lexikalisch-graphematischen Repräsentationen der einzelnen Wortarten unterschiedlich von der Störung betroffen?	LEMO 2.0 [678]	V12 Schreiben nach Diktat Wortarten*	• Wortarteneffekt
	Kann auf orthographische Wortformen im GOL über eine andere Route zugegriffen werden (PIL-GOL)? (zur differenzialdiagnostischen Abgrenzung GOL versus SEM-GOL)	LEMO 2.0 [678]	T 10 Schreiben nach Diktat von PGK-regelmäßigen und unregelmäßigen Wörtern	• GPK-Regelmäßigkeitseffekt • Regularisierungsfehler bzw. phonologisch plausible Fehler • Frequenzeffekt • Konkretheitseffekt
			V12 Schreiben nach Diktat Wortarten*	• Regularisierungsfehler bzw. phonologisch plausible Fehler
		Wortproduktionsprüfung [75]	1. Diktat Nomina*	• Frequenzeffekt
	Sind Paragraphien eher lexikalisch oder postlexikalisch bedingt?	Wortproduktionsprüfung [75]	1. Diktat Nomina* 8. Schriftliches Benennen Nomina 7. Diktat Pseudowörter	tendenziell eher lexikalisches Defizit: • formbezogene Wortersetzungen • vergleichbare Defizite im mündlichen Buchstabieren und Schreiben
		LEMO 2.0 [678]	Tests zum schriftlichen Benennen und Schreiben nach Diktat T 9 Schreiben nach Diktat Neologismen	Störungsursache eher in der postlexikalischen Enkodierung bzw. Realisierung: • Längeneffekt • Positionseffekt
		Beobachtung von Schreibfehlern in anderen Aufgaben zur mündlichen Wortproduktion, wie z.B. Bildbeschreibung, Schreiben einer E-Mail		• phonologisch unplausible segmentale Fehler • ggf. dissoziierende Leistungsmuster im mündlichen Buchstabieren versus Aufschreiben
	Können die eigenen Schreibfehler vom Patienten selbst rezeptiv-graphematisch erkannt und ggf. korrigiert werden, ist also das GIL intakt?	s. Kap. 3.5		
PIL-(SEM)-GOL	Gehen Defizite im Schreiben nach Diktat auf eine Beeinträchtigung in der rezeptiven phonologisch-lexikalischen Verarbeitung bzw. auf eine Störung im semantischen Wissen zurück?	s. Kap. 3.2 und Kap. 3.3		

118

Tab. 3.5 Fortsetzung

Diagnostische Fragestellung		Testverfahren	Relevanter Untertest	Zusätzliche Hinweise für das Ausmaß der Störung
PIL-(SEM)-GOL	Gehen die Defizite im Schreiben nach Diktat auf eine Beeinträchtigung des Zugriffs SEM-GOL bzw. des GOL zurück?	s. oben (SEM-GOL, GOL)		
	Können Wörter mit eher geringem semantischen Gehalt (z. B. Funktionswörter) korrekt nach Diktat geschrieben werden?	LEMO 2.0 [678]	V12 Schreiben nach Diktat Wortarten*	• Wortarteneffekt
		Beobachtung von z. B. Funktionswortersetzungen oder –auslassungen, bei der Verschriftlichung von Phrasen, Sätzen und Textabschnitten		
PGK	Kann die nichtlexikalische Schreibroute genutzt werden?	Wortproduktionsprüfung [75]	7. Diktat Pseudowörter	• Längeneffekt • Positionseffekt • Lexikalisierungen
		LEMO 2.0 [678]	T 9 Schreiben nach Diktat Neologismen	• Regularisierungsfehler bzw. phonologisch plausible Fehler

*Differenzialdiagnostisch sind Aufgaben zum Schreiben nach Diktat von GPK-regelmäßigen Wörtern lediglich dann aussagekräftig, wenn die nichtlexikalische Leseroute (GPK-Route) so stark beeinträchtigt ist, dass eine Verarbeitung über die lexikalischen Leserouten erforderlich wird.

relativen Grad der Beteiligung der jeweiligen Verarbeitungskomponente.

Differentialdiagnostisch sind Aufgaben zum Schreiben nach Diktat von PGK-regelmäßigen Wörtern lediglich dann aussagekräftig, wenn die nichtlexikalischen Verarbeitungswege (APK-Route, PGK-route) so stark beeinträchtigt sind, daß eine Verarbeitung über die jeweilige lexikalische Route erforderlich sind.

3.6.3 Verfahren zur Überprüfung

LEMO 2.0

Aus dem Untersuchungsverfahren LEMO 2.0 [678] können für die Überprüfung des Schreibens bis zu 5 Aufgaben verwendet werden (für eine nähere Beschreibung der grundlegenden Prinzipien des Verfahrens vgl. Kap. 3.2). Mit dem zentralen LEMO 2.0 Test *T 14 Schriftliches Bildbenennen* kann überprüft werden, inwieweit ein Wort durch Aktivierung der entsprechenden semantischen Merkmale im Bedeutungssystem und durch Zugriff auf den graphematisch-lexikalischen Eintrag im GOL verschriftlicht werden kann. Der Test beinhaltet 20 konkrete Nomina, von denen jeweils 10 hoch-

bzw. niedrigfrequent sind, sodass eventuelle Frequenzeffekte im schriftlichen Benennen erfasst werden können. Für den Fall, dass die Beeinträchtigung im Schreiben auf eine zentral-semantische Störung zurückgeht, sind modalitätenübergreifend konstante Fehlleistungen in allen LEMO 2.0 Tests, die das semantische Wissen für die gleichen Items überprüfen, zu erwarten (vgl. Kap. 3.3). Anhand eines Vergleichs der Leistungen im Test *T 14 Schriftliches Benennen* mit den Leistungen beispielsweise im Test *T 13 Mündliches Benennen* oder in den Aufgaben zum Wort-Bild-Zuordnen (T 11 Auditives Wort-Bild-Zuordnen, T 12 Visuelles Wort-Bild-Zuordnen) kann eine semantische Störung als Ursache des Defizits im Schreiben von einer postsemantischen Beeinträchtigung differenziert werden.

Ein weiterer Test, der den Zugriff auf graphematisch-lexikalische Repräsentationen im GOL überprüft, ist der vertiefende LEMO 2.0 Test *V19 Benennen homophone Allographen, schriftlich*. Diese Aufgabe umfasst 10 Homophonpaare, d. h. Wörter, die gleich klingen, jedoch nicht bedeutungsgleich sind und graphematisch unterschiedlich realisiert werden, wie z. B. *Miene-Mine* oder *Laib-Leib*. Die Wör-

119

ter werden diktiert und es wird zusätzlich jeweils ein desambiguierendes Bild vorgegeben. Für jedes Paar homophoner Allographen sind beide Bedeutungsvarianten im Test enthalten, sodass insgesamt 20 Wörter geschrieben werden sollen. Um das diktierte Wort korrekt zu verschriftlichen, ist die Aktivierung der entsprechenden semantischen Repräsentation und des damit verknüpften graphematischen Wortformeintrags im GOL erforderlich. Werden die Wörter in dieser Aufgabe ausschließlich über die direkt-lexikalische Route (PIL-GOL) oder die nichtlexikalische Route geschrieben, sind Leistungen im beeinträchtigten Bereich bis hin zum Ratebereich zu erwarten.

Die Aktivierung graphematisch-lexikalischen Wissens wird auch im zentralen LEMO 2.0 Test *T 10 Schreiben nach Diktat von PGK-regelmäßigen und -unregelmäßigen Wörtern* überprüft. Die Aufgabe beinhaltet 40 Nomina, von denen 20 eine regelmäßige PGK aufweisen, d. h. die enthaltenen Grapheme folgen der gängigen Zuordnung zwischen Phonemen und Graphemen im Deutschen, wohingegen die anderen 20 PGK-unregelmäßig sind. Die unregelmäßigen Wörter enthalten Phoneme, für die es im Deutschen mehrere graphematische Umsetzungsvarianten gibt. So ist z. B. die graphematische Realisierung des Langvokals /e:/ in den Wörtern *Beet*, *Steg* und *Reh* jeweils wortspezifisch verschieden. Diese Items können daher nur durch Aktivierung des lexikalisch-graphematischen Eintrags im GOL korrekt geschrieben werden. Bei Defiziten des lexikalischen Wissens bzw. bei Verwendung der nichtlexikalischen Route sind phonologisch plausible Fehler erwartbar. Im Gegensatz dazu können die im Test enthaltenen GPK-regelmäßigen Wörter sowohl über die lexikalische als auch über die nichtlexikalische Route korrekt verschriftlicht werden, weil sie keine mehrdeutigen Phonem-Graphem-Korrespondenzen enthalten. Da die Nomina zusätzlich hinsichtlich ihrer Frequenz und Konkretheit systematisch variieren, kann ein eventueller Einfluss der Frequenz bzw. des Abstraktheitsgrades auf die Leistung des Patienten gemessen werden.

Mit dem vertiefenden LEMO 2.0 Test *V12 Schreiben Wortarten* kann überprüft werden, inwieweit die graphematisch-lexikalischen Einträge für Wörter verschiedener Wortarten bzw. der Zugriff darauf unterschiedlich stark beeinträchtigt sind. Der Test umfasst jeweils 30 Nomina, Adjektive und Funktionswörter aus der Wortartenbatterie von LEMO 2.0, die in Bezug auf ihre Wortlänge und phonologische Struktur vergleichbar sind. Patien-

ten mit erworbener Dysgraphie zeigen mitunter einen Wortarteneffekt, d. h. größere Schwierigkeiten beim Schreiben von Funktionswörtern und Adjektiven, während Nomina weniger Probleme bereiten. Da die identischen Items auch in Aufgaben zum lauten Lesen und Nachsprechen zur Anwendung kommen, lässt sich ein modalitätsspezifischer Wortarteneffekt überprüfen.

Für die Überprüfung der nichtlexikalischen Schreibroute steht in LEMO 2.0 der Test *T 9 Schreiben nach Diktat Neologismen* zur Verfügung, bei dem 40 einsilbige Nichtwörter nach Diktat geschrieben werden sollen. Lexikalisierungen, d. h. die Verschriftlichung eines dem Nichtwort ähnlichen Wortes, z. B. *Mensch* für /mʊnʃ/, stellen einen Hinweis auf die Verwendung der lexikalischen Route anstatt der PGK-Route dar. Ein Positionseffekt kann als Hinweis auf eine Beeinträchtigung des graphematischen Arbeitsspeichers gewertet werden.

Wortproduktionsprüfung

Die *Wortproduktionsprüfung* von Blanken et al. [75] (für eine detaillierte Beschreibung s. Kap. 3.4) enthält 3 Aufgaben zur Überprüfung des Schreibens. In Aufgabe (7) Diktat Pseudowörter sollen 60 Neologismen nach Diktat verschriftlicht werden, wofür die Verarbeitung über die nichtlexikalische Schreibroute (PGK-Route) erforderlich ist. Die Aufgaben (1) Diktat Nomina und (8) Schriftliches Benennen Nomina umfassen jeweils 60 Wörter, welche entweder nach auditiver (Aufgabe 1) oder bildlicher Vorgabe (Aufgabe 8) aufgeschrieben werden sollen. Die Wörter unterteilen sich in jeweils 30 hoch- und niedrigfrequente Items und sind überwiegend GPK-regelmäßig, weshalb sie beim Schreiben nach Diktat sowohl über die lexikalische als auch über die nichtlexikalische Route korrekt realisiert werden können. Für das schriftliche Benennen ist jedoch – solange sich der Patient das Zielwort nicht laut vorspricht – der Zugriff auf das orthographische Lexikon erforderlich. Um differenzialdiagnostisch abzugrenzen, ob eine schriftliche Benennstörung auf eine zentral-semantische Störung oder auf ein postsemantisches Defizit zurückgeht, kann die Leistung im schriftlichen Benennen mit der Leistung in Aufgabe (3) Mündliches Benennen Nomina verglichen werden. Da beide Aufgaben dieselben Items umfassen, stellt ein deutlicher Leistungsunterschied (eine Dissoziation) einen Hinweis auf eine postsemantische Beeinträchtigung dar. Hingegen können modalitätenübergreifende Defizite ein Indikator für eine semantische Störung sein. Die Wörter und Pseudowörter variieren neben der Frequenz auch in ihrer Silbenanzahl (jeweils 20 ein-, zwei- und dreisilbige Items) und in ihrer phonologischen Komplexität (mit oder ohne Konsonantencluster). Deutlich schlechtere Leistungen bei den niedrigfrequenten im Vergleich zu hochfrequenten Wörtern sprechen für ein lexikalisches Defizit. Längen- und Komplexitätseffekte (z. B. ein Anstieg der Fehler mit zunehmender Silbenzahl oder herausragend viele Fehler im Schreiben von Wörtern mit Clustern im Vergleich zu Wörtern mit einfachen Onsets) können als Hinweis auf eine postlexikalische Ursache, z. B. im graphematischen Outputbuffer, gedeutet werden.

Info

Verfahren zur Untersuchung von Störungen des lexikalischen Schreibens

- LEMO 2.0 [678]:
  - T 9 Schreiben nach Diktat Neologismen
  - T 10 Schreiben nach Diktat von PGK-regelmäßigen und -unregelmäßigen Wörtern
  - T 11 Auditives Wort-Bild-Zuordnen
  - T 12 Visuelles Wort-Bild-Zuordnen
  - T 13 Mündliches Benennen
  - T 14 Schriftliches Benennen
  - V12 Schreiben Wortarten
  - V13 Synonymie Entscheiden, auditiv
  - V14 Synonymie Entscheiden, visuell
  - V19 Benennen homophone Allographen, schriftlich
  - V15 Synonymie Entscheiden mit semantischem Ablenker, auditiv
  - V16 Synonymie Entscheiden mit semantischem Ablenker, visuell

- Wortproduktionsprüfung [75]
  - 1. Diktat Nomina
  - 7. Diktat Pseudowörter
  - 8. Schriftliches Benennen Nomina

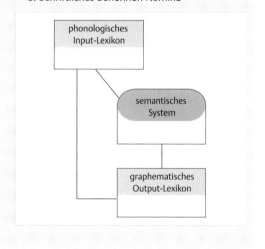

Für die Überprüfung des lexikalisch-semantischen Schreibens, z. B. für eine Vorher-Nachher-Diagnostik, können über die o. g. Verfahren hinaus auch die in Kap. 4.6 genannten Materialien individuell zusammengestellt werden. *Mobile Geräte* wie Smartphones und Computer sowie Software zur *Autokorrektur* haben in den letzten Jahren erheblich an Bedeutung gewonnen. Daher ist es sicherlich auch ratsam zu prüfen, inwieweit ein Patient technische Geräte zum Schreiben nutzen möchte und diese auch verwenden kann. Die einfache Handhabung und das stetig wachsende Angebot an Anwendungssoftware, sogenannte *Apps*, eröffnen Patienten mit Aphasie und deren Angehörigen sowie den Therapeuten enorme Vorzüge im Hinblick auf die alltägliche Kommunikation, das Eigentraining oder die Therapie. Mit den heute nicht mehr wegzudenkenden technischen Möglichkeiten lässt sich folglich auch eine partizipationsorientierte Überprüfung der Schreibfähigkeiten durchführen, z. B. im Rahmen einer Verlaufsdiagnostik für die Evaluation einer therapeutischen Intervention. Hierbei können je nach individuellen Interessen unterschiedliche Anforderungen relevant sein, z. B. das Tippen bestimmter Textnachrichten auf dem Smartphone bzw. das Schreiben von E-Mails mit oder ohne Korrekturfunktion (s. z. B. [97], [54]).

Zusammenfassung

Auf welche Aufgaben und sprachliche Aktivitäten wirken sich die Störungen aus?

Defizite im Schreiben, die auf eine zentral-semantische Störung zurückgehen, resultieren in modalitätenübergreifenden Auffälligkeiten in allen sprachlichen Aufgaben, für die eine Aktivierung semantischer Wissensinhalte erforderlich ist (Kap. 3.3). Dies führt zu Beeinträchtigungen in allen produktiv-graphematischen Aufgaben, wie z. B. schriftliches Bildbenennen, schriftliches Benennen nach Definitionsvorgabe, Satzergänzung und spontanes Schreiben. Darüber hinaus sind Auswirkungen auf das Lesesinn- und Hörverständnis sowie die mündliche Wortproduktion zu erwarten.

Im Gegensatz zu Defiziten im semantischen System können bei postsemantischen Störungen der graphematisch-lexikalischen Verarbeitung (SEM-GOL, GOL) modalitätsspezifische Auffälligkeiten vorliegen, sodass den schlechten Leistungen in der Schriftsprache beispielsweise erhaltene Fähigkeiten in der mündlichen Wortproduktion gegenüberstehen. Darüber hinaus führen Zugriffsstörungen überwiegend zu inkonstanten Leistungen in der schriftlichen Wortproduktion, wohingegen sich Beeinträchtigungen der semantischen und der graphematisch-lexikalischen Wissensrepräsentationen konstant negativ auf das Schreiben auswirken. Bei Beeinträchtigungen des Zugriffs von semantischen Merkmalsrepräsentationen auf das GOL ist es möglich, dass die Aktivierung graphematisch-lexikalischer Wortformeinträge beim Schreiben nach Diktat noch über die direkt-lexikalische Verbindung von phonologischen mit graphematischen Repräsentationen (PIL-(SEM)-GOL) gelingt. In diesem Fall können PGK-regelmäßige und auch PGK-unregel-mäßige Wörter korrekt nach Diktat geschrieben werden, allerdings kommt es zu Fehlern im schriftlichen Benennen. Sofern der Zugriff auf Bedeutungsrepräsentationen und das semantische Wissen erhalten sind, werden die diktierten Wörter auch korrekt verstanden. Bei einer Störung des Zugriffs PIL-SEM oder einer semantischen Störung wird das diktierte Wort zwar korrekt verschriftlicht, jedoch nicht verstanden.

Repräsentationsstörungen im GOL haben, im Unterschied zu Zugriffsstörungen, Auswirkungen auf alle Aufgaben zur schriftlichen Wortproduktion, für die eine Aktivierung graphematisch-lexikalischer Wortformeinträge erforderlich ist. Daher betreffen sie neben dem schriftlichen Benennen und freien Schreiben auch das Schreiben nach Diktat, vor allem von PGK-unregelmäßigen Wörtern. Sofern jedoch die phonologisch-lexikalischen Repräsentationen erhalten sind, können die lexikalischen Defizite im schriftlichen Bildbenennen oder freien Schreiben ggf. durch Zugriff auf die phonologische Wortform (phonologische Mediation) und die Verschriftlichung über die nichtlexikalische Schreibroute kompensiert werden. Allerdings führt dies bei PGK-unregelmäßigen Wörtern zu Regularisierungen bzw. phonologisch plausiblen Fehlern. Beim Schreiben nach Diktat von PGK-regelmäßigen Wörtern können Beeinträchtigungen der graphematisch-lexikalischen Verarbeitung generell durch Nutzung der nichtlexikalischen Routen (APK-Route und PGK-Route) kompensiert werden. Allerdings ist bei ausschließlicher Verwendung der nichtlexikalischen Verarbeitungsmechanismen von einer fehlenden Aktivierung der Wortbedeutung auszugehen (Schreiben nach Diktat ohne Hörverständnis).

3.7 Auswirkungen funktionaler Störungen auf die Alltagskommunikation

Beeinträchtigungen in den Wissenskomponenten und Routen der semantisch-lexikalischen Verarbeitung haben – wie jede andere Störung kognitiv-sprachlicher Funktionen – zweifellos auch Auswirkungen auf die *Kommunikation im Alltag* und somit auf die soziale Teilhabe der Betroffenen. Die Betrachtung der Folgen von erworbenen Sprach-störungen, vor allem in Bezug auf die Partizipation am gesellschaftlichen Leben, bildete bereits seit den 1990er Jahren einen Grundstein der *kommunikativ-pragmatischen Ansätze* in der Aphasiediagnostik und -therapie (z. B. [182], [88]). Das Ziel dieser sogenannten funktionalen Aphasiediagnostik liegt darin, zu beurteilen, inwiefern Patienten mit Aphasie bei Aktivitäten des täglichen Lebens sprachlich bzw. kommunikativ funktionsfähig sind und zu welchem Grad sie ggf. auf Hilfen des Kommunikationspartners angewiesen sind (vgl. [182], [649]). Das Konzept der funktionalen Kommunikation betrachtet also vor allem die Fähigkeit, persönlich relevante Mitteilungen in der natürlichen sozialen Umgebung übermitteln und erhalten zu können, unabhängig von der gewählten Mitteilungsmodalität bzw. dem verwendeten Kommunikationskanal [340].

Merke

Mit zunehmendem Einzug der Internationalen Klassifikation der Funktionsfähigkeit, Behinderung und Gesundheit (ICF [736], [197]) in die sprachtherapeutische Diagnostik (z. B. [296], [381], [539], [674], s. auch Kap. 3.1) findet sich die *partizipationsorientierte Sichtweise* verstärkt auch als wertvolle und unabdingbare Komplementierung der kognitiv-orientierten sowie der klinisch-neurolinguistischen Aphasiediagnostik wieder.

Das internationale Klassifikationsschema der ICF verfolgt das Ziel, aphasische Beeinträchtigungen auf allen 3 Ebenen des Klassifikationsschemas zu beschreiben. Auf der Ebene der Partizipation werden diejenigen Probleme beleuchtet, die ein Mensch bezogen auf das eigene Dasein in für ihn persönlich wichtigen Lebenssituationen haben kann [197]. Die soziale Teilhabe bezieht sich also auf das Einbezogensein in einen Lebensbereich und die damit verbundene persönliche Entfaltung wie sie einer Person ohne gesundheitliche Beeinträchtigung möglich ist.

Merke

Im Sinne der ICF sollten auch bei der Diagnostik von lexikalischen und semantischen Störungen Einschränkungen auf der Ebene der Partizipation soweit wie möglich gemessen und ggf. für eine Verlaufsdiagnostik bzw. für eine Evaluation der Wirksamkeit von therapeutischen Interventionen herangezogen werden. Ein solches diagnostisches Vorgehen, das die Einschränkungen eines Patienten auf allen 3 Ebenen der ICF erfasst und therapeutische Zielstellungen nicht nur in Bezug auf die kognitiv-sprachlichen Funktionen und sprachlichen Aktivitäten, sondern ebenso hinsichtlich der Partizipation formuliert, bildet eine der 3 Grundsäulen einer evidenzbasierten Praxis (vgl. Kap. 3.1 und Kap. 3.2).

Die Ergebnisse der partizipationsorientierten Einschätzung ergänzen also die kognitiv-orientierte Diagnostik. Beide Aspekte tragen gemeinsam dazu bei, für den Patienten relevante Alltagsziele für die Sprachtherapie festzulegen (vgl. [666]). Die therapeutische Zielstellung hinsichtlich der Partizipationsebene liegt vor allem darin, trotz der Folgen der Erkrankung durch die Sprachtherapie zu einer maximal möglichen Teilhabe am sozialen Leben beizutragen. Derartige partizipationsorientierte Intentionen werden sicherlich in jeder sprachtherapeutischen Behandlung verfolgt und es wird angestrebt, dass die erreichten Verbesserungen in einem Transfer in die Alltagskommunikation münden. Für die Therapie lexikalischer und semantischer Störungen bei Aphasie ist dabei z. B. relevant, inwieweit Leistungssteigerungen in störungsspezifischen Aufgaben wie dem Bildbenennen zur Behandlung der mündlichen Wortproduktion auch zu Verbesserungen in der Alltagskommunikation, in diesem Fall dem Wortabruf in Alltagsgesprächen, führen. Einige Autoren betonen, dass derartige Transferleistungen in die allgemeine sprachliche Kommunikation ggf. nur mit Untersuchungsverfahren, die direkt auf der Ebene der Partizipation bzw. Kommunikation ansetzen, gemessen und beurteilt werden können (z. B. [315], [575], vgl. auch Kap. 4.1.2). Auch in Bezug auf die Aphasietherapieforschung sind die Fachgesellschaften der Ansicht, dass in zukünftigen Studien neben Testverfahren, die auf der Ebene der sprachlichen Aktivitäten und kognitiv-sprachlichen Funktionen ansetzen, partizipationsorientierte Instrumente zur Messung des Therapieerfolgs standardmäßig zum Einsatz kommen sollen (z. B. die ROMA-Initiative, die auch von der Gesellschaft für Aphasieforschung und -behandlung, GAB, unterstützt wird, http://www.comet-initiative.org/studies/details/287).

Merke

Kommunikations- und partizipationsorientierte Untersuchungsverfahren haben zum Ziel:
- die Folgen der kognitiv-sprachlichen Störung auf die Alltagskommunikation, d. h. im Kontext bestimmter Situationen, zu erfassen
- die Auswirkungen der beeinträchtigten Kommunikation auf die Partizipation zu beurteilen
- Hinweise für die Beratung der Angehörigen zu liefern, z. B. in Bezug auf das Gesprächsverhalten der Kommunikationspartner

Für die diagnostische Beurteilung der Alltagskommunikation stützen sich die einzelnen Verfahren auf unterschiedliche Methoden: *Fragebogenverfahren* zielen durch Eigen- oder Fremdbefragung auf eine Einschätzung der alltagssprachlichen kommunikativen Fähigkeiten sowie der Informiertheit über die Erkrankung ab. Darüber hinaus kommen *Rollenspielsituationen* bzw. *Szenarien* zur Anwendung, die Anforderungen und Settings der Alltagskommunikation möglichst authentisch abbilden sollen. Zusätzlich existieren partizipationsorientierte Verfahren zur Beurteilung der *Lebensqualität*, die eine Einschätzung von Alltagsaktivitäten und die Akzeptanz der veränderten Lebenssituation (ggf. losgelöst von den sprachlichen Fähigkeiten bzw. Einschränkungen) fokussieren.

Trotz der Verschiedenheit der verwendeten Methoden soll mit den unterschiedlichen Verfahren grundlegend beurteilt werden, inwieweit es im Alltag zu situationsabhängigen Veränderungen aufgrund der sprachlichen Schwierigkeiten kommt und welche nichtsprachlichen Verständigungsmittel die Betroffenen erfolgreich einsetzen [356]. Darüber hinaus kann mittels gesprächs- und konversationsanalytischer Verfahren aufgedeckt werden, welche hilfreichen oder ggf. blockierenden Strategien die Kommunikationspartner zur Bewältigung der Kommunikationsprobleme in verschiedenen alltäglichen Situationen einsetzen. Dabei ist natürlich vor allem die Erfassung von erfolgreichen Strategien von Interesse, was wiederum auch der ressourcen- statt defizitorientierten Sichtweise der ICF entspricht.

Die Beurteilung des Erfolgs der Kommunikation im Rahmen der kommunikativ-orientierten Diagnostik unterliegt allerdings oftmals relativ subjektiven Kriterien bzw. Einschätzungen und bringt hinsichtlich der Anforderungen an Objektivität und Validität einige methodische Schwierigkeiten mit sich. Wenn auch die bisher verfügbaren Verfahren um größtmögliche Objektivität und Zuverlässigkeit bei der quantitativen und qualitativen Beurteilung des Kommunikationsverhaltens bemüht sind, bestehen nach wie vor Lücken in Bezug auf ihre psychometrische Absicherung und Reliabilität (für einen Überblick s. [356]). Außerdem werden nur in den wenigsten Verfahren zur Beurteilung der Kommunikation auch das Verhalten bzw. die Schwierigkeiten des Gesprächspartners einbezogen. Darüber hinaus basieren viele Verfahren für die Selbsteinschätzung, z. B. der Lebensqualität, bisher überwiegend auf verbalen Methoden, weshalb sich Personen mit Aphasie oftmals nur bedingt an der Befragung beteiligen können.

3.7.1 Verfahren zur Überprüfung der Alltagskommunikation und Partizipation

Im Folgenden werden einige partizipationsorientierte Verfahren sowohl aus dem englisch- als auch aus dem deutschsprachigen Raum vorgestellt. Diese können die kognitiv-orientierte Diagnostik sinnvoll ergänzen.

Fragebogenverfahren

Bisher liegen kaum deutschsprachige *Fragebogenverfahren* vor, mit denen die Auswirkungen der sprachlichen Beeinträchtigungen durch eine *Selbsteinschätzung* der Betroffenen erfasst werden können (vgl. [34]). Die wenigen existierenden Verfahren, wie das *Aachener Lebensqualität Inventar* (ALQI, [363], [225]) sind nur selten für die Verwendung in der Praxis publiziert. Eine Ausnahme bildet hier die *Kommunikationsorientierte Selbstbeurteilung bei Aphasie (KOSA,* [408], [409]). Das Ziel der KOSA besteht darin, mittels eines adaptierten Interviews eine Selbsteinschätzung der kommunikativen Fähigkeiten im Alltag zu erhalten. Damit die KOSA auch für schwer betroffene Patienten adäquat einsetzbar ist, kommt eine multimodale Befragung zur Anwendung, d. h. die Items werden sowohl mündlich als auch unterstützt mit Schrift und Bild dargeboten. Zusätzlich soll das Verständnis für die Betroffenen durch mögliche Hilfestellungen des Untersuchers erleichtert werden. Bei der Beantwortung der Fragen werden sowohl verbale als auch gestische Reaktionen sowie die Einschätzung auf einer bildlichen Beurteilungsskala berücksichtigt. Die Veröffentlichung der Endversion der KOSA ist in Planung.

Im Gegensatz zu der bestehenden Lücke bei deutschsprachigen Verfahren liegen im angloamerikanischen Sprachraum einige Skalen vor, mit denen sich die Sichtweise des Menschen mit Aphasie hinsichtlich der Auswirkungen seiner sprachlichen Beeinträchtigung auf die Alltagskommunikation und Lebensqualität erfassen lässt. Mithilfe der *Stroke and Aphasia Quality of Life Scale-39* (SAQOL-39, [322]) kann die gesundheitsbezogene Lebensqualität abgebildet werden. Die Beurteilungsskala stellt eine Weiterentwicklung der ursprünglichen Stroke-Specific Quality of Life Scale (SS-QOL,

[739]) dar, wobei die Fragen modifiziert und ergänzt wurden, um zugänglicher und spezifischer für aphasische Patienten zu sein. Die Beurteilung bezieht sich auf diverse Lebensbereiche (z. B. körperliche Einschränkungen, psychosoziale Faktoren, Motivation und Belastbarkeit), wobei nur 7 Fragen auf kommunikative Fähigkeiten abzielen. Die psychometrischen Eigenschaften des Verfahrens wurden für englischsprachige Patienten mit Aphasie abgesichert, eine deutsche Adaption ist in Vorbereitung [99].

Baylor und Kollegen [37] weisen darauf hin, dass sich für die SAQOL-39 Einschränkungen in der Anwendbarkeit ergeben, da sie auf schlaganfallbedingte aphasische Beeinträchtigungen begrenzt ist und sich daher nicht für Aphasien anderer Genese einsetzen lässt (z. B. Aphasien aufgrund von Schädel-Hirn-Traumata, Tumoren oder entzündlichen Prozessen). Baylor et al. schlagen für die Selbsteinschätzung stattdessen die *Communicative Participation Item Bank (CPIB)* vor, welche ursprünglich für die Erfassung kommunikativer Einschränkungen bei erworbenen neurodegenerativen und onkologischen Erkrankungen entwickelt wurde [37], [36]. Mit der Validierung für aphasische Patienten ist das Verfahren erkrankungsübergreifend einsetzbar, um die Auswirkungen kommunikativer Einschränkungen auf die soziale Teilhabe in Alltagssituationen für erworbene Sprachstörungen unterschiedlicher Genese einzuschätzen. Der Fragebogen liegt in 2 Versionen mit jeweils 46 bzw. 10 Fragen vor. Dabei soll auf einer 4-stufigen Skala beurteilt werden, wie sehr die Aphasie verschiedene Kommunikationssituationen der Betroffenen im Alltag beeinträchtigt (z. B. zu kommunizieren, wenn etwas schnell gesagt werden soll/wenn mit unbekannten Personen geredet wird/wenn detaillierte Informationen übermittelt werden sollen). Je nach Schweregrad der Aphasie empfehlen die Autoren, das Ausfüllen des Fragebogens zu unterstützen, z. B. indem Nachfragen zu den Formulierungen beantwortet werden.

Auch in dem von Hula und Mitarbeitern entwickelten *Aphasia Communication Outcome Measure* (ACOM, [357]) können die spezifischen Auswirkungen der aphasischen Beeinträchtigungen auf die Kommunikation im Alltag und die soziale Teilhabe von den Betroffenen selbst eingeschätzt werden. Darüber hinaus ist eine Parallelversion geplant, die von Angehörigen beantwortet wird und die Selbsteinschätzung der Betroffenen ergänzen soll.

Simmons-Mackie und Kollegen stellen fest, dass ein Großteil der verfügbaren englischsprachigen Verfahren zur Selbsteinschätzung der Lebensqualität für die Betroffenen aufgrund sprachlicher Barrieren oftmals gar nicht bzw. nur erschwert oder nur mit externen Hilfen zugänglich ist [665]. Diesem Problem versuchen neben der o. g. Kommunikationsorientierten Selbstbeurteilung bei Aphasie (KOSA, [408], [409]) auch das von Kagan und Kollegen entwickelte Fragebogenverfahren *Assessment for Living with Aphasia* (ALA, [380]) sowie das *Communication Disability Profile (CDP)* von Swinburn und Byng [687] entgegenzuwirken. In diesen Verfahren werden die verbalen Fragen zur sozialen Teilhabe und Lebensqualität von bildlichen Darstellungen, die die Kernaussagen der Fragen figurativ widerspiegeln, begleitet. Die Autoren sehen darin einen Vorteil gegenüber anderen Verfahren, da der Fragebogen so besser für die Patienten mit Aphasie nachvollziehbar sei. Auch für diese Verfahren liegen Daten zur psychometrischen Absicherung vor [665], [135].

Neben den Beurteilungsskalen zur Selbsteinschätzung existieren verschiedene Fragebogenverfahren zur *Einschätzung* der kommunikativen Beeinträchtigung *durch Angehörige* (für einen Überblick zu Angehörigenfragebögen für die Aphasietherapie s. [34] bzw. das Online-Archiv Angehörigenfragebögen der schweizerischen Fachgesellschaft für Aphasie unter http://www.aphasie. org/de/fachpersonen/frageboegen).

Für den *Communicative Effectiveness Index* (CETI, [439], dt. Adaption s. [636], [105]) schätzt ein Angehöriger bzw. ein wichtiger Kommunikationspartner für 16 Kommunikationssituationen des Alltags ein, inwieweit ein Patient mit Aphasie an diesen so gut wie vor der Erkrankung bzw. deutlich schlechter teilhaben kann. Die Alltagssituationen beinhalten sowohl verbale (z. B. Wie gut kann er ein Gespräch beginnen mit Leuten, die nicht zum engen Familienkreis gehören?) als auch nonverbale kommunikative Fähigkeiten (z. B. Wie gut kann er deutlich machen, dass er versteht, was man ihm sagt?). Die Einschätzung erfolgt auf einer visuellen Analogskala, d. h. auf einer 10 cm langen Linie, deren linkes Ende den Zustand „kann er absolut nicht" symbolisiert und deren rechtes Ende die prämorbide Leistung („so gut wie vor der Erkrankung") als Referenz bildet. Der CETI-Index ergibt sich aus den addierten Millimeterzahlen für alle Fragen geteilt durch die Gesamtanzahl an Fragen. Eine Adaption des Verfahrens, in der die Betroffenen selbst ihre kommunikativen Fähigkeiten in den Alltagssituationen einschätzen, wurde von Rautakoski und Kollegen in einer Studie mit finnischen Patienten vorgestellt [588].

Auch in dem von Bongartz vorgeschlagenen Fragebogen zu den Auswirkungen der Aphasie auf die Alltagskommunikation [88] schätzen Angehörige die Auswirkungen der Aphasie auf das alltägliche Leben ein. Das Verfahren wurde aus englischsprachigen Beurteilungsskalen abgeleitet [136], [546] und erfragt bezogen auf konkrete Beispiele und Situationen die sprachlichen Fähigkeiten in den Bereichen Verstehen, Sprechen, Kommunikationsstrategien und Kommunikationsbedürfnisse auf einer 7-stufigen Skala. Zusätzlich sollen das derzeitige sowie prämorbide Gesprächsverhalten und die Alltagsaktivitäten vor Beginn der Erkrankung beurteilt werden. Mittels eines Fragebogens zum Wissen über Aphasie kann zusätzlich erhoben werden, wie umfassend das allgemeine Wissen der Angehörigen über die sprachlichen Beeinträchtigungen ist und inwieweit sie über Strategien für den Umgang und die Interaktion mit Aphasiepatienten informiert sind [88].

Das Online-Archiv Angehörigenfragebögen der schweizerischen Fachgesellschaft für Aphasie http://www.aphasie.org/de/fachpersonen/frageboegen) bietet einen Überblick zu weiteren (teils unveröffentlichten) Fragebogenverfahren, in denen Angehörige oder die Betroffenen selbst die Folgen der Aphasie auf die Alltagskommunikation und die soziale Teilhabe einschätzen können (z.B. Dialogdiagnostik für aphasische Menschen und ihre primäre Bezugsperson, Diadia, [104]; Partner-Kommunikations-Fragebogen, PKF, [81], [650]; Communicative Activity Log, CAL, [569]).

Quasi-Rollenspiele

Neben Fragebogenverfahren kommen zur Erfassung der Auswirkungen sprachlicher Beeinträchtigungen auf die Partizipation auch Tests zur Anwendung, die anhand von *Quasi-Rollenspielen* auf eine Beurteilung der Kommunikation im Alltag abzielen. Mit dem *Amsterdam Nijmegen Everyday Language Test* (ANELT, [82], [83]) können die verbal-kommunikativen Fähigkeiten in einem funktionellen Kontext untersucht werden. Dabei wird anhand von 10 vorgegebenen Situationen erfasst, inwieweit der Patient Informationen verbal übermitteln kann (z.B. Sie sehen einen Bekannten vorbeigehen. Sie wollen ihn mal zu Besuch einladen. Was sagen Sie?). Nonverbale Äußerungen fließen dabei nicht in die Bewertung ein, können jedoch notiert werden. Die verbale Kommunikation wird auf einer 5-stufigen Skala zum einen in Bezug auf die inhaltliche Verständlichkeit der Botschaft unabhängig von der linguistischen Struktur beurteilt, zum anderen wird die akustische Verständlichkeit bewertet. Für jede der beiden Skalen ergibt sich am Ende eine Gesamtpunktzahl. Es liegen Daten zur Validierung für deutsch- und niederländischsprachige Patienten vor [83], [80].

Während der ANELT kommunikative Fähigkeiten in einem relativ eindimensionalen Rollenspiel betrachtet und nonverbale Kommunikationsanteile wenig Berücksichtigung finden, versucht der *Szenario-Test* [704] einen stärkeren Fokus auf interaktive Dialogsituationen sowie multimodale Kommunikationswege zu legen. Dabei sollen verbale und nonverbale Kommunikationsanteile mithilfe von 6 alltagsnahen Szenarien (basierend auf den Situationen aus dem ANELT) überprüft werden. Der Kommunikationspartner wird dabei als hilfreiche Ressource berücksichtigt. Die Szenarien werden vom Untersucher auditiv sowie bildlich vorgegeben. In die Bewertung fließen neben den (laut-)sprachlichen Fähigkeiten auch alle anderen Kanäle der Informationsübermittlung mit ein (Gestik, Schreiben, Zeichnen, Kommunikationsbücher und -geräte). Der Untersucher nimmt eine aktive Rolle ein und stellt kommunikative Unterstützung entsprechend einer hierarchischen Hilfenvorgabe bereit. Die kommunikativen Fähigkeiten werden hinsichtlich der überwiegend verwendeten Kommunikationskanäle und ihrer jeweiligen Effektivität, der Flexibilität im Wechsel der Kommunikationsstrategie und in Bezug auf die vom Kommunikationspartner erforderliche Hilfe analysiert. Die psychometrischen Eigenschaften des Verfahrens sind in einer Studie mit holländischen Aphasiepatienten überprüft worden [704], eine deutsche Adaption ist in Vorbereitung [540].

Gesprächs- und Konversationsanalysen

Im Rahmen von konversationsanalytischen Betrachtungen wird davon ausgegangen, dass eine erfolgreiche Konversation durch das Zusammentreffen einzelner Beiträge beider Gesprächspartner entsteht. *Gesprächsanalytische Vorgehensweisen* betrachten daher neben den kognitiv-sprachlichen Anforderungen an Alltagsgespräche vor allem, inwiefern Patienten mit Aphasie und ihre Gesprächspartner über adäquate pragmatische Fähigkeiten in der Alltagskommunikation verfügen und den interaktiven Anforderungen an Konversationen gerecht werden können [87], [429]. Pragmatische Aspekte beinhalten u. a. die Fähigkeit, Gesprächsroutinen zu beherrschen, Sprecherwechsel adäquat einzuhalten und nonverbale Ausdrucksformen wie Mimik und Gestik angemessen einzusetzen.

Das gesprächsanalytisch vorgehende *Assessment Protocol of Pragmatic-Linguistic Skills* [267] (dt. Fassung: [88], [87]) hat zum Ziel, die Interaktion zwischen sprachlichen Beeinträchtigungen und Fähigkeiten sowie pragmatischen Funktionen und Fähigkeiten in natürlichen Gesprächen zu analysieren. Dabei wird davon ausgegangen, dass pragmatische Fähigkeiten bei Aphasie eher erhalten sind und Schwierigkeiten in der Konversation überwiegend durch die zugrunde liegende sprachliche Störung verursacht werden. Mithilfe der gesprächsanalytischen Transkription sollen Problemstellen, an denen z. B. Wortfindungs- oder Sprachverständnisstörungen zu Unterbrechungen in der Kommunikation führen (sogenannte Breakdowns), identifiziert werden. Darüber hinaus sollen erfolgreiche und erfolglose Praktiken (sogenannte Repair-Strategien), die Patient und Kommunikationspartner zur Bewältigung der Kommunikationsprobleme einsetzen, aufgedeckt werden. Der Fokus liegt darauf, Breakdown-Repair-Sequenzen zu ermitteln, mit denen Unterbrechungen durch Verbesserungen bzw. Korrekturhandlungen beider Gesprächspartner kooperativ aufgelöst werden können.

Herbert und Kollegen [315] gingen der Frage nach, welche Parameter der Konversation besonders aussagekräftig für den lexikalischen Abruf in Alltagsgesprächen sein können. Das von den Autoren entwickelte Untersuchungsverfahren erlaubt eine quantitative Erfassung der *Wortfindung aphasischer Personen im Gespräch mit ihren Angehörigen* und der daraus resultierenden Konversationsfähigkeiten. Dazu werden neben gesprächsanalytischen Parametern (wie der Anzahl an Konversationsbeiträgen, sogenannte Turns, und die Gesamtanzahl an Wörtern und kommunikativen Tokens) auch lexikalische Parameter erfasst (z. B. Anzahl der Inhaltswörter, Nomen und lexikalischen Symptome) und diese zueinander ins Verhältnis gesetzt (s. [315] für eine detaillierte Beschreibung). Den Autoren zufolge besitzen diese Parameter eine gute Reliabilität und Test-Retest-Stabilität als relevante Marker des lexikalischen Abrufs in Alltagsgesprächen aphasischer Personen mit ihren Kommunikationspartnern. Auch eine *Spontansprachanalyse unter kommunikativen Gesichtspunkten*, in der verschiedene Konversationsparameter bezogen auf eine Unterhaltung zwischen Patient und Untersucher fokussiert werden, kann dazu beitragen, die Auswirkungen der sprachlichen Beeinträchtigungen auf die Alltagskommunikation zu beurteilen (z. B. [291], [317], [549], s. auch Kap. 3.4).

Info

Verfahren zur Beurteilung der Auswirkungen funktionaler Störungen auf die Alltagskommunikation

Fragebögen

- ACOM (Aphasia Communication Outcome Measure, [357])
- ALA (Assessement for Living with Aphasia, [380])
- ALQI (Aachner Lebensqualität Inventar, [225], [363])
- CETI (Communicative Effectiveness Index, [439]; dt. Fassung [637])
- CDP (Communication Disability Profile, [687])
- CPIB (Communicative Participation Item Bank, [37])
- Fragebogen zu den Auswirkungen der Aphasie auf die Alltagskommunikation [89]
- KOSA (Kommunikationsorientierte Selbstbeurteilung bei Aphasie, [409])
- SAQOL-39 (Stroke and Aphasia Quality of Life Scale-39, [322])

Quasi-Rollenspiele

- ANELT (Amsterdam Nijmegen Everyday Language Test, [82])
- Szenario-Test [540]

Gesprächs- und Konversationsanalysen

- Assessment Protocol of Pragmatic-Linguistic Skills ([267], dt. Fassung [87])
- Wortfindung aphasischer Personen im Gespräch mit ihren Angehörigen [315]
- Spontansprachanalyse unter kommunikativen Gesichtspunkten

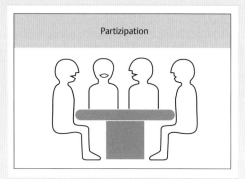

Kapitel 4

Therapie lexikalischer und semantischer Störungen

4 Therapie lexikalischer und semantischer Störungen

Sandra Hanne und Nicole Stadie

4.1 Grundlagen der evidenzbasierten Therapie lexikalischer und semantischer Störungen

Sprachtherapeutische Interventionen bei lexikalischen und semantischen Störungen erfordern neben Kenntnissen über die Struktur des mentalen Lexikons und über das Zusammenwirken kognitiver Verarbeitungsprozesse auch ein Verständnis der Grundlagen evidenzbasierter Praxis. In den Kapiteln 4.1.1 und 4.1.2 wird beschrieben, wie die Konzepte der Evidenzbasierung in das sprachtherapeutische Handeln einfließen können, um eine bestmögliche, auf den individuellen Patienten zugeschnittene Versorgung zu gewährleisten. Eine große Herausforderung für das evidenzbasierte Handeln besteht darin, die patientenorientierte Behandlung so zu gestalten, dass die Wirksamkeit der konzipierten Therapie evaluiert werden kann. Möglichkeiten zur Evaluation des Therapieerfolgs werden in Kap. 4.1.3 dargestellt. Kap. 4.1.4 erläutert, wie die in den nachfolgenden Kap. 4.2–4.6 beschriebenen evidenzbasierten Vorgehensweisen für die Behandlung lexikalischer und semantischer Störungen zusammengestellt wurden.

4.1.1 Konzepte der Evidenzbasierung

Eine evidenzbasierte Vorgehensweise in der Behandlung lexikalischer und semantischer Störungen bei Patienten mit Aphasie fußt auf der sinnvollen Integration individueller klinischer Expertise des Praktikers mit den Erkenntnissen aus der Therapie- und Grundlagenforschung. Dies ist erforderlich, um den Wünschen und Erwartungen des Patienten in Bezug auf die soziale Teilhabe bestmöglich gerecht werden zu können. Diese Betrachtungsweise entspricht der grundlegenden und richtungsweisenden Definition einer evidenzbasierten Praxis (EBP), wie sie von Sackett und Kollegen [629], [630] formuliert wurde. Die 3 grundlegenden Aspekte klinische Expertise, Wünsche des Patienten und wissenschaftliche Belege sind auch im sogenannten Säulenmodell der evidenzbasierten Praxis in der Sprachtherapie abgebildet [201], [65]. Dabei gelten wissenschaftliche Belege als sogenannte externe Evidenz, wohingegen die

klinische Expertise und die Patientenwünsche die sogenannte interne Evidenz bilden.

> **Merke**
>
> Therapeutische Handlungsweisen, die den Konzepten der evidenzbasierten Praxis folgen, tragen in vielfältiger Weise dazu bei, Prozesse der klinischen Entscheidungsfindung in der Sprachtherapie zu erleichtern und die Qualität von Entscheidungsprozessen in der Rehabilitation zu verbessern (s. z. B. [421], [65], [486]). So lassen sich Entscheidungen auch sicher gegenüber Kollegen, Patienten und Angehörigen sowie den Kostenträgern vertreten.

Die evidenzbasierte Vorgehensweise wird auch als ein Prozess beschrieben, bei dem ausgehend von einer klinischen Fragestellung zu einem spezifischen Patienten relevante Evidenz zur Klärung dieser Frage gesichtet und kritisch beurteilt wird. Die aus diesem Prozess abgeleiteten Erkenntnisse können dann im Anschluss in das therapeutische Handeln für den individuellen Patienten einfließen. Abschließend werden die Ergebnisse, d. h. die erzielten Erfolge in Bezug auf das Therapieziel, evaluiert (vgl. [630]).

Die *klinische Expertise* im sprachtherapeutischen Handlungsfeld ist aufgrund der facettenreichen Beeinträchtigungen, die sich bei Patienten mit Aphasie beobachten lassen, äußerst vielfältig. Sie ist sowohl in der Diagnostik als auch in der Therapie gleichermaßen bedeutsam. In Bezug auf lexikalische und semantische Störungen beinhaltet sie u. a. ein Verständnis der möglichen Symptome und Ausprägungsformen von Beeinträchtigungen, um diagnostische Fragestellungen zur Eingrenzung der funktionalen Störungsorte benennen und beantworten zu können (Kap. 3). Für eine fundierte Vorgehensweise in der Diagnostik ist folglich Wissen über die zugrunde liegenden lexikalischen und semantischen Verarbeitungsmechanismen erforderlich, mittels welcher auch die ungestörte Sprachverarbeitung erklärt wird. Dieses Wissen ist darüber hinaus ebenso für die Therapiekonzeption zentral, da auch für die Herleitung des Behandlungsansatzes die interne Struktur der lexikalischen und semantischen Wissensspeicher sowie das Zusammenspiel verschiedener Wissenskomponenten bei der Bearbeitung von Therapieaufgaben ausschlaggebend sind (Kap. 4.2–4.6). Schließlich umfasst die klinische Expertise auch Kenntnisse über methodische Vorgehensweisen zur Evaluation des Therapieerfolgs. Diese werden in Kap. 4.1.3 erläutert. Die therapeutisch induzierten Wirkmechanismen innerhalb des lexikalisch-semantischen Systems können nur unter Berücksichtigung der Erkenntnisse aus der Sprachverarbeitungs- und Sprachtherapieforschung vorhergesagt und ausgeschöpft werden. In Hinblick auf die Überprüfung des Therapieerfolgs sollten die Therapieziele neben der kognitiv-sprachlichen Funktion aber auch die sprachliche Aktivität und vor allem eine partizipationsorientierte Sichtweise verfolgen. Somit spiegeln sich in den Therapiezielen die 3 Ebenen des *Internationalen Klassifikationsschemas der Funktionsfähigkeit, Behinderung und Gesundheit* (ICF, [736], [197]) wider: (1) Mentale Funktion, (2) Aktivität, (3) Teilhabe. Durch die individuellen Erfahrungswerte im Praxisalltag wächst die klinische Expertise täglich und bereichert so das evidenzbasierte sprachtherapeutische Handeln.

Die klinische Entscheidungsfindung darüber, welche diagnostischen Fragestellungen relevant sind und welche therapeutischen Herangehensweisen vordergründig sind, kann nicht ohne die Wertschätzung der *Patientenwünsche* stattfinden. Die Ziele, Neigungen und Hoffnungen des Patienten bilden den Handlungsrahmen, auf dem jede therapeutische Intervention fußen muss. Nur indem Therapeut und Patient gemeinsame Perspektiven einnehmen, lässt sich gewährleisten, dass über therapeutische Handlungsalternativen entschieden werden kann und gleichzeitig die Vorlieben des Patienten Wertschätzung erfahren. Wie grundlegend diese patientenorientierte Sichtweise vor allem in der Behandlung von semantischen und lexikalischen Störungen bei Aphasie ist, wird in Kap. 4.1.2 noch ausführlicher verdeutlicht.

Die evidenzbasierte Vorgehensweise wird durch sogenannte externe Evidenz vervollständigt, indem *wissenschaftliche Belege* über die Effektivität einzelner Therapiemethoden zur Behandlung lexikalischer und semantischer Störungen zur klinischen Entscheidungsfindung beitragen. Zum Einsatz kommen sollten daher vornehmlich therapeutische Methoden und Aufgaben, deren Wirksamkeit im Rahmen von Interventionsstudien belegt wurde. Wie in Kap. 2 und Kap. 3 beschrieben, können durch die kognitionswissenschaftliche Forschung, insbesondere durch die experimentelle Psycho- und Neurolinguistik, bemerkenswerte Einblicke in die bei der Sprachverarbeitung involvierten kognitiven Mechanismen gewonnen werden. Insofern haben wir ein recht weitreichendes Verständnis darüber gewonnen, welche kognitiv-sprachlichen (Teil-)fähigkeiten eine entscheidende Rolle bei der Bearbeitung und dem Lösen zahlreicher unterschiedlicher sprachlicher Aufgaben spielen. Darüber hinaus hat auch die Forschung zur Therapie von lexikalischen und semantischen Störungen bei Aphasie eine Bandbreite an Erkenntnissen hervorgebracht, die in Kap. 4.2–Kap. 4.6 deutlich wird. Auch auf diese Forschungsergebnisse wird bei der klinischen Entscheidungsfindung zurückgegriffen und sie leiten den Therapeuten bei der Auswahl von Behandlungsmethoden und Aufgaben.

Im Gegensatz zu anderen Disziplinen, wie z.B. der Medizin oder Psychologie, ist die Interventionsforschung in der Sprachtherapie noch eine verhältnismäßig junge Disziplin. Daher lassen die wissenschaftlichen Belege für sprachtherapeutische Herangehensweisen bei lexikalischen und semantischen Störungen noch nicht immer zuverlässige Vorhersagen darüber zu, welcher Therapieansatz am effektivsten ist bzw. besonders erfolgversprechend für einen individuellen Patienten sein könnte. Gewiss ist aber, dass uns die bisherigen Erkenntnisse aus der Sprachtherapieforschung sowie das Wissen um Sprachverarbeitungsmodelle bei der Formulierung von Vorhersagen unterstützen können. Aus der Kombination von nachgewiesenen Therapieeffekten einerseits und Theorien zur Sprachverarbeitung andererseits können wir Erwartungen dahingehend ableiten, ob z.B. bei der Anwendung einer bestimmten therapeutischen Methode generalisierende Verbesserungen auf ungeübtes Material oder auf eine ungeübte Aufgabe zu erwarten sind. Wie derartige Erwartungen für die Therapie von lexikalischen und semantischen Störungen bei Aphasie aufgestellt und überprüft werden können, wird in Kap. 4.1.3 beschrieben.

4.1.2 Patientenorientierte Ableitung von Therapiezielen

Die große Herausforderung, die bei der patientenorientierten Planung einer sprachtherapeutischen Intervention bewältigt werden muss, lässt sich ganz einfach in einer Frage zusammenfassen: *„Wie kann ich als Therapeut herausfinden, welches therapeutische Vorgehen für den Patienten zielführend* *ist?"* Zur Beantwortung dieser Frage, die eine schrittweise Therapieableitung ermöglichen soll, ist es hilfreich, das jeweilige *Therapieziel* aus 3 verschiedenen Perspektiven zu benennen, die sich explizit auf die 3 Ebenen der ICF [736], [197] beziehen. Entsprechend der Klassifikation von Stadie und Schröder [674] können diese für den Bereich der Sprachtherapie wie folgt definiert werden: *Partizipation (Teilhabe), sprachliche Aktivität und kognitiv-sprachliche Funktion.*

Merke

Für die Therapieableitung lässt sich die generelle Frage, *welches therapeutische Vorgehen für einen bestimmten Patienten vielversprechend sein kann,* in 3 Teilfragen gliedern, in denen sich das Klassifikationsschema der ICF widerspiegelt:

- Welche Aspekte der Teilhabe sollen dem Patienten im Alltag wieder ermöglicht werden?
- Welche sprachliche Aktivität soll sich verändern, um die Einschränkungen in der Partizipation zu überwinden?
- Welche kognitiv-sprachliche Funktion ruft die Beeinträchtigung in der sprachlichen Aktivität hervor und soll durch die Behandlung verbessert werden?

Ausschlaggebend ist dabei auch, einen möglichst realistischen Zeitrahmen festzulegen, in dem die Therapieziele erreicht werden sollen. Alternativ ist es möglich, einen Zeitpunkt zu bestimmen, zu dem überprüft wird, welche Fortschritte in der Therapie bislang erreicht wurden. Dies ist nicht nur aus der Sicht des Therapeuten relevant, sondern auch für den Patienten wertvoll, da somit das sprachtherapeutische Handeln vermehrt an Transparenz gewinnt. Darüber hinaus empfiehlt es sich, auch Aspekte der *Rehabilitationsphase*, in der sich der Patient befindet (Akutphase, Postakutphase, chronische Phase), zu bedenken, also ob z.B. von unterstützenden Mechanismen der Spontanremission während der Akut- und Postakutphase auszugehen ist (s. z.B. [356], [539]). Für die konkrete verbale Formulierung eines erreichbaren sowie messbaren Ziels bietet die sogenannte SMART-Regel einen sinnvollen Hilferahmen. Dieses Akronym steht für die englischen Begriffe specific (spezifisch), measurable (messbar), achievable (erreichbar), relevant (bedeutsam) und timed (zeitlich festgelegt) (z.B. [94], [295], [733]).

Bei der Konzipierung eines patientenspezifischen Therapieziels bezogen auf die ICF-Ebene der *Partizipation* bietet es sich an, z.B. in der Interaktion mit dem Patienten und ggf. auch mit Angehörigen, herauszufinden, in welchen Lebensbereichen sich der Betroffene aufgrund seiner sprachlichen Beeinträchtigung nicht mehr oder nur noch eingeschränkt entfalten kann und welche dieser Lebenssituationen für ihn besonders wichtig sind (s. z.B. [158]). So kann sich ein Patient besonders eingeschränkt fühlen, weil er wegen seiner sprachlichen Defizite beispielsweise den Kontakt mit Verkäufern auf dem Markt scheut, beim Bestellen im Restaurant nicht mehr zurechtkommt oder z.B. nicht mehr aktiv mit seiner Messenger-Sportgruppe kommunizieren kann (für einen Überblick zu Themenbereichen, die ausschlaggebend für die Lebensqualität der Betroffenen sein könnten, s. z.B. [100], [206], [422]).

Da eine Zielformulierung auf der Partizipationsebene selbstverständlich auf eine durch die therapeutische Intervention induzierte Veränderung abzielt, sollte das therapeutische Ziel hier derart eingegrenzt werden, dass Erfolge realistisch beobachtbar sind. Es könnte also mit dem Patienten gemeinsam festgelegt werden, dass er z.B. nach 10 Wochen Sprachtherapie wieder den Wochenmarkt für Obsteinkäufe besucht, nur auf bestimmte Nachrichten zur Terminvergabe in der Messenger-Sportgruppe reagiert oder auch in einer Pizzeria eine Bestellung aufgibt. Dabei können für einen Patienten während einer Therapiephase auch mehrere Ziele auf der Partizipationsebene bedeutsam sein (z.B. Obsteinkäufe auf dem Markt und Verfassen von Nachrichten für die Sportgruppe und Aufgeben einer Bestellung in einer Pizzeria), die dann parallel in der Sprachtherapie fokussiert werden. Alternativ kann die Intervention sich auch auf nur ein Partizipationsziel konzentrieren, welches in dieser Therapiephase vorrangig relevant ist.

Das therapeutische Feinziel bezogen auf die *sprachliche Aktivität* leitet sich dann gewissermaßen von selbst aus der zuvor formulierten partizipativen Absicht des Patienten ab. So scheint es für die Situation „Markteinkauf" sicherlich sinnvoll, mit dem Patienten vorrangig an der mündlichen Wortproduktion zu arbeiten. Folglich könnte das patientenspezifische Ziel für die Aktivitätsebene z.B. wie folgt formuliert werden: Nach 15 Therapiesitzungen sollte der Patient in der Lage sein, eine bestimmte Anzahl von Bildern mit unterschiedlichen Obstsorten erfolgreich mündlich zu benennen. Für den Kontext „digitale Nachrichten an Sportfreunde versenden" könnten Schreib- bzw. Tippübungen sowie auch die Verwendung der Rechtschreibkorrektur trainiert werde. Das Therapieziel könnte dann darin bestehen, am Ende der Therapiephase erfolgreich ein Set an alltagsrelevanten Wörtern (Thema Verabredungen zum Sport) schreiben zu können. Die in der Situation „Pizzeria" relevante sprachliche Aktivität kann beispielsweise aus dem leisen Lesen von unterschiedlichen Pizzenbezeichnungen bestehen. Folglich könnte das Ziel auf der Aktivitätsebene dahingehend formuliert werden, dass zum Ende der Therapiephase der Patient fähig ist, eine gewisse Anzahl unterschiedlicher Bezeichnungen von Pizzen nach schriftsprachlicher Vorgabe still zu lesen und deren Bedeutung zu erfassen (also ein Lesesinnverständnis zu erreichen).

Die Therapieziele auf der Aktivitätsebene umfassen bzgl. der o. g. Beispiele jeweils Verbesserungen im mündlichen Benennen von Obstsorten, im Schreiben von Wörtern sowie im Lesen. Aus diesen leitet sich jeweils ein spezifisches Ziel (ggf. auch mehrere spezifische Ziele) für die ICF-Ebene der *kognitiv-sprachlichen Funktion* ab, indem diejenigen Funktionen Berücksichtigung finden, die an der sprachlichen Aktivität beteiligt sind und die bei dem Patienten Beeinträchtigungen aufweisen. Die einzelnen kognitiv-sprachlichen Funktionen sind zumeist in *Sprachverarbeitungsmodellen* schematisiert, welche die jeweiligen sprachlichen Teilfähigkeiten abbilden (vgl. Kap. 3). Es wird davon ausgegangen, dass sie durch sprachtherapeutische Interventionen reaktivierbar bzw. restituierbar sind (vgl. [674]). Sprachverarbeitungsmodelle helfen dabei, einen Therapiefokus für Patienten mit lexikalischen und semantischen Störungen zu bestimmen, indem sie uns vor allem in der diagnostischen Herangehensweise leiten (vgl. Kap. 3). Darüber hinaus schaffen sie die Voraussetzung dafür, die Wirkmechanismen spezifischer Methoden und Aufgaben zu verstehen (vgl. z. B. [333], [679]).

Mithilfe einer *hypothesengeleiteten Diagnostik*, die auf der Grundlage eines Sprachverarbeitungsmodells durchgeführt wurde (vgl. Kap. 3), kann für jeden Patienten bestimmt werden, welche der relevanten kognitiv-sprachlichen Funktionen beeinträchtigt sind. Somit lässt sich ein Verständnis darüber gewinnen, welche beeinträchtigten kognitiven Funktionen die Schwierigkeiten, z. B. beim Benennen, beim Schreiben ober beim Lesen bzw. im Lesesinnverständnis, auslösen. So kann das patientenorientierte Therapieziel für den Patienten, der

gerne wieder auf dem Markt Obst einkaufen möchte, z. B. die kognitiv-sprachliche Funktion semantisches System sein. Die Begründung dafür liegt womöglich darin, dass der Patient ggf. nicht mehr verlässlich die distinktiven Merkmale zwischen semantischen Konzepten voneinander differenzieren kann. Die Therapie könnte auch auf das phonologische Output-Lexikon abzielen, weil z. B. die entsprechenden phonologischen Eigenschaften des Wortes nicht vollständig aktiviert werden können. Ebenso könnte der Zugriff von der semantischen Wissensrepräsentation auf die damit verknüpfte phonologische Wortform im Fokus der Behandlung stehen, weil z. B. nicht zuverlässig bzw. konstant die korrekte phonologische Wortform aktivierbar ist.

> ## Merke
>
>
> Das für jeden Patienten individualisierte therapeutische Handeln begründet sich in der Formulierung von spezifischen und für *jede ICF-Ebene* getrennt ausgearbeiteten *Zielsetzungen*, die jedoch ineinandergreifen. In diesen Zielstellungen werden sowohl die vom Patienten geäußerten Wünsche als auch das Wissen über individuell erhaltene und beeinträchtigte sprachliche Fähigkeiten sowie Kenntnisse der zugrunde liegenden Sprachverarbeitungsmechanismen patientenorientiert in Einklang gebracht.

Mit der oben erläuterten therapeutischen Herangehensweise können realistische und an den Lebensumständen eines Patienten orientierte Therapieziele mit theoretischem Wissen über Sprachverarbeitungsmechanismen (weitestgehend) in Einklang gebracht werden. Hilfreiche Anleitungen und Vorlagen für die Gestaltung der eigenen Therapiekonzeption finden sich z. B. in Stadie und Schröder [674]. Welche der 3 ICF-Ebenen dabei als Ausgangspunkt für die Eingrenzung und Formulierung eines Therapieziels in der partizipationsorientierten Sichtweise in Betracht gezogen wird, ist dabei eher sekundär. Vielmehr ist es wichtig, dass die Zielformulierungen für jede ICF-Ebene untereinander in einem vernünftigen und nachvollziehbaren Zusammenhang stehen. Anders als oben beschrieben, kann der Ausgangspunkt für die Formulierung von Therapiezielen auch auf der ICF-Ebene der sprachlichen Aktivität ansetzen, weil z. B. bei einem Patienten durch diagnostische Befunde ermittelt worden ist, dass Defizite in den Aufgaben visuelles lexikalisches Entscheiden und visuell-graphematisches Wort-Bild Zuordnen vorliegen. Das therapeutische Feinziel auf der ICF-Ebene der kognitiv-sprachlichen Funktion könnte dann ggf. eine für das Lösen dieser Aufgaben relevante kognitiv-sprachliche Funktion (ggf. auch mehrere Funktionen) beinhalten. Denkbar wäre im genannten Fall beispielsweise die Festigung bzw. das Neulernen orthographischer Einträge im graphematischen Input-Lexikon. Nehmen wir an, dass bei diesem Patienten die Beeinträchtigung beim Wort-Bild-Zuordnen primär auf das Defizit im graphematischen Input-Lexikon zurückführbar ist. Darüber hinaus hat der Patient in diesem Beispiel zu verstehen gegeben, dass er insgesamt nicht viel lese, aber vor allem wieder die Speisekarte, insbesondere italienische Bezeichnungen für Pizzen, verstehen möchte. Entsprechend kann ein weiteres Therapieziel auf der Aktivitätsebene das Lesesinnverständnis für geschriebene Wörter betreffen. Die aktive und für den Patienten zufriedenstellende Teilhabe am sozialen Leben kann z. B. durch folgendes Therapieziel zusammengefasst werden: selbstständig die Menükarte lesen und verstehen können, um eine Bestellung in einer Pizzeria ohne fremde Hilfe aufzugeben.

Merke

Da bei einem partizipationsorientierten Handeln die Wünsche eines Patienten in Bezug auf die soziale Teilhabe im Mittelpunkt stehen, ist für das *Übungsmaterial* ein hoher Alltagsbezug entscheidend (vgl. auch [597], [598]). Eine besondere *Alltagsrelevanz* ist umso mehr von Bedeutung, als dass Patienten mit lexikalischen und semantischen Störungen nur selten sprachliches Wissen wiedererlernen, das sie nicht explizit üben (vgl. Kap. 4.2–4.6). Darüber hinaus sollten sich neben dem alltagsbezogenen Übungsmaterial auch die *Hilfen* nach dem *individuellen Leistungsprofil* richten. Dementsprechend empfiehlt es sich, auf Verarbeitungsmechanismen zurückzugreifen, die zumindest teilweise erhalten sind, damit der Patient maximal von den Hilfen profitieren kann.

Obwohl in der Sprachtherapie noch wenige Erkenntnisse zum Einfluss unterschiedlicher Lernmethoden vorliegen, empfiehlt es sich nicht zuletzt aus motivationalen Gründen auf individuelle *Lernmechanismen* und persönliche Neigungen des Patienten zu achten. Diese können in der störungsspezifischen Therapie, sofern möglich, genutzt werden. Es mag also durchaus sinnvoll sein, gemeinsam mit dem Patienten zu erörtern, welche Form von Lernstrategie ihm ggf. mehr liegt. Dabei stellt sich die Frage, ob ein Patient z. B. ein eher explizites Lernen, bei welchem regelhafte Assoziationen deutlich und nachvollziehbar gemacht werden, bevorzugt. Andere Patienten können sich womöglich Wörter ohne regelhafte Assoziationen besser merken, wie es für das implizite Lernen angenommen wird [251]. Auch für die Auswahl angemessener Hilfen sind entsprechende Hinweise vom Patienten wertvoll, z. B. ob er eher von Geschriebenem profitiert oder ihm vielmehr das Gesprochene liegt.

4.1.3 Prüfung des Therapieerfolgs

Wie in Kap. 4.1.1 erwähnt, beinhaltet die evidenzbasierte Praxis in der Therapie von lexikalischen und semantischen Störungen bei Aphasie auch den Aspekt der Wirksamkeitsprüfung. Damit sind Kenntnisse über methodische Vorgehensweisen gemeint, mit denen sich der Erfolg einer sprachtherapeutischen Intervention für den einzelnen Patienten evaluieren lässt. Dies wird umgesetzt, indem für jeden individuellen Patienten objektiv überprüft wird, ob das aufgestellte Therapieziel erreicht wurde. Auf die Notwendigkeit derartiger Effektivitätsnachweise für erbrachte sprachtherapeutische Behandlungen weisen auch die gesetzlichen Vorgaben der Gesundheitsversorgung ausdrücklich hin (vgl. § 125 Sozialgesetzbuch V). Ebenso greifen diverse Fachgesellschaften die Verpflichtung zur regelmäßigen Evaluation der angewendeten therapeutischen Maßnahmen auf und verankern sie in den Leitlinien zur Qualitätssicherung (z. B. Leitbild Akademische Sprachtherapeuten des Deutschen Bundesverbandes der akademischen Sprachtherapeuten [195], Berufsleitlinie Logopädie des Deutschen Bundeverbandes für Logopädie [196], Leitlinie Qualitätskriterien und Standards für die Therapie von Patienten mit erworbenen neurogenen Störungen der Sprache (Aphasie) und des Sprechens (Dysarthrie) der Gesellschaft für Aphasieforschung und -behandlung (GAB) sowie der Deutschen Gesellschaft für Neurotraumatologie und Klinische Neurorehabilitation (DGNKN) [268], Positionspapier Evidence-Based Practice in Speech Pathology der Speech Pathology Association of Australia [670] u.v. a.m.).

Letztlich spricht neben diesen expliziten Vorgaben und Empfehlungen natürlich auch ein weiterer Aspekt für eine patientenorientierte Wirksamkeitsprüfung, welche die Besonderheiten des Patienten und der spezifischen Therapiemaßnahme im Einzelfall berücksichtigt: Sprachtherapeuten sehen sich in ihrer täglichen Arbeit mit einer enormen Bandbreite an unterschiedlichen sprachlichen Beeinträchtigungen konfrontiert. Gleichzeitig besteht aber auch eine hohe Variabilität in Bezug auf die Ressourcen, die den betroffenen Patienten zur Verfügung stehen. Darüber hinaus beobachtet der Praktiker täglich, dass ganz unterschiedliche Patienten auch sehr individuell auf spezifische therapeutische Methoden und Aufgaben ansprechen und wie heterogen ihre Lernstrategien, Vorlieben, Neigungen und Bedürfnisse sind. Angesichts dieser Gegebenheiten lassen sich die Ergebnisse der Aphasietherapie nur bezogen auf jeden einzelnen Patienten evaluieren. Diese Konstellation schafft letztlich auch sogenannte *praxisbasierte Evidenzen*, die von einigen Autoren neben der klinischen Expertise, den Bedürfnissen des Patienten und den externen Evidenzen mittlerweile als ein vierter entscheidender Beitrag für eine evidenzbasierte Praxis betrachtet werden (z.B. [438], [688], [200]). Die Dokumentation und objektive Evaluierung des Therapieerfolgs im praktischen Alltag erweitert so die aus wissenschaftlichen Evidenzen zur Verfügung stehenden Informationen über die Wirksamkeit von Therapiemethoden, welche zum gegenwärtigen Zeitpunkt sicherlich noch lückenhaft sind. Wissenschaftliche Belege und praxisbasierte Evidenzen können folglich gemeinsam zu einer robusteren Wissensbasis für die klinische Entscheidungsfindung beitragen [435].

Merke

Eine qualifizierte Evaluation fußt auf 2 wesentlichen Aspekten:
1. einer Therapiekonzeption, die so entworfen wird, dass sie eine Wirksamkeitsprüfung in Bezug auf das patientenorientierte Therapieziel ermöglicht und
2. der objektiven Ermittlung von Veränderungen in sprachlichen Leistungen sowie der Beurteilung, ob diese zu den erwarteten Therapieeffekten geführt haben.

Einen ausführlichen Überblick zu Methoden der Wirksamkeitsprüfung bieten Stadie und Schröder [674]. Fallbeispiele zur Evaluation, die sowohl die Therapiekonzeption als auch das methodische Vorgehen bei der Wirksamkeitsprüfung beinhalten, finden sich in [679].

Für die *Therapiekonzeption* ist entscheidend, dass die therapeutischen Aufgaben, die angewendeten Hilfen sowie deren Reihenfolge und das für den Patienten ausgewählte Therapiematerial vorab zusammengestellt werden und weitestgehend in einer einheitlichen Art und Weise und konstant in den einzelnen Behandlungssitzungen mit dem Patienten verwendet werden. Neben der patientenorientierten Auswahl des Therapiematerials ist es auch wichtig, dieses über eine gewisse, zuvor festgelegte Anzahl von Sitzungen hinweg mit den spezifischen Aufgaben stetig zu bearbeiten. Das Therapiematerial (oder Teile davon) kann dabei auch als Material zur Überprüfung der Therapieeffekte genutzt werden. Dies ist auch deshalb angebracht, weil die Behandlung bei lexikalischen und semantischen Störungen an äußerst spezifischen Sprachverarbeitungsleistungen und Wissenskomponenten ansetzt. Darüber hinaus ist das Therapiematerial oftmals sehr am Alltag des individuellen Patienten orientiert.

Merke

Vor allem in Bezug auf lexikalische und semantische Störungen bei Aphasie lassen sich Veränderungen in spezifischen Verarbeitungsmechanismen mit Untersuchungsverfahren, die auf der Ebene der sprachlichen Aktivität und ohne Bezug zum patientenorientierten Therapieziel ansetzen, nur bedingt erfassen. Stattdessen sind Prüfverfahren und eine methodische Vorgehensweise erforderlich, die sensitiv genug sind, um das Erreichen der individuellen Therapieziele auf der Partizipationsebene und mit Bezug zur behandelten kognitiv-sprachlichen Funktion zu evaluieren.

In Kap. 4.1.2 wurde dargestellt, inwiefern die Therapieziele in der Behandlung von lexikalischen und semantischen Störungen bei Aphasie auf allen 3 Ebenen der ICF [736], [197] ineinandergreifen. Entsprechend sollte auch die Vorgehensweise bei der *Wirksamkeitsprüfung* einen Bezug zu diesen Ebenen widerspiegeln. Somit beziehen die objektive Messung von Veränderungen und die Evaluation, ob die Therapieeffekte mit den Erwartungen übereinstimmen, gleichermaßen die Ebenen der kognitiv-sprachlichen Funktion, sprachlichen Aktivität sowie Teilhabe mit ein.

In Hinblick auf das Erreichen der Therapieziele auf der Partizipationsebene stellt sich die Frage nach einem Transfer der geübten sprachlichen Leistungen in Alltagssituationen, andere Umgebungen bzw. in alltagsnahe Settings. Im Fokus stehen somit Generalisierungen, die einen Alltagsbezug aufweisen. Inwiefern die Intervention eine Veränderung auf der Ebene der sprachlichen Aktivität herbeigeführt hat, lässt sich beurteilen, indem Generalisierungen auf ungeübte Aufgaben erfasst werden, wobei deren Bearbeitung jedoch die geübte sprachliche Aktivität erfordert. Auch Generalisierungen auf eine andere sprachliche Aktivität, die ebenso die behandelte kognitiv-sprachliche Funktion beinhaltet, können für die Frage, ob die Therapieziele auf der Aktivitätsebene erreicht wurden, von Bedeutung sein. Um zu beurteilen, inwiefern auf der Ebene der kognitiv-sprachlichen Funktion die erwarteten Verbesserungen eingetreten sind, sind vor allem die Leistungen für das tatsächlich in den therapeutischen Übungen verwendete Material ausschlaggebend. Dabei wird überprüft, ob das geübte Material (z. B. Wörter) in der geübten Therapieaufgabe besser bearbeitet werden kann. Relevant ist außerdem auch, inwieweit sich ein derartiger Übungseffekt gleichermaßen auf die Verarbeitung von ungeübtem Material in der Therapieaufgabe generalisiert hat.

Merke

Ein *Übungseffekt* beschreibt Verbesserungen für die geübten Items in der geübten Aufgabe nach Abschluss einer Therapiephase.

Damit über solche Übungseffekte hinaus auch mögliche Generalisierungen auf andere Items, die nicht im Zuge der therapeutischen Intervention bearbeitet wurden, gemessen werden können, ist neben dem Übungsmaterial auch ungeübtes Material erforderlich.

Merke

Eine *Generalisierung auf ungeübte* Items liegt vor, wenn sich neben einem Übungseffekt auch für Material, das in der Therapie nicht geübt wurde, nach Abschluss der Therapiephase bessere Leistungen zeigen als zuvor.

Die Zusammenstellung der ungeübten Items, für die Generalisierungen erwartet werden, sollte einer theoretisch begründeten Motivation folgen. Weiterhin sollten die ungeübten Items – soweit möglich – hinsichtlich der relevanten Materialeigenschaften mit den geübten Items vergleichbar sein (z. B. gleiche semantische Kategorie, vergleichbare Wortfrequenz, Wörter aus der lexikalischen Nachbarschaft der geübten Wörter). Für die Ermittlung eventueller Veränderungen bezüglich der ungeübten Items muss selbstverständlich die Leistung des Patienten für dieses Material bereits vor Beginn der Therapie überprüft werden. Das individuelle Therapiematerial setzt sich somit aus mindestens 2 (ggf. auch mehr) Sets zusammen, wobei die Behandlung in den Therapiesitzungen nur für das geübte Set erfolgt, während das ungeübte Material nicht bearbeitet wird. Für alle Sets wird jedoch vor Beginn der Therapie sowie nach Therapieende die Leistung des Patienten dokumentiert.

Merke

Für Hypothesen hinsichtlich itemübergreifender Generalisierungen ist die *Vergleichbarkeit* des geübten und ungeübten *Materials* ausschlaggebend. Für Erwartungen über Generalisierungen auf ungeübte Items sollte weiterhin die Beschaffenheit der internen Struktur lexikalischer und semantischer Wissensrepräsentationen berücksichtigt werden. Dafür sind auch Kenntnisse darüber relevant, wie die einzelnen Einträge in den jeweiligen Wissenskomponenten miteinander verknüpft sind.

Die Therapieforschung hat bereits einige Erkenntnisse geliefert, welche spezifischen Zusammenhänge in der Organisation des mentalen Lexikons bei der Vorhersage von Generalisierungen auf ungeübte Items zu berücksichtigen sind. Dabei sind für Hypothesen über mögliche Generalisierungen auch die Prinzipien, nach denen die Wissensrepräsentationen innerhalb der lexikalischen und semantischen Verarbeitungskomponenten miteinander verknüpft sind, entscheidend. Nähere Informationen dazu finden sich in Kap. 3 und in den Kap. 4.2–4.6.

Merke

Für *Generalisierungen auf ungeübte Aufgaben* sind – im Gegensatz zu den itemübergreifenden Generalisierungen – weniger die Strukturprinzipien innerhalb der Wissensspeicher relevant. Vielmehr ist hierfür das *Zusammenspiel* von sprachlichen Leistungen und kognitiv-sprachlichen Funktionen beim Lösen bestimmter Aufgaben ausschlaggebend.

Erwartungen über aufgabenübergreifende Generalisierungen berücksichtigen also, inwiefern die behandelte kognitiv-sprachliche Funktion auch für das Lösen anderer, ungeübter Aufgaben in der geübten sprachlichen Aktivität erforderlich ist bzw. inwiefern sie an gänzlich ungeübten sprachlichen Aktivitäten beteiligt ist (vgl. z. B. [589]). Für die Evaluation aufgabenübergreifender Generalisierungen ist es (wie auch bei Generalisierungen auf ungeübtes Material) notwendig, die Leistung des Patienten in den jeweiligen Aufgaben vor Beginn der Therapie zu erfassen und mit den entsprechenden Leistungen in der Nachuntersuchung zu vergleichen. Aufgaben, für die Generalisierungseffekte erwartet werden, bleiben jedoch in den einzelnen Therapiesitzungen ungeübt.

Merke

Eine objektive Erfassung von *Transfereffekten*, d. h. von Übertragungen geübter sprachlicher Leistungen in die Alltagskommunikation und die dadurch erwirkte Verbesserung der sozialen Teilhabe, stellt sicherlich die schwierigste Aufgabe bei der Evaluation dar. Entscheidend sind dabei auch Überlegungen dazu, wie die anvisierten Transfereffekte und Veränderungen in der Alltagskommunikation überhaupt fassbar gemacht werden können.

Nickels [536] weist darauf hin, dass der Nachweis von Transfereffekten selbstverständlich Prüfverfahren und Messgrößen erfordert, mit denen Veränderungen auch tatsächlich auf der Partizipationsebene reliabel und valide messbar sind. Dabei können beispielsweise die in Kap. 3.7 vorgestellten partizipationsorientierten Untersuchungsverfahren in einer *Vorher-Nachher-Untersuchung* zum Einsatz kommen. Die Frage, welche objektiven Messgrößen überhaupt eine Veränderung der

Kommunikationsfähigkeit sinnvoll abbilden können, konnte in der gegenwärtigen Literatur zur Wirksamkeitsprüfung noch nicht abschließend geklärt werden. Hinsichtlich der Therapie von lexikalischen und semantischen Störungen in der mündlichen Sprachproduktion wird u. a. diskutiert, wie sich Transfereffekte in die Alltagskommunikation abbilden lassen. Dabei werden beispielsweise Variablen wie ein Anstieg der Anzahl produzierter Inhaltswörter in der Spontansprache, eine gestiegene Äußerungslänge auf der Diskurs- bzw. Dialogebene oder ein Anstieg korrekter Informationseinheiten in der (bildunterstützten) Nacherzählung für relevant gehalten (s. z. B. [157], [575], [315], [379]). Einige Autoren sind dabei der Ansicht, dass für einen Transfer eine direkte Arbeit auf der Konversationsebene erforderlich ist bzw. ein Transfer durch gezielte Übungen direkt angebahnt werden muss (z. B. [241], [61], [349]).

Ausschlaggebend für Überlegungen dazu, welche Übungseffekte, Generalisierungen und welche Form des Transfers bei der Anwendung einer bestimmten Therapieaufgabe erwartet werden können, sind letztlich auch die beobachteten Therapieeffekte in der *evidenzbasierten Literatur*. Therapiestudien, in denen die therapeutische Behandlungsmethode empirisch erprobt wurde und ihre Wirkmechanismen möglichst mit Bezug zu allen 3 Ebenen der ICF analysiert wurden, stellen Informationen über die potenziell zu erwartenden Therapieeffekte bereit. Darüber hinaus liefern auch die Erfahrungswerte und die klinische Expertise des Therapeuten wertvolle Hinweise.

Merke

Ungeachtet dessen, welche Therapieeffekte bei der Behandlung eines Patienten ermittelt wurden, erfordert jede Wirksamkeitsprüfung immer den Nachweis, dass die beobachteten Veränderungen spezifisch auf die angewendete Intervention zurückzuführen sind. Dies lässt sich beispielsweise durch die Verwendung von Kontrollitems oder einer Kontrollaufgabe erreichen.

Die beobachteten Veränderungen müssen also von unspezifischen Veränderungen bzw. allgemeinen Verbesserungen durch Spontanremission abgrenzbar sein. Um therapiespezifische Effekte und Reorganisationen, die auch ohne die Therapie eingesetzt hätten, voneinander abzugrenzen, ist ein sogenannter *Kontrollfaktor* erforderlich. Dies kann für den Fall von Übungseffekten, z. B. die unveränderte Leistung in einem ungeübten Itemset, sein. Da die Wirkzusammenhänge bei Generalisierungen und Transfers komplex sind, ist für den Nachweis therapiespezifischer Effekte die Kontrolle durch eine andere Aufgabe, für welche beeinträchtigte Leistungen vorliegen, unabdingbar. Die gewählte Kontrollaufgabe sollte die in der Behandlung fokussierte kognitiv-sprachliche Funktion nicht involvieren, d. h. die behandelte kognitiv-sprachliche Funktion ist beim Lösen der Kontrollaufgabe nicht beteiligt. Darüber hinaus ist für die Abgrenzung von spezifischen und unspezifischen Therapieeffekten entscheidend, dass sich der Patient nach der Therapie in der Kontrollaufgabe nicht verbessert hat (die Leistung also weiterhin beeinträchtigt ist). In Ergänzung dazu ist es sinnvoll, vor Beginn der Behandlung mehrmalige Testungen durchzuführen (sogenannte multiple Baselines bzw. Grundraten), um unspezifische Leistungsschwankungen auszuschließen. Stabile Leistungen zu Therapiebeginn erhöhen die Wahrscheinlichkeit eines therapiespezifischen Effekts (für einen Überblick s. [674], [378]). In nachfolgendem Fallbeispiel sind die theoretisch und empirisch begründeten Erwartungen zum Therapieerfolg bezogen auf eine exemplarische Therapiekonzeption dargelegt. Anhand dieser Überlegungen ließe sich die Wirksamkeit des therapeutischen Handelns evaluieren.

Praxis

Fallbeispiel

Ein Patient produziert *semantische Paraphasien* in der Spontansprache. Die kognitiv-orientierte Diagnostik zeigt Defizite in den Aufgaben *auditives Wort-Bild-Zuordnen* und beim *mündlichen Benennen*. Ursache dafür sind Beeinträchtigungen im *semantischen System*, wobei insbesondere das Wissen über distinktive Merkmale von Obstsorten betroffen ist. Defizite in den postsemantischen Verarbeitungskomponenten wurden ausgeschlossen. Weitere Beeinträchtigungen zeigen sich jedoch im visuellen lexikalischen Entscheiden, was auf ein Defizit im graphematischen Input-Lexikon (GIL) zurückzuführen ist.

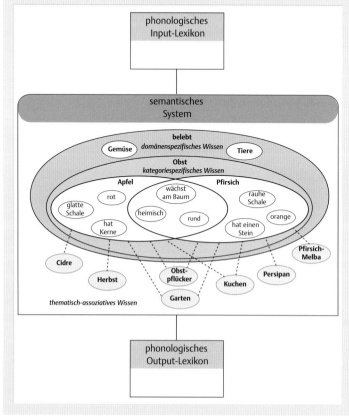

Fokus der Therapie ist das Hörverständnis, insbesondere das *semantische Wissen*. Das patientenorientierte Ziel besteht darin, die Bedeutungsrepräsentationen von Obstsorten zu reaktivieren. Mit der rezeptiven Aufgabe *Semantisches Merkmal-Bild-Zuordnen* werden die spezifischen semantischen Merkmale von insgesamt 15 Vertretern der *Kategorie Obst* geübt, während 15 andere Obstsorten nicht geübt werden. Die Aufgabe basiert auf einer Therapiestudie von Davis et al. [177]. Die Strukturierung des Materials orientiert sich an Befunden zu möglichen Generalisierungen [177], [292]. Es wird eine Vorgehensweise gewählt, in der dem Patienten die Merkmale auditiv vorgegeben werden. Als Hilfestellung bei Fehlreaktionen erfolgt korrektives Feedback, indem herausgearbeitet wird, inwiefern das semantische Merkmal nicht zu der gewählten Obstsorte passt.

Erwarteter Outcome

Anhand der evidenzbasierten Literatur und den gegenwärtigen Erkenntnissen über die Beschaffenheit lexikalischer und semantischer Wissenskomponenten sowie über die Verzahnung kognitiv-sprachlicher Funktionen können folgende Therapieeffekte erwartet werden:

Übungseffekt

Für die gewählte Therapieaufgabe *Semantisches Merkmal-Bild-Zuordnen* ist zu erwarten, dass die Aktivierung der Bedeutungsmerkmale geübter Obstsorten nach der Therapie deutlich zuverlässiger gelingt als zuvor. Folglich sollten sich die Leistungen beim *Merkmal-Bild-Zuordnen* für die 15 geübten Obstsorten nach der Therapie verbessern.

Generalisierung auf ungeübte Items

Empirische Befunde sprechen dafür, dass die interne Strukturierung des semantischen Systems vorwiegend in Kategorien organisiert ist. Ergebnisse aus Therapiestudien unterstützen diese Annahme. Folglich ist zu erwarten, dass eine erfolgreiche Reaktivierung von Merkmalen der Kategorie *Obst* zu einer Generalisierung innerhalb dieser geübten Kategorie führt, sich jedoch nicht auf andere semantische Kategorien ausweitet. Daher sollten sich die Leistungen beim *Merkmal-Bild-Zuordnen* nach der Therapie auch für die 15 ungeübten Obstsorten verbessern, jedoch nicht für z. B. Gemüse- oder Getreidesorten.

Generalisierung auf eine ungeübte Aufgabe, in geübter sprachlicher Aktivität

Eine Reaktivierung der semantischen Merkmalsrepräsentationen sollte nicht nur zu Verbesserungen in der geübten Aufgabe führen, sondern sich auch auf andere Aufgaben im Hörverständnis positiv auswirken, für deren Lösung ebenfalls die Aktivierung des wieder erworbenen Wissens wesentlich ist. Folglich ist zu erwarten, dass die Leistung in der ungeübten Aufgabe *Auditives Wort-Bild-Zuordnen* sowohl für die geübten als auch für die ungeübten Items nach der Therapie besser ausfällt als zuvor.

Generalisierung auf eine ungeübte Aufgabe, in ungeübter sprachlicher Aktivität

Empirische Befunde sprechen dafür, dass für das Sprachverständnis und die Sprachproduktion auf die gleichen semantischen Merkmalsrepräsentationen zurückgegriffen wird. Die Ergebnisse vieler Therapiestudien gehen mit dieser Annahme einher. Demzufolge kann erwartet werden, dass die erfolgreiche Reaktivierung der Bedeutungsmerkmale einzelner Obstsorten auch zu einer verbesserten Leistung im *mündlichen Benennen* führt. Folglich sollte sich nach der Therapie die Benennleistung für alle Obstsorten verbessern, für die sich auch das Hörverständnis verbessert hat.

Als **Kontrollaufgabe** wird das visuelle lexikalische Entscheiden gewählt. Da das GIL mit der Therapieaufgabe nicht behandelt wird, werden nach der Therapie keine veränderten Leistungen im visuellen lexikalischen Entscheiden erwartet.

Für die Evaluation im klinischen Alltag ist schließlich noch zu beachten, dass Leistungsunterschiede mitunter auch zufällig sein können, d. h. lediglich aufgrund von numerischen oder qualitativen Schwankungen entstehen. Für die Beurteilung, ob Übungs-, Generalisierungs- und Transfereffekte vorliegen, ist daher von Belang, ob die beobachteten Veränderungen tatsächlich auch statistisch signifikant, d. h. überzufällig sind. Möglichkeiten zur schnellen und unkomplizierten Implementierung statistischer Prüfverfahren in der klinischen Praxis werden z. B. in Stadie und Schröder [674] vorgestellt. Für die Anwendung relevanter statistischer Tests (wie z. B. McNemar-Test) stehen mittlerweile auch diverse Online-Portale zur Verfügung, die eine statistische Überprüfung zeitgemäß und leicht verständlich verfügbar machen.

4.1.4 Zusammenstellung und Struktur der Therapieaufgaben

Die in den folgenden Kap. 4.2–4.6 aufgeführten *therapeutischen Aufgaben* fokussieren die an unterschiedlichen sprachlichen Aktivitäten beteiligten kognitiv-sprachlichen Funktionen, die in allgemein anerkannten Varianten unterschiedlicher Theorien bzw. Modelle für die semantisch-lexikalische Sprachverarbeitung (vgl. Kap. 2) enthalten sind. Die Funktionsfähigkeit dieser kognitiven Komponenten kann mithilfe der in Kap. 3 dargestellten diagnostischen Verfahren untersucht werden. Hingegen sind Therapieaufgaben, die auf die Behandlung/Restitution von prälexikalischen kognitiven Komponenten (z. B. auditive und visuelle Analyse), postlexikalischen Verarbeitungskomponenten (z. B. phonologischer und graphematischer Output-Buffer) sowie der nichtlexikalischen Verarbeitungsrouten (GPK-, PGK-, APK-Route) abzielen, nicht Gegenstand dieses Buches. Dennoch beinhalten einige der Therapieaufgaben für lexikalische und semantische Defizite auch Übungsbereiche, die nichtlexikalische Verarbeitungsanteile ansprechen. Dies kann der Fall sein, weil segmentale Mechanismen bei der Bearbeitung der Aufgabe grundsätzlich involviert sind oder weil segmentale Verarbeitungsmechanismen genutzt werden, um die Behandlung lexikalischer Defizite zu unterstützen (z. B. Lesen über die nichtlexikalische Route für die Therapie von tiefendyslektischen Symptomen). Um die individuellen Therapieziele auf allen 3 ICF-Ebenen optimal anzugehen, können die Aufgaben selbstverständlich einzeln eingesetzt oder miteinander kombiniert werden, auch um eine größtmögliche Synergiewirkung zu erreichen. Überlegungen zur optimalen Kombination von Aufgaben für einen bestimmten Therapiefokus basieren zumeist auf der klinischen Expertise des Sprachtherapeuten sowie auf dem Wissen darüber, welche Kombinationen sich im Praxisalltag bewährt haben. Teilweise liefert auch die wissenschaftliche Literatur Erkenntnisse über effektive Kombinationen verschiedener Aufgaben.

Herleitung der hier vorgestellten evidenzbasierten Therapieaufgaben

Alle nachfolgend beschriebenen therapeutischen Aufgaben sind aus rund 150 *Studien zur Therapie der lexikalischen und semantischen Verarbeitung* extrahiert worden, die zumeist in englischsprachigen Fachjournalen veröffentlicht wurden. Bei der Zusammenstellung der Therapiestudien, aus denen schließlich die Therapieaufgaben (und z. T. komplexe Therapieprogramme bestehend aus mehreren Teilaufgaben) abgeleitet wurden, stand vor allem die systematische Suche nach *unterschiedlichen Aufgaben* zur Behandlung semantisch-lexikalischer Störungen bei Aphasie, die *empirisch erprobt* sind und für die Belege für ihre Wirksamkeit vorliegen, im Vordergrund. Zielführend bei der Auswahl der Aufgaben war insbesondere die Frage, inwiefern das Lösen der Aufgabe explizit eine kognitiv-sprachliche Funktion der lexikalisch-semantischen Verarbeitung anspricht. Die Anforderung der Aufgabe soll somit nicht nur die Behandlung einer sprachlichen Aktivität in Betracht ziehen. Jede Aufgabe ist daher äußerst *sensitiv* für die Behandlung spezifischer mentaler Teilfunktionen, wie sie zum gegenwärtigen Kenntnisstand für die lexikalische und semantische Verarbeitung angenommen werden. Diese Sensitivität macht auch die Wirkmechanismen einer Therapieaufgabe bzw. einer Aufgabenkombination, auf die sich therapieinduzierte Veränderungen in der lexikalischen und semantischen Verarbeitung zurückführen lassen, nachvollziehbar.

Bei der Zusammenstellung waren uns auch in der Aphasietherapieforschung besonders *häufig eingesetzte* Aufgaben wichtig, deren Anwendung sich also bereits bewährt hat. Zusätzlich fanden besonders kreative Aspekte in der therapeutischen Gestaltung Berücksichtigung, welche die vorliegende Aufgabensammlung in jedem Fall bereichern. Darüber hinaus wurden stellenweise Teilaufgaben aus Originalstudien aufgegriffen, die bisher nur mit einigen wenigen Patienten empirisch erprobt wurden. Dennoch erscheinen auch diese Übungen vielsprechend für die Intervention bei semantisch-lexikalischen Störungen. Einen grundlegenden Aspekt bildete natürlich auch die Tatsache, dass die Aufgaben oder Teilaspekte davon in Therapiestudien evaluiert wurden, ihre Wirksamkeit bei Patienten mit spezifischen Formen lexikalischer und/oder semantischer Störungen also wissenschaftlich belegt ist. Die Anwendung dieser Übungen in der therapeutischen Praxis folgt daher einer evidenzbasierten Grundlage. Bei der Bearbeitung der Therapiestudien wurde außerdem festgehalten, welche *Hilfestellungen* und Handlungsalternativen die Autoren eingesetzt haben und in welcher hierarchischen Abfolge die Hilfen Anwendung fanden. Auch der *Outcome*, d. h. die therapeutische Wirkung der jeweiligen Aufgabe bzw. Aufgabenkombination, wurde bei der Zusammenstellung der Aufgaben berücksichtigt.

Das in den Therapiestudien verwendete *Material* umfasst überwiegend Nomina (insbesondere bei der mündlichen Wortproduktion, weniger beim Lesen, da dort auch vermehrt mit Funktionswörtern gearbeitet wird). Für die Erarbeitung von Verben, insbesondere für die mündliche Wortproduktion, existieren jedoch ebenso spezifische Therapieprogramme (vgl. Kap. 4.4). Selbstverständlich kann der größte Teil der Aufgaben auch für andere Wortarten therapeutisch genutzt werden, sofern dies für das partizipationsorientierte Therapieziel eines Patienten ausschlaggebend ist.

Insgesamt stellen wir hier nur eine Auswahl an möglichen Aufgaben dar, eben solche, deren Wirkung bereits in Therapiestudien evaluiert wurde. Dies schließt allerdings nicht aus, dass auch weitere vom Therapeuten genutzte Aufgaben bzw. individuell zusammengestellte Aufgabenkombinationen bei der Behandlung von lexikalischen und semantischen Defiziten wirkungsvoll sein können. Insbesondere wenn das patientenorientiert ausgewählte Material und eventuelle Steigerungsoptionen kontinuierlich in allen Aufgaben geübt werden, sind Synergieeffekte äußerst wahrscheinlich.

Unabhängig davon, ob die hier vorgestellten Therapieaufgaben einzeln oder kombiniert zum Einsatz kommen oder durch zusätzliche weitere Aufgaben ergänzt werden, kann letztlich nur durch eine objektive Evaluierung der durchgeführten Intervention (vgl. Kap. 4.1.3) geschlussfolgert werden, inwieweit mithilfe der Therapieaufgabe(n) bei dem entsprechenden Patienten Erfolge erzielt wurden.

Anordnung und Aufbau der nachfolgenden Kapitel

Die Erläuterung der Therapieaufgaben gliedert sich – wie in Kap. 3 – nach den sprachlichen Aktivitäten Hörverständnis (Kap. 4.2), Semantisches Wissen (Kap. 4.3), Mündliche Wortproduktion (Kap. 4.4), Lesen (Kap. 4.5) und Schreiben (Kap. 4.6). Das Kapitel zum Hörverständnis beschreibt dabei Aufgaben für die Intervention bei präsemantischen Beeinträchtigungen, d. h. bei Defiziten in der rezeptiven phonologisch-lexikalischen Verarbeitung sowie bei Störungen des Zugriffs von phonologisch-lexikalischen auf semantische Repräsentationen. Therapieaufgaben, die explizit die Repräsentation von Bedeutungsmerkmalen ansprechen, sind im Kap. 4.3 Semantisches Wissen dargestellt. Während sich das Kapitel zur Semantik auf rezeptive Aufgaben konzentriert, sind Aufgaben zur Aktivierung des semantischen Wissens, die produktive Verarbeitungsleistungen involvieren, im Kap. 4.4 aufgeführt. Dieses Kapitel stellt darüber hinaus Herangehensweisen bei der Therapie expressiver phonologisch-lexikalischer Lexikoneinträge sowie des Zugriffs darauf vor. Die Kap. 4.5 und Kap. 4.6 befassen sich mit Aufgaben, die bei der Therapie der lexikalischen sowie semantisch-lexikalischen Lese- und Schreibmechanismen eingesetzt werden können.

Für die jeweilige sprachliche Aktivität erfolgen einführend eine kurze Erläuterung der relevanten kognitiv-sprachlichen Funktionen sowie eine ausführliche Zusammenfassung genereller Aspekte der Therapieaufgaben. Daneben wird dargestellt, wie die Aufgaben und Hilfen auf die entsprechende sprachliche Aktivität wirken. Jedes Subkapitel enthält eine Abbildung, welche die bei der jeweiligen sprachlichen Aktivität beteiligten kognitiv-sprachlichen Komponenten isoliert vergegenwärtigt und alle beschriebenen Aufgaben beinhaltet. Dadurch wird für jede Therapieaufgabe auch der relative Grad der an der Bearbeitung beteiligten Teilfähigkeiten verständlich und greifbar gemacht.

Bei der Zuordnung von Aufgaben zu den involvierten kognitiv-sprachlichen Funktionen sind wir überwiegend von der Frage ausgegangen: *Was soll sich bei dem Patienten verbessern?* Ausschlaggebend war dabei eine Antwort, die sich auf die ICF-Ebenen *Funktion* und *Aktivität* bezieht und nicht zwangsweise auf die Leistung, mit welcher der Therapieerfolg in der jeweiligen Studie überprüft wurde.

Merke

Für das Finden passender Therapieaufgaben ist also die bei einem Patienten beeinträchtigte kognitiv-sprachliche Komponente vordergründig, deren Funktionsstand durch die Anwendung der Aufgabe verbessert werden soll.

Auch kann eine bestimmte therapeutische Aufgabe mehrfach bei unterschiedlichen sprachlichen Aktivitäten vorkommen. So findet sich z. B. das schriftliche Benennen sowohl bei der sprachlichen Aktivität Schreiben, wenn der spezifische Therapiefokus z. B. auf die Restitution des graphematischen Output-Lexikons gelegt wird, als auch bei der mündlichen Wortproduktion, wenn die Aufgabe z. B. als faszilitierende Maßnahme bei gravierenden Benennstörungen in der verbal-expressiven Modalität oder als Kompensation genutzt werden soll. Folglich lässt der zielgerichtete Einsatz der spezifischen Aufgaben letztlich eine positive Wirkung auf die *Partizipationsebene* erwarten.

Darstellung der Therapieaufgaben

In den Kap. 4.2–4.6 beginnt die *Beschreibung der einzelnen Therapieaufgaben* mit einer kurzen Einführung in die Art und Weise, wie die jeweilige Aufgabe umgesetzt und gelöst werden kann. Dabei wird auch auf eventuelle Varianten in der Umsetzung Bezug genommen. Darüber hinaus ist einführend dargestellt, welche sprachlichen Fähigkeiten für das erfolgreiche Bearbeiten der Aufgabe notwendig sind. Für die Bezeichnung der Aufgaben haben wir versucht, relativ selbsterklärende Titel zu finden, weshalb sie nicht immer der wörtlichen Übersetzung aus der englischsprachigen Literatur entsprechen. Die *Kerninformation* zu jeder therapeutischen Aufgabe, d. h. eine möglichst selbsterklärende Instruktion, ein oder mehrere Beispielitems, mögliche Hilfen und Steigerungsmöglichkeiten, sind in einem *Kasten* dargestellt. Alle Angaben zu möglichen *Hilfen* sind Vorschläge und stellen somit keine stringente hierarchische Anordnung dar, zumal sie auch nicht immer die in der Therapiestudie verwendete Reihenfolge widerspiegeln. Der Grund dafür liegt darin, dass die Wirkung von unterschiedlichen Hilfen oder Hilfenabfolgen bislang nur selten systematisch überprüft wurde. Folglich haben wir bei der Aufzählung möglicher Hilfen versucht, eine Reihenfolge darzulegen, die den Grad der vom Patienten geforderten Eigenaktivität widerspiegelt. Diese Reihenfolge ist jedoch nicht zwangsweise für jeden Patienten mit lexikalischen und/oder semantischen Störungen aussagekräftig. Daher kann eine zuletzt genannte Hilfe für einen bestimmten Patienten ggf. auch als erste (oder gar als einzige) Hilfe nützlich sein. Sowohl bei der Auswahl und der Präsentationsart der Hilfen als auch bei der Festlegung der Hilfenreihenfolge empfiehlt es sich also patientenorientiert vorzugehen. Unter Umständen sind auch andere, hier nicht genannte Hilfen für einen bestimmten Patienten angemessener. Ungeachtet dessen, welche Hilfen tatsächlich verwendet werden, sollte auf jeden Fall die Abfolge der Hilfen bei der Therapiekonzeption *hierarchisch festgelegt* werden. Diese Hilfenhierarchie sollte aus Gründen der Vergleichbarkeit und für eine objektive Evaluation der Wirksamkeit in den einzelnen Übungssitzungen sowie für alle Items einer Aufgabe stetig beibehalten werden.

Auch die Angaben zu möglichen *Steigerungsvarianten* stellen Vorschläge dar, wobei wir in Bezug auf Steigerungen des *Materials* auf relevante psycholinguistischer Parameter im Deutschen verweisen (z. B. abstrakte Wörter, niedrigfrequente Items, Wörter mit wenigen phonologischen Nachbarn). Die Variation von Therapiematerial hinsichtlich psycholinguistischer Parameter ist durchaus nicht trivial, da z. B. die Frequenz von Wörtern auch bei sprachgesunden Personen einen nachweislichen Einfluss auf die Sprachverarbeitung hat, was sich z. B. in erhöhten Verarbeitungszeiten zeigt. Zusätzlich leiten sich die Steigerungsvarianten mitunter natürlich auch aus *lernpsychologischen Aspekten* ab. Diese spielen (zum gegenwärtigen Wissensstand) unabhängig vom sprachlich-funktionalen Störungsort generell eine Rolle beim Wiedererwerb oder der Restitution von sprachlichem Wissen. So kann z. B. eine sukzessive Reduktion von gegebenen Hilfen für das Lösen einer bestimmten Aufgabe die generellen kognitiven Anforderungen steigern und somit auf ein verstärkt selbstständiges, von der therapeutischen Unterstützung losgelöstes sprachliches Handeln hinführen. Alle Maßnahmen, eine Aufgabe für den Patienten sukzessive an schwierigere Lernbedingungen heranzuführen, fußen auf dem Wissen darüber, welche Faktoren für eine bestimmte kognitiv-sprachliche Komponente entscheidend sind. Darüber hinaus bestehen Steigerungsmöglichkeiten auch in Bezug auf die *Komplexität der sprachlichen Anforderungen*. So macht es beispielsweise einen Unterschied, ob geübte Wörter nur isoliert bearbeitet werden oder anschließend auch in einen Phrasenkontext integriert bzw. auf Textebene fokussiert werden. Die Anforderungen einer Therapieaufgabe lassen sich auch schwieriger gestalten, indem z. B. die Bearbeitungszeit verringert wird oder die Bedingungen zum Bearbeiten der Aufgabe modifiziert werden (z. B. Hinzunahme von Hintergrundgeräuschen). Schließlich kann auch durch eine Veränderung des *therapeutischen Settings* der Schwierigkeitsgrad einer Aufgabe gesteigert werden. Der situative Kontext, in dem die Therapie stattfindet, wirkt sich also ebenso auf die Anforderungen aus. Er kann von dem typischen Einzelsetting, d. h. Therapeut-Patient-Übungssituation, über Rollenspiele bis hin zum Üben in realen Lebenssituationen (In-vivo-Training) ggf. außerhalb der Behandlungsstätte reichen.

In Ergänzung zu den Informationen über die Durchführung der Aufgabe, die möglichen Hilfen und Steigerungsformen sind für jede Therapieaufgabe auch die entsprechenden *Wirkmechanismen* erläutert. Dabei wird die Wirkweise der Aufgabe einerseits in Bezug auf die spezifische kognitiv-sprachliche Funktion begreiflich gemacht, andererseits werden die daraus hervorgehenden synergetischen Auswirkungen auf die lexikalisch-semantischen Verarbeitungskomponenten der entsprechenden sprachlichen Aktivität aufgezeigt. Diese Erklärungen beschränken sich in vielen Fällen nicht nur auf die in den Therapiestudien diskutierten Annahmen zur Wirkweise. Vielmehr beziehen sie auch Erkenntnisse darüber mit ein, wie sprachtherapeutisch induzierte Veränderungen im lexikalisch-semantischen System mithilfe unterschiedlicher Sprachverarbeitungstheorien fassbar gemacht werden können. Die theoretischen Annahmen, welche die Grundlage für diese Erklärungen der Wirkmechanismen bilden, sind in den Kap. 2 und Kap. 3 dargestellt.

Jede Aufgabenbeschreibung beinhaltet auch Ausführungen zur *Evidenzbasierung*, d. h. Angaben über die tatsächlich beobachteten sprachlichen Veränderungen, die in den jeweiligen Therapiestudien ermittelt wurden. Folglich, und sofern sie in den Therapiestudien auftraten, werden Übungs-

effekte, Generalisierungen auf ungeübte Items und Aufgaben sowie Transfereffekte nachvollziehbar zusammengefasst. Die Aufgabenbeschreibung schließt mit *Materialvorschlägen* ab, wobei exemplarisch Materialien aufgezählt werden, die für die Zusammenstellung des Therapiematerials zur Bearbeitung der Aufgabe im Handel erhältlich sind. Diese Materialempfehlungen sind selbstverständlich nicht erschöpfend, sondern lediglich als Anregung und Vorschlag zu verstehen.

> **Info**
>
> **Generelle Struktur bei der Darstellung der Aufgaben für die Therapie**
> - Beschreibung der Aufgabe und Erläuterung der für das Lösen der Aufgabe relevanten kognitiv-sprachlichen Funktionen, ggf. Darstellung von Umsetzungsvarianten
> - zentrale Aspekte zur Durchführung der Aufgabe in der Praxis (Instruktion, Beispielitems, mögliche Hilfen und Steigerungsmöglichkeiten)
> - Überlegungen zu den Wirkmechanismen in Bezug auf lexikalische und semantische Wissensrepräsentationen sowie Verarbeitungsstrategien
> - empirische Evidenz aus Therapiestudien zur Wirksamkeit der Aufgabe und zum erwartbaren Outcome

4.2 Hörverständnis (PIL, PIL-SEM)

4.2.1 Generelle Aspekte bei der Behandlung der auditiven Wortverarbeitung

In diesem Kapitel werden Aufgaben beschrieben, die vor allem auf die rezeptive lexikalische Verarbeitung von gehörten Wörtern abzielen. ▶ Abb. 4.1 stellt die beim Hörverständnis involvierten *kognitiv-sprachlichen Funktionen* der lexikalischen Verarbeitung schematisch dar, die selektiv oder kombiniert beeinträchtigt sein können (s. Kap. 3.2). Diese kognitiv-sprachlichen Funktionen können somit bei der Behandlung des Hörverständnisses im Fokus der Therapie stehen. Darüber hinaus sind in der Abbildung alle Aufgaben aufgeführt, die in diesem Kapitel beschrieben werden.

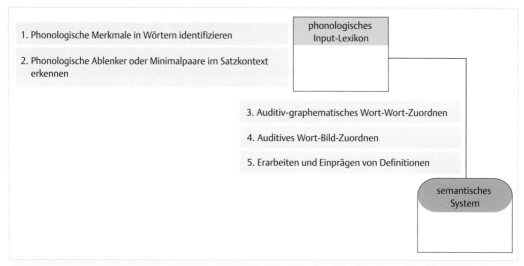

Abb. 4.1 Kognitive Komponenten für das Hörverständnis und entsprechende Aufgaben, die in Kap. 4.2.2 ausführlich beschrieben werden.

Die Aufgaben sind jeweils derjenigen Verarbeitungskomponente zugeordnet, die vorrangig für das Lösen der Aufgabe notwendig ist. Der Übergang von lexikalischer zu semantischer Verarbeitung ist dabei eher fließend und hängt vom Aufgabentyp sowie von dem verwendeten Material ab.

Wie bereits in Kap. 4.1.4 beschrieben, umfasst dieses Buch keine Aufgaben, die auf die Behandlung prälexikalischer Defizite des Hörverständnisses abzielen (z. B. in der auditiven Analyse oder dem phonologischen Input-Buffer). Dennoch sind die Prozesse der akustisch-phonologischen Dekodierung sowie der kurzfristigen Speicherung bei der Bearbeitung vieler Aufgaben involviert bzw. bildet ihre zumindest partielle Funktionsfähigkeit die Voraussetzung, um die Übungen erfolgreich zu lösen. Daher sollten prälexikalische Beeinträchtigungen der auditiven Wortverarbeitung zuvor (oder ggf. parallel) störungsspezifisch behandelt werden (evidenzbasierte Übungsvorschläge dazu finden sich z. B. in [674], [501], [695]). Darüber hinaus greifen teilweise auch die vorgeschlagenen Hilfen auf prä- und sublexikalische Strategien zurück, um die lexikalische Verarbeitung zu aktivieren bzw. zu unterstützen.

Im Folgenden werden *Aufgaben* vorgestellt, die eine positive Wirkung auf die lexikalischen Repräsentationen im phonologischen Input-Lexikon (PIL) sowie auf den modalitätsspezifischen Zugriff vom PIL auf die entsprechenden Bedeutungsrepräsentationen im semantischen System (PIL-SEM) erwarten lassen. Übungen, die auf die Behandlung des modalitätsunabhängigen semantischen Systems abzielen, sind in Kap. 4.3 aufgeführt. Im Gegensatz zu den Aufgaben in Kap. 4.3, die eine tiefere semantische Verarbeitung erfordern, fokussieren die hier vorgestellten Aufgaben vielmehr das phonologische Input-Lexikon sowie die Zugriffsroute vom PIL auf die semantischen Repräsentationen. Sofern diese Verbindungsroute beeinträchtigt ist, kann eine modalitätsspezifische Zugriffsstörung vorliegen. Modalitätsspezifische Zugriffsstörungen sind Defizite im Wortverständnis, die auf einen beeinträchtigten Zugriff, entweder in der auditiven oder in der graphematischen Modalität, und nicht auf eine zentral-semantische Beeinträchtigung rückzuführen sind. Bei derartigen Störungen im Zugriff auf semantische Repräsentationen hat sich gezeigt, dass neben der direkten Behandlung des funktionalen Defizits auch die ggf. unbeeinträchtigte oder deutlich weniger beeinträchtigte Modalität in das therapeutische Vorgehen mit eingebunden werden sollte. Dieses ressourcenorientierte Vorgehen, das den Fokus auf multimodale Zugänge zum semantischen System legt, scheint erfolgversprechender für die Behandlung modalitätsspezifischer Verständnisstörungen zu sein (z. B. [646]).

Die Literatur zur kognitiv-orientierten Therapie der auditiven Wortverarbeitung ist – im Vergleich zu Studien, die z. B. auf die Behandlung der mündlichen Wortproduktion abzielen – weniger umfangreich. Auch die Variationsbreite unterschiedlicher Therapieaufgaben ist eher gering bzw. wurden einige Aufgaben bisher nur in der Diagnostik systematisch eingesetzt, jedoch nicht als spezifische Übungsaufgabe verwendet (z. B. lexikalisches Entscheiden). Die *Wirksamkeitsprüfung* erfolgte in den meisten Studien für den kombinierten Einsatz mehrerer Aufgaben, und nicht nur für die Anwendung einer einzelnen Aufgabe. Entsprechend dem gegenwärtigen Wissenstand erscheint somit die Verknüpfung verschiedener Aufgaben, in denen identisches Übungsmaterial bearbeitet wird, sinnvoll. Die Therapiestudien haben soweit gezeigt, dass bei der Behandlung des auditiven Wortverständnisses bei Aphasie systematische Übungseffekte erzielt werden können (z. B. [744]). Generalisierungen auf vergleichbares ungeübtes Material sind bisher selten beschrieben und scheinen sich eher dann zu zeigen, wenn in der Therapie gezielt auch die phonologischen Diskriminierungsfähigkeiten durch Übungen angesprochen werden (z. B. [601]). Einige Studien konzentrieren sich verstärkt darauf, neben Übungs- auch Transfereffekte zu erfassen, indem überprüft wird, ob sich das verbesserte Verständnis für die geübten Wörter auch in anderen Aufgaben, Kontexten oder Situationen zeigt. Die Ergebnisse der entsprechenden Evaluationsstudien machen deutlich, dass derartige Transfereffekte durchaus erzielt werden können (z. B. [744]).

Die für die folgenden Aufgaben vorgeschlagenen *Hilfen* zielen oftmals auf die Differenzierung und Identifizierung der einzelnen Phoneme des lexikalischen Eintrags eines Wortes ab. Die aktive Durchgliederung von Wortformen und die metasprachliche Auseinandersetzung mit phonologischen Einheiten soll dabei das Bewusstsein für die bedeutungsunterscheidende Funktion von Lautkontrasten fördern, sodass eine gezielte und exakte Speicherung phonologisch-lexikalischer Einträge im Input-Lexikon erreicht wird. Somit greifen die Hilfen mitunter auch auf die prä- und sublexikalische Verarbeitung zurück. Zusätzlich können die verwendeten Hilfen auch auf Aspekte der Wortbedeutung verweisen. Insgesamt ist die Be-

ziehung zwischen funktionalen Defiziten, den verwendeten Hilfen sowie den damit verbundenen lerntheoretischen Aspekten bisher noch wenig untersucht worden. Daher sollte die Zusammenstellung der Hilfen im individuellen Fall vor allem die vorhandenen Ressourcen des Patienten aufgreifen und die Effektivität der verwendeten Hilfen kontinuierlich bewertet und ggf. angepasst werden.

Bei der Behandlung der auditiven Wortverarbeitung ist neben der am Alltag des Patienten orientierten Auswahl des *Materials* auch die funktionale Störungsursache relevant. Bei Beeinträchtigungen im phonologischen Input-Lexikon spielen vor allem phonologische Aspekte eine Rolle, während bei Defiziten im Zugriff auf das semantische System eher auch semantische Aspekte berücksichtigt werden sollten. Auch im Hinblick darauf, wie die Ablenker für eine bestimmte Aufgabe gestaltet sind (z. B. eher mit phonologischem oder semantischem Bezug zum Zielwort), kann für die Bearbeitung eher die phonologisch-lexikalische oder die semantische Verarbeitung ausschlaggebend sein. Somit sollte das korrekte Erkennen und Aussortieren der Ablenker vor allem auf diejenigen Verarbeitungsprozesse abzielen, die bei dem jeweiligen Patienten beeinträchtigt sind.

4.2.2 Aufgaben für die Therapie

Aufgabe 1: Phonologische Merkmale in Wörtern identifizieren

Bei dieser Aufgabe sollen verschiedene phonologische Aspekte eines Wortes wahrgenommen, erkannt und ggf. diskriminiert werden. Dies kann z. B. auf das Anfangsphonem, das Endphonem, den Reim, die Wortlänge bzw. die Anzahl der Silben abzielen. Geeignet sind insbesondere Wörter mit Minimalpaarkontrasten. Das Lösen der Aufgabe erfordert die Aktivierung und Durchgliederung der phonologischen Wortform. Diese Anforderung wird deutlich erhöht, wenn das Mundbild bei Vorgabe des Wortes verdeckt bleibt. Die Reaktion des Patienten kann verbal, schriftlich oder durch Zeigen auf eine Graphemkarte bzw. auf eine Abbildung, die das Mundbild darstellt, erfolgen.

Praxis

Exemplarische Instruktion und Beispiel

Ich nenne Ihnen ein Wort. Bitte sagen Sie mir, ob es mit /p/ oder /t/ beginnt bzw. darauf endet.
Vorgabe: /laʊp/ bzw. / laʊt/
Vorgabe: /panə/ bzw. /tanə/
Variante: Ich sage Ihnen 2 Wörter. Bitte sagen Sie mir, ob sie sich gleich anhören oder nicht.
Vorgabe: /hant – vant/ bzw. /hant – hant/
Variante: Ich sage Ihnen 2 Wörter. Bitte sagen Sie mir, ob sie sich reimen oder nicht.
Vorgabe: /hʊnt – bʊnt/ bzw. / hʊnt – hant/
Variante: Ich sage Ihnen jetzt ein Wort. Bitte sagen Sie mir, wie viele Silben es hat. / Bitte sagen Sie mir, ob es eine Silbe oder drei Silben hat.

Mögliche Hilfen

- Vorgabe des Mundbildes
- Wiederholung mit deutlich betonter Artikulation
- Visualisierung von Artikulationsort und -art, z. B. durch die Darstellung des Mundbildes
- schriftliche Wortvorgabe

Steigerungsmöglichkeiten

- Reduktion der Hilfen
- Verringerung des Lautkontrasts (Anzahl/Art der distinktiven phonetischen Merkmale)
- Verwendung von niedrigfrequenten Wörtern
- Lösung der Aufgabe mit Hintergrundgeräusch, z. B. während das Radio an ist
- Verwendung von Audioaufnahmen für die Wortvorgabe

► **Angenommene Wirkmechanismen.** Grundsätzlich müssen beim Lösen dieser Aufgabe nicht ausschließlich lexikalische Verarbeitungsmechanismen involviert sein. Die Durchgliederung der Wortform sowie das Identifizieren einzelner phonologischer Segmente kann auch prälexikalisch, d. h. auf der Ebene der auditiven Analyse, oder anhand segmentaler Verarbeitungsmechanismen (APK-Route) erfolgen (für einen Überblick s. z. B. [474]). Auch wenn Teilaspekte der Aufgabe segmental bearbeitet werden können, ist anzunehmen, dass die Bearbeitung zur Ausdifferenzierung und Festigung geübter phonologisch-lexikalischer Wortformeinträge im PIL und somit zu einer Stärkung des lexikalischen Systems insgesamt beiträgt (z. B. [502]). Darüber hinaus führt sie zu einer soliden Abgrenzung phonologisch ähnlicher Wortformeinträge untereinander.

► **Evidenzbasierung: Therapieeffekte.** Die Aufgabe wurde als Teil eines mehrstufigen therapeutischen Vorgehens beschrieben [744]. Obwohl die beobachteten Übungseffekte bisher sehr variabel ausfallen, konnte bei einigen Patienten ein Transfer auf eine alltagsrelevante Fähigkeit, das Hörverständnis in einem Telefongespräch, verzeichnet werden. Für das Identifizieren von Phonemen im Anlaut wurden sowohl Übungs- als auch Generalisierungseffekte beobachtet [601].

► **Im Handel erhältliches Material**

Zusammenstellungen von Listen mit phonologisch kontrollierten Wörtern finden sich z. B. in:

- ArtikuList – Wortlisten zur Behandlung von Artikulationsstörungen [62]
- Ther-A-Phon – Therapieprogramm für aphasisch-phonologische Störungen [160]
- Diverse Wortlisten aus den Spielen der Phono-Fit-Reihe (z. B. PhonoFit – Reim Dich [21], PhonoFit – Anfang gleich? [20])
- Pyrmonter Wortpaare zur Therapie von phonetischen und phonologischen Störungen bei Kindern und Erwachsenen [22]
- Listen mit Minimalpaaren, die nach psycholinguistischen Kriterien kontrolliert sind, finden sich z. B. im Buch Kognitiv-orientierte Sprachtherapie – Methoden, Material und Evaluation für Aphasie, Dyslexie und Dysgraphie [674]

Aufgabe 2: Phonologische Ablenker oder Minimalpaare im Satzkontext erkennen

Bei dieser Aufgabe soll der Patient erkennen, ob ein Wort in einen vorgesprochenen Satz passt. Dabei werden phonologische Minimalpaare bzw. phonologisch nahe Wörter verwendet, die in ein und demselben Satzkontext sinnvoll bzw. unpassend sind. Das Lösen dieser Aufgabe erfordert u. a. das Erkennen und Aktivieren der phonologischen Wortform (z. B. /te:/) in Abgrenzung zu einem phonologisch ähnlichen Wort, welches ggf. im vorgegebenen Satzkontext eher zu erwarten ist (z. B. /ze:/).

🔊

Praxis

Exemplarische Instruktion und Beispiel

Ich spreche Ihnen jetzt immer einen Satz vor. Bitte sagen Sie mir, ob das letzte Wort passt oder nicht passt.
Vorgabe: [Die Fische schwimmen im TEE] bzw. [Die Fische schwimmen im SEE]

Mögliche Hilfen

- Vorgabe des Mundbildes
- Wiederholung des Satzes mit deutlich betonter Artikulation
- Vorgabe des isolierten Zielwortes und ggf. Gegenüberstellung des Kontrastes (z. B. /te:/ - /ze:/)
- Vorgabe des kritischen Phonemkontrastes (z. B. /t/ - /z/)
- Bildvorgabe für die Minimalpaarwörter
- schriftliche Wortvorgabe

Steigerungsmöglichkeiten

- Reduktion der Hilfen
- Position des Zielwortes im Satz (final, initial, medial)
- Verwendung von Zielwörtern mit vielen phonologischen Nachbarn
- Lösung der Aufgabe mit Hintergrundgeräusch, z. B. während das Radio an ist oder Straßengeräusche bei offenem Fenster
- Verwendung von Audioaufnahmen für die Wortvorgabe

▶ **Angenommene Wirkmechanismen.** Bei der auditiv-phonologischen Worterkennung wird insbesondere in interaktiv operierenden Modellvorstellungen davon ausgegangen, dass ein auditiver Input neben der gehörten Wortform auch phonologisch ähnliche Wortformen aktiviert [474]. Die Menge der parallel aktivierten Wortformen ist abhängig von der phonologischen Nachbarschaftsdichte eines Wortes. Je größer die Anzahl phonologischer Nachbarn eines Wortes, umso größer ist die aktivierte Kohorte phonologisch ähnlicher Einträge. Da in dieser Aufgabe der Fokus auf der Identifikation distinktiver phonologischer Details eines lexikalischen Eintrags liegt, wird die Fähigkeit trainiert, phonologisch ähnliche lexikalische Repräsentationen im PIL zu differenzieren. Werden hingegen die relevanten Teilinformationen einer Wortform nicht ausreichend aktiviert (z. B. die jeweils distinktiven phonologischen Merkmale), gelingt die Differenzierung phonologisch ähnlicher Repräsentationen nicht zuverlässig.

▶ **Evidenzbasierung: Therapieeffekte.** Die Aufgabe wurde als Teil eines mehrstufigen therapeutischen Vorgehens in der Studie von Woolf et al. beschrieben [744]. Obwohl die beobachteten Übungseffekte bisher sehr variabel ausfallen, konnten bei einigen Patienten Generalisierungen auf eine alltagsrelevante Fähigkeit, das Hörverständnis in einem Telefongespräch, verzeichnet werden.

▶ **Im Handel erhältliches Material**

Lückensätze für phonologisch ähnliche Wörter finden sich z. B. in:
- Ther-A-Phon – Therapieprogramm für aphasisch-phonologische Störungen [160]
- Neurolinguistische Aphasietherapie: Materialien: Lexikalisch-phonematische Störungen [520]
- Übungen zur Aphasiebehandlung [639]

Listen mit Minimalpaaren, die nach psycholinguistischen Kriterien kontrolliert sind, finden sich z. B. in:
- Kognitiv-orientierte Sprachtherapie – Methoden, Material und Evaluation für Aphasie, Dyslexie und Dysgraphie [674]
- Therapiematerial zur Behandlung phonematischer Störungen [229]

Aufgabe 3: Auditiv-graphematisches Wort-Wort-Zuordnen

Bei der Aufgabe geht es darum, einem gehörten Wort das entsprechende geschriebene Wort aus einer Auswahlmenge zuzuordnen. Je nachdem, ob die Aufgabe eher auf die lexikalisch-phonologische oder die semantische Verarbeitung abzielen soll, kann die Auswahlmenge phonologisch oder semantisch relatierte Wörter zum Zielwort enthalten. Die Aufgabe lässt sich erfolgreich lösen, indem im semantischen System die Wortbedeutung für die gehörte Wortform aktiviert und mit der durch den schriftsprachlichen Stimulus aktivierten semantischen Repräsentation abgeglichen wird. Unter der Annahme einer direkten Verbindung zwischen dem phonologischen und dem graphematischen Lexikon ist das Bearbeiten der Aufgabe auch ohne Aktivierung der Wortbedeutung möglich. Die Aufgabe kann variiert werden, indem (statt einer Auswahlmenge) nur ein geschriebenes Wort vorgegeben wird und der Patient entscheiden soll, ob das geschriebene zu dem gehörten Wort passt (Wort-Wort-Verifizieren).

Praxis

Exemplarische Instruktion und Beispiel
Hier sehen Sie vier geschriebene Wörter. Zeigen Sie bitte auf das Wort /tasə/.
Auswahlmenge für phonologischen Fokus:
[Tasse] – [Kasse] – [Masse] – [Taste]
Auswahlmenge für semantischen Fokus:
[Tasse] – [Becher] – [Teller] – [Kanne]
Variante: Hier sehen Sie ein geschriebenes Wort: [TASSE]. Steht dort /tasə/?

Mögliche Hilfen
- Vorgabe des Mundbildes
- Betonung des kritischen Phonemkontrastes bzw. Vorgabe eines semantischen Hinweises
- Erläuterung der Wortbedeutung (bei semantischem Fokus)
- Reduktion der Auswahlmenge

Steigerungsmöglichkeiten
- Steigerung der Anzahl von Ablenkern
- Je nach Lokalisation des Störungsortes kann die phonologische bzw. semantische Nähe der Ablenker erhöht werden.
- Verwendung von niedrigfrequenten Zielwörtern
- Verwendung von Audioaufnahmen für die Wortvorgabe

▶ **Angenommene Wirkmechanismen.** In den gegenwärtigen Studien wird zumeist davon ausgegangen, dass die Verwendung der Aufgabe zu einer Verbesserung des Zugriffs auf semantische Repräsentationen ausgehend vom auditiven Input führt. Je enger der semantische Bezug zwischen Zielwort und Ablenker ist, umso eher werden distinktive semantische Merkmale innerhalb einer semantischen Kategorie geübt (wodurch Generalisierungen auf ungeübte Items erklärbar werden). Für die Aufgabe mit phonologischer Auswahlmenge ist hingegen anzunehmen, dass sie die Abgrenzung phonologisch ähnlicher Einträge im PIL forciert. In Wortverarbeitungsmodellen, die eine Verbindung zwischen dem phonologischen und dem graphematischen Lexikon postulieren bzw. einen stärkeren Fokus auf interaktive Informationsver-

arbeitung legen, wären Verbesserungen nach Anwendung dieser Aufgabe auf eine Stärkung rein lexikalischer Repräsentationen zurückzuführen und nicht zwangsläufig durch ein Training des Zugriffs auf semantische Repräsentationen erklärbar (für einen Überblick s. [577]).

▶ **Evidenzbasierung: Therapieeffekte.** Für die Aufgabe mit semantischem Fokus wurden Übungseffekte von Morris und Franklin beschrieben [502]. In einer Kombination mit weiteren Aufgaben beobachteten Behrmann und Lieberthal auch Generalisierungseffekte auf ungeübte Items innerhalb der behandelten semantischen Kategorie [51]. Für die Aufgabe mit phonologischem Fokus ist ebenfalls eine Verbesserung des Hörverständnisses berichtet worden [501]. Weiterhin wurden – in Kombination mit Aufgaben zum auditiven Diskriminieren sowie Nachsprechen und lautem Lesen – Verbesserungen beim Erkennen von Reimpaaren und in den Nachsprechleistungen beobachtet [159].

▶ **Im Handel erhältliches Material**
Für einen phonologischen Fokus finden sich Listen mit phonologisch ähnlichen Wörtern z. B. in:
- Kognitiv-orientierte Sprachtherapie – Methoden, Material und Evaluation für Aphasie, Dyslexie und Dysgraphie [674]
- Pyrmonter Wortpaare zur Therapie von phonetischen und phonologischen Störungen bei Kindern und Erwachsenen [22]
- ArtikuList – Wortlisten zur Behandlung von Artikulationsstörungen [62]
- phonologisch ähnliche Wörter können auf der kostenfreien Plattform clearpond ermittelt werden (http://clearpond.northwestern.edu)

Für den semantischen Fokus finden sich Listen (oder Bilder) mit semantisch verwandten Wörtern z. B. in:
- Neurolinguistische Aphasietherapie: Materialien: Lexikalisch-semantische Störungen [521]
- Memogym II: Ober- und Unterbegriffe in Spiel und Therapie [215]
- Categories aus der Serie ColorCards [141]
- Foto-Didac-Reihe von Schubi (z. B. Foto Didac Kleidung, Foto Didac Berufe [236])

Aufgabe 4: Auditives Wort-Bild-Zuordnen

Bei der Aufgabe soll ein gehörtes Wort einem entsprechenden Bild aus einer Auswahlmenge zugeordnet werden. Wie beim auditiv-graphematischen Wort-Wort-Zuordnen (vgl. Aufgabe 3 in diesem Kapitel) können die Ablenkerbilder in der Auswahlmenge entweder phonologisch oder semantisch zum Zielwort relatiert sein. Für einen phonologischen Bezug ist z. B. eine Übereinstimmung im Silbenonset oder Reim denkbar, semantische Bezüge können durch assoziative Relationen entstehen sowie Neben-, Über- bzw. Unterordnungen sein. Die Wahl der Ablenkerstruktur (phonologisch oder semantisch) hängt vom funktionalen Störungsort bzw. dem Fokus der Therapie ab (eher lexikalisch oder eher semantisch). Ggf. können auch beide Ablenkertypen kombiniert verwendet werden. Das erfolgreiche Lösen der Aufgabe erfordert die Aktivierung des lexikalischen Eintrags im PIL und der entsprechenden Bedeutungsrepräsentation im semantischen System. Für die Auswahl des korrekten Bildes muss das semantische Konzept mit der durch das entsprechende Bild aktivierten semantischen Repräsentation abgeglichen werden. Die Aufgabe lässt sich variieren, indem nur ein Bild vorgegeben wird (Wort-Bild-Verifizieren), welches entweder zum Zielwort passt oder nicht. Darüber hinaus können auch Definitionen (statt Wörter) vorgegeben werden, die der Patient dem entsprechenden Bild zuordnen muss. Auch die Verwendung von Realgegenständen anstelle von Bildern ist möglich.

Praxis

Exemplarische Instruktion und Beispiel
Ich gebe jetzt immer ein Wort vor. Bitte zeigen Sie auf das entsprechende Bild.
Vorgabe: /hʊnt/
Auswahlmenge mit zwei semantischen Ablenkern und einem unrelatierten Bild: [Hund] [Katze] [Halsband] [Flasche]
Auswahlmenge mit zwei phonologischen Ablenkern und einem unrelatierten Bild: [Hund] [Hut] [Mund] [Flasche]
Variante Definitionsvorgabe: Bitte zeigen Sie mir das Tier, das bellen kann.
Variante Wort-Bild-Verifizieren: Ich nenne Ihnen jetzt ein Wort und Sie sagen mir bitte, ob es zu dem Bild passt oder nicht.

Mögliche Hilfen
- Reduktion der Auswahlmenge
- Darstellung und Erläuterung der phonologischen bzw. semantischen Unterschiede und Ähnlichkeiten zwischen Zielwort und Ablenker
- Vorgabe des Mundbildes (für phonologischen Fokus)
- schriftliche Wortvorgabe

Steigerungsmöglichkeiten
- Je nach Lokalisation des Störungsortes kann die semantische bzw. phonologische Nähe der Ablenker zum Zielwort, die Wortfrequenz oder der Grad der Abstraktheit der Zielwörter variiert werden.
- Erhöhung der Ablenkeranzahl

▶ **Angenommene Wirkmechanismen.** Das Üben dieser Aufgabe zielt, ausgehend von der Aktivierung des lexikalischen Eintrags im PIL, auf einen verbesserten Zugriff auf semantische Repräsentationen ab. Liegt der Fokus eher auf der phonologisch-lexikalischen Verarbeitung können positive Effekte auf die phonologischen Fähigkeiten erzielt werden, da der Patient lernt, Wortformrepräsentation wieder besser voneinander zu differenzieren. Im Gegensatz dazu wirkt sich die Arbeit mit semantischen Ablenkern positiv auf die Differenzierungsfähigkeiten innerhalb des Bedeutungssystems aus (hier insbesondere innerhalb der geübten semantischen Kategorie).

▶ **Evidenzbasierung: Therapieeffekte.** Grayson et al. berichten über positive Effekte nach der Verwendung einer Wort-Bild-Zuordnungsaufgabe sowohl mit phonologischen als auch mit semantischen Ablenkern für einen Patienten mit kombiniert lexikalisch-semantischer Störung [292]. Für den semantischen Fokus wurden Übungs- und Generalisierungseffekte berichtet [502], [592]. Für das Arbeiten mit Definitionen beobachteten Behrmann und Lieberthal [51] in der Kombination mit weiteren Aufgaben sowohl Übungseffekte als auch eine Generalisierung auf ungeübte Items innerhalb der geübten semantischen Kategorie.

▶ **Im Handel erhältliches Material**
Für den phonologischen Fokus finden sich Abbildungen phonologisch ähnlicher Wörtern z. B. in:
- Pyrmonter Wortpaare zur Therapie von phonetischen und phonologischen Störungen bei Kindern und Erwachsenen [22]
- Ther-A-Phon – Therapieprogramm für aphasisch-phonologische Störungen [160]
- Diverse Materialien der PhonoFit-Reihe (z. B. PhonoFit – Reim Dich [21])

Für den semantischen Fokus finden sich Abbildungen mit semantisch verwandten Wörtern z. B. in:
- Neurolinguistische Aphasietherapie: Materialien: Bild-semantische Störungen [524]
- Bilder der Foto-Didac-Reihe von Schubi (z. B. Foto Didac Kleidung, Foto Didac Berufe [236])
- Diverse Abbildungen der TwinFit-Reihe (z. B. TwinFit Hyponyma [223])
- Saarbrücker Aphasie Therapie Konzept [406]
- Neurolinguistische Aphasietherapie: Materialien: Störungen der lexikalisch-semantischen Verbverarbeitung [522]

Aufgabe 5: Erarbeiten und Einprägen von Definitionen

Bei dieser Aufgabe wird der Patient dazu aufgefordert, sich bedeutungsrelevante Informationen eines Wortes explizit anhand einer Definition einzuprägen. Zielwörter sind dabei solche, deren Bedeutungsmerkmale der Patient nach auditiver Vorgabe nicht aktivieren kann. Die Definitionen werden sowohl auditiv als auch unterstützend graphematisch vorgegeben, d. h. während der Patient die Definition liest, wird sie ihm gleichzeitig vorgelesen. Der Patient soll versuchen, sich die Bedeutung des Zielwortes anhand der Definition fest einzuprägen. Die kombinierte Präsentation von auditiven und graphematischen Beschreibungen eignet sich vor allem gut für die Behandlung modalitätsspezifischer Zugriffsstörungen. Um individuell relevante Wörter in die Therapie zu integrieren, sollten die Zielwörter zusammen mit dem Patienten ausgesucht und auch die entsprechenden Definitionen gemeinsam erarbeitet werden.

Praxis

Exemplarische Instruktion und Beispiel
Hier sehen Sie eine geschriebene Definition. Ich lese Sie Ihnen vor. Bitte lesen Sie leise mit und versuchen Sie, sich die Bedeutung einzuprägen. Vorgabe: [Stille ist, wenn es ganz leise ist.]

Mögliche Hilfen
- zusätzliche Bildunterstützung
- Der Patient schreibt das Zielwort ganz oder teilweise auf.

Steigerungsmöglichkeiten
- Der Patient soll zunächst versuchen, eigenständig das Zielwort zu definieren.
- zunehmender Grad der Abstraktheit
- Verwendung niedrigfrequenter Wörter

▶ **Angenommene Wirkmechanismen.** Die schriftliche Vorgabe der Definitionen dient bei dieser Aufgabe als kompensatorische Unterstützung, um den beeinträchtigten Zugriff vom PIL auf die Semantik zu reaktivieren. Das explizite Einprägen soll dabei die direkte Verbindung zwischen der phonologischen Wortform und dem entsprechenden Konzept im semantischen System wiederherstellen.

▶ **Evidenzbasierung: Therapieeffekte.** Für die Aufgabe wurden, teils in Kombination mit weiteren Aufgaben, anhaltende Übungseffekte bei Patienten mit einer modalitätsspezifischen Zugriffsstörung PIL-SEM beschrieben [556], [240].

▶ **Im Handel erhältliches Material**
- Duden oder Fremdwörterduden
- Internetdatenbanken, wie z. B. www.duden.de, www.fremdwort.de, www.woxikon.de
- Definitionsvorschläge im Buch Kognitiv-orientierte Sprachtherapie – Methoden, Material und Evaluation für Aphasie, Dyslexie und Dysgraphie [674]

4.3 Semantisches Wissen (SEM)

4.3.1 Generelle Aspekte bei der Behandlung der Bedeutungspräsentationen

Dieses Kapitel konzentriert sich auf rezeptive Aufgaben zur Behandlung des semantischen Systems, die insbesondere für die Therapie *zentral-semantischer Störungen* verwendet werden können. In Studien zur Therapie semantischer Wissensinhalte wird vielfach davon ausgegangen, dass das semantische System (SEM) einen modalitätsübergreifenden Wissensspeicher für Bedeutungsrepräsentationen darstellt. Ausgehend von der Annahme eines solchen *amodalen* semantischen Systems führen Beeinträchtigungen der Bedeutungsrepräsentationen somit zu modalitätenübergreifenden Defiziten (z. B. [350]). Diese sollten sich in allen Aufgaben zeigen, in denen die Aktivierung von konzeptuellen Repräsentationen im semantischen System erforderlich ist. Aufgrund der Schlüsselposition des semantischen Systems für alle sprachlichen Aktivitäten der Wortverarbeitung haben zentral-semantische Störungen somit Auswirkungen auf sowohl das auditive und graphematische Wortverständnis als auch auf die mündliche und schriftliche Wortproduktion.

Während in diesem Kapitel ausschließlich Aufgaben, die auf die rezeptive Verarbeitung abzielen, beschrieben sind, haben wir Übungen zur Therapie der Semantik mit vermehrt produktiven Anteilen im Kapitel zur mündlichen Wortproduktion zusammengestellt (vgl. Kap. 4.4). Die hier dargestellten *Aufgaben* (▶ Abb. 4.2) involvieren neben dem Hör- auch das Schriftsprachverständnis, d. h. Bedeutungsrepräsentation können ausgehend von einem auditiven oder einem graphematischen Input behandelt werden. Diese rezeptiven Aufgaben zur Behandlung zentral-semantischer Störungen lassen sich auch miteinander kombinieren. Sie können ebenso in Kombination mit den in Kap. 4.2 und 4.4–4.6 beschriebenen Aufgaben, die das semantische Wissen fokussieren, eingesetzt werden.

In Bezug auf die *Wirksamkeit* der Therapie semantischer Wissensinhalte werden im Gegensatz zu einer Behandlung, die überwiegend auf lexikalische Repräsentationen abzielt, neben itemspezifischen Übungseffekten auch Generalisierungen auf nicht explizit geübte Wörter bzw. Konzepte sowie crossmodale Generalisierungen beschrieben (für einen Überblick s. z. B. [646]). Crossmodale Generalisierungseffekte nach der Therapie mit rezeptiven Aufgaben lassen sich anhand der Annahme eines amodalen semantischen Systems erklären. Entsprechend wird (zumindest solange keine begleitenden Beeinträchtigungen im Zugriff auf das semantische System oder im PIL bzw. GIL selbst vorliegen) nicht nur eine Verbesserung des Hör- und Schriftsprachverständnisses erwartet. Darüber hinaus ist auch ein sogenannter *Knockon-Effekt* auf die semantische Verarbeitung bei der Wortproduktion zu erwarten (vgl. z. B. [531]). Entsprechend finden sich in diesem Kapitel auch Aufgaben zur Behandlung des semantischen Systems wieder, bei denen die Wirkung der rezeptiven (auditiv oder graphematisch orientierten) Therapie anhand von produktiven Leistungen (mündlich oder schriftlich) erfasst wurde.

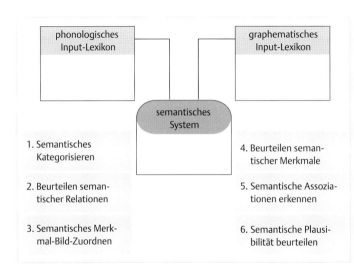

Abb. 4.2 Aufgaben zur Behandlung des semantischen Wissens, die in Kap. 4.3.2 ausführlich beschrieben sind.

Generalisierungen auf ungeübte Wörter zeigen sich i. d. R. nur für ungeübte Vertreter behandelter semantischer Kategorien. Basierend auf der Annahme, dass Bedeutungskonzepte anhand von gemeinsamen und distinktiven semantischen Merkmalen repräsentiert sind (Kap. 2 und Kap. 3.3), werden derartige Generalisierungen wie folgt erklärt (vgl. z. B. [497], [394], [393]): Wenn durch die Therapie Wissen über semantische Merkmale, die auch auf andere Konzepte der Kategorie zutreffen, wiedererlernt wird, dann sollten sich auch bei diesen anderen Konzepten verbesserte Leistungen zeigen (z. B. *Apfel*: süß, heimisches Obst, wächst am Baum, kernhaltig, fest; diese Merkmale treffen auch zu auf *Birne*). Da solche gemeinsamen Merkmale selten über semantische Kategoriegrenzen hinweg bestehen, sind kategorieübergreifende Generalisierungen, d. h. Verbesserungen bei Vertretern einer nicht zuvor geübten semantischen Kategorie, unwahrscheinlich.

Für die *Hilfestellungen* bei der Behandlung des semantischen Wissens scheinen insbesondere Hinweise relevant zu sein, die innerhalb semantischer Kategorien vor allem auf itemspezifische Merkmale abzielen. Derartige Hinweise heben die Bedeutungsunterschiede zu anderen Kategorievertretern hervor. Semantisches Merkmalswissen lässt sich multimodal verdeutlichen, indem sprachliche und nichtsprachliche Aspekte, z. B. durch Gesten, Zeichnen, taktile Reize oder Bilder, einbezogen werden.

Hinsichtlich der Zusammenstellung des *Materials* empfiehlt es sich, die Kategoriezugehörigkeit von geübten und ungeübten Wörtern zu berücksichtigen. Darüber hinaus sollte auch darauf geachtet werden, ob ggf. kategoriespezifische semantische Störungen vorliegen (d. h. selektive Beeinträchtigungen des Wissens um Vertreter einer bestimmten Kategorie, s. Kap. 3.3), die das Üben einer spezifischen semantischen Kategorie erfordern. Daneben können auch sogenannte domänenspezifische Beeinträchtigungen auftreten, die ggf. ein Training von belebten bzw. unbelebten Konzepten erforderlich machen. Schließlich kann für die Auswahl der zu bearbeitenden semantischen Merkmale auch relevant sein, ob spezifische Merkmalstypen besonders von der Störung betroffen sind (z. B. funktionale versus sensorische Merkmale, s. Kap. 2). Neben Bildmaterial können gerade bei der Arbeit an semantischen Repräsentationen natürlich auch Realobjekte, Videosequenzen, reale Handlungen und Figuren verwendet werden.

4.3.2 Aufgaben für die Therapie

Aufgabe 1: Semantisches Kategorisieren

Bei dieser Aufgabe soll der Patient auditiv oder graphematisch vorgegebene Wörter oder Bilder in verschiedene Kategorien sortieren. Die Zuordnung zu den Kategorien kann z. B. anhand von Oberbegriffen (z. B. Tiere versus Pflanzen, Möbel versus Haushaltsgeräte, Obst versus Gemüse) oder feineren semantischen Klassen (z. B. Fische versus Vögel, heimische Früchte versus Südfrüchte) vorgenommen werden. Bei Verben hingegen wird eher von einer Gliederung in Verbgruppen ausgegangen, die sich anhand von troponymischen, d. h. untergeordneten Relationen beschreiben lässt. So ist beispielsweise *sich bewegen* ein übergeordnetes Konzept zu dem Troponym *rennen*. Die Aufgabe erfordert die Differenzierung unterschiedlicher Kategorien und feinerer Klassen anhand distinktiver Merkmale, aus denen sich die Einzigartigkeit einer Bedeutungsrepräsentation ergibt. Gleichzeitig werden die Vertreter innerhalb einer semantischen Kategorie bzw. Klasse anhand der gemeinsamen semantischen Merkmale gebündelt. Je spezifischer die Klasse (z. B. Nadelbäume versus Laubbäume) innerhalb einer semantischen Kategorie (z. B. Pflanze), umso mehr sind distinktive (z. B. hat Nadeln/keine Blätter) und nicht nur gemeinsame Merkmale (z. B. hat einen Stamm) relevant. Die Aufgabe kann variiert werden, indem der Patient dasjenige Wort oder Bild aus einer Auswahlmenge raussuchen soll, welches nicht zu der semantischen Kategorie passt.

Praxis

Exemplarische Instruktion und Beispiel
Bitte sortieren Sie die Bilder/Wortkarten mit Obst und diejenigen mit Gemüse jeweils auf getrennte Stapel.

Mögliche Hilfen
- Vorgabe eines relevanten semantischen Merkmals des zu sortierenden Items
- Vorgabe einer Geste oder Zeichnung zur Verdeutlichung des Konzepts bzw. der distinktiven Merkmale
- Vorgabe der Items in einer anderen Modalität (z. B. auditiv)

Steigerungsmöglichkeiten
- erhöhte semantische Nähe der Kategorien bzw. feinere semantische Klassen
- Erhöhung der zu bearbeitenden Anzahl an Kategorien

▶ **Angenommene Wirkmechanismen.** Es wird davon ausgegangen, dass das semantische Netzwerk innerhalb einer Kategorie durch die Aktivierung distinktiver Merkmale gestärkt wird und semantische Klassen folglich verlässlicher voneinander differenziert werden können. Verbesserungen in der Fähigkeit, semantische Kategorisierungen vorzunehmen, sollten sich sowohl auf rezeptive als auch auf produktive Leistungen positiv auswirken [645].

▶ **Evidenzbasierung: Therapieeffekte.** In Kombination mit anderen semantischen Aufgaben berichten mehrere Studien über Generalisierungseffekte auf ungeübte Items innerhalb der geübten semantischen Kategorien in rezeptiven Aufgaben [292], [177]. Darüber hinaus kam es in diesen Studien auch zu verbesserten Benennleistungen. Woolf et al. [744] berichten für das semantische Kategorisieren in Kombination mit anderen Aufgaben zum auditiven Sprachverständnis einen Transfer auf eine alltagsrelevante Fähigkeit, das Hörverständnis in einem Telefongespräch.

▶ **Im Handel erhältliches Material**
- Bilder der Foto-Didac-Reihe von Schubi (z. B. Nahrungsmittel [236], Adjektive [237])
- Memogym II: Ober- und Unterbegriffe in Spiel und Therapie [215]
- Bilder aus der Zaubermond Wortschatz Reihe (z. B. Zaubermond Wohnen [751])
- Neurolinguistische Aphasietherapie: Materialien: Bild-semantische Störungen [524]
- Fotoboxen aus dem Prolog Verlag (z. B. Fotobox Lebensmittel: Gemüse [216])
- Saarbrücker Aphasie Therapie Konzept [406]
- Übungen zum Kategorisieren aus dem Material: Aphasietherapie in der Praxis: Sprachverständnis [228]
- Neurolinguistische Aphasietherapie: Materialien: Störungen der lexikalisch-semantischen Verbverarbeitung [522]

Aufgabe 2: Beurteilen semantischer Relationen

In dieser Aufgabe wird dem Patienten ein Wort auditiv oder graphematisch vorgegeben und er soll entscheiden, in welcher semantischen Beziehung dieses Wort zu anderen Wörtern aus einer schriftlich dargebotenen Auswahlmenge steht. Wörter der Auswahlmenge können dabei entweder Synonyme (gleichbedeutend bzw. stark bedeutungsähnlich), Antonyme (Gegenteile), semantisch verwandt bzw. semantisch nicht verwandt sein. Um diese Aufgabe erfolgreich zu lösen, müssen die Bedeutungsrepräsentationen der vorgegebenen Wörter vollständig aktiviert und anhand der gemeinsamen bzw. distinktiven Merkmale zueinander in Bezug gesetzt werden.

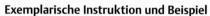

Praxis

Exemplarische Instruktion und Beispiel
Ich sage Ihnen ein Wort. Welche Wörter aus der Auswahlmenge sind gleichbedeutend/ungleich/gegenteilig/bedeutungsähnlich?
Zielwort: [Gewinn]
Auswahlmenge: [Verlust] [Überschuss] [Ertrag] [Erlös] [Pflicht] [Trauer] [Moral] [Talent] [Ernst]
Zielwort: [heiß]
Auswahlmenge: [kalt] [mild] [winterlich] [warm] [frisch] [eisig] [sonnig] [kühl] [schwül] [luftig] [zugig] [sommerlich] [frostig]

Mögliche Hilfen
- Erläuterung der Bedeutung
- Erläuterung des semantischen Bezugs bzw. der Unterschiede zwischen den Konzepten
- Reduktion der Auswahlmenge
- ergänzende Vorgabe eines Bildes (falls möglich)

Steigerungsmöglichkeiten
- zunehmender Grad der Abstraktheit
- Verwendung niedrigfrequenter Wörter

▶ **Angenommene Wirkmechanismen.** Es wird angenommen, dass Synonyme eine einheitliche konzeptuelle Repräsentation im semantischen System aktivieren. Die Aufgabe trägt dazu bei, unterspezifizierte semantische Repräsentationen durch das Erarbeiten spezifischer Merkmalsbezüge wieder zu ergänzen. Semantisch ähnliche Konzepte können dann präziser identifiziert bzw. voneinander abgegrenzt werden [330].

▶ **Evidenzbasierung: Therapieeffekte.** Cardell und Chenery [129] berichten für diese Aufgabe (in Kombination mit weiteren semantischen Aufgaben) Übungseffekte in der rezeptiven Modalität sowie eine Abnahme semantischer Fehler bei der schriftlichen Wortproduktion. Darüber hinaus waren Generalisierungen auf das Verständnis ungeübter Synonyme zu beobachten. Das Beurteilen der Synonymie von Wörtern wurde in Ergänzung zum Einprägen von Definitionen (s. oben) auch in der Studie von Francis et al. [240] verwendet und führte zu anhaltenden Übungseffekten.

▶ **Im Handel erhältliches Material**
- Abbildungen von Adjektiven aus der Foto-Didac-Reihe [237]
- Fotoboxen von Ender aus dem Prolog Verlag (z. B. Fotobox Verben [217])
- Diverse Materialien der TwinFit-Reihe (z. B., TwinFit: Contraria [219], TwinFit: Homonyma [222], TwinFit: Hyponyma [223])
- Neurolinguistische Aphasietherapie: Materialien: Bild-semantische Störungen [524]
- Neurolinguistische Aphasietherapie: Materialien: Störungen der lexikalisch-semantischen Verbverarbeitung [522]
- diverse Kartensets aus dem Aphasiekoffer [205]
- Wörterbuch der Synonyme und Antonyme

Aufgabe 3: Semantisches Merkmal-Bild-Zuordnen

In dieser Aufgabe wird dem Patienten ein semantisches Merkmal auditiv oder graphematisch vorgegeben. Aus einer Auswahlmenge soll dasjenige Bild ausgewählt werden, welches zu dem Merkmal passt. Alternativ kann auch eine Auswahlmenge an semantischen Merkmalen vorgegeben werden und der Patient soll diejenigen Merkmale identifizieren, die auf ein vorgegebenes Bild zutreffen. Dabei lassen sich sowohl sensorische Merkmale (z. B. taktile, perzeptuelle oder olfaktorische) als auch funktionale Merkmale (d. h. den Gebrauch oder die Funktion eines Konzeptes beschreibend) verwenden. Das Lösen dieser Aufgabe erfordert die Aktivierung zahlreicher semantischer Attribute einer konzeptuellen Repräsentation. Bei deutlich beeinträchtigter semantischer Verarbeitung empfiehlt es sich, die Merkmale zuvor mit dem Patienten gemeinsam zu erarbeiten. Dafür können z. B. relevante Merkmale zu einem Konzept vorgegeben werden und der Patient wird aufgefordert, sich diese bewusst einzuprägen.

Praxis

Exemplarische Instruktion und Beispiel
Hier sehen Sie vier Bilder. Zu welchem Bild passt das Merkmal [ist rund]? (Zielitem: Orange)
Auswahlmenge Bilder: [Banane] [Ananas] [Orange] [Erdbeere]
Variation: Welche Merkmale passen zu diesem Bild? (Zielitem: Katze)
Auswahlmenge semantische Merkmale: [hat Fell] [hat Flügel] [hat Pranken] [hat Tatzen] [hat Krallen] [bellt] [miaut] [ist ein Haustier] [ist ein Nutztier] [legt Eier]

Mögliche Hilfen
- Reduktion der Auswahlmenge
- Darstellung und Erläuterung der Unterschiede bzw. Ähnlichkeiten zwischen Zielwort und Ablenker bzw. Merkmal
- Vorgabe der zutreffenden und nicht zutreffenden Merkmale für das Zielitem vor der Bearbeitung der Aufgabe durch den Patienten (im Rahmen des Ansatzes zum fehlerfreien Lernen)

Steigerungsmöglichkeiten
- zunehmender Grad der Abstraktheit von Zielwörtern
- Verwendung niedrigfrequenter Wörter
- Erhöhung der Anzahl der Merkmale
- zunehmende semantische Nähe zwischen Zielwort und Ablenkern

▶ **Angenommene Wirkmechanismen.** In der Literatur wurden bisher selten eindeutige Bezüge zwischen den Annahmen zur internen Struktur des semantischen Systems und den Wirkmechanismen von semantischen Aufgaben in der therapeutischen Intervention hergestellt. Dennoch ist davon auszugehen, dass das Arbeiten mit semantischen Merkmalen den Wiedererwerb semantischen Wissens unterstützt. Dabei sollen die auf ein Konzept zutreffenden Merkmale in der Bedeutungsrepräsentation gefestigt werden, wohingegen die nicht zutreffenden Merkmale die Abgrenzung zu Kohyponymen bzw. semantisch verwandten Wörtern erleichtern (s. z. B. [324]).

▶ **Evidenzbasierung: Therapieeffekte.** Für diese Aufgabe beschreiben Davis et al. [177] neben Übungseffekten auch eine Generalisierung auf das Verständnis ungeübter Items in den geübten semantischen Kategorien sowie positive Effekte auf die Benennfähigkeiten. Daneben wurde die Aufgabe in einen fehlerfreien therapeutischen Ansatz integriert, indem für jedes Zielitem vorgegeben wurde, welche semantischen Attribute für das Konzept zutreffend bzw. nicht zutreffend sind [427]. Mithilfe dieses Vorgehens ließen sich Übungseffekte sowie Generalisierungen auf die Zuordnung von semantischen Attributen ungeübter Kohyponyme innerhalb einer semantischen Kategorie beobachten.

▶ **Im Handel erhältliches Material**
Für semantische Merkmale zu verschiedenen Konzepten:
- Neurolinguistische Aphasietherapie: Materialien: Lexikalisch-semantische Störungen [521]
Für Abbildungen von Objekten mit gemeinsamen bzw. distinktiven semantischen Merkmalen:
- Memogym 2: Ober- und Unterbegriffe in Spiel und Therapie [215]
- diverse Quartettspiele vom Prolog Verlag, z. B. Wortschätzchen: Obst [749]

Aufgabe 4: Beurteilen semantischer Merkmale

In dieser Aufgabe werden dem Patienten ein Wort und ein semantisches Merkmal auditiv oder graphematisch vorgegeben. Daraufhin soll der Proband entscheiden, ob das semantische Merkmal zutrifft oder nicht. Die semantischen Merkmale können funktionale Aspekte oder sensorische Eigenschaften des Wortes beschreiben. Funktionale Eigenschaften beziehen sich auf den Gebrauch oder die Funktion, wohingegen sensorische Aspekte die taktilen, perzeptuellen bzw. olfaktorischen Merkmale beschreiben. Bei der Verwendung von eher abstrakten Zielwörtern (z. B. Lob) beziehen sich die semantischen Merkmale auch auf durch Erfahrung gewonnenes Wissen und auf die damit assoziierten mentalen Zustände und Empfindungen (z. B. Ist eine Prämie eher etwas Positives oder Negatives? Ist Lob eher etwas Physisches oder Mentales?).

Die Bearbeitung dieser Aufgabe erfordert die Aktivierung zahlreicher semantischer Attribute einer konzeptuellen Repräsentation. Beim Verlust semantischen Wissens aufgrund unterspezifizierter semantischer Repräsentationen kann die Aufgabe dazu beitragen, distinktive semantische Merkmale wieder zu erwerben und insbesondere bei abstrakten Zielitems feine semantische Differenzierungen zu erkennen.

Praxis

Exemplarische Instruktion und Beispiel
Bitte beantworten Sie die folgenden Fragen.
Zielwort: [Hammer], Fragen: Kann man mit einem Hammer schneiden? Ist ein Hammer weich?
Zielwort: [Frieden], Fragen: Ist Frieden etwas Negatives? Ist Frieden etwas Erfahrbares?

Mögliche Hilfen
- Nachlesen der Bedeutung in Suchmaschinen/ Wörterbüchern
- Vorgabe der zutreffenden und nicht zutreffenden Merkmale für das Zielitem
- Darstellung und Erläuterung der Unterschiede/ Ähnlichkeiten zwischen Zielwort und Merkmal

Steigerungsmöglichkeiten
- zunehmender Grad der Abstraktheit von Zielwörtern
- Verwendung niedrigfrequenter Wörter

▶ **Angenommene Wirkmechanismen.** Prinzipiell wird angenommen, dass das Arbeiten mit semantischen Merkmalen den Wiedererwerb semantischen Wissens fördert. Die einzelnen Merkmalsknoten im semantischen Netzwerk werden (re-) aktiviert und folglich auch die Verbindungen der Merkmalsknoten untereinander gestärkt. Somit können unterspezifizierte semantische Repräsentationen wieder vervollständigt werden (vgl. [330]).

▶ **Evidenzbasierung:** **Therapieeffekte.** Cardell und Chenery [129] berichten nach Verwendung dieser Aufgabe (in Kombination mit weiteren semantischen Aufgaben) von einer Generalisierung auf eine andere, vergleichbare Aufgabe, in welcher der Patient abstrakte Wörter definieren sollte. Darüber hinaus nahm die Anzahl semantischer Fehler bei der schriftlichen Wortproduktion ab.

155

▶ **Im Handel erhältliches Material**
- Neurolinguistische Aphasietherapie: Materialien: Lexikalisch-semantische Störungen [521]
- Neurolinguistische Aphasietherapie: Materialien: Störungen der lexikalisch-semantischen Verbverarbeitung [522]

Aufgabe 5: Semantische Assoziationen erkennen

Diese Aufgabe zielt darauf ab, zu einem auditiv oder graphematisch vorgegebenen Wort (z. B. Nomen, Verb, Adjektiv) semantisch assoziierte Wörter zuzuordnen. Die Auswahlmenge assoziierter Wörter und die Ablenker können mündlich oder schriftlich vorgegeben werden. Semantisch assoziierte Wörter können sowohl einen kategorialen als auch einen thematischen Bezug zum Zielwort aufweisen. Die Bearbeitung dieser Aufgabe erfordert vor allem die Herstellung wortspezifischer thematisch-assoziativer Relationen, die über semantische Kategorien hinausgehen. Die Aktivierung bedeutungsunterscheidender Merkmale innerhalb semantischer Klassen ist weniger involviert. Die Durchführung der Aufgabe kann variiert werden, indem statt des Zuordnens zu assoziierten Begriffen, der Patient nicht passende Begriffe aussortieren soll (sogenanntes Odd-One-Out) oder indem alle Wörter 2 oder mehreren Begriffen zugeordnet werden sollen.

Praxis

Exemplarische Instruktion und Beispiel
Bitte ordnen Sie alle Begriffe, die zu dem Wort passen, zusammen.
Alternative 1: Bitte legen Sie die Begriffe, die nicht zu dem Wort passen, zur Seite.
Zielwort: [Maler]
Auswahlmenge: [Pinsel] [Farbe] [Hammer] [Leiter] [Gummistiefel] [Ruder] [streichen] [lackieren] [reiten] [bedienen]
Zielwort: [schlafen]
Auswahlmenge: [Decke] [Kissen] [schnarchen] [Tasse] [träumen] [rennen] [essen] [Regal] [Nachthemd]
Alternative 2: Bitte ordnen Sie die Wörter dem jeweils passenden Begriff zu.
Zielbegriffe: [Herbst] [Frühling]

Auswahlmenge: [Blüte] [Vogelzwitschern] [Ostern] [Wind] [Erntezeit] [Pilze] [Maibaum] [Halloween] [Aussaat] [Haselnuss] [Kürbis] [Spargel]

Mögliche Hilfen
- Reduktion der Auswahlmenge
- Darstellung und Begründung für zutreffende bzw. nicht zutreffende Assoziationen

Steigerungsmöglichkeiten
- Anzahl der Ablenker
- Verwendung unterschiedlicher Wortarten
- zunehmende semantische Nähe zwischen Zielwort und Ablenkern

▶ **Angenommene Wirkmechanismen.** Das Arbeiten mit semantischen Assoziationen dient vor allem dazu, die Verknüpfung zwischen Zielwörtern und den entsprechenden assoziierten Konzepten explizit zu stärken. Es wird insbesondere dadurch begründet, dass Zielwörter und deren thematisch-assoziierte Wörter besonders häufig im Kontext alltäglicher Kommunikation auftreten.

▶ **Evidenzbasierung: Therapieeffekte.** Gordon [279] verwendete semantische Assoziationen, die implizit in Kurzgeschichten (bestehend aus 4–5 Sätzen) eingebettet waren, für die Behandlung semantisch bedingter Wortabrufstörungen. Hierbei berichtet die Autorin über Übungseffekte in den produktiven Leistungen sowie eine Abnahme semantischer Fehler.

▶ **Im Handel erhältliches Material**
- diverse Materialien der TwinFit-Reihe (z. B. TwinFit: Assoziativa [218], TwinFit: Funktiona [221], TwinFit: Elementa [220])
- Situative Relationen aus Neurolinguistische Aphasietherapie: Materialien: Bild-semantische Störungen [524]
- Assoziative Relationen und instrumentelle Relationen aus Neurolinguistische Aphasietherapie: Materialien: Lexikalisch-semantische Störungen [521]
- Teil Szenario aus dem Material Spaß beiseite? [717]

Aufgabe 6: Semantische Plausibilität beurteilen

Bei dieser Aufgabe werden dem Patienten Sätze bzw. Phrasen graphematisch oder auditiv vorgegeben, die entweder semantisch korrekt sind oder das Zielwort semantisch inadäquat beschreiben bzw. verwenden. Der Patient soll entscheiden, ob der jeweilige Satz semantisch plausibel ist oder nicht. Das Lösen dieser Aufgabe erfordert neben der Aktivierung der semantischen Attribute des Zielwortes auch den Zugriff auf die Bedeutungsrepräsentationen der restlichen Wörter sowie das Erfassen der Satzbedeutung insgesamt. Je nach Satzkomplexität ist dafür auch das Herstellen syntaktischer Bezüge notwendig. Darüber hinaus muss eine Entscheidung getroffen werden, inwieweit die semantische Repräsentation des Zielwortes mit der Satzinterpretation kompatibel ist bzw. inwiefern die Aussage des Satzes in Anbetracht der semantischen und thematisch-assoziativen Attribute des Zielwortes plausibel ist. Da für diese Aufgabe kein Bildmaterial erforderlich ist, empfiehlt sie sich vor allem auch für die Arbeit mit abstrakten Wörtern verschiedenster Wortarten.

> **Praxis**
>
> **Exemplarische Instruktion und Beispiel**
> Ich lese Ihnen jetzt einen Satz vor. Bitte sagen Sie mir, ob der Satz so Sinn macht oder nicht!
> Zielwörter: [Reise] [Sonne]
> Semantisch plausible Sätze: [Er packt den Koffer für die Reise.] [Die Sonne wärmt.]
> Semantisch unplausible Sätze: [Er packt die Reise in den Koffer.] [Die Sonne regnet.]
>
> **Mögliche Hilfen**
> - semantische Hinweise (ggf. semantische Merkmale) zu den einzelnen Wörtern des Satzes bzw. zur Satzbedeutung
> - Darstellung und Begründung der Unplausibilität
>
> **Steigerungsmöglichkeiten**
> - Abstraktheit der Zielwörter
> - Komplexität der Sätze

▶ **Angenommene Wirkmechanismen.** Ähnlich wie bei der Arbeit mit semantischen Assoziationen ist anzunehmen, dass die Bearbeitung der Zielwörter in den plausiblen Sätzen die korrekte Verknüpfung von Bedeutungsrepräsentationen und das Herstellen semantischer Bezüge innerhalb des konzeptuellen Netzwerks stärkt. Die in den plausiblen Sätzen enthaltenen Bedeutungsmerkmale bzw. thematischen Bezüge tragen zusätzlich dazu bei, unterspezifizierte semantische Repräsentationen wieder zu vervollständigen. Für die Bearbeitung der unplausiblen Sätze ist davon auszugehen, dass die Auseinandersetzung mit nicht zutreffenden Merkmalen bzw. Relationen die korrekte Abgrenzung zu semantisch verwandten und thematisch assoziierten Wörtern fördert.

▶ **Evidenzbasierung: Therapieeffekte.** Für die Anwendung der Aufgabe in Kombination mit weiteren rezeptiven semantischen Übungen als Teil eines mehrstufigen Übungsprogramms beobachteten Visch-Brink et al. Verbesserungen im visuellen und auditiven Sprachverständnis sowie beim Herstellen semantischer Assoziationen [712].

▶ **Im Handel erhältliches Material**
Prädikative Relationen aus Neurolinguistische Aphasietherapie: Materialien: Lexikalisch-semantische Störungen [521]

4.4 Mündliche Wortproduktion (SEM-POL, POL)

4.4.1 Generelle Aspekte bei der Behandlung der mündlichen Wortproduktion

Schwerpunkt dieses Kapitels sind Aufgaben mit produktiven Anforderungen, die in der Literatur beschrieben worden sind, um die mündliche Wortproduktion zu verbessern. Da der Fokus in diesem Buch auf der semantisch-lexikalischen Verarbeitung liegt, bleiben Aufgaben zur Behandlung postlexikalischer Defizite, wie z. B. des phonologischen Output-Buffers, unberücksichtigt. Lexikalische und semantische Defizite in der mündlichen Wortproduktion können sowohl durch Defizite im semantischen System (SEM) als auch durch eine postsemantische Beeinträchtigung im phonologischen Outputlexikon (POL) bzw. im Zugriff darauf (SEM-POL) verursacht sein (s. Kap. 3.4). Daher umfassen einige Aufgaben auch rezeptive bzw. kombiniert rezeptive und produktive Anteile (weitere Aufgaben zur Behandlung semantischer Störungen, die ausschließlich rezeptive Leistungen erfordern, werden im Kap. 4.3 beschrieben).

▶ Abb. 4.3 gibt einen Überblick über die im Folgenden vorgestellten Aufgaben. Entsprechend den bei der mündlichen Wortproduktion involvierten *kognitiv-sprachlichen Komponenten* orientiert sich die Anordnung der Aufgaben am relativen Grad der erforderlichen semantischen bzw. phonologischen Verarbeitung. Folglich sind Übungen, die eine vermehrte semantische Aktivierung erfordern, solchen Aufgaben, die insbesondere phonologische Wissensrepräsentationen im POL ansprechen, vorangestellt. Die Zuordnung der Aufgaben in dieser Abbildung soll somit den graduellen

Übergang von eher semantischen hin zu eher phonologischen Verarbeitungsmechanismen aufzeigen, wobei diese jedoch fließend ineinander übergehen; bzw. bei einigen Aufgaben gleichermaßen beteiligt sind.

Alle hier vorgestellten *Aufgaben* fokussieren den produktiven Wortschatz, d. h. den Aufbau und den Abruf lexikalisch-semantischen Wissens, auch dann, wenn die Übung strukturierte Konversationen oder den freien Wortabruf in situativen Kontexten beinhaltet. Für die Behandlung von Wortproduktionsdefiziten ist bisher noch unklar, wel-

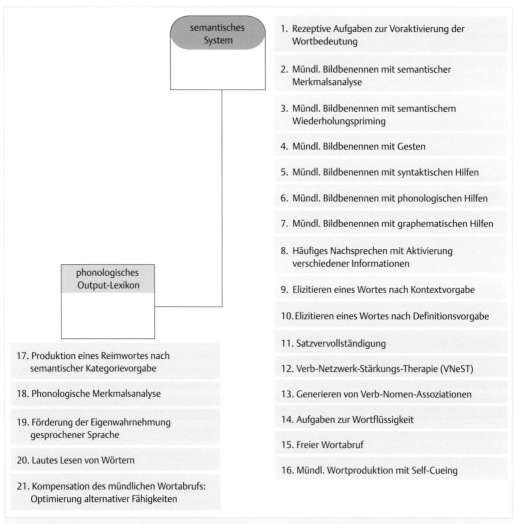

Abb. 4.3 Kognitive Komponenten für die mündliche Wortproduktion und entsprechende Aufgaben, die in Kap. 4.4.2 ausführlich beschrieben sind.

che spezifischen Aufgaben bzw. therapeutischen Methoden bei welchen zugrunde liegenden Störungen des mündlichen Wortabrufs am effektivsten wirken (z. B. [534]). Patienten mit sowohl semantischem als auch phonologisch-lexikalischem Störungsschwerpunkt scheinen gleichermaßen von phonologischen und semantischen Herangehensweisen profitieren zu können [61]. Daher lässt sich gegenwärtig nicht von einer 1:1-Beziehung zwischen funktionalem Störungsort (eher semantisch oder eher phonologisch) und applizierter therapeutischer Methode ausgehen. Einige Befunde weisen dennoch darauf hin, dass die mit semantischen Ansätzen erzielten Therapieerfolge mitunter nachhaltiger sein können als Verbesserungen, die mittels phonologischer Therapiemethoden erreicht wurden. Aufgaben, die eine starke semantische Aktivierung mit sich bringen, scheinen also bei einigen Patienten länger anhaltende Veränderungen zu erzielen als Aufgaben, bei denen überwiegend phonologische Informationen aktiviert werden. Ungeachtet dessen sollten die Therapieaufgaben störungsspezifisch ausgewählt werden, d. h. die beeinträchtigten kognitiv-sprachlichen Funktionen direkt ansprechen. In vielen Fällen – und insbesondere bei kombiniert lexikalisch-semantischen Störungen – kann eine Kombination mehrerer Aufgaben vielversprechend sein. Es ist also empfehlenswert, die festgelegten Übungswörter auch in verschiedenen Aufgaben, die kontinuierlich zum Einsatz kommen, zu bearbeiten.

Wenn das Defizit in der mündlichen Wortproduktion vor allem auf eine schwere Beeinträchtigung des *semantischen Wissens* zurückführbar ist, so sind Verbesserungen im Wortabruf sicher erst nach einer profunden Therapie semantischer Merkmalsrepräsentationen zu erwarten. Dies bedeutet jedoch nicht, dass auf Aufgaben mit produktiven Anteilen gänzlich verzichtet werden sollte. Vielmehr ist zu berücksichtigen, dass Verbesserungen in einer Aufgabe nicht ausschließlich anhand der Benennleistung erfasst werden. Stattdessen sollten auch Teilschritte innerhalb der Aufgabe, die vor allem auf die semantische Differenzierungsfähigkeit abzielen, systematisch evaluiert werden. Eine Aufgabe wie z. B. die semantische Merkmalsanalyse kann daher gewiss auch für einen Patienten mit ausgeprägtem Defizit im semantischen System ausgewählt werden. In diesem Fall ist es sinnvoll, auch die Fähigkeiten, z. B. beim korrekten Zuordnen semantischer Merkmale, festzuhalten und nicht nur die Benennleistungen.

Sofern der Störungsschwerpunkt vornehmlich in der *phonologischen Verarbeitung* liegt und sich in vielen phonologischen Paraphasien bis hin zu Neologismen äußert, sollten primär phonologisch orientierte Aufgaben gewählt werden, die das Wissen um phonologische Merkmale lexikalischer Einträge nicht nur produktiv, sondern auch rezeptiv trainieren. Dies kann zur Festigung der phonologisch-lexikalischen Repräsentationen positiv beitragen. Darüber hinaus führen die Aufgaben womöglich zur Etablierung eines Monitoring-Mechanismus, der auf erhaltenes rezeptives phonologisches Wissen für die individuelle Selbstkontrolle während des Sprechens zurückgreifen kann.

Im Gegensatz zur Therapie z. B. des auditiven Wortverständnisses ist die Anzahl publizierter Studien zur evidenzbasierten Therapie der mündlichen Wortproduktion deutlich höher. Zudem versuchen die Autoren auch vermehrt, Bezüge zwischen den therapeutisch-induzierten sprachlichen Veränderungen und den theoretischen Annahmen über die Sprachverarbeitung herzustellen. Somit können zunehmend auch die Wirkmechanismen sprachtherapeutischer Interventionen besser verstanden werden. Bezüglich beobachteter *Therapieeffekte* finden sich in der evidenzbasierten Literatur zur Behandlung der mündlichen Wortproduktion häufig nur Übungseffekte, während Generalisierungseffekte auf in der Therapie nicht geübte Wörter deutlich weniger auftreten (für einen Überblick s. z. B. [349], [534], [531]). Aus diesem Grund ist eine individualisierte und partizipationsorientierte Auswahl der zu übenden Wörter empfehlenswert. Renvall und Kollegen sprechen in diesem Zusammenhang von *funktional relevantem Übungsmaterial* [597], [598]. Damit der Patient möglichst auch in seinem Alltag von Übungseffekten profitieren kann, sollte das Übungsmaterial vorab gemeinsam mit dem Patienten und/oder den Angehörigen ausgesucht bzw. vorgeschlagen werden (z. B. relevante Wörter für die berufliche Wiedereingliederung oder den eigenständigen Einkauf auf dem Markt). Hierbei können Begriffe relevant sein, die dem Patienten dazu verhelfen, in für ihn ausschlaggebenden Situationen wieder besser zu kommunizieren, beispielsweise in der häuslichen Umgebung, bei regelmäßigen Freizeitaktivitäten oder auch im angestrebten beruflichen Umfeld.

In der Literatur finden sich verschiedene Annahmen darüber, weshalb therapeutische Interventionen bei lexikalischen Störungen vornehmlich zu wortspezifischen Übungseffekten führen. Mehrere Autorengruppen betonen, dass Generalisierungen auf ungeübte Wörter bei Defiziten in der mündlichen Wortproduktion theoretisch auch kaum erwartbar sind (z. B. [349], [497]). Howard [349] begründet diesen Standpunkt mit dem arbiträren, d. h. willkürlichen Charakter der Verbindung zwischen einem semantischen Konzept und dem entsprechenden phonologisch-lexikalischen Wortformeintrag. Zur Verbesserung des Wortabrufs muss spezifisch diese Verbindung trainiert werden, z. B. durch häufiges Produzieren der entsprechenden Wortform bei gleichzeitiger Aktivierung des semantischen Konzepts. Die Tatsache, dass bei der Behandlung lexikalischer Störungen überwiegend Übungseffekte zu beobachten sind und eher selten eine Generalisierung erreicht wird, stellt somit eine natürliche Konsequenz der itemspezifischen Verbindungen dar [349]. Insofern sind ausbleibende Generalisierungseffekte durchaus nicht negativ zu bewerten, sondern spiegeln in vielen Fällen den erwartbaren Outcome einer lexikalischen Therapie wider. Auch Miceli und Kollegen betonen, dass bei Benennstörungen, die ausschließlich postsemantisch bedingt sind, keine Generalisierungen zu erwarten sind, weil lexikalisches Lernen zwangsweise itemspezifisch ist [497]. Hingegen sind bei primär semantisch bedingten Wortproduktionsstörungen durchaus Generalisierungen nach einer Therapie der amodalen Bedeutungsrepräsentationen erwartbar. Diese zeigen sich vorrangig auf ungeübte Wörter, die zur gleichen semantischen Kategorie gehören wie die geübten Wörter (vgl. auch Kap. 4.3). Unabhängig von der funktionalen Störungslokalisation scheint neben der semantischen Nähe eventuell auch die phonologische Ähnlichkeit zwischen geübten und ungeübten Wörtern eine Rolle für das Auftreten von Generalisierungen zu spielen. So wurden zumindest für einige Patienten verbesserte Leistungen in der Produktion von ungeübten Wörtern beschrieben, die Reimwörter zu den Übungsitems bilden (z. B. [589], für einen Überblick s. z. B. [233]).

Howard [349] betont darüber hinaus, dass Generalisierungen erwartbar werden, wenn die Intervention spezifisch auf die Vermittlung von effektiven Strategien zur Eigenfaszilitierung des Wortabrufs abzielt (sogenannte *Self-Cueing-Strategie*n). Diese Strategien sollen vor allem dabei helfen, die arbiträre Verbindung zwischen semantischen Konzepten und lexikalischen Wortformeinträgen ei-

genständig zugänglich zu machen. Auch Aufgaben zum Üben von Self-Cueing-Strategien werden in diesem Kapitel beschrieben.

Neben der Diskussion darüber, ob und wie itemübergreifende Verbesserungen in der Therapie von Wortabrufstörungen überhaupt erreicht werden können, untersuchen einige Studien, inwieweit sich nach einer Wortabruftherapie ein Transfer in die Spontansprache bzw. in die Konversation erfassen lässt. Dabei hat sich gezeigt, dass nach der Verwendung von Bildbenennaufgaben auf Wortebene auch signifikante Veränderungen in spezifischen Diskursfähigkeiten beobachtbar sind (z. B. in Form eines Anstiegs der Verwendung zuvor geübter Wörter in der Nacherzählung oder Bildbeschreibung bzw. eines Anstiegs der Äußerungen mit neuen Informationseinheiten). In einigen Studien wird dies als Nachweis für einen Transfer in die freie Rede gewertet [157], [315], [186]. Derartige Generalisierungen zeigen sich allerdings oftmals nur bei einem Teil der erfassten Maße auf Diskursebene, wohingegen andere Einheiten unverändert bleiben (z. B. lexikalische Diversität, mittlere Äußerungslänge, Anteil der produzierten Nomen/Verben [186]). Demnach ist bisher unklar, welche Messeinheiten auf der Diskursebene sensitiv genug sind, um einen Transfer einer störungsspezifischen Therapie in die freie Rede reliabel zu erfassen bzw. aufzudecken. Ferner wird diskutiert, inwiefern die beim mündlichen Bildbenennen und die in der freien Konversation involvierten sprachlichen Fähigkeiten deckungsgleich sind. Gerade deswegen sind in der Therapie von Wortabrufstörungen auch solche Aufgaben wesentlich, die auf der Ebene der strukturierten Konversation ansetzen und somit über das Benennen hinausgehen (vgl. Aufgaben 15 und 16 in diesem Kapitel).

Vergleichbar zum fehlenden eindeutigen Bezug zwischen therapeutischer Aufgabe und funktionalem Defizit ist gegenwärtig auch noch unklar, inwiefern ein Zusammenhang zwischen der Effektivität unterschiedlicher Arten von *Hilfen* und dem funktionalen Defizit besteht (z. B. [293], [706]). Deshalb spielt bei der Auswahl der angewendeten Hilfen (z. B. phonologische versus semantische Hilfen) und ihrer hierarchischen Abfolge neben den Befunden aus der evidenzbasierten Literatur vor allem die klinisch-therapeutische Expertise eine wichtige Rolle. Denn nur diese ermöglicht es, den individuellen Nutzen der gewählten Hilfen im Therapieverlauf zu bewerten und ggf. anzupassen.

Grundsätzlich können therapeutische Hilfen in einer aufsteigenden Abfolge angeordnet sein, d. h. von wenig unterstützenden Hinweisen hin zu maximaler Unterstützung, oder einer absteigenden Hierarchie folgen, d. h. nach Gabe maximaler Hilfe sukzessive abnehmen. Das Konzept der absteigenden Hilfen macht sich auch der fehlervermeidende Lernansatz zunutze, der vor allem im Bereich der Benennstörungen Einzug in die Aphasietherapie gehalten hat. Die Methode des fehlervermeidenden Lernens (mitunter auch als fehlerfreies Lernen bezeichnet) entstammt der Gedächtnisforschung und wurde hauptsächlich für die Behandlung von Patienten mit Amnesie eingesetzt (z. B. [24], [360], [742]). Fehlervermeidende Techniken in der Therapie der mündlichen Wortproduktion bei Aphasie zielen im Wesentlichen darauf ab, die Lernsituation so zu gestalten, dass es direkt zu einer korrekten Reaktion kommt, z. B. indem vom Beginn der Aufgabenstellung an so viele Hilfen wie nötig gegeben werden (z. B. [3], [231], [156]). Anders als eine Lernumgebung, in der durchaus fehlerhafte Äußerungen entstehen können (z. B. weil zunächst erst einmal keine Hilfe gegeben wird), zielt das fehlervermeidende Lernen darauf ab, fehlerhafte Äußerungen möglichst zu unterbinden. Dadurch sollen sich die Fehler nicht verfestigen können.

Aus Therapiestudien existieren Belege dafür, dass eine fehlervermeidende Vorgehensweise vor allem bei Patienten mit kombiniert expressiven und rezeptiven phonologischen Beeinträchtigungen vielversprechend sein kann. Zurückgeführt wird dies auf die mit rezeptiven Beeinträchtigungen oftmals einhergehenden Störungen in den Mechanismen der lexikalischen Kontrolle. Das Erkennen und Zurückweisen von fehlerhaften Äußerungen ist in diesem Fall aufgrund der defizitären Kontrollmechanismen erschwert. Daher könnte ein therapeutisches Setting, in dem es häufig zu Fehlern kommt, das (Wieder-)Erlernen lexikalischer Repräsentationen mitunter negativ beeinflussen (vgl. [4]). In einer Evaluationsstudie zeigten sich allerdings keine Unterschiede in der Wirksamkeit einer fehlervermeidenden Therapiemethode im Vergleich zu einem klassischen Vorgehen mit Feedback, bei dem Fehler prinzipiell nicht ausgeschlossen sind [487]. Statt des Lernsettings war vielmehr die Vorgabe der korrekten Reaktion als Feedback unabhängig von der angewendeten Methode entscheidend für die positive Wirkung der Therapie. Auch Beeson und Kollegen heben hervor, dass bisher noch unklar ist, ob feh-

lervermeidende Techniken solchen, die Fehler prinzipiell gestatten, in der Behandlung aphasischer Beeinträchtigungen tatsächlich überlegen sind [47]. Den Autoren zufolge könnten stattdessen vor allem Lernparadigmen vielversprechend sein, die die aktive Auseinandersetzung mit Wissensinhalten und die uneingeschränkte kognitive Verarbeitung forcieren (d. h. ggf. auch die damit einhergehende Produktion von Fehlern).

Bei der *Materialzusammenstellung* fokussieren die Therapiestudien, in denen die hier beschriebenen Aufgaben erprobt wurden, oftmals die Bearbeitung von Nomina. Grundsätzlich können die in diesem Kapitel beschriebenen Übungen aber auch mit Wörtern anderer Wortarten durchgeführt werden. Insbesondere bei Verben lässt sich neben Bildern auch dynamisches Material verwenden, wie z. B. Videosequenzen (z. B. [603]). Darüber hinaus gibt es Belege dafür, dass eine Vorgehensweise, bei der Verben in Verbindung mit ihren logischen Argumenten geübt werden, zu besseren Effekten führt als das Üben auf Einzelwortebene [211]. Für ein Training der Produktion von Adjektiven finden sich strukturierte Übungsvorschläge auf Wort- und Phrasenebene z. B. bei Milman et al. [499].

Wie bereits oben erwähnt, sollte aufgrund des gehäuften Auftretens wortspezifischer Übungseffekte das Übungsmaterial funktional relevant und somit vor allem patientenorientiert zusammengestellt sein. Die geübten Wörter sollten sich also vorrangig an den Gesprächsthemen orientieren, die der Patient auch in der Alltagskommunikation verwenden möchte.

4.4.2 Aufgaben für die Therapie

Aufgabe 1: Rezeptive Aufgaben zur Voraktivierung der Wortbedeutung

Zur Anbahnung der mündlichen Wortproduktion werden dem Abruf des Zielwortes häufig Aufgaben vorangestellt, die auf das Verständnis und die Aktivierung semantischer Inhalte ohne produktive Anforderungen abzielen. Hierbei können verschiedenste Aufgaben verwendet werden, die die semantische Repräsentation aktivieren. Im weiteren Verlauf der Therapiesitzung soll somit der Abruf von Wortformen der vorab stimulierten Repräsentationen erleichtert werden. Die rezeptiven Übungsanteile sind dabei immer der produktiven Anforderung vorangestellt. Für die Kombination mit Aufgaben zur mündlichen Wortproduktion eignen sich folgende rezeptive Aufgaben:

- Semantisches Kategorisieren
  (Aufgabe 1 in Kap. 4.3.2)
- Beurteilen semantischer Relationen
  (Aufgabe 2 in Kap. 4.3.2)
- Semantisches Merkmal-Bild Zuordnen
  (Aufgabe 3 in Kap. 4.3.2)
- Beurteilen semantischer Merkmale
  (Aufgabe 4 in Kap. 4.3.2).
- Wort- (oder Definition-) Bild-Zuordnen
  (Aufgabe 4 in Kap. 4.2.2, bzw. Aufgabe 7 in Kap. 4.5.2)

▶ **Angenommene Wirkmechanismen.** Unter der Annahme eines amodalen semantischen Systems ist davon auszugehen, dass die Verständnisaufgaben die zentral-semantische Repräsentation des Zielitems aktivieren. Der erhöhte Aktivationsgrad innerhalb des semantischen Systems führt – insbesondere bei Patienten mit relativ gut erhaltenem semantischen Wissen – ebenfalls zu einem gesteigerten Aktivationsfluss hin zu den Wortformrepräsentationen im phonologischen Output-Lexikon. Je größer also die Stimulation semantischer Inhalte, umso mehr breitet sich die Aktivierung auch auf die korrespondierende phonologisch-lexikalische Repräsentation aus. Der somit erhöhte Aktivationsgrad im Lexikon führt dazu, dass der Abruf der Wortform, z. B. beim mündlichen Bildbenennen, erleichtert wird.

▶ **Evidenzbasierung: Therapieeffekte.** Mehrere Studien beschreiben verbesserte Leistungen bei der mündlichen Wortproduktion nach der kombinierten Verwendung von Aufgaben zum Wort-Bild-Zuordnen und mündlichen Benennen [531], [461]. Nickels und Best [531] beobachteten darüber hinaus Generalisierungen auf das mündliche Benennen ungeübter, jedoch semantisch relatierter Items. Für eine Kombination aus Aufgaben zum Wort-Bild-Zuordnen, Beurteilen semantischer Merkmale und mündlichen Benennen wurden Übungseffekte sowie positive Effekte auf die mündliche Bildbeschreibung berichtet [344], [424]. Verbesserungen in der mündlichen Wortproduktion sind auch für die Kombination von rezeptiven Übungsanteilen mit dem häufigem Nachsprechen beschrieben worden (z. B. [592]).

Aufgabe 2: Mündliches Bildbenennen mit semantischer Merkmalsanalyse

Bei dieser Aufgabe benennt der Patient mündlich ein vorgegebenes Bild. Das Benennen soll erleichtert bzw. verbessert werden, indem anschließend semantische Eigenschaften zu dem Wort bearbeitet werden. Dabei kann der Patient die semantischen Merkmale entweder selbst aufzählen oder sie werden mündlich bzw. schriftlich vom Therapeuten vorgegeben. Der Patient entscheidet dann, ob das entsprechende Merkmal zutrifft oder nicht. Für das selbstständige Aufzählen der semantischen Eigenschaften kann eine sogenannte Merkmalsschablone verwendet werden, auf der jeweils ein Merkmal zu ca. 4 bis 6 festgelegten Bereichen eingetragen wird (z. B. Oberbegriff, Verwendung/Funktion, assoziierte Handlung, visuell-perzeptive Eigenschaften, Ort und persönliche Assoziation). In der englischsprachigen Literatur ist diese Vorgehensweise unter dem Begriff *semantic feature analysis* (SFA) bekannt (z. B. [95], [138], [96]). Die Bearbeitung dieser Aufgabe erfordert die Aktivierung der semantischen Repräsentation der Zielwörter sowie den Zugriff auf die entsprechende phonologische Wortform im phonologischen Output-Lexikon. Um die Frequenz der Benennungen zu erhöhen und somit das Wiedererlernen der produktiven Wortform zu unterstützen, kann direkt nach Bearbeitung der Merkmale das Bild erneut benannt werden. Darüber hinaus besteht die Möglichkeit, den Patienten das Zielwort für jedes semantische Merkmal ergänzend im Satzkontext produzieren zu lassen (z. B.: Eine Tulpe ist eine Blume. Eine Tulpe kann man pflanzen. Eine Tulpe wächst im Garten.).

Praxis

Exemplarische Instruktion und Beispiel

Bitte benennen Sie das Bild.

Zielbild: [TULPE]

Bitte versuchen Sie, die folgenden Fragen zu beantworten.

Reaktionen: z.B. Blumen, im Garten, pflanzen, rot oder gelb, glatt, Frühling

Mögliche Hilfen
- Unterstützung beim Abruf semantischer Merkmale (z.B. Hinweis auf eine Eigenschaft, Vorgabe der Eigenschaft)
- Vorgabe des Zielwortes zum Nachsprechen

Steigerungsmöglichkeiten
- Verwendung niedrigfrequenter Zielwörter
- Verwendung unterschiedlicher Wortarten

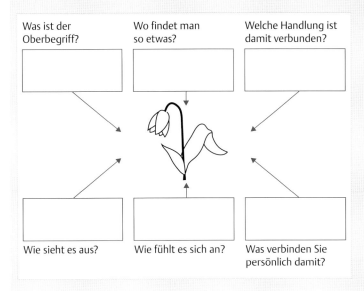

Was ist der Oberbegriff?

Wo findet man so etwas?

Welche Handlung ist damit verbunden?

Wie sieht es aus?

Wie fühlt es sich an?

Was verbinden Sie persönlich damit?

▶ **Angenommene Wirkmechanismen.** Bei der semantischen Merkmalsanalyse wird davon ausgegangen, dass der Abruf semantischer Eigenschaften des Zielwortes zu einer erhöhten Aktivierung der entsprechenden Knoten im semantischen Netzwerk führt. Die vermehrte Aktivierung im semantischen System führt auch zu einem gesteigerten Aktivationsgrad im phonologischen Output-Lexikon, weshalb sich dieses Vorgehen positiv auf den Abruf der Wortform beim mündlichen Benennen auswirken sollte. Gleichzeitig fördert das Arbeiten mit semantischen Merkmalen auch die Differenzierungsfähigkeiten für Bedeutungskonzepte im semantischen System (z.B. [330], [478]). Mitunter können Benennstörungen allerdings auch auf ein Defizit vor allem in der Verbindung zwischen semantischen Repräsentationen und der entsprechenden phonologischen Wortform zu-

rückgehen. Daher weist Howard [349] darauf hin, auch bei der semantischen Merkmalsanalyse das Zielwort möglichst häufig mündlich produzieren zu lassen. Somit wird insbesondere die Verbindung SEM-POL trainiert. Da diese Verbindungen wortspezifischer Natur sind und Verbesserungen oftmals itemspezifisch sind, sollte die Therapie vorrangig Wörter umfassen, die eine hohe persönliche Relevanz im Alltag des Patienten haben.

▶ **Evidenzbasierung: Therapieeffekte.** In zahlreichen Studien wurden Übungseffekte im mündlichen Bildbenennen gezeigt (z.B. [95], [23]). Darüber hinaus berichten einige Autorengruppen auch über Generalisierungen, wobei sich diese vor allem auf ungeübte Wörter beschränken, die semantische Merkmale mit den geübten Wörtern teilen oder zur selben semantischen Kategorie gehören

(z. B. [279], [153], [720]). Zudem berichten Kiran und Kollegen über Generalisierungen auf die Benennleistung für ungeübte typische Vertreter einer semantischen Kategorie (z. B. Apfel) nach der Therapie mit untypischen Vertretern der gleichen semantischen Kategorie (z. B. Litschi). Analog dazu werden Generalisierungen auf die mündliche Produktion ungeübter konkreter Wörter nach der Therapie von abstrakten Wörtern innerhalb eines thematischen Feldes beschrieben (z. B. [396], [635]). Hierbei wurde allerdings nicht mit Bildern gearbeitet, sondern die Zielwörter sollten nach auditiver Definitionsvorgabe benannt werden. Beide Generalisierungseffekte (Verbesserungen für untypische Vertreter nach der Therapie von typischen Items und Verbesserungen für konkrete Wörter nach der Therapie mit Abstrakta) werden im Rahmen des Komplexitätsansatzes erklärt (*Complexity account of treatment efficacy, CATE*, [393]). Das Üben von komplexen Vertretern einer semantischen Kategorie, die neben den gängigen Eigenschaften der Kategorie auch viele untypische bzw. abstrakte Merkmale aufweisen, wirkt sich auch positiv auf typische Vertreter einer semantischen Kategorie aus. Dies liegt darin begründet, dass die grundlegenden Eigenschaften der typischen Kategorievertreter implizit mitbehandelt werden.

Für eine Kombination aus semantischer Merkmalsanalyse und kontextuellem Priming beschreiben auch Law et al. [423] Übungseffekte sowie Generalisierungen. Bei dieser Vorgehensweise wurden alle Items aus einer Kategorie zunächst einmal gezeigt, um eine Voraktivierung (Priming) der semantischen Repräsentation zu erzielen. Im Anschluss wurde jedes einzelne Item mithilfe der semantischen Merkmalsanalyse erarbeitet. Die Generalisierungen ließen sich jedoch nur für Patienten mit (relativ) erhaltenen semantischen Fähigkeiten beobachten, wohingegen keine Generalisierungen und zum Teil auch keine Übungseffekte bei Patienten mit schwerer semantischer Störung auftraten.

Die Wirksamkeit der semantischen Merkmalsanalyse ist ebenfalls für die Behandlung der mündlichen Produktion von Verben erprobt worden. Hierbei zeigten sich überwiegend Übungseffekte und nur selten Generalisierungen auf ungeübte Wörter [90]. Jedoch war eine Zunahme der produzierten Verben in einer Nacherzählung und in der freien Konversation zu beobachten. Dies kann als ein Transfer der therapeutischen Intervention auf die Diskursebene gedeutet werden.

Schließlich fand die semantische Merkmalsanalyse auch für die Behandlung von Lesestörungen Verwendung, wobei die Zielitems graphematisch vorgegeben wurden und vom Patienten mehrfach laut gelesen werden sollten [395]. Dies führte zu einem Übungseffekt und einer Generalisierung auf das laute Lesen von ungeübten, semantisch verwandten Wörtern. Darüber hinaus kam es zu einer modalitätenübergreifenden Generalisierung auf das schriftliche Benennen und das visuelle lexikalische Entscheiden.

▶ **Im Handel erhältliches Material**
Für Abbildungen von Objekten:
- Foto-Didac-Reihe von Schubi [236]
- Imagier-Photos aus dem Nathan Verlag (z. B. [364])
- Vocabular Wortschatzbilder aus dem Schubi Verlag (z. B. Wortschatzbilder Körper, Körperpflege, Gesundheit [517], Wortschatzbilder Fahrzeuge, Verkehr, Gebäude [516])
- digitale Varianten der Bildersammlung von Snodgrass und Vanderwart (http://wiki.cnbc.cmu.edu/Objects)
- Erweiterungskartensets zur Konzeptbildung aus dem Aphasiekoffer [205]
- umfangreiche Bilddatenbank geordnet nach semantischen Kategorien: www.bildwoerterbuch.com

Für Abbildungen von Handlungen:
- Fotoboxen-Verben von Ender aus dem Prolog Verlag [217]
- Tätigkeitsbilder der Foto-Didac-Reihe [238]
- MODAK-Material: Handlungsabbildungen [452]
- Neurolinguistische Aphasietherapie: Materialien: Störungen der lexikalisch-semantischen Verbverarbeitung [522]
- Tätigkeitskarten aus dem Aphasiekoffer [205]
- Satzbauspiele Verben 1 und 2 von Lingoplay [437]
- Symbole für Handlungen und Gemützszustände der Metacom-Sammlung [400]

Aufgabe 3: Mündliches Bildbenennen mit semantischem Wiederholungspriming

Bei diesem therapeutischen Vorgehen soll der Patient nach einem feststehenden Ablauf verschiedene Aufgaben bearbeiten. Dabei liegt dem Patienten stets ein Set aus ca. 5–6 Bildern mit Vertretern aus einer semantischen Kategorie (z. B. Tiere) vor, die er zunächst alle benennen soll. Anschließend wird für das erste Zielbild des Sets eine Aufgabe zum Wort-Bild-Zuordnen durchgeführt, das Wort zum Nachsprechen vorgegeben und das Bild erneut mündlichen benannt. Daraufhin soll der Patient wieder alle Bilder des Sets benennen (vgl. Durchgang 1 in der Box). Diese Vorgehensweise wird für jedes einzelne Bild des Sets wiederholt. Nachdem alle Bilder auf diese Weise bearbeitet wurden, sollte die zyklische Abfolge noch mindestens weitere zweimal durchgegangen werden, sodass jedes Item möglichst häufig innerhalb einer Sitzung mündlich produziert wird.

Grundsätzlich können mehrere Bildersets mit Vertretern aus entweder einer semantischen Kategorie (z. B. 4 Sets mit jeweils 5 Tieren) oder aus unterschiedlichen semantischen Kategorien verwendet werden. Jedoch sollten die Items innerhalb eines Sets immer Vertreter der gleichen semantischen Kategorie umfassen (z. B. 1 Set mit 5 Haustieren, ein zweites Set mit 5 Obstsorten, ein drittes Set mit 5 Fahrzeugen).

Praxis

Exemplarische Instruktion und Beispiel

Sie sehen hier 5 Bilder. Bitte benennen Sie alle Bilder nacheinander!

Zielbilder: [Pferd] [Kuh] [Schaf] [Ziege] [Schwein]

Durchgang 1:

Bitte zeigen Sie das Bild für Pferd!

Sprechen Sie mir nach: Pferd!

Wie heißt das Tier auf diesem Bild [Pferd]?

Bitte benennen Sie alle 5 Bilder nacheinander!

Durchgang 2:

Bitte zeigen Sie das Bild für Kuh!

Sprechen Sie mir nach: Kuh!

Wie heißt das Tier auf diesem Bild [Kuh]?

Bitte benennen Sie alle 5 Bilder nacheinander!

Durchgang 3–5: Analoges Vorgehen für die restlichen Items (Schaf, Ziege, Schwein)

Im Anschluss an Durchgang 5 mindestens zweimalige Wiederholung des gesamten Vorgehens.

Mögliche Hilfen

- bei Fehlbenennungen wird das korrekte Wort vorgegeben und soll vom Patienten noch einmal nachgesprochen werden

▶ **Angenommene Wirkmechanismen.** *Priming* bezeichnet die Tatsache, dass die Verarbeitung eines Wortes durch einen zeitlich zuvor präsentierten Stimulus (z. B. Wort oder Bild) beeinflusst werden kann [677]. Beim sogenannten *Wiederholungspriming* zeigt sich, dass die wiederholte Produktion eines Wortes zu einer Faszilitierung bei der erneuten Produktion des Wortes führt. Das Wort wird aufgrund der vorhergehenden Aktivierung also schneller benannt bzw. produziert. *Semantisches Priming* ist dadurch gekennzeichnet, dass die Faszilitierung durch die vorherige Präsentation eines semantisch verwandten Wortes oder einer semantisch relierten Eigenschaft ausgelöst wird. Die Mechanismen der Voraktivierung und Faszilitierung des lexikalischen Abrufs lassen sich therapeutisch nutzen, indem bei dieser Aufgabe (1) semantisch relierte Bilder zeitgleich präsentiert werden, (2) diese zusätzlich zur Benennung auch rezeptiv bearbeitet und somit die semantischen Repräsentationen angebahnt (*geprimt*) werden und (3) die entsprechenden Wortformen innerhalb kurzer Zeit mehrfach mündlich produziert werden. Bei der Verarbeitung von semantisch verwandten Wörtern können jedoch auch hemmende Effekte auftreten. Dabei verlangsamt sich die Verarbeitung, je mehr semantisch ähnliche Konzepte aktiviert wurden, eine sogenannte kumulative semantische Inhibition [352], [56]. Dies könnte bei Patienten mit einer Tendenz zu Perseverationen dazu führen, dass die mündliche Produktion durch die simultane Aktivierung vieler semantisch verwandter Konzepte eher erschwert als faszilitiert wird. Möglicherweise treten Perseverationen dann auch verstärkt auf.

▶ **Evidenzbasierung: Therapieeffekte.** Das Vorgehen wurde von Renvall und Kollegen [595], [596] entwickelt. Die Erprobung der Methode ergab neben Übungseffekten auch Generalisierungen auf das Benennen ungeübter Items aus der bearbeiteten semantischen Kategorie (z. B. [594], [648]). Schröder et al. [648] weisen darauf hin, dass das mündliche Bildbenennen mit semantischem Wiederholungspriming vor allem bei Patienten mit erhaltenen semantischen Fähigkeiten und postsemantisch bedingten Wortabrufstörungen zu nachhaltigen Übungseffekten führt.

▶ **Im Handel erhältliches Material**

Für Objektabbildungen, die nach Kategorien sortiert sind:

- Bilder der Foto-Didac-Reihe [236]
- Imagier-Photos aus dem Nathan Verlag (z. B. [364])
- Vocabular Wortschatzbilder aus dem Schubi Verlag (z. B. [517], [516])
- Bilder aus der Zaubermond-Wortschatz-Reihe (z. B. Zaubermond Wohnen [751])
- Neurolinguistische Aphasietherapie: Materialien: Bild-semantische Störungen [524]
- Saarbrücker Aphasie Therapie Konzept [406]

Aufgabe 4: Mündliches Bildbenennen mit Gesten

Bei dieser Aufgabe soll der Patient ein Bild mündlich benennen und eine mit dem entsprechenden Konzept assoziierte Geste produzieren. Das Lösen der Aufgabe erfordert die Aktivierung der Bedeutungsrepräsentation im semantischen System sowie daraufhin den Zugriff auf die entsprechende phonologisch-lexikalische Wortform im POL. Zusätzlich erfolgt die Aktivierung einer zu dem Bild passenden Gestenrepräsentation und dem entsprechenden motorischen Programm. Bei der Bearbeitung der Aufgabe kann die Gestenproduktion entweder dem Abruf der Wortform vorausgehen oder sie erfolgt sprachbegleitend, d. h. zeitgleich zur mündlichen Wortproduktion. Zu jedem im Therapieverlauf genutzten Bild sollte gemeinsam mit dem Patienten eine spezifische Geste festgelegt werden. Es können ikonische Gesten eingesetzt werden, welche die Bedeutung eines Wortes relativ transparent abbilden, da von der Form der Geste direkt auf Merkmale des Konzeptes geschlossen werden kann (z. B. indem die Handlung imitiert wird, wie beim Führen der becherförmigen Hand an den Mund für *trinken* oder *Tasse*). Auch nichtikonische Gesten lassen sich verwenden. Diese weisen hingegen so gut wie keine Beziehung zwischen Form und Bedeutung auf, sondern sind eher arbiträr (z. B. in die Hände klatschen für *Glück*). Bei der Aufgabe sollte berücksichtigt werden, dass das Vorliegen einer Apraxie oder einer Parese die motorische Ausführung von Gesten stark einschränken kann.

Praxis

Exemplarische Instruktion und Beispiel

Sie sehen hier ein Bild!

Zielwort: [Apfel]

Bitte machen Sie zunächst die entsprechende Geste und versuchen Sie anschließend das Bild laut zu benennen.

Festgelegte Geste: gerundete Hand in die Nähe des Mundes führen und das Reinbeißen simulieren

Mögliche Hilfen

- Vorgabe der Geste und Patient imitiert
- Vorgabe des Wortes ggf. gekoppelt mit der Geste, Patient spricht nach und imitiert die Geste
- Verwendung von anderen Hilfearten für das mündliche Bildbenennen: semantisch (z. B. Umschreibung, Oberbegriff), phonologisch (z. B. Anlauthilfe, Vorgabe der Silbenanzahl), graphematisch (z. B. Vorgabe des ersten Graphems oder der Graphemanzahl)

Steigerungsmöglichkeiten

- Reduktion der Ikonizität bzw. der Gestenkomplexität (z. B. nur noch die rund geformte Hand für Apfel)
- vermehrte Verwendung nichtikonischer Gesten, z. B. für Abstrakta
- Je nach Lokalisation des Störungsortes (z. B. eher semantisch oder eher lexikalisch) können auch phonologische Aspekte, die Wortfrequenz, Wortart oder der Grad der Abstraktheit der Wörter variiert werden.

▶ **Angenommene Wirkmechanismen.** Unter der Annahme einer netzwerkartigen Repräsentation verschiedener modalitätsspezifischer Wissensinhalte eines Konzepts stellen auch Gesten einen Bestandteil der semantischen Repräsentation eines Wortes dar (z. B. [404]). Das Ausführen einer konzepttypischen, d. h. eher ikonischen Geste führt somit zu einer zusätzlichen Aktivierung semantischer Merkmale. Bei Defiziten im semantischen System resultiert dies ggf. in einer Verbesserung des konzeptuellen semantischen Wissens (z. B. [620]). Weiterhin wird davon ausgegangen, dass auch bei Patienten mit erhaltenen semantischen Leistungen, die jedoch lexikalische Abruf- oder Speicherdefizite haben, der phonologische Abrufprozess durch die Interaktion von Gestenprodukti-on und Wortabruf erleichtert werden kann [618]. Dies lässt sich zurückführen auf eine zusätzliche Aktivierung phonologisch-lexikalischer Einträge im phonologischen Output-Lexikon über die Verbindung zu einer Gestenrepräsentation im semantischen System und/oder in einem separaten Gestenlexikon (z. B. [299]).

▶ **Evidenzbasierung: Therapieeffekte.** In einem systematischen Überblick [621] über den Einsatz von Gesten in der Aphasietherapie zeigte sich, dass für die Kombination von mündlichem Bildbenennen und Gestenproduktion signifikante Übungseffekte vorliegen (z. B. [619], [464]). Für die alleinige Produktion von Gesten ohne begleitende verbale Komponente sind weitaus weniger Übungseffekte beschrieben worden. Für den kombinierten Einsatz von Benennen und Gestenproduktion traten bisher wenige Generalisierungen auf ungeübte Items auf, jedoch ließen sich positive Veränderungen in standardisierten Aphasietests verzeichnen [619]. Weiterhin zeigte sich, dass besonders der Einsatz ikonischer Gesten erfolgversprechend in der Aphasietherapie ist. Der Großteil der Befunde beruht dabei auf Studien, in denen die nicht-gelähmte Hand (unabhängig von der prämorbiden Händigkeit) zur Ausführung der Gesten genutzt wurde. Entscheidend ist jedoch, dass die Geste tatsächlich motorisch ausgeführt wird und der Patient sie sich nicht nur intern vorstellt [617]. Schließlich wurden auch in der Konversation Veränderungen beobachtet, wie z. B. ein erhöhter Anteil grammatisch korrekter Sätze sowie eine Zunahme an Äußerungen mit neuen Informationseinheiten [186].

▶ **Im Handel erhältliches Material**
Für Objekt- und Verbabbildungen: s. Aufgabe 2 und 3 in diesem Kapitel
Für Fotos von Gesten: Gestenfotos des K2 Verlags [702]

Aufgabe 5: Mündliches Bildbenennen mit syntaktischen Hilfen

Diese Aufgabe zielt darauf ab, grammatische Informationen für den lexikalischen Abruf von Nomina zu nutzen. Im Deutschen eignet sich dafür vor allem der bestimmte Artikel, sodass der Patient zu einem Bild nicht nur die Wortform, sondern auch den entsprechenden Artikel nennen soll. Das Lö-

sen der Aufgabe erfordert neben dem Zugriff auf die entsprechende Bedeutungsrepräsentation die Aktivierung der phonologischen Wortform im POL und insbesondere den Zugriff auf wortspezifische syntaktische Informationen. Diese sind als Teil der Wissensrepräsentation im mentalen Lexikon gespeichert. Das Vorgehen kann variiert werden, indem der Therapeut den Artikel als systematische Hilfe vorgibt.

Praxis

Exemplarische Instruktion und Beispiel
Bitte benennen Sie das Bild mit dem entsprechenden Artikel!
Zielbild: [Tisch]

Mögliche Hilfen
- Vorgabe von 2 oder 3 Artikeln als Auswahlmenge
- Vorgabe des passenden Artikels (mündlich und/oder schriftlich)
- Vorgabe des Zielitems mit Artikel zum Nachsprechen
- Verwendung von anderen Hilfearten für das mündliche Bildbenennen (semantisch, phonologisch, graphematisch)

Steigerungsmöglichkeiten
- Je nach Lokalisation des Störungsortes (z. B. eher semantisch oder eher lexikalisch) können phonologische Aspekte, die Wortfrequenz oder der Grad der Abstraktheit variiert werden.

▶ **Angenommene Wirkmechanismen.** In psycholinguistischen Modellen wird angenommen, dass zusätzlich zur Bedeutungsrepräsentation im semantischen System und der phonologischen Wortformrepräsentation im POL auch grammatische Informationen, wie z. B. der wortspezifische Artikel oder die Zählbarkeit eines Nomens, im mentalen Lexikon abgespeichert sind. Die Wortformrepräsentation wird auch als Lexem bezeichnet, während die syntaktischen Eigenschaften das sogenannte Lemma bilden (vgl. Kap. 2). In konnektionistischen Theorien (z. B. [190]) führt die Aktivierung oder Vorgabe grammatischer Information zu einer Eingrenzung der aktivierten semantischen und phonologischen Knoten. Es kommt also zu einer verstärkten Aktivierung derjenigen Knoten, die mit der entsprechenden grammatischen Information im lexikalischen Netzwerk verbunden sind, z. B. Wortformen, die mit dem Artikel *das* verbunden sind. Dies erleichtert die Auswahl des Zielitems. Beobachtete Transfereffekte in der Therapie werden dadurch erklärt, dass die vermehrte Produktion von Nomina in Kombination mit dem entsprechenden Artikel zur Etablierung eines syntaktischen Rahmens für die Produktion von Nominalphrasen führt. Somit wird der Abruf der geübten Items in der Spontansprache erleichtert.

▶ **Evidenzbasierung: Therapieeffekte.** Herbert et al. [316] verwendeten diese Aufgabe in einer englischsprachigen Therapiestudie, in der nicht die definiten Artikel (im Deutschen der, die, das), sondern quantifizierende Determinierer zur Unterscheidung von zählbaren und nicht zählbaren Nomina eingesetzt wurden (z. B. some milk, a grapefruit). Die Autoren berichten sowohl von Übungseffekten als auch von einem Transfer der korrekten Verwendung von Quantor und entsprechendem Nomen in eine semistandardisierte Nacherzählung (z. B. das Märchen Aschenputtel). Die Benennleistung für ungeübte Nomina verbesserte sich mit diesem Vorgehen hingegen nicht. Die beobachteten Transfereffekte deuten darauf hin, dass mittels dieser Aufgabe auch Self-Cueing-Strategien systematisch angebahnt werden können. Dies bedeutet, dass der Patient sich durch den Abruf des Quantors bzw. Artikels implizit einen Hinweisreiz (Self-Cue) gegeben hat, der ihm den Zugriff auf die Wortform erleichterte. Die explizite Vermittlung von Self-Cueing-Strategien im semantischen Kontext wird in Aufgabe 16 in diesem Kapitel näher beschrieben.

▶ **Im Handel erhältliches Material**
Für Abbildungen von Objekten, die nach Genus geordnet sind:
• Der Grammatikgourmet – die Erweiterung [738]
• Das Artikeltrainingsbuch [566]
• Schubicards Artikel: der – die – das [718]
Für geschriebene Wörter zum Üben der Artikelzuordnung:
• Neurolinguistische Aphasietherapie: Materialien: Agrammatismus [523]

Aufgabe 6: Mündliches Bildbenennen mit phonologischen Hilfen

Bei dieser Aufgabe werden zur Unterstützung des Bildbenennens phonologische Informationen dargeboten, um den mündlichen Wortabruf zu erleichtern (d. h. die Aktivierung der Bedeutungsrepräsentation sowie den Abruf der entsprechenden phonologischen Wortform). Hilfen, die auf phonologische Merkmale des Wortes abzielen, können in vielfältiger Form verwendet werden (s. mögliche Hilfen unten). Für die objektive Erfassung des Therapieerfolgs bei der Vorgabe mehrerer Hilfen ist es jedoch wichtig, die jeweilige individuell festgelegte Hilfenabfolge für jedes Item immer in der gleichen Reihenfolge darzubieten. In Bezug auf das Übungsmaterial besteht eine mögliche Variation darin, phonologisch ähnliche Wörter zu verwenden, z. B. mit gleichem Anlaut (z. B. Kiste, Kissen, Kind), Auslaut oder Reim. Die entsprechenden Bilder werden dann gleichzeitig (z. B. in Tripletts) zum Benennen vorgegeben. Dabei wird darauf hingewiesen, dass eine phonologische Ähnlichkeit am Wortanfang oder -ende besteht.

Praxis

Exemplarische Instruktion und Beispiel
Bitte benennen Sie das Bild! Bei Schwierigkeiten helfe ich Ihnen.
Zielbild: [Rose]

Mögliche Hilfen
• Vorgabe der Silbenzahl, ggf. durch Klopfen
• Anlauthilfe
• Vorgabe der initialen Silbe oder der initialen Konsonant-Vokal-Kombination bei Einsilbern
• Vorgabe eines Reimwortes
• Vorgabe eines sich reimenden Neologismus
• Nachsprechen

Steigerungsmöglichkeiten
• Reduktion der Hilfen
• Je nach Lokalisation des Störungsortes können phonologische Aspekte (z. B. Silbenanzahl), die Wortfrequenz oder der Grad der Abstraktheit variiert werden.

▶ **Angenommene Wirkmechanismen.** Für phonologische Hilfen wird angenommen, dass sie trotz ihres segmentalen Charakters dazu beitragen, ganzheitliche lexikalische Einträge im POL zu aktivieren. Im interaktiven Sprachverarbeitungsmodell von Dell und Kollegen [190], [187] wird dies durch die Annahme von *Feedback*-Prozessen zwischen der phonologischen Ebene (d.h. den Phonem- bzw. Silbenknoten) und der semantischen Ebene erklärt. Diese Rückkopplungsprozesse führen innerhalb des lexikalischen Netzwerks zu einer verstärkten Aktivierung derjenigen phonologischen Informationen des Zielitems, die bis dahin noch nicht zur Verfügung standen. Bei Verwendung von phonologisch ähnlichen Übungswörtern (z.B. Wörter mit gleichem Anlaut) ist anzunehmen, dass die phonologische Ähnlichkeit zu einer erhöhten Aktivierung relevanter phonologischer Knoten führt. Dies zieht eine Stärkung der phonologisch-lexikalischen Repräsentation nach sich [234]. Eine phonologisch orientierte Zusammenstellung der Übungsitems eignet sich demnach insbesondere für Patienten mit primär phonologischen Defiziten bei der mündlichen Wortproduktion.

▶ **Evidenzbasierung: Therapieeffekte.** Vor allem für Patienten mit Zugriffsstörungen auf das phonologische Output-Lexikon wurden in zahlreichen Studien nach der Anwendung phonologischer Hilfen Übungseffekte im mündlichen Bildbenennen verzeichnet (z.B. [497], [59], [66]). Die beobachteten Verbesserungen können bisher jedoch nicht eindeutig auf die Vorgabe einer ganz bestimmten phonologischen Hilfe (z.B. Anlauthilfe) zurückgeführt werden, da die verschiedenen Hilfen bisher noch nicht unabhängig voneinander systematisch erprobt wurden. Bezüglich des verwendeten Materials wurde für Patienten mit Defiziten in den phonologisch-lexikalischen Repräsentationen beobachtet, dass die statistischen Effektstärken der Übungseffekte höher waren, wenn phonologisch relatierte Wörter verwendet wurden im Vergleich zu unrelatiertem Material [234], [312]. Generalisierungseffekte auf die Benennleistung für ungeübte Items sind dagegen seltener berichtet worden (z.B. [319]), können jedoch durch eine gezielte Zusammenstellung des geübten und ungeübten Materials begünstigt werden. So beschreiben Biedermann und Kollegen [66] verbesserte Benennleistungen für ungeübte Wörter, die zu den geübten Wörtern homophon waren. Homophone Wörter klingen gleich, haben jedoch unterschiedliche Bedeutungen (z.B. geübtes Item: *Bank* in der Bedeutung von Sitzbank, ungeübtes Item: *Bank* in der Bedeutung des Geldinstituts). Raymer und Kollegen beobachteten darüber hinaus für einige Patienten Generalisierungen auf ungeübte Wörter mit dem gleichen Reim [589]. Wambaugh und Kollegen [721] berichten, dass sowohl Patienten mit phonologischem als auch mit semantischem Störungsschwerpunkt von phonologischen Hilfen profitieren können. Das mündliche Bildbenennen, ggf. mit Nachsprechen als mögliche phonologische Hilfe, nutzt auch die sogenannte *Constraint Induced Aphasia Therapy* (CIAT) in Form eines intensiven Gruppentrainings (z.B. [569], [491]). Nickels und Osborne [538] haben jedoch gezeigt, dass dieses Vorgehen auch in einer weniger intensiven Vorgehensweise zu Verbesserungen im Bildbenennen führen kann.

▶ **Im Handel erhältliches Material**
Für Objekt- und Verbabbildungen siehe Aufgabe 2 und 3 in diesem Kapitel
Für Abbildungen von phonologisch relatierten Wörtern:
• Phonofit: Auftakt stimmt – Wörter mit gleicher Anfangssilbe [19]
• Zwillingsbilder Na Logo: Wörter mit gleichem Anfangslaut von Trialogo [515]
Für Abbildungen von homophonen Wörtern:
• Doppelbegriffe in Bildern von Schubi [659]

Aufgabe 7: Mündliches Bildbenennen mit graphematischen Hilfen

Bei dieser Aufgabe werden für das mündliche Bildbenennen graphematische Informationen als systematische Hilfen eingesetzt, um den Zugriff auf die phonologische Wortform im POL (nach Aktivierung der Bedeutungsrepräsentation im semantischen System) zu elizitieren. Graphematische Hilfen können dabei vielfältig variieren (s. mögliche Hilfen in der Praxisbox) und sollten idealerweise in einer festen Reihenfolge dargeboten werden (vgl. auch Aufgabe 6 in diesem Kapitel).

Praxis

Exemplarische Instruktion und Beispiel
Hier sehen Sie ein Bild. Bitte benennen Sie es.
Bild: [Tisch]

Mögliche Hilfen
- Vorgabe der Graphemanzahl
- Vorgabe einer Auswahlmenge für das initiale Graphem, z. B. [T] [A] [F]
- sukzessive Vorgabe einzelner Grapheme des Zielitems: [T] [I] [SCH]
- Vorgabe des geschriebenen Zielwortes

Steigerungsmöglichkeiten
- Je nach Lokalisation des Störungsortes (z. B. eher semantisch oder eher lexikalisch) können phonologische Aspekte, die Wortfrequenz oder der Grad der Abstraktheit variiert werden.
- Reduktion der Hilfen

▶ **Angenommene Wirkmechanismen.** Die positiven Effekte graphematischer Hilfen beim mündlichen Bildbenennen werden in der neurolinguistischen Forschung durch mindestens 3 verschiedene Mechanismen erklärt: (1) Die Aktivierung der Wortform im POL wird durch erhaltene segmental-phonologische Prozesse begünstigt (z. B. wird das Graphem T über die Graphem-Phonem-Korrespondenz in das entsprechende Phonem /t/ konvertiert, dieses wiederum aktiviert über einen Rückkopplungsmechanismus ähnlich wie eine Anlauthilfe den phonologischen Eintrag /tɪʃ/ im POL [59], [527]). (2) Segmentale graphematische Information gelangt entweder über die lexikalische oder die nichtlexikalische Verarbeitungsroute in das graphematische Output-Lexikon und es besteht eine direkte Verbindung zwischen diesem und dem phonologischen Output-Lexikon, über welche der phonologische Eintrag aktiviert wird (für Modellvorstellungen, die einen derartigen Wirkmechanismus zulassen s. z. B. [531], [735]). (3) Die Informationsverarbeitung innerhalb der lexikalischen Leserouten erfolgt kaskadenartig, sodass bereits orthographische Teilinformationen (wie z. B. das Initialgraphem) zur Aktivierung des phonologisch-lexikalischen Eintrags im POL beitragen [348].

▶ **Evidenzbasierung: Therapieeffekte.** Mehrere Studien berichten über Übungseffekte beim mündlichen Bildbenennen nach Verwendung graphematischer Hilfen [31], [184], [440]. Generalisierungen wurden bisher seltener beobachtet, jedoch ist anzunehmen, dass mittels dieser Aufgabe auch *Self-Cueing*-Strategien systematisch angebahnt werden können. Möglicherweise tragen diese dann zu einem Transfer bei. Dabei gibt sich der Patient durch den Abruf graphematischer Informationen einen Hinweisreiz (sogenannter *Self-Cue*), der ihm den Zugriff auf die phonologische Wortform erleichtert. Voraussetzung dafür sind jedoch relativ gut erhaltene Kenntnisse über die Umwandlung von Graphemen in die entsprechenden Phoneme. Die Anwendung von *Self-cueing*-Strategien dieser Art erfordert darüber hinaus ein explizites Üben, welches in Aufgabe 16 in diesem Kapitel näher beschrieben ist.

▶ **Im Handel erhältliches Material**
s. Bilder aus den Aufgaben 2, 3 und 6 in diesem Kapitel.

Aufgabe 8: Häufiges Nachsprechen mit Aktivierung gestischer, semantischer oder phonologischer Informationen

Bei dieser Aufgabe wird der Patient dazu aufgefordert, ein vorgegebenes Wort mehrfach hintereinander nachzusprechen. Zusätzlich soll eine passende Geste ausgeführt werden bzw. es werden Fragen zu semantischen und/oder phonologischen Merkmalen des Wortes bearbeitet. Die Fragen zu semantischen Informationen können z. B. auf Kohyponyme, semantische Attribute oder semantische Assoziationen abzielen. Phonologisch-orientierte Fragen können sich z. B. auf das Initialphonem, die Silbenanzahl oder ein Reimwort beziehen. Ggf. sind auch rezeptive semantische Übungsanteile vor oder nach dem mehrfachen Nachsprechen integrierbar (z. B. Wort-Bild-Zuordnen). Eine mögliche Variation besteht darin, zusätzlich zum Nachsprechen den Abruf des Zielitems durch verzögertes mündliches Bildbenennen zu trainieren. Nach dem mehrfachen Nachsprechen wird dem Patienten dabei das entsprechende Bild vorgelegt, welches jedoch erst nach einer gewissen Verzögerung (z. B. 5 Sekunden) benannt werden soll.

Praxis

Exemplarische Instruktion und Beispiel

Ich sage Ihnen ein Wort, bitte sprechen Sie es dreimal hintereinander nach!

Zielwort: [fangen]

Fragen zu phonologischen Eigenschaften:

Mit welchem Laut beginnt das Wort?

Reaktion: /f/

Können Sie mir ein Wort sagen, das sich auf [fangen] reimt?

Reaktion z. B.: sangen

Fragen zu semantischen Eigenschaften:

Welche Assoziation haben Sie zu [fangen]?

Reaktion z. B.: Kinder

Was kann man [fangen]?

Reaktion z. B.: Fische

Mögliche Hilfen

Die wesentliche Hilfe besteht darin, dass der Therapeut das Zielitem wiederholt zum Nachsprechen vorgibt (vollständig oder falls erforderlich auch silbenweise). Da die Zielform so immer verfügbar ist, stellt dies bereits eine maximale Hilfe dar und es sind keine weiteren Hilfen vorgesehen.

Steigerungsmöglichkeiten

Je nach Lokalisation des Störungsortes (z. B. eher semantisch oder eher lexikalisch) können phonologische Aspekte, die Wortfrequenz oder der Grad der Abstraktheit variiert werden.

▶ **Angenommene Wirkmechanismen.** Es wird davon ausgegangen, dass die vermehrte Aktivierung der phonologisch-lexikalischen Wortform durch das wiederholte Nachsprechen zu einer Stärkung des Lexikoneintrags führt. Dies wiederum vereinfacht den Wortabruf bei der erneuten Produktion. Die zusätzliche Bearbeitung semantischer Eigenschaften (z. B. durch semantische Fragen) oder die Vorgabe des Bildes sollen die Aktivierung der konzeptuellen Repräsentation sicherstellen und ein rein segmentales Nachsprechen vermeiden. Somit zielt die Aufgabe primär auf den Zugriff vom semantischen System auf das phonologische Output-Lexikon ab. Da bei dieser Aufgabe das Zielitem stets vom Therapeuten vorgegeben wird, kommt von Beginn an eine maximale Hilfe bei relativ geringer Eigenleistung des Patienten zum Einsatz. Somit ist das Auftreten von fehlerhaften Äußerungen deutlich geringer als bei anderen Aufgaben, die die Zugriffsroute SEM-POL trainieren (wie z. B. das mündliche Bildbenennen). Einige Autoren gehen davon aus, dass dieses fehlervermeidende Vorgehen in der Aphasietherapie (*errorless learning*, z. B. [156], [231], [232]) zu einem höheren Lerneffekt führen kann als Settings, die ein größeres Fehlerpotenzial beinhalten (vgl. Erläuterungen zu Beginn von Kap. 4.4.1).

▶ **Evidenzbasierung: Therapieeffekte.** Übungseffekte zeigten sich für das häufige Nachsprechen sowohl mit anschließender Bearbeitung semantischer als auch phonologischer Informationen (z. B. [590]). Für die Anwendung dieser Aufgabe in Kombination mit Aufgaben zum lauten Lesen und verzögerten Benennen wurden Übungseffekte für Nomen und auch für Verben beobachtet [593]. Generalisierungen auf ungeübte Items treten selten auf, jedoch berichten einige Studien über einen Leistungsanstieg in standardisierten Testverfahren wie z. B. der Western Aphasia Battery (WAB) (z. B. [590]). Weiterhin wurde ein Anstieg von grammatisch korrekten Sätzen und von Äußerungen mit neuen Informationseinheiten in der Konversation beschrieben [186].

▶ **Im Handel erhältliches Material**

s. Material aus den Aufgaben 2, 3, 4 und 6 in diesem Kapitel.

Aufgabe 9: Elizitieren eines Wortes nach Kontextvorgabe

Bei dieser Aufgabe erfolgt der Wortabruf nicht primär durch das Benennen eines Bildes, sondern indem ein kurzer situativer Kontext in Form von 2–3 Sätzen vom Therapeuten mündlich oder schriftlich vorgegeben wird. Der Kontext schafft dabei einen semantischen Bezugsrahmen, der den Abruf des Zielwortes unterstützen soll. Im letzten Satz des Kontextes wird das Zielwort direkt mithilfe einer W-Frage erfragt. Mit dieser Aufgabe können unterschiedliche Wortarten (Nomina, Verben, Adjektive) geübt werden. Hierbei lassen sich insbesondere auch für den Patienten persönlich relevante Wörter, die ggf. schwer abbildbar sind, integrieren. Situationsbilder können als Hilfe eingesetzt werden.

Praxis

Exemplarische Instruktion und Beispiel

Ich beschreibe Ihnen jetzt eine Situation und frage Sie anschließend nach einem bestimmten Wort.

Situativer Kontext 1: Die Familie hat im Garten ein Feuer gemacht. Sie wollen auch etwas essen und haben Bratwürste dabei. Was machen sie mit den Bratwürsten?
Zielwort: [grillen]

Situativer Kontext 2: Die Familie isst Bratwürste im Garten. Die Kohle ist noch warm. Womit hat die Familie die Bratwürste zubereitet?
Zielitem: [Grill]

Mögliche Hilfen

* Vorgabe eines Bildes oder einer Bildgeschichte, die den situativen Kontext abbildet (z. B. Familie, die über einem Feuer Würste grillt)
* Vorgabe weiterer kontextbezogener Sätze
* Vorgabe eines Lückensatzes
* schriftliche Vorgabe der Kontextsätze
* Vorgabe einer Auswahlmenge (schriftlich/mündlich)

Steigerungsmöglichkeiten

* Kürzen des Kontextes
* Je nach Lokalisation des Störungsortes (z. B. eher semantisch oder eher lexikalisch) können phonologische Aspekte, die Wortfrequenz oder der Grad der Abstraktheit variiert werden.

▶ **Angenommene Wirkmechanismen.** Im Gegensatz zum klassischen Bildbenennen erfolgt die Aktivierung der semantischen Repräsentation nicht durch eine Abbildung des Zielwortes, sondern anhand der Beschreibung einer Situation. Die einzelnen Teilinformationen dieses situativen Kontextes müssen auf der propositionalen Ebene erfasst und zueinander in Bezug gesetzt werden. Daraus wird auf der Mitteilungsebene eine mentale Repräsentation, das sogenannte Situationsmodell, generiert (z. B. [705]). Damit kommt das Vorgehen den Anforderungen des Wortabrufs in der Spontansprache bzw. in spontanen Gesprächssituationen näher als das Bildbenennen. Ausgehend von der mentalen Repräsentation des situativen Kontextes auf der Mitteilungsebene müssen anschließend die Bedeutungsrepräsentation des intendierten Wortes und der entsprechende phonologisch-lexikalische Eintrag im POL aktiviert werden.

▶ **Evidenzbasierung: Therapieeffekte.** Die elizitierte mündliche Produktion durch die Vorgabe eines Kontextes wurde von Kim und Kollegen für die Behandlung des Verbabrufs verwendet [392]. Dabei konnte neben Übungseffekten auch eine verbesserte Leistung beim Produzieren von Sätzen mit den geübten Verben beobachtet werden. Darüber hinaus beschreiben die Autoren einen Transfereffekt, der sich in einer Märchennacherzählung durch einen Anstieg der Anzahl produzierter Verben zeigte.

▶ **Im Handel erhältliches Material**
Ideen für mögliche Kontexte lassen sich z. B. ableiten aus:

* Neurolinguistische Aphasietherapie: Material: connect – Therapiematerial zur Verarbeitung textverbindener Elemente [640]
* Textbausteine aus dem Material Lingozin [638]
* Spiel Quatschkopf aus dem Trialogo Verlag [111]
* Grundwortschatz Deutsch [297]

Aufgabe 10: Elizitieren eines Wortes nach Definitionsvorgabe

Ähnlich wie bei der Elizitierung nach Kontextvorgabe (Aufgabe 9 in diesem Kapitel) wird die mündliche Wortproduktion bei dieser Aufgabe nicht durch ein Bild angeregt, sondern durch die Vorgabe einer Definition des Zielitems. Die mündlich oder ggf. auch schriftlich vorgegebene Definition sollte dabei die Bedeutung des Zielwortes in einem Satz beschreiben. Diese kann auch mit dem Patienten gemeinsam erarbeitet werden. Da die Aufgabe nicht auf Bildmaterial zurückgreift, eignet sie sich ungeachtet der Wortart auch für das Üben von Abstrakta und für individuell relevante Begriffe.

Praxis

Exemplarische Instruktion und Beispiel

Ich nenne Ihnen jetzt eine Definition. Bitte sagen Sie mir das entsprechende Wort dazu!
Definition: [Ein Gemütszustand, bei dem jemand sehr froh und beglückt ist.] (Zielwort: Freude)
Definition: [Ein Tätigkeitswort, das beschreibt, wenn etwas nicht gelingt.] (Zielwort: scheitern)

Mögliche Hilfen

* Vorgabe des semantischen Feldes des Zielitems (z. B. Es ist ein Begriff, der mit dem Verstand zu tun hat; für das Zielitem denken)
* Erweiterung der Definition oder weitere semantische Hinweise

- schriftliche Vorgabe der Definition
- Vorgabe einer Auswahlmenge
- Verwendung von anderen Hilfearten für die mündliche Wortproduktion (phonologisch, graphematisch, Lückensatz)

Steigerungsmöglichkeiten
Je nach Lokalisation des Störungsortes (z. B. eher semantisch oder eher lexikalisch) können phonologische Aspekte, die Wortfrequenz oder der Grad der Abstraktheit variiert werden.

▸ **Angenommene Wirkmechanismen.** Vergleichbar mit anderen Aufgaben zur mündlichen Wortproduktion, die jedoch überwiegend Bildmaterial verwenden, werden auch bei dieser Aufgabe semantische Eigenschaften des entsprechenden Begriffs im konzeptuellen Netzwerk durch die Vorgabe der itemspezifischen Definition aktiviert. Ausgehend von dieser Aktivation kann anschließend auf den phonologisch-lexikalischen Eintrag im Output-Lexikon zugegriffen werden.

▸ **Evidenzbasierung: Therapieeffekte.** Die Aufgabe wurde als Teil eines mehrstufigen therapeutischen Vorgehens in der Studie von Greenwood et al. [293] beschrieben. In einer Kombination mit weiteren Aufgaben (Wortflüssigkeitsaufgaben zu den geübten semantischen Feldern, freie Konversation über bestimmte Themen) beobachteten die Autoren Übungseffekte und eine qualitative Veränderung des Fehlermusters. Dieses veränderte sich von semantisch unrelatierten Fehlbenennungen hin zu semantisch nahen Paraphasien.

▸ **Im Handel erhältliches Material**
- Definitionen aus z. B. Duden oder Fremdwörterduden
- Vorschläge für Definitionen aus dem Buch Kognitiv-orientierte Sprachtherapie – Methoden, Material und Evaluation für Aphasie, Dyslexie und Dysgraphie [674]
- Definitionen aus Kreuzworträtseln
- Internetdatenbanken, wie z. B. www.duden.de, www.fremdwort.de, www.woxikon.de
- Neurolinguistische Aphasietherapie: Materialien: Satzergänzung [525]
- Definitionen finden aus dem Arbeitsbuch Aphasie [242]
- Spiele: Tabu [318], Das Dings [110]

Für die Formulierung von Definitionen für Adjektive über Antonyme:
- Gegensatzpaare aus dem Arbeitsbuch Aphasie [242]

Aufgabe 11: Satzvervollständigung

Bei dieser Aufgabe soll das Zielwort in einen mündlich oder schriftlich dargebotenen Lückensatz eingefügt werden. Da hier keine Abbildungen erforderlich sind, ist die Aufgabe analog zu den Elizitierungsaufgaben (Aufgabe 9 und 10 in diesem Kapitel) für verschiedene Wortarten, Wörter mit unterschiedlichem Abstraktheitsgrad und insbesondere auch für persönlich relevante Wörter einsetzbar. Für Verben besteht eine mögliche Variation der Aufgabe darin, lediglich 2 Nomina bzw. Nominalphrasen vorzugeben, zu denen der Patient ein passendes Verb nennen soll.

Praxis

Exemplarische Instruktion und Beispiel
Ich zeige Ihnen jetzt einen Satz, in dem ein Wort fehlt. Bitte nennen Sie mir das fehlende Wort.
Die Vorschriften für das Errichten von Gebäuden regelt das _____. (Zielwort: Baurecht)
Der Medizinstudent muss während seiner Ausbildung viel _____. (Zielwort: lernen)
Der Bauer _____ das Feld. (Zielwort: pflügt)

Mögliche Hilfen
- semantische Hilfen (z. B. Hinweis auf eine Eigenschaft, Kontext, Assoziation)
- Vorgabe einer Auswahlmenge
- Verwendung von anderen Hilfearten für die mündliche Wortproduktion (phonologisch, graphematisch)

Steigerungsmöglichkeiten
Je nach Lokalisation des Störungsortes (z. B. eher semantisch oder eher lexikalisch) können phonologische Aspekte, die Wortfrequenz oder der Grad der Abstraktheit variiert werden.

▸ **Angenommene Wirkmechanismen.** Es ist davon auszugehen, dass der dargebotene Lückensatz, vergleichbar zur Vorgabe eines situativen Kontextes, eine mentale Repräsentation der Satzproposition generiert. Für die Produktion des Zielitems müssen anschließend die Bedeutungsrepräsentation des intendierten Zielwortes im semantischen

System und der entsprechende phonologisch-lexikalische Eintrag im POL erfolgreich aktiviert werden. Bei Verben wird angenommen, dass vor allem die Vorgabe der Verbargumente im Lückensatz Informationen über die Verbargumentstruktur im mentalen Lexikon zugänglich macht. Dies wiederum trägt zu einer zusätzlichen Aktivierung des Ziellemmas bei und erleichtert in der Folge den Zugriff auf die phonologische Wortform (d. h. das Lexem).

▶ **Evidenzbasierung: Therapieeffekte.** In Kombination mit Aufgaben zum Satzverständnis beschreiben Marshall und Kollegen [463], [462] für diese Aufgabe verbesserte Leistungen bei der mündlichen Produktion von geübten Verben und positive Effekte bei der Bildbeschreibung.

▶ **Im Handel erhältliches Material**
- Neurolinguistische Aphasietherapie: Materialien: Satzergänzung [525]
- Grundwortschatz Deutsch [297]

Aufgabe 12: Verb-Netzwerk-Stärkungs-Therapie (V-NeST)

Bei diesem von Edmonds und Kollegen [209], [210] entwickelten therapeutischen Vorgehen wird die mündliche Produktion von Verben und entsprechender Argumente nach einem feststehenden Ablauf geübt (für einen Überblick s. [211]). Der Verbabruf wird hierbei in eine Sequenz eingebettet, die aus einem plausiblen Agens-Patiens-Paar besteht. Hierfür soll zunächst der Patient möglichst eigenständig zu einem Verb mehrere spezifische Agens-Patiens-Sequenzen bilden. Für das Verb kaufen wäre beispielsweise der Agens Handwerker in Kombination mit dem Patiens Bohrmaschine spezifischer als der Agens Mann. Mithilfe von W-Fragen werden anschließend für das Verb mögliche Adjunkte erarbeitet (d. h. ergänzende nichtobligatorische Einheiten, z. B. Ortsbestimmungen: im Baumarkt). Ergänzt wird das Vorgehen, indem die Plausibilität von weiteren Agens-Verb-Patiens-Sequenzen beurteilt werden soll. Der erneute Abruf des Zielverbs sowie einer plausiblen Agens-Patiens-Sequenz trainiert abschließend die mündliche Produktion des Verbs im Satzkontext. Bei Verwendung von di-transitiven Verben (d. h. 3-stelligen Verben) werden entsprechend 3 obligatorische Argumente erarbeitet (z. B. Agens-Patiens-Rezipient für das Verb geben).

Zur Festigung kann der Patient ergänzend zur mündlichen Produktion die gebildeten Sequenzen bzw. Sätze auch laut vorlesen.

▶ **Angenommene Wirkmechanismen.** Zugrunde liegende Annahme der von Edmonds und Kollegen entwickelten V-NeST-Methode ist, dass sich die Verwendung von Verben in der mündlichen Produktion besonders erfolgversprechend üben lässt, wenn das Vorgehen zusätzlich zum Abruf der Wortform auch die entsprechende Verbargumentstruktur aktiviert [209], [210], [211]. Verschiedene Lexikonmodelle gehen davon aus, dass die Anzahl der obligatorischen Argumente eines Verbs (d. h. die Transitivität) und ihre typischen thematischen Rollen als Teil des lexikalischen Eintrags ergänzend zu den semantischen und phonologischen Informationen abgespeichert sind (für einen Überblick s. [211]). Die (netzwerkartige) Verbindung zwischen Verben und den mit ihnen assoziierten Argumenten konnte in Primingstudien aufgezeigt werden [230]. Mit der V-NeST-Methode wird inhärent das Wissen darüber vermittelt, dass jedes Verb thematische Rollen erfordert, die im Satzkontext durch passende Argumente „besetzt" werden müssen. So gesehen nehmen Verben eine zentrale Rolle für die erfolgreiche Satzproduktion ein, da die syntaktische Struktur eines Satzes auf der Verb-Argument-Struktur basiert.

▶ **Evidenzbasierung: Therapieeffekte.** Nach Anwendung der V-NeST Methode wurden Übungseffekte, d. h. verbesserte Benennleistungen von geübten Verben und Nomina verzeichnet [209], [210]. Darüber hinaus wird von Generalisierungen auf die elizitierte Satzproduktion sowie von einem Anstieg vollständiger Sätze in der Spontansprache berichtet. Die positive Veränderung des Communicative Effectiveness Index (CETI) wird von Edmonds als Transfer in kommunikative Fähigkeiten interpretiert [211]. Ein anschaulicher Überblick zur Verb-Netzwerk-Stärkungs-Therapie und zur Durchführung der einzelnen Schritte sowie Informationen zu unterstützenden Computerapplikationen findet sich unter http://tactustherapy.com/vnest-verb-network-strengthening-app/.

Praxis

Exemplarische Instruktion und Beispiel

Ich zeige Ihnen eine Wortkarte mit einem Verb, also einer Tätigkeit.

Zielitem: [kaufen]

Schritt 1: Generieren von 3 möglichst spezifischen Agens-Patiens-Paaren zu dem vorgegebenen Verb:

Wer könnte etwas kaufen? Reaktion: z. B. ein Kind

Was könnte gekauft werden? Reaktion: z. B. ein Lutscher

Wiederholen bis 3 verschiedene Agens-Patiens-Sequenzen für das Zielverb gefunden wurden, z. B. [Kind – Lutscher], [Handwerker – Bohrmaschine], [Taucher – Schnorchel]

(Die Sequenzen werden vom Therapeuten oder ggf. vom Patienten schriftlich festgehalten.)

Zur Festigung können die Agens-Patiens-Sequenzen anschließend vom Patienten laut vorgelesen werden.

Schritt 2: Bearbeitung einer Agens-Verb-Patiens-Sequenz mittels W-Fragen:

Bitte wählen Sie eine Sequenz aus, mit der wir weiterarbeiten und beantworten Sie die Fragen! (Die Reaktionen werden vom Therapeuten notiert.)

Wo kann ein Handwerker eine Bohrmaschine kaufen?

Wann kann eine Bohrmaschine gekauft werden?

Warum kauft ein Handwerker eine Bohrmaschine?

Zur Festigung können die Agens-Verb-Patiens-Sequenzen anschließend mit dem jeweiligen Adjunkt vom Patienten laut vorgelesen werden.

Schritt 3: Entscheiden über semantische Korrektheit von vorgegebenen Sätzen:

Ich spreche/lese Ihnen jetzt verschiedene Sätze vor. Einige sind plausibel, andere eher nicht. Bitte entscheiden Sie, ob der Satz plausibel ist oder nicht!

Unplausibel: [Das Kind kauft eine Bohrmaschine.] [Der Handwerker kauft einen Schnorchel.]

Plausibel: [Der Taucher kauft ein Paar Flossen.] [Der Handwerker kauft einen Schraubenzieher.]

Schritt 4: Verzögerter Verbabruf mit anschließender Formulierung eines Satzes

Bitte nennen Sie mir noch einmal das Verb, an dem wir gerade gearbeitet haben!

Bitte bilden Sie noch einmal einen Satz mit diesem Verb!

Mögliche Hilfen für Schritt 1

- kontextuelle Fragen zu möglichen Argumenten (z. B. Fällt Ihnen jemand ein, der in Ihrer Familie oder in Ihrem beruflichen Umfeld diese Tätigkeit häufig macht/der diese Tätigkeit in einer bestimmten Umgebung ausübt?)
- semantische Umschreibung eines möglichen Agens/Patiens
- Vorgabe eines semantischen Nachbarn zu einem möglichen Agens/Patiens
- Entscheidungsfrage mit semantisch korrekter/semantisch inkorrekter Option (z. B. Kann man einen Kinderwagen schieben oder kann man einen Fluss schieben?)

Steigerungsmöglichkeiten für Schritt 2

- Steigerung der Abstraktheit der Verben
- Steigerung der Anzahl der Argumente
- Steigerung der Anzahl der Adjunkte

Steigerungsmöglichkeiten für Schritt 3

- Können Sie mir erklären, warum der Satz unplausibel ist?
- Können Sie den Satz mit einem passenden Wort verbessern?

Steigerungsmöglichkeiten für Schritt 4

Erhöhte Zeitverzögerung

▶ **Im Handel erhältliches Material**

- nach Themenfeldern geordnete Nomen und Verben aus der Materialsammlung Lingozin [638]
- Neurolinguistische Aphasietherapie: Materialien: Störungen der lexikalisch-semantischen Verbverarbeitung [522]
- ELA-Karten (http://www.ela-photoseries.com/index.html) [681]
- Fotoboxen-Verben aus dem Prolog Verlag [217]

- diverse Abbildungen der TwinFit-Reihe (z. B. TwinFit – Verba [224])
- Spiel Quatschkopf – Verbformen, Situationen, Spontansprache von Trialogo [111]
- MODAK: Handlungsabbildungen [452]
- Foto Didac: Tätigkeiten [238]
- Verbabbildungen aus der Metacom-Sammlung [400]
- action [32]

Aufgabe 13: Generieren von Verb-Nomen-Assoziationen

Bei dieser Aufgabe soll der Patient zu einem mündlich oder schriftlich vorgegebenen Verb möglichst viele passende, d. h. kontextuell assoziierte Nomina nennen oder umgekehrt möglichst viele passende Verben zu einem vorgegebenen Nomen aufzählen. Diese Aufgabe erfordert u. a. auch Leistungen, die beim freien Wortabruf eine Rolle spielen.

Praxis

Exemplarische Instruktion und Beispiel

Welche Dinge und Personen passen zu dieser Tätigkeit?
Vorgabe: [fliegen]
mögliche Reaktionen: Pilot, Flugzeug, Vogel, Hubschrauber, Stewardess, Urlauber
Was kann man hiermit machen?
Vorgabe: [Tee]
mögliche Reaktionen: trinken, kochen, genießen, einschenken, umschütten, kaufen

Mögliche Hilfen

- Vorgabe einer Auswahlmenge
- bei fehlerhafter Reaktion: Gegenüberstellung des unpassenden Wortes mit einem passendem Wort
- Verwendung von anderen Hilfearten für die mündliche Wortproduktion (z. B. phonologisch, graphematisch, Lückensatz)

Steigerungsmöglichkeiten

- Je nach Lokalisation des Störungsortes (z. B. eher semantisch oder eher lexikalisch) können phonologische Aspekte, die Wortfrequenz oder der Grad der Abstraktheit variiert werden.
- anschließende Produktion eines Satzes

▶ **Angenommene Wirkmechanismen.** Es wird angenommen, dass diese Aufgabe zu einem verbesserten Zugriff auf die geübten Wortformen führt, da die Verbindung zwischen Verben und häufig mit ihnen gemeinsam auftretenden Argumenten gestärkt wird. Durch den Abruf thematisch assoziierter Nomina bzw. Verben wird somit auch das semantische Netzwerk frequenter Verb-Nomen-Verbindungen aktiviert. Aus diesem Grund sind Generalisierungen in die Satzproduktion für die geübten Items erwartbar.

▶ **Evidenzbasierung: Therapieeffekte.** Nach dem Durchführen dieser Aufgabe wurden Übungseffekte beim mündlichen Bildbenennen der geübten Verben sowie eine modalitätsübergreifende Generalisierung für geübte Items (d. h. eine Verbesserung des Verständnisses) von Webster und Gordon beschrieben [730]. Darüber hinaus konnten die Autoren eine Generalisierung auf eine andere Aufgabe, die mündliche Produktion von Sätzen, für die geübten Verben verzeichnen.

▶ **Im Handel erhältliches Material**
- nach Themenfeldern geordnete Nomen, Verben und Adjektivvorschläge, z. B. aus: Lingozin [638], Neurolinguistische Aphasietherapie, Materialien: Lexikalisch-semantische Störungen [521] und Störungen der lexikalisch-semantischen Verbverarbeitung [522]
- Das digitale Wörterbuch der deutschen Sprache (DWDS) stellt zu jedem Suchbegriff typische Kollokationen in einer Wortwolke dar: www.dwds.de.
- Memogym I: Sprache und Gedächtnis in Spiel und Therapie (Handlungen) [214]

Aufgabe 14: Aufgaben zur Wortflüssigkeit

Bei dieser Aufgabe wird der Patient aufgefordert, so viele unterschiedliche Wörter wie möglich zu einer bestimmten Vorgabe mündlich zu produzieren. Die Vorgabe kann sich dabei auf eine semantische Kategorie beziehen (z. B. Nennung von Obstsorten), auf formale Eigenschaften von Wörtern (z. B. Aufzählen von Wörtern, die mit einem bestimmten Laut und/oder Buchstaben anfangen) oder auch einen situativen Kontext darstellen (z. B. Abruf von Gegenständen, die im Badezimmer vorkommen). Die Produktion von Wörtern nach formal-lexikalischen Kriterien erfordert eher postsemantische phonologische Suchprozesse, wohingegen in semantischen und/oder situativen Bedingungen vorrangig Bedeutungsrepräsentationen generiert werden müssen. Die Wortgenerierung nach semantischen Kriterien ist schwieriger als beispielsweise das mündliche Benennen von Bildern, da keine spezifischen semantischen Merkmale einer Bedeutungsrepräsentation durch einen Bildstimulus aktiviert werden. Stattdessen werden durch die Vorgabe einer semantischen Kategorie lediglich Kategoriemerkmale aktiviert. Alle weiteren semantischen Merkmale für die zu nennenden Wörter müssen folglich selbstständig aktiviert werden. Aufgrund der hohen Anforderungen an den mündlichen Wortabruf, die mit dieser Aufgabe sowohl in der semantischen als auch in der formal-lexikalischen Bedingung verbunden sind, eignet sie sich vor allem auch für Patienten mit Restaphasie oder residualen lexikalischen Störungen.

Die Aufgabe kann variiert werden, indem zeitliche Beschränkungen für die Wortgenerierung festgelegt werden (z. B. Nennung von so vielen unterschiedlichen Wörtern innerhalb 1 Minute) oder semantische und phonologische Kriterien kombiniert vorgegeben werden (z. B. Nennung von Tie-ren, die mit B beginnen). Die Aufgabe eignet sich gut als Ergänzung zu anderen Aufgaben, die den Wortabruf itemspezifisch trainieren. In diesem Fall sollte die Wortflüssigkeitsaufgabe auf diejenigen Wörter abzielen, die in anderen Aufgaben (z. B. Bildbenennen, semantische Merkmalsanalyse) geübt wurden (z. B. Wortgenerierung zum individuell alltagsrelevanten Kontext *Labor*, nachdem mit einem Patienten, der in einem chemischen Labor tätig ist, beruflich relevante Items im mündlichen Bildbenennen geübt wurden).

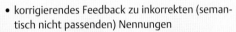

Praxis

Exemplarische Instruktion und Beispiel
Situative Bedingung: Bitte nennen Sie mir so viele Wörter, wie Ihnen einfallen zum Thema: [Garten]
Formal-lexikalische Bedingung: Bitte nennen Sie mir so viele Wörter, wie Ihnen einfallen, die mit /t/ beginnen.
Variation: Wir haben heute wieder mit vielen Bildern zum Thema [Küche] gearbeitet. Nennen Sie mir bitte noch einmal so viele Wörter, wie Ihnen einfallen zum Thema [Küche].

Mögliche Hilfen
- Aufforderung, sich die vorgegebene situative Bedingung für die semantische Kategorie vorzustellen (z. B. Stellen Sie sich vor, Sie gehen in Ihre Küche, was sehen Sie dort?)
- verstärkendes Feedback zu korrekten Nennungen
- korrigierendes Feedback zu inkorrekten (semantisch nicht passenden) Nennungen
- Nutzen des letztgenannten Items um weitere passende Wörter zu elizitieren (z. B. Sie haben Blumen gesagt, welche Blumensorten fallen Ihnen ein?)

Steigerungsmöglichkeiten
- Vorgabe eines Zeitfensters, in dem die Wörter generiert werden müssen
- Verringerung dieses Zeitfensters
- Verwendung von abstrakteren Kategorien als Vorgabe
- Vorgabe einer kombiniert semantisch-phonologischen Bedingung (z. B. Obstsorten mit dem Anfangslaut /b/)

▶ **Angenommene Wirkmechanismen.** Obwohl diese Aufgabe in einigen Testverfahren für Aphasie enthalten ist (z. B. ACL, BIAS, BIWOS) und Patienten dabei häufig eingeschränkte Leistungen zeigen, finden sich in der Therapieliteratur nur wenige Studien, die das Generieren von Wörtern explizit mit einer Wortflüssigkeitsaufgabe in der Aphasietherapie geübt haben. Es wird davon ausgegangen, dass das erfolgreiche Lösen dieser Aufgabe sowohl sprachliche Fähigkeiten als auch exekutive Kontrollfunktion erfordert. Jedoch ist die eingeschränkte Wortflüssigkeit bei Aphasie nicht ausschließlich auf Defizite in Exekutivfunktionen zurückführbar (z. B. [93]).

Der Abruf nach bestimmten Bedingungen in Wortflüssigkeitsaufgaben spiegelt sicherlich nicht direkt die Anforderungen der Alltagskommunikation wider. Dennoch hat diese Aufgabe einen therapeutischen Nutzen, da sie den semantisch und/oder phonologisch motivierten Wortabruf mit Nachdruck forciert. Somit sind die Anforderungen im Vergleich zum Wortabruf in der Spontansprache womöglich sogar erschwert [47]. Es ist daher davon auszugehen, dass die Aufgabe durchaus diejenigen Mechanismen anspricht, die auch bei der Wortfindung in der freien Konversation notwendig sind. Dies geschieht sogar in einem höheren Maße, als es z. B. beim Bildbenennen oder Nachsprechen der Fall ist (z. B. [397]). Zusätzlich wird angenommen, dass mit dieser Aufgabe grundlegende Mechanismen der lexikalischen Suche trainiert werden, wodurch sich Generalisierungseffekte auf ungeübte Wörter bzw. ungeübte semantische Kategorien erklären [313].

▶ **Evidenzbasierung: Therapieeffekte.** In Kombination mit anderen Aufgaben, in denen semantische Merkmale bearbeitet wurden, berichten mehrere Autoren Verbesserungen in der semantischen Wortflüssigkeit [396], [397]. Dabei zeigte sich, dass Wörter, die in anderen Aufgaben geübt wurden, auch häufiger in Wortflüssigkeitsaufgaben genannt wurden. Darüber hinaus wurden auch ungeübte Wörter aus den geübten semantischen Kategorien häufiger abgerufen. Zusätzlich zeigten sich Generalisierungen auf die Wortflüssigkeit in ungeübten semantischen Kategorien sowie Generalisierungen auf das mündliche Bildbenennen und ein Transfer in die Spontansprache (in Form eines Anstiegs der korrekt produzierten Informationseinheiten pro Minute, sogenannte *correct information units*, CIUs) [47], [313].

▶ **Im Handel erhältliches Material**
- Bielefelder Therapiematerial zum lexikalischen Wortabruf (BILEX) [600]
- Übungen zur Lexikonaktivierung, Wortfindung und Wortakrobatik aus dem Material Lingozin [638]
- Spiele: Wörterwald – Ein Wortfindungsspiel [204], Tabu [318], Das Dings [110], I wie Igel – Ein Spiel für Wort-und Schreibgewaltige und die, die es werden wollen [202], Leg los! Ein rasantes Wortfindungsspiel [203], Rate Fix [557]

Aufgabe 15: Freier Wortabruf

Bei dieser Aufgabe soll der Patient ermutigt werden, zuvor geübte Wörter in einer strukturierten, möglichst alltagsnahen Gesprächssituation zu produzieren. Das gezielte Gespräch sollte dabei insbesondere auf Wörter abzielen, die der Patient in einer weniger komplexen sprachlichen Aufgabe, bereits gut abrufen kann (z. B. mündliches Bildbenennen). Der freie Wortabruf zuvor geübter Wörter lässt sich in verschiedene Kontexte einbetten. Beispielsweise können Rollenspiele, Konversationen über ein bestimmtes Thema oder das Erstellen thematisch orientierter Listen einen Kontext bilden. Wie bei allen anderen Aufgaben, sollte auch der freie Wortabruf gezielt und strukturiert über mehrere Sitzungen mit den zuvor festgelegten Zielitems trainiert werden. Dabei können die Kontexte ggf. variieren (z. B. Marktsituation, Einkaufsliste, Zutaten für Gerichte für den freien Wortabruf von zuvor beim Bildbenennen geübten Gemüsesorten). Sofern der Wortabruf in geübten Gesprächssituationen gefestigt ist, lässt sich ein Transfer der Wortproduktionsfähigkeit auch in alltäglichen Situationen üben (z. B. ein tatsächlicher Besuch im Café oder auf dem Markt).

Praxis

Exemplarische Instruktion und Beispiel
Wir haben in den letzten Sitzungen ganz viele Bilder und Merkmale zu Getränken und Speisen bearbeitet. Heute wollen wir das mal ohne Bilder machen. Stellen Sie sich vor, wir sind nun gemeinsam in ihrem Lieblingscafé. Sie möchten etwas für sich bestellen. Welche Wörter fallen Ihnen ein? Zielwörter: zuvor in anderer Aufgabe geübte Wörter aus dem Themenfeld [Cafébesuch]

Fragen zur strukturierten Lenkung des Wortabrufs:
Was möchten Sie trinken?
Nehmen Sie noch ein anderes (kaltes/warmes) Getränk hinzu?
Was möchten Sie zu Essen bestellen? Haben Sie besondere Wünsche für die Beilage?
Wollen Sie auch schon den Nachtisch bestellen?
Stellen Sie sich vor, Sie bekommen eine Suppe und auf dem Tisch liegt nur eine Gabel. Was sagen Sie zum Kellner?

Mögliche Hilfen
- Vorgabe semantischer und/oder phonologischer Informationen (mündlich/schriftlich) zu einem bestimmten Item, das noch nicht genannt wurde
- Verwendung von anderen Hilfearten für die mündliche Wortproduktion (phonologisch, graphematisch, Lückensatz)

Steigerungsmöglichkeiten
- Reduktion der Fragen zur Elizitierung der Zielitems
- Verwendung eines neuen (ungeübten) Kontextes
- In-vivo-Training

▶ **Angenommene Wirkmechanismen.** Der freie Wortabruf als Bestandteil natürlich-sprachlicher Kommunikation nimmt ohne Zweifel einen hohen Stellenwert in der sprachtherapeutischen Intervention ein. Übungen, die eine solche Kommunikation widerspiegeln und folglich entsprechende Verarbeitungsmechanismen erfordern, sind allerdings im therapeutischen Setting methodisch schwer umzusetzen. In einem kommunikativen Setting kann der Kommunikationsempfänger nicht immer eindeutig absehen, welche Äußerungen und Wörter vom Sender intendiert sind. Folglich sollte in therapeutischen Übungen, die versuchen, natürlich-sprachliche Kommunikation abzubilden, mit einem zuvor festgelegten Set an Zielwörtern gearbeitet werden. Dies setzt allerdings voraus, dass der Abruf der Zielwörter in sprachlich weniger komplexen Aufgaben dem Patienten bereits wieder gelingt. Insgesamt wird davon ausgegangen, dass die mündliche Wortproduktion in einem strukturierten Gesprächskontext, der auf spezifische Wörter abzielt, verstärkt diejenigen Mechanismen trainiert, die auch für den Wortabruf in einer natürlich-sprachlichen Kommunikation erforderlich sind.

▶ **Evidenzbasierung: Therapieeffekte.** Bisher haben nur wenige Studien ein explizites Training des freien Wortabrufs im Gespräch systematisch durchgeführt und erprobt. Ein verbesserter Wortabruf in einem strukturierten Gesprächskontext zeigte sich dabei für geübte Items, die bereits zuvor in anderen sprachlichen Aufgaben gezielt bearbeitet wurden, nicht jedoch für Items, die nur in der freien Konversation geübt wurden [293], [60], [314]. Darüber hinaus zeigten sich auch Verbesserungen in der Alltagskommunikation, die durch einen Anstieg der produzierten Inhaltswörter im häuslichen Kontext sichtbar wurden. Weiterhin berichten die Autoren über veränderte Selbsteinschätzungen der sprachlichen Fähigkeiten und der Auswirkung der Aphasie auf die Alltagsaktivitäten [293], [60]. Hinweise für Verbesserungen des Wortabrufs nach einem strukturierten Dialogtraining mit Videosequenzen beschreiben Bilda et al. [68].

▶ **Im Handel erhältliches Material**
Für Ideen zu alltagsrelevanten Themenbereichen:
- Textreise – Texte mit Übungen und Bildern für Aphasietherapie und mentales Training [685]
- Alltagssprache für Aphasiker [686]
- Wortschatz – aus der Praxis für die Praxis [212]
- Wortschatz und mehr [15]
- Szenarien aus dem Material: Spaß beiseite? [717]
- Aktionstherapiebox – Rollenspiele für die Sprachtherapie [477]
- Kernvokabular mit den am häufigsten gebrauchten Wörtern, ergänzt durch Randvokabular bzw.

Themenseiten findet sich in den Kölner Kommunikationsmaterialien mit Kern- und Randvokabular (http://www.fbz-uk.uni-koeln.de/3 4091) [628].

Aufgabe 16: Mündliche Wortproduktion mit Self-Cueing

Bei dieser Aufgabe geht es darum, dem Patienten explizit Strategien zu vermitteln, die er bei Wortfindungsdefiziten selbst anwenden könnte, um auf den lexikalischen Eintrag zuzugreifen. Das Ziel besteht jedoch nicht darin, ein nicht zur Verfügung stehendes Wort so weit zu umschreiben, dass der Gesprächspartner den Inhalt des Gesagten trotz Fehlen des intendierten Wortes erraten kann. Vielmehr liegt der Fokus darauf, dass der Patient eigenständig Hinweisreize (Self-Cues) generieren kann, die es ihm ermöglichen, die intendierte Wortform tatsächlich abzurufen. Die Cues können auf semantisches, phonologisches oder graphematisches Wissen zurückgreifen und verfolgen das Ziel, die phonologische Wortform zugänglich zu machen. Mögliche semantische Cues können z. B. eine semantische Umschreibung oder individuell relevante semantische Assoziationen sein. Graphematische Cues bestehen z. B. im Aufschreiben bzw. Vergegenwärtigen des ersten Buchstabens oder in der Verwendung einer Alphabet-Tafel, um das Anfangsgraphem in den entsprechenden Laut zu konvertieren. Auch das innerliche Visualisieren der geschriebenen Wortform, sodass das Wort quasi vorgelesen werden kann, stellt einen möglichen graphematischen Self-Cue dar. Je nach funktionalem Störungsort, verfügbaren Ressourcen und Neigungen können die erlernbaren Strategien individuell sehr unterschiedlich sein. Damit der Patient seine eigenen Cues optimal generieren und nutzen kann, ist es hilfreich, die möglichen Formen von Hinweisreizen gemeinsam mit dem Patienten zu erarbeiten und möglichst transparent zu veranschaulichen. Die Anwendung der Cueing-Strategie sollte in der Therapie mit einem definierten Itemset stufenweise buchstäblich eingeübt werden. Erst anschließend wird der Patient ermutigt, auch in der Spontansprache die erlernte Strategie bei Wortfindungsstörungen bewusst anzuwenden, zunächst im therapeutischen Setting und anschließend auch in Alltagssituationen.

Praxis

Exemplarische Instruktion und Beispiel

Wir haben herausgefunden, dass Ihnen der geschriebene Anfangsbuchstabe hilft, um auf das gesprochene Wort zu kommen. Nun sollen Sie lernen sich den ersten Buchstaben von Wörtern vorzustellen und diesen dann zu nutzen, um auf das Wort zu kommen. Das üben wir zunächst mit dem Benennen von Bildern.

Zielbild: [Weinglas]

Stufe 1: Bitte schreiben Sie zuerst auf, mit welchem Buchstaben das Wort anfängt und benennen Sie den Buchstaben. Anschließend sagen Sie bitte das vollständige Wort.

Reaktion: W, /v/, /vaingla:z/

Stufe 2: Bitte denken Sie an den Anfangsbuchstaben des Wortes und wie dieser klingt. Anschließend benennen Sie bitte das Bild.

Stufe 3: Wir unterhalten uns jetzt über ihre Familienfeier am Wochenende. Bitte versuchen Sie, immer dann, wenn Ihnen ein bestimmtes Wort nicht einfällt, die von uns eingeübte Strategie mit dem Vorstellen des ersten Buchstabens anzuwenden.

Variante: Für die Vermittlung von semantischen Self-Cueing-Strategien liegt der Fokus auf den Bedeutungsaspekten von nicht abrufbaren Wörtern (z. B. Oberbegriff, sensorische Merkmale, assoziierte Handlungen, persönliche Assoziationen).

Mögliche Hilfen

- korrektives Feedback
- Vorgabe einer Auswahlmenge an Graphemen/ Lauten bzw. semantischen Informationen
- Kombination mit anderen Cueing-Strategien: Aufforderung, das Wort semantisch zu beschreiben, mit dem Ziel, auf die intendierte Wortform zu kommen
- Schriftliches Benennen und Vorlesen

Steigerungsmöglichkeiten

- Es empfiehlt sich, die Cueing-Strategie zunächst auf Stufe 1 und 2 über mehrere Sitzungen einzuüben, bevor zur Anwendung im Gespräch (Stufe 3) übergegangen wird. Wenn der Patient die Strategie erfolgreich in der freien Rede realisieren kann, können die Gesprächsanforderungen gesteigert werden, z. B. durch komplexere Inhalte.
- In-vivo-Training in natürlicher Umgebung

▶ **Angenommene Wirkmechanismen.** Es wird davon ausgegangen, dass die gezielte Vermittlung von Strategien zur Eigenfaszilitierung des Wortabrufs – zumindest bei einigen Patienten – wirkungsvoll für die mündliche Wortproduktion sein kann. Da das Erlernen von Strategien im Allgemeinen eher auf die Optimierung von Verarbeitungsprozessen als auf die Festigung lexikalischen Wissens abzielt, sollte die erfolgreiche Anwendung dieser Aufgabe (item-unabhängige) Generalisierungen hervorbringen (für einen Überblick s. [61], [349]). Dies setzt voraus, dass es dem Patienten gelingt die Self-Cueing-Strategie tatsächlich für den Wortabruf zu nutzen. Durch den Gebrauch von Hinweisreizen wird ein Wort zugänglich gemacht, das zuvor nicht verfügbar war. Es wird angenommen, dass die Self-Cues den aktiven Zugriff auf die tatsächlich intendierte Wortform fördern.

Die positive Wirkung semantischer Self-Cues wird zurückgeführt auf eine erhöhte Aktivierung des phonologisch-lexikalischen Eintrags im POL. Diese entsteht durch die zunehmende Aktivierung von Bedeutungsrepräsentationen, welche durch die semantischen Beschreibungen ausgelöst wird.

Die positiven Effekte graphematischer Informationen beim mündlichen Wortabruf können zum einen durch die Nutzung erhaltener segmentaler graphematisch-phonologischer Prozesse erklärt werden. Dabei ist anzunehmen, dass auch graphematische Teilinformationen zu einer Aktivierung der lexikalisch-phonologischen Einträge im POL führen können [527], [348]. Somit setzt die Nutzung des ersten Buchstabens als graphematischen Self-Cue relativ erhaltene Fähigkeiten in der Graphem-Phonem-Konvertierung (GPK) voraus ([102]; s. auch Aufgabe 7). Jedoch lassen sich graphematische Self-Cues auch bei Patienten mit Defiziten in der GPK-Route anwenden. In diesem Fall wird das erfolgreiche Nutzen von Hinweisreizen für die mündliche Wortproduktion durch die direkt-lexikalische Verbindung zwischen GIL und POL erklärt [348]. Voraussetzung hierfür ist, dass der Zugriff auf das POL ausgehend vom GIL relativ erhalten ist und der Patient in der Lage ist, sich die Wortform ganzheitlich zu visualisieren. Ungeachtet der verwendeten Cues (graphematisch oder semantisch), liegt der Fokus auf dem Erlernen einer Strategie, die spezifisch den Wortabruf auslöst.

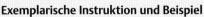

Diese Strategie ist hingegen nicht auf eine Kompensation im Sinne einer Umgehung der mündlichen Wortproduktion des Zielwortes ausgelegt. Francis et al. weisen darauf hin, dass vermutlich am ehesten Patienten mit weniger stark ausgeprägten Wortabrufstörungen von der Nutzung semantischer Self-Cues profitieren können [241].

▶ **Evidenzbasierung: Therapieeffekte.** Hinsichtlich der Nutzung einer semantischen Cueing-Strategie berichten Francis et al. von Übungseffekten im Benennen der geübten Items [241]. Da es dem Patienten gelang, die Self-Cueing-Strategie tatsächlich für den Wortabruf auch bei ungeübten Wörtern zu nutzen, zeigte sich auch eine Generalisierung auf das Benennen ungeübter Items. Darüber hinaus veränderte sich das Fehlermuster qualitativ, da unrelatierte Fehlbenennungen signifikant abnahmen.

Law et al. weisen darauf hin, dass semantische Self-Cueing-Strategien mitunter nur von Patienten erlernt werden können, die die semantischen Merkmale der Zielitems relativ sicher verbalisieren können und über gute semantische Differenzierungs- und Kategorisierungsfähigkeiten verfügen [423]. Entsprechend konnten in ihrer Studie nur Patienten mit keiner bzw. nur leichter semantischer Störung die Cueing-Strategie soweit verinnerlichen, dass sie den Wortabruf auch von ungeübten Items ermöglichte.

Für die Anwendung graphematischer Self-Cues berichten mehrere Autoren von Verbesserungen im mündlichen Benennen, da die in den Studien beschriebenen Patienten selbstgenerierte graphematische Information erfolgreich als Hinweisreiz für den mündlichen Wortabruf nutzen konnten [527], [348], [184], [102].

▶ **Im Handel erhältliches Material**
s. Material für Aufgaben 2 und 3 sowie Aufgabe 14 in diesem Kapitel.

Aufgabe 17: Produktion eines Reimwortes nach semantischer Kategorievorgabe

Bei dieser Aufgabe soll der Patient ein Reimwort zu einem vorgegebenen Wort (z. B. Nase) nennen. Zusätzlich wird die semantische Kategorie des Reimworts (z. B. Tier) vorgegeben. Anschließend wird das Reimwortpaar mündlich wiederholt (z. B. Nase – Hase).

Praxis

Exemplarische Instruktion und Beispiel
Bitte nennen Sie mir ein Obst, das sich auf [Tango] reimt!
Zielwort: [Mango]
Sprechen Sie nun das Reimpaar noch einmal laut vor! Reaktion: [Tango – Mango]

Mögliche Hilfen
• Vorgabe des Anlautes vom Zielwort
• Vorgabe des ersten Graphems des Zielwortes
• Vorgabe des Zielreimwortes (mündlich und/oder schriftlich) und Nachsprechen des Reimwortpaares

Steigerungsmöglichkeiten
Übergang zur Vorgabe von gröberen semantischen Kategorien (z. B. Nennen Sie mir ein Lebensmittel, das sich auf Tango reimt.)

▶ **Angenommene Wirkmechanismen.** Die Vorgabe der semantischen Kategorie aktiviert entsprechende semantische Bedeutungsrepräsentationen verschiedener Kategorievertreter. Interaktive Modellvorstellungen zum lexikalischen Netzwerk (z. B. [189]) gehen davon aus, dass sich diese Aktivierung von der semantischen Ebene anschließend auf die entsprechenden phonologisch-lexikalischen Einträge ausbreitet. Die Vorgabe des Reimwortes soll die aktivierten phonologischen Wortformen insofern eingrenzen, als dass die phonologisch-relatierten Wortformeinträge eine zusätzliche Aktivierung erhalten. Dies vereinfacht wiederum den Abruf des Zielwortes. Insbesondere bei relativ gut erhaltenen semantischen Repräsentationen wird davon ausgegangen, dass diese Methode phonologisch-basierte Suchprozesse anregt. Folglich sollte sie sich gut für Patienten mit beeinträchtigtem phonologischen Wissen im POL eignen.

▶ **Evidenzbasierung: Therapieeffekte.** Spencer et al. [671] verwendeten diese Aufgabe bei einer Patientin mit vornehmlich phonologisch bedingten Wortproduktionsstörungen (bei relativ erhaltenen semantischen Fähigkeiten). Die Autoren beobachteten eine verbesserte Leistung im mündlichen und schriftlichen Benennen von Bildern der geübten Reimwörter, die auf eine deutliche Abnahme phonologischer Paraphasien zurückzuführen ist. Darüber hinaus zeigten sich Verbesserungen in einem standardisierten Test zur Überprüfung der Wortfindung.

▶ Im Handel erhältliches Material
- Reimwörter und semantische Kategorien im Buch Kognitiv-orientierte Sprachtherapie – Methoden, Material und Evaluation für Aphasie, Dyslexie und Dysgraphie [674]
- für Bildmaterial, das nach semantischen Kategorien sortiert ist, s. Aufgabe 2 und 3 in diesem Kapitel
- für Materialien zu Reimwörtern s. Aufgabe 6 in diesem Kapitel.

Aufgabe 18: Phonologische Merkmalsanalyse

Bei dieser Aufgabe soll der Patient ein vorgegebenes Bild mündlich benennen. Das Benennen soll erleichtert bzw. verbessert werden, indem anschließend phonologische Eigenschaften zu dem Wort bearbeitet werden. Dabei kann der Patient die phonologischen Merkmale selbst aufzählen. Alternativ werden die Merkmale mündlich bzw. schriftlich vom Therapeuten vorgegeben und der Patient entscheidet, ob die entsprechende phonologische Information auf das Wort zutrifft oder nicht. Für das selbstständige Aufzählen der phonologischen Eigenschaften wird häufig in Analogie zur semantischen Merkmalsanalyse (Aufgabe 2 in diesem Kapitel) eine sogenannte Merkmalsschablone verwendet. Auf dieser wird jeweils ein Merkmal zu ca. 4–6 festgelegten Bereichen eingetragen (z. B. Reimwort, Anlaut, Silbenanzahl, Auslaut, Wort mit gleichem Anlaut, betonte Silbe, Phonemanzahl).

Praxis

Exemplarische Instruktion und Beispielitem
Bitte benennen Sie das Bild.
Zielbild: [Jacke]
Bitte versuchen Sie, die folgenden Fragen zu beantworten.
Reaktionen: z. B. Backe, /j/, /ə/, Ja

Mögliche Hilfen
- Vorgabe einer Auswahlmenge (mündlich und/oder schriftlich) für die phonologischen Merkmale
- Vorgabe des Reimwortes
- Vorgabe des Zielwortes zum Nachsprechen

Steigerungsmöglichkeiten
- Verwendung niedrigfrequenter Zielwörter
- Verwendung unterschiedlicher Wortarten

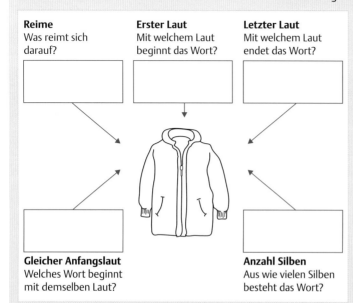

Reime
Was reimt sich darauf?

Erster Laut
Mit welchem Laut beginnt das Wort?

Letzter Laut
Mit welchem Laut endet das Wort?

Gleicher Anfangslaut
Welches Wort beginnt mit demselben Laut?

Anzahl Silben
Aus wie vielen Silben besteht das Wort?

Die Bearbeitung dieser Aufgabe erfordert die Aktivierung sowie den Zugriff auf die entsprechende phonologisch-lexikalische Wortform im POL und eignet sich somit vor allem für Patienten mit postsemantisch bedingten Wortproduktionsstörungen. In der englischsprachigen Literatur ist diese Vorgehensweise unter dem Begriff *phonological components analysis* (PCA) bekannt.

▶ **Angenommene Wirkmechanismen.** Bei der phonologischen Merkmalsanalyse wird davon ausgegangen, dass es vor allem die aktive, sowohl rezeptive als auch produktive, Auseinandersetzung mit phonologischen Eigenschaften eines Wortes ist, die zur Festigung spezifischer lexikalischer Einträge im POL beiträgt. Das Ausdifferenzieren phonologischer Merkmale der Wortform im POL ermöglicht einen verbesserten Zugriff auf diese Wortform. Außerdem ist anzunehmen, dass die phonologischen Aspekte des Lexikoneintrags wieder zuverlässiger zur Verfügung stehen. Folglich sollten phonologische Fehler, insbesondere formale Paraphasien und Neologismen, in der gesprochenen Sprache abnehmen.

Darüber hinaus wird angenommen, dass die Präsentation des Bildes gemeinsam mit der itemspezifischen Analyse phonologischer Informationen die Verbindung zwischen der semantischen Repräsentation und dem entsprechenden phonologisch-lexikalischen Eintrag stärkt. Da diese Verbindungen wortspezifisch sind und folglich oftmals nur itemspezifische Verbesserungen beobachtet werden, sollte die Therapie vor allem Wörter umfassen, die eine hohe persönliche Relevanz im Alltag haben.

▶ **Evidenzbasierung: Therapieeffekte.** Die Aufgabe wurde von Leonard et al. [428] aus der semantischen Merkmalsanalyse abgeleitet. Obwohl es Hinweise dafür gibt, dass die Wirkung einer phonologisch-basierten Behandlung bei Defiziten in der mündlichen Wortproduktion weniger nachhaltig ist [344], [343], liefern Leonard und Kollegen auch Evidenz für lang anhaltende Effekte der phonologischen Merkmalsanalyse [428]. Nach Anwendung der Aufgabe zur phonologischen Merkmalsanalyse wurden Übungseffekte und zum Teil auch verbesserte Benennleistungen bei ungeübtem Material [23] oder in anderen Testverfahren beobachtet [601], [706], [23], [428].

▶ **Im Handel erhältliches Material**
Für mögliches Bildmaterial s. Aufgaben 2 und 3 in diesem Kapitel.

Aufgabe 19: Förderung der Eigenwahrnehmung gesprochener Sprache

Bei dieser Aufgabe soll der Patient lernen, phonologische Fehler in seinen eigenen Äußerungen zu erkennen und ggf. zu berichtigen bzw. phonologische Fehler bestenfalls noch während der phonologischen Enkodierung zu modifizieren. Das Ziel liegt in der Verbesserung der Eigenwahrnehmung bzw. der Monitoringfähigkeiten bei der mündlichen Wortproduktion. Das *Monitoring*, d. h. die aktive Überwachung und Kontrolle der eigenen Sprachproduktion, wird dabei in 3 Stufen trainiert. Beim externen Monitoring sollen zunächst vom Therapeuten produzierte Äußerungen (z. B. beim Bildbenennen), die zum Teil absichtlich phonologisch inkorrekt sind, hinsichtlich ihrer phonologischen Korrektheit beurteilt werden. Im Falle eines Fehlers versucht der Patient, die Fehlerposition im Wort anzugeben (initial, medial, final). Für das indirekte Monitoring werden anschließend die Reaktionen des Patienten z. B. beim mündlichen Bildbenennen aufgezeichnet und angehört bzw. ohne Aufzeichnung unmittelbar vom Therapeuten wiederholt. Der Patient soll dann selbst beurteilen, ob das Wort phonologisch korrekt war und ggf. die Fehlerposition bestimmen. Auf der 3. Stufe des direkten internen Monitorings beurteilt der Patient unmittelbar während des mündlichen Bildbenennens oder in der Spontansprache die eigene Sprachproduktion hinsichtlich der phonologischen Realisierung und korrigiert eventuell auftretende Fehler. Die Aufgabe kann durch zusätzliche Übungen zur rezeptiven phonologischen Verarbeitung ergänzt werden (z. B. auditives Diskriminieren, Identifizieren des Anfangs- oder Endphonems, Reimbeurteilung, vgl. Kap. 4.2.2).

Praxis

Exemplarische Instruktion und Beispiel

Externes Monitoring:
Ich benenne jetzt nacheinander diese Bilder. Bitte beurteilen Sie, ob sich das Wort richtig angehört hat. Falls Sie einen Fehler hören, sagen Sie mir bitte, ob dieser am Anfang, am Ende oder in der Mitte des Wortes war.
Zielwort: [Traube]
korrekte Produktion: /tʁaʊbə/
inkorrekte Produktion z. B.: /taʊbə/, /ʁaʊbə/, /tʁaʊpə/

Indirektes Monitoring:
Bitte benennen Sie die Bilder. Ich werde Ihre Äußerung jeweils wiederholen und Sie sagen mir bitte, ob diese korrekt war oder nicht. Wenn Sie einen Fehler entdecken, sagen Sie mir bitte, ob dieser am Anfang, am Ende oder in der Mitte des Wortes war.
Zielwort: [Schrank]
Reaktion des Patienten z. B. /ʃʁaŋk/ oder /ʃaŋk/
Wiederholung durch Therapeuten: Sie haben jetzt /ʃʁaŋk/ (bzw. /ʃaŋk/) gesagt – War das korrekt?

Direktes internes Monitoring:
Bitte benennen Sie die Bilder (oder: erzählen Sie mir von Ihrem Wochenende) und achten Sie auf die Korrektheit der von Ihnen gesagten Wörter. Sobald Sie einen Fehler bemerken, korrigieren Sie diesen bitte eigenständig!

Mögliche Hilfen
- erneute Wiederholung
- Vorgabe des Mundbildes
- Betonen des Fehlers
- Hinweis auf Fehlerposition
- schriftliche Verdeutlichung des Fehlers

Steigerungsmöglichkeiten
- ggf. Wortlänge und Silbenkomplexität
- Verringerung des phonologischen Kontrasts bei den Fehlern

▶ **Angenommene Wirkmechanismen.** Es wird angenommen, dass ein direktes Training der Monitoringfähigkeiten Patienten hilft, die spezifische Defizite bei der Überwachung bzw. Kontrolle phonologischer Enkodierungsprozesse haben (d. h. sie zeigen eine Beeinträchtigung im Self-Monitoring, ggf. assoziiert mit rezeptiven akustisch-phonologischen Beeinträchtigungen). Darüber hinaus kann ein Training der bewussten Nutzung von Monitoringprozessen auch bei Patienten mit relativ erhaltenen Fähigkeiten bei der internen Überwachung förderlich sein, wenn die Patienten jedoch viele phonematische Fehler produzieren. Das Vorgehen zielt dann darauf ab, bestehende Ressourcen aufzugreifen und optimal nutzen zu können. Indem die eigenen phonologischen Fehler erkannt und im Nachhinein korrigiert werden können, soll die Verständlichkeit und somit die Kommunikationsfähigkeit erhöht werden. Zusätzlich führt ein Training des aktiven internen Monitorings möglicherweise auch dazu, dass aufkommende Fehler antizipiert und folglich noch vor der tatsächlichen Produktion rechtzeitig verhindert werden können. Dadurch verringert sich die Anzahl der produzierten phonologischen Fehler.

Während die Annahmen über die Wirkweise der Aufgabe ursprünglich für Patienten mit postlexikalischen Defiziten in der phonologischen Enkodierung formuliert wurden [244], können sie vermutlich auch auf die Behandlung von phonologisch-lexikalischen Beeinträchtigungen bzw. von kombinierten lexikalischen und postlexikalischen Defiziten übertragen werden. Sofern die unzureichende Eigenwahrnehmung auf Defizite in der rezeptiven phonologischen Verarbeitung zurückgeht, sollten ggf. Aufgaben zur prälexikalischen sowie rezeptiven lexikalisch-phonologischen Verarbeitung vorangeschoben werden (vgl. Kap. 4.2.2).

▶ **Evidenzbasierung: Therapieeffekte.** In Kombination mit rezeptiven Aufgaben zur phonologischen Bewusstheit wurden Verbesserungen im mündlichen Benennen geübter Wörter sowie teilweise eine Generalisierung auf das Benennen ungeübter Wörter und im Nachsprechen von Neologismen beobachtet [244], [719]. Darüber hinaus zeigte sich eine Verbesserung bei der Selbstkorrektur, d. h. nach der Therapie wurden mehr phonologische Fehler wahrgenommen und eigenständig korrigiert als zuvor.

▶ **Im Handel erhältliches Material**
s. Material aus den Aufgaben 2 und 3 in diesem Kapitel.

Aufgabe 20: Lautes Lesen von Wörtern

Bei dieser Aufgabe soll der Patient ein schriftlich präsentiertes Wort laut vorlesen. Die Aufgabe nutzt die Annahme, dass phonologische Wortformen im POL bei Defiziten in der mündlichen Wortproduktion auch über einen anderen Verarbeitungsmechanismus zugänglich gemacht werden können. Dies kann entweder über die direkt-lexikalische (GIL-POL) bzw. die semantisch-lexikalische Leseroute (GIL-(SEM)-POL) erfolgen oder über die segmentale GPK-Route und Rückkopplungsmechanismen vom phonologischen Arbeitsspeicher (POB) zum POL. Um den Abruf phonologisch-lexikalischer Einträge vermehrt über die lexikalische Verarbeitung anzusprechen und dabei segmentale Leseprozesse zu reduzieren, sollten vor allem GPK-unregelmäßige Wörter verwendet werden. Sofern jedoch für den Patienten individuell relevante Wörter im Fokus der Therapie stehen, kann das Material auch unabhängig von der GPK-Regelmäßigkeit zusammengestellt werden. Die Aufgabe macht auch ein Training von abstrakten oder nicht abbildbaren Wörtern möglich. Wichtig für die erfolgreiche Durchführung dieser Aufgabe sind relativ gut erhaltene Fähigkeiten in der jeweils involvierten Leseroute. Eine Variation besteht darin, gleichzeitig mit der geschriebenen Wortform ein entsprechendes Bild vorzugeben.

Praxis

Exemplarische Instruktion und Beispiel
Ich zeige Ihnen jetzt geschriebene Wörter. Bitte lesen Sie diese laut vor.
Zielwörter: [Geranie] [Lilie] [Tulpe] [Rose] [Krokus] [Sonnenblume] [Dahlie] [Nelke]
(Individuell zusammengestellte Items mit regelmäßiger GPK [Tulpe, Rose, Sonnenblume, Nelke] und unregelmäßiger GPK [Geranie, Lilie, Krokus, Dahlie] für eine Gärtnerin, die über gut erhaltene Fähigkeiten sowohl im lexikalischen als auch im segmentalen Lesen verfügt)

Mögliche Hilfen
- korrektives Feedback
- Zeigen des Bildes
- Nachsprechen des Wortes
- Verwendung von anderen Hilfearten für die mündliche Wortproduktion (phonologisch, semantisch, Lückensatz)

Steigerungsmöglichkeiten
- Verwendung niedrigfrequenter Wörter
- Verwendung unterschiedlicher Wortarten
- Steigerung der Abstraktheit der Wörter
- Sofern auch postlexikalische phonologische Verarbeitungsmechanismen fokussiert werden, können phonologische Parameter gesteigert werden (wie z. B. Silbenanzahl, Silbenkomplexität, Anzahl der Phoneme).

▶ **Angenommene Wirkmechanismen.** Grundsätzlich wird für die mündliche Wortproduktion nach Vorgabe eines Bildes angenommen, dass der Zugriff auf die phonologische Wortform über die Verbindung SEM-POL erfolgt. Der Zugriff auf die phonologische Wortform nach graphematischer Vorgabe hingegen findet über 2 weitere, simultan operierende Verarbeitungswege statt: Zugriff über die direkt-lexikalische Leseroute und/oder Aktivation der lexikalischen Einträge im POL über die nichtlexikalische Leseroute. Bei Verwendung der lexikalischen Routen erfolgt der Zugriff auf die phonologische Wortform teilweise über die direkte Verbindung zwischen den Lexika ohne semantische Beteiligung. Jedoch kann bei der Verarbeitung des geschriebenen Wortes, aufgrund der Aktivation entsprechender Bedeutungsrepräsentationen im semantischen System, die phonologische Wortform im POL auch über die Verbindung SEM-POL aktiviert werden. Verbesserte Leistungen im mündlichen Benennen von Bildern nach Verwendung dieser Aufgabe können somit entweder auf eine Stabilisierung der Wortformeinträge im POL zurückgeführt oder durch die indirekte Aktivierung der Verbindung zwischen Semantik und POL erklärt werden. Auch für das laute Lesen über die nichtlexikalische Route ist anzunehmen, dass eine Stabilisierung der Wortform im POL begünstigt wird. Diese beruht auf segmentalen phonologischen Mechanismen und Rückkopplungseffekten zwischen dem phonologischen Arbeitsspeicher (POB) und der lexikalischen Ebene [527]. Je nach individuellem Störungs- und Leistungsprofil eines Patienten können die anzunehmenden Wirkmechanismen natürlich variieren, was ggf. bei der Zusammenstellung des Materials berücksichtigt werden sollte. Bei ausschließlicher Verwendung der segmentalen Route z. B. werden nur Wörter mit einer regelmäßigen GPK (z. B. Tulpe) korrekt realisiert, während bei Nutzung der lexikalischen

Leserouten auch GPK-unregelmäßige Wörter (z. B. Geranie) korrekt produziert werden sollten.

▶ **Evidenzbasierung: Therapieeffekte.** Über Verbesserungen im mündlichen Benennen, nachdem in der Therapie am lauten Lesen gearbeitet wurde, berichten z. B. Hillis und Caramazza [327], Miceli et al. [497] sowie Nickels [535]. Diese Generalisierung auf eine andere Aufgabe beschränkte sich überwiegend auf die im Lesen geübten Items.

▶ **Im Handel erhältliches Material**
- Im Buch Kognitiv-orientierte Sprachtherapie – Methoden, Material und Evaluation für Aphasie, Dyslexie und Dysgraphie [674] finden sich Listen von Wörtern, die nach Frequenz, Konkretheit, regelmäßiger und unregelmäßiger Betonung, Komplexität des initialen Konsonantenclusters sowie semantischer Domäne geordnet sind.
- Wörter, die nach Frequenz kontrolliert sind, finden sich z. B. in Ther-A-Phon [160].

Aufgabe 21: Kompensation des mündlichen Wortabrufs: Optimierung alternativer Fähigkeiten

Bei Patienten, deren Defizite nicht mehr restitutiv behandelbar sind bzw. bei denen durch persistierende Begleitstörungen keine direkte Therapie der mündlichen Wortproduktion mehr möglich erscheint, können kompensatorische Wege für eine Umgehung des phonologisch-lexikalischen Abrufs erarbeitet werden. So kann es z. B. sein, dass aufgrund einer schweren Dysarthrie oder nicht wiederherstellbarer lexikalischer Wissensrepräsentationen der mündliche Wortabruf konsistent schwer beeinträchtigt bleibt. In diesem Fall werden bei der Behandlung nicht mehr direkt die kognitiv-sprachlichen Funktionen der mündlichen Wortproduktion angesprochen, sondern vielmehr andere Ausdruckswege fokussiert. Dabei lassen sich alternative Fähigkeiten optimieren und zur Kompensation einsetzen, wie z. B. die Schriftsprache, die Verwendung von Gesten, Mimik und Zeichnungen sowie die Nutzung von (technischen) Mitteln der unterstützen Kommunikation, z. B. Kommunikationsgerät oder -buch. Das kompensatorische Umgehen des Defizits kann somit auf multimodale Verarbeitungswege zurückgreifen. Dafür lassen sich entweder vorhandene erhaltene Ressourcen nutzen oder es werden restituierbare Fähigkeiten als Ressource nutzbar gemacht. Um die kompensatorische Nutzung alternativer Fähigkeiten zu trainieren und ggf. zu optimieren, können entsprechende Aufgaben aus diesem Kapitel angepasst werden (z. B. Aufgabe 16 in diesem Kapitel: Vermittlung von Self-Cueing-Strategien in der schriftlichen statt mündlichen Wortproduktion). Des Weiteren lassen sich Aufgaben zur Behandlung des Schreibens einsetzen (Kap. 4.6).

▶ **Angenommene Wirkmechanismen.** Der Vorschlag, kompensatorische Verarbeitungsmechanismen zu aktivieren, beruht auf der Überlegung, dass verbale und nonverbale (d. h. bildliche oder gestische) Wissensinhalte unterschiedlich repräsentiert sind. Darüber hinaus werden für verbales Wissen modalitätsspezifische lexikalische Repräsentationen angenommen (d. h. getrennte Speicher für phonologische versus graphematische Einträge). Folglich ist die Verwendung schriftsprachlicher oder gestischer Verarbeitungswege unabhängig von der mündlichen Wortproduktion möglich. Obwohl in der sprachtherapeutischen Intervention das primäre Ziel in der störungsspezifischen Restitution sprachlich-kognitiver Funktion liegt, kann in Einzelfällen auch eine kompensatorische Behandlung induziert sein. Diese fokussiert explizit die Optimierung von (teilweise) erhaltenen Ressourcen für eine Verbesserung der Partizipation im Alltag [674], [479]. Für einen Überblick zum Einsatz von Mitteln der unterstützten Kommunikation siehe z. B. [35], [255], [626].

▶ **Evidenzbasierung: Therapieeffekte.** Da der überwiegende Teil der evidenzbasierten Literatur eher auf eine direkte Restitution von Beeinträchtigungen der mündlichen Wortproduktion abzielt, finden sich verhältnismäßig wenige Therapiestudien, die ein systematisches Training kompensatorischer Verarbeitungswege untersucht haben. Belege für eine erfolgreiche Nutzung der Schriftsprache bei stark beeinträchtigter mündlicher Wortproduktion liefert z. B. Hillis [330].

4.5 Lesen (GIL, GIL-SEM, GIL-(SEM)-POL)

4.5.1 Generelle Aspekte bei der Behandlung der visuellen Wortverarbeitung

Schwerpunkt dieses Kapitels sind in der Literatur beschriebene Aufgaben, um die visuelle Worterkennung, das Lesesinnverständnis und das laute Lesen zu verbessern. Entsprechend zielen die hier vorgestellten Aufgaben auf die Behandlung der rezeptiven lexikalisch-graphematischen *kognitiven Komponenten* ab, d. h. des graphematischen Input-Lexikons (GIL) und des modalitätsspezifischen Zugriffs vom graphematischen Input-Lexikon auf das semantische System (GIL-SEM). Für das laute Lesen sind darüber hinaus das phonologische Output-Lexikon (POL) sowie der Zugriff darauf, entweder über die direkte Verbindung zwischen GIL und POL oder ausgehend vom semantischen System relevant. Neben diesen beiden lexikalischen Routen wird in den meisten Varianten des Logogen-Modells (vgl. Kap. 2), die den gesunden Leseprozess und mögliche Erscheinungsformen von Dyslexien abbilden, auch eine nichtlexikalische Route angenommen. Im Gegensatz zu den lexikalischen Leserouten erfolgt die Verarbeitung über diese segmentale Route einzelheitlich anhand von Graphem-Phonem-Korrespondenzen (GPK).

Einige der folgenden Aufgaben fokussieren teilweise auch diese nichtlexikalischen Lesemechanismen, da sie mitunter zu einer Stärkung des lexikalischen Lesens beitragen können. In diesem Buch sind jedoch keine Aufgaben dargestellt, die auf die Behandlung prä- oder postlexikalischer Lesedefizite abzielen, wie z. B. Beeinträchtigungen der visuellen Analyse oder der modalitätsspezifischen Input- und Output-Buffer (vgl. Kap. 4.1.4). Selbstverständlich sollten bei der Therapie des (ganzheitlichen) Lesens die prä- und sublexikalischen Verarbeitungskomponenten relativ erhalten sein oder ggf. parallel behandelt werden.

Obwohl Lesestörungen in vielen Fällen mit einer begleitenden Schreibstörung einhergehen (vgl. Kap. 3.5), werden auch dissoziierende Leistungsmuster zwischen dem Lesen und Schreiben beobachtet. Die Existenz derartiger Dissoziationen spricht grundsätzlich dafür, Defizite des Lesens störungsspezifisch zu behandeln, d. h. therapeutische Aufgaben zu verwenden, welche die am Lesen beteiligten kognitiven Komponenten direkt ansprechen. Dennoch können je nach individuellem Leistungsprofil neben Aufgaben zum Lesen ergänzend auch Übungen zum Schreiben erfolgversprechend sein. Aufgaben, die insbesondere das lexikalische Schreiben trainieren, finden sich in Kap. 4.6.2.

Die hier vorgestellten *Aufgaben* zielen auf eine Verbesserung der lexikalischen Leserouten ab. Wie in ▸ Abb. 4.4 ersichtlich, gibt es rezeptive Aufgaben, die ausschließlich die visuelle Worterkennung (GIL) oder das Lesesinnverständnis (GIL-SEM) fokussieren. Zusätzlich sind auch Aufgaben mit produktiven Anteilen dargestellt, in denen laut gelesen wird (GIL-(SEM)-POL) bzw. nichtlexikalische Informationen für das Lesen genutzt werden. Die Aufgaben lassen sich je nach individuellem Störungsprofil des Patienten selbstverständlich auch miteinander kombinieren.

Für alle Aufgaben, die das rezeptive graphematische Lexikon, also den *Sichtwortschatz*, ansprechen sollen, wird in Therapiestudien überwiegend die Methode der tachistoskopischen Darbietung von geschriebenen Wörtern angewendet (vgl. Aufgaben 1, 3, 4 und 5 in diesem Kapitel). Diese nutzt eine sehr geringe Darbietungs- bzw. Präsentationszeit, welche oftmals deutlich unter der sogenannten Erkennungsschwelle des Patienten liegt. Das Ziel dieses Vorgehens liegt darin, tatsächlich die lexikalischen Lesemechanismen anzusprechen und ein segmentales Erlesen des Wortes zu verhindern. Kompensatorisch kann ein gestörter Zugriff auf die ganzheitlichen lexikalischen Einträge im GIL (d. h. den Sichtwortschatz) zwar durch Verwendung der nichtlexikalischen Graphem-Phonem-Korrespondenzroute umgangen werden. Allerdings führt dies nur bei GPK-regelmäßigen Wörtern zu einer korrekten Reaktion im lauten Lesen und resultiert nur indirekt in einem erfolgreichen Lesesinnverständnis (durch phonologische Rückkopplung und Zugriff auf die Semantik über die rezeptiv-phonologische Verarbeitung). Darüber hinaus ist dieser Verarbeitungsweg weniger effektiv, führt zu höheren Lesezeiten und vor allem bei längeren Wörtern zu vielen Lesefehlern (Längeneffekt).

In der psychologischen Leseforschung wird davon ausgegangen, dass die Buchstaben innerhalb eines Wortes nicht seriell verarbeitet werden müssen, sondern eine parallele Buchstabenerkennung erfolgen kann, wobei die Wortformerkennung im mentalen Lexikon spätestens nach 200 ms stattfindet (für einen Überblick s. [573]). Für den Wieder-

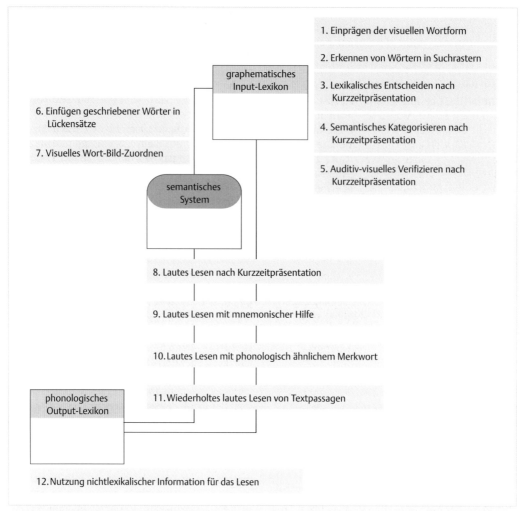

Abb. 4.4 Kognitive Komponenten für die lexikalisch-semantischen Routen beim Lesen und entsprechende Aufgaben, die in Kap. 4.5.2 ausführlich beschrieben sind.

erwerb des Sichtwortschatzes ist entsprechend eine rasche Informationsaufnahme, d. h. die unmittelbare, parallele Erfassung aller Buchstaben eines Wortes, ihrer Position innerhalb des Wortes sowie ihrer seriellen Abfolge von besonderer Bedeutung. Darauf zielt die *tachistoskopische Darbietungsmethode* explizit ab. Die sehr kurzen Präsentationszeiten können erreicht werden, indem entweder ein Computer verwendet wird oder andere Hilfsmittel, wie z. B. sogenannte Blitzkarten, welche nur für einen kurzen Augenblick zu sehen sind. Für die Variante am Computer eignet sich z. B. das Programm PowerPoint, in dem die Anzeige-

dauer einzelner Folien millisekundengenau voreingestellt werden kann. In der Therapie können die Präsentationszeiten weitaus länger ausfallen als in der experimentellen Leseforschung mit Gesunden, was sich in der pathologisch erhöhten Erkennungsschwelle bei erworbenen Dyslexien begründet. Darüber hinaus variieren die bisherigen Therapiestudien in den Darbietungszeiten beträchtlich (z. B. 30 ms bei Friedman und Nitzberg Lott [252], 500 ms bei Woodhead et al. [743], 800–1000 ms bei Ablinger und Domahs [5]). Es wird jedoch davon ausgegangen, dass auch diese erhöhten Darbietungszeiten die Mechanismen der parallelen Buchstabenverarbeitung und somit der ganzheitlichen Worterkennung ansprechen. Für den jeweiligen Patienten sollte die Präsentationszeit auf Basis des individuellen Leistungsniveaus festgelegt und im Verlauf der Therapie sukzessive herabgesetzt werden. So verwendeten Gonzalez-Rothi und Moss [276] beispielsweise zunächst eine Präsentationsdauer, bei welcher der Patient 75 % der Wörter noch korrekt erkennen konnte. Im Verlauf der Therapie wurde die Präsentationszeit so verringert, dass das Leistungsniveau trotz geringerer Darbietungszeit nach wie vor gehalten werden konnte. Insgesamt sollte der Patient ermutigt werden, sich auf die sehr kurze Darbietungszeit einzulassen, auch wenn der subjektive Eindruck entsteht, das Wort in dieser kurzen Zeitspanne gar nicht vollständig erfassen zu können. Es kommt eben nicht darauf an, jedes einzelne Detail zu erkennen, sondern vielmehr zu versuchen, die Aufgabe auch mit der wenigen verfügbaren Information so gut wie möglich zu lösen. Ergebnisse aus der Leseforschung sprechen tatsächlich dafür, dass auch bei sehr kurzen Präsentationszeiten unbewusst deutlich mehr Information wahrgenommen wird, als sich vermuten lässt.

Neben der tachistoskopischen Darbietung haben sich in der Therapie sowohl des Lesesinnverständnisses als auch des lauten Lesens vor allem auch Aufgaben bewährt, die sich der Methode des Paar-Assoziations-Lernens bedienen (z. B. [667], [116]). Das *Paar-Assoziations-Lernen* nutzt die positive Wirkung von mnemonischen, d. h. gedächtnisstützenden Verknüpfungen, indem ein Zielwort fest mit einem anderen Gedächtnisinhalt (z. B. ein Bild, abstraktes Zeichen, farbliche Hervorhebung, ähnliches Wort) in Verbindung gebracht wird. Die beiden Stimuli sollen dabei synergetisch zusammenwirken und somit die korrekte Speicherung der Wortform im GIL positiv verstärken bzw. einen sicheren Zugriff auf die phonologische Wortform ermöglichen (vgl. Aufgaben 9 und 10 in diesem Kapitel).

In Bezug auf Übungen, die ausschließlich das laute Lesen erfordern, wird diskutiert, inwieweit das reine Vorlesen tatsächlich für die kommunikativen Alltagsaktivitäten eines Patienten bedeutsam ist. Für die meisten Patienten ist schließlich vielmehr das leise Lesen und somit auch das Lesesinnverständnis im Alltag relevant [529]. Dennoch liegen Hinweise vor, dass Übungen, die das laute Lesen involvieren, insbesondere für die Textebene sinnvoll sein können, da sie offenbar das Textver-

ständnis positiv beeinflussen (für einen Überblick s. z. B. [410]). Diese Herangehensweise ist sicherlich nur dann erfolgversprechend, wenn Defizite in der visuellen Worterkennung oder im Lesesinnverständnis bereits hinreichend störungsspezifisch behandelt wurden. Übungsprogramme, die ausschließlich das laute Vorlesen von Textpassagen (zum Teil unter Mitsprechen des Therapeuten) beinhalten (s. z. B. Aufgabe 12 in diesem Kapitel), sollten daher erst dann Anwendung finden, wenn die Fehlleistungen sich nur noch auf Textebene zeigen.

In den Therapiestudien, in denen die *Wirksamkeit* der hier vorgestellten Aufgaben erprobt wurde, zeigten sich Übungseffekte sowohl hinsichtlich der Anzahl korrekter Reaktionen als auch in Bezug auf die Erkennungs- bzw. Lesegeschwindigkeit. Diese itemspezifischen Verbesserungen entsprechen dem bei lexikalischen Defiziten erwartbaren Outcome. Jedoch zeigen sich bei der Therapie des lexikalischen Lesens im Vergleich z. B. zur mündlichen Wortproduktion durchaus auch häufiger Generalisierungen auf ungeübte Wörter. Dies lässt sich einerseits auf einen effizienteren Zugriff auf ganzheitliche Repräsentationen im GIL zurückführen (z. B. [5]). Andererseits kann auch das verbesserte Zusammenwirken lexikalischer und nichtlexikalischer Lesemechanismen zu einer Generalisierung beitragen (z. B. [328]). Darüber hinaus konnten aufgabenübergreifende Generalisierungen beobachtet werden, wie z. B. Verbesserungen im mündlichen Bildbenennen, nachdem der Zugriff auf das POL durch lautes Lesen trainiert wurde (z. B. [395]). Häufig zeigen sich auch crossmodale Generalisierungen, d. h. modalitätenübergreifende Verbesserungen z. B. auf das laute Lesen, nachdem ausschließlich die rezeptiv-graphematische Wortverarbeitung behandelt wurde (z. B. [5]). Rezeptive Aufgaben zum ganzheitlichen Worterkennungsprozess können darüber hinaus auch positive modalitätenübergreifende Effekte auf das Schreiben der geübten Wörter haben (z. B. [632]). Sofern die Beeinträchtigung des Lesens vornehmlich auf ein Defizit im semantischen System zurückführbar ist und das semantische Wissen durch die Behandlung wieder erfolgreich nutzbar gemacht wird, sind selbstverständlich auch Generalisierungen auf andere Aufgaben erwartbar, für die eine Aktivierung semantischer Konzepte erforderlich ist (z. B. schriftliches Bildbenennen).

Neben quantitativen Verbesserungen zeigen sich nach der Dyslexietherapie oftmals auch qualitative

Veränderungen, die selbstverständlich auch als ein Indikator für positive Therapieeffekte gewertet werden können. Hierzu zählen beispielsweise die Abnahme eines bestehenden Längen- oder Wortarteneffektes oder eine qualitative Veränderung des Fehlermusters.

Die bei der Behandlung der visuellen Wortverarbeitung verwendeten *Hilfen* können auf semantisch-lexikalische Informationen zurückgreifen oder einzelheitlich-segmentale Informationen verfügbar machen, um die lexikalischen Leserouten zu aktivieren. Bisher existieren nur wenige Untersuchungen dazu, welche Form der Hilfe bei welchen Aufgaben und für welches Störungs- und Leistungsprofil besonders wirksam ist. Es empfiehlt sich daher, die Hilfestellungen an die vorhandenen Ressourcen des Patienten anzupassen und ihre Wirksamkeit im Therapieverlauf stetig zu evaluieren um ggf. andere unterstützende Mittel einzubeziehen.

Die Zusammenstellung des *Therapiematerials* sollte – soweit möglich – die Alltagsrelevanz der geübten Wörter berücksichtigen, gleichzeitig aber auch die relevanten psycholinguistischen Parameter miteinbeziehen, die einen Einfluss auf die Leseleistung haben. Je nach funktionaler Störungslokalisation kann die Leseleistung z. B. beeinflusst werden von der morphologischen Struktur der zu übenden Items, der schriftlichen und/oder mündlichen Frequenz von Wörtern, dem Grad der Abstraktheit, der Wortart oder der orthographischen Ähnlichkeit eines Wortes zu anderen Wörtern. Sofern neben Übungsitems auch Material für die Erfassung von Generalisierungseffekten zusammengestellt wird, sollte dieses hinsichtlich der jeweiligen Eigenschaften mit den Übungsitems gleich gehalten werden (wenn z. B. mit hochfrequenten und konkreten Wörtern geübt wird, dann sollten die ungeübten Wörter auch hochfrequent und konkret sein). Um einen Transfer der Leseleistung auf die Ebene der Partizipation zu erreichen, eignen sich als Steigerung beispielsweise Alltagstexte (z. B. Kochrezepte, Werbematerial oder Flyer mit vornehmlich Text und weniger Bildern). Auch Weiterentwicklungen aus dem selbst erstellten Material, die zuvor einzeln geübte Zielwörter nun in Phrasen bzw. Sätzen integrieren (z. B. in Form von konstruierten Zeitungsüberschriften), lassen sich einsetzen. Eine solche Vorgehensweise, die funktional relevantes Lesematerial fokussiert, ist vor allem auch für Patienten mit Restsymptomen förderlich.

4.5.2 Aufgaben für die Therapie

Aufgabe 1: Einprägen der visuellen Wortform

Bei dieser Aufgabe geht es darum, sich die orthographische Wortform, d. h. die korrekte Schreibweise eines Wortes explizit einzuprägen. Das Ziel liegt darin, die rezeptive lexikalische Repräsentation im graphematischen Input-Lexikon bzw. den Zugriff darauf wieder zu festigen. Hierzu wird dem Patienten das korrekt geschriebene Wort visuell vorgegeben (z. B. auf einer Wortkarte), während es gleichzeitig vom Therapeuten (ggf. mehrfach) vorgesprochen wird.

Eine Variation der Aufgabe besteht darin, dass der Patient das Zielwort anschließend mehrfach nachspricht und dabei gleichzeitig immer auf die Wortkarte schaut. Damit soll implizit die lexikalische Leseroute GIL-(SEM)-POL aktiviert werden. Dieses Vorgehen eignet sich vor allem für Patienten, die viele Fehler beim lauten Lesen machen. Zusätzlich kann die äußere Kontur des gesamten Wortes auf der Wortkarte hervorgehoben sein und der Patient fährt diese visuelle Gestalt des Wortes mit dem Finger nach. Auch können einzelne Aspekte des graphematisch-lexikalischen Eintrags, wie z. B. die räumlich basierte Buchstabenposition im Wort (Anfang, Mitte, Ende) oder die serielle Abfolge der einzelnen Buchstaben, fokussiert werden. Bei Probanden mit begleitenden Defiziten im Zugriff auf semantische Repräsentationen ausgehend vom auditiven Input, kann unterstützend auch ein entsprechendes Bild oder eine geschriebene Definition des Wortes vorgegeben werden. Dies dient dazu, den Zugriff auf die jeweilige Bedeutungsrepräsentation zu erleichtern (z. B. mithilfe von visuell-mnemonischen Lernkarten, s. [146], vgl. Aufgabe 9 in diesem Kapitel). So können z. B. die graphematischen Wortformrepräsentationen abstrakter Begriffe geübt werden (z. B. GLÜCK ist eine erfreuliche Fügung des Schicksals). Um die Mechanismen der ganzheitlichen Worterkennung zu fördern und eine vorrangig segmentale Verarbeitung zu vermeiden, kann das geschriebene Wort auch nur kurzzeitig dargeboten werden. Dies lässt sich durch sogenannte tachistoskopische Präsentation am Computer umsetzen, indem das Zielwort für z. B. 500 ms oder weniger gezeigt wird (vgl. Kap. 4.5.1).

Praxis

Exemplarische Instruktion und Beispiel

Hier sehen Sie ein geschriebenes Wort. Bitte betrachten Sie dieses Wort genau, während ich es Ihnen vorlese und prägen Sie sich die Schreibweise ein.

Zielwort: [Klausel]

Mögliche Hilfen

Für die Variante mit mehrfachem Nachsprechen: korrektives Feedback

Steigerungsmöglichkeiten

- Reduktion der Präsentationszeit der graphematischen Wortform
- Verwendung niedrigfrequenter Wörter
- Verwendung unterschiedlicher Wortarten
- Verwendung abstrakter Wörter
- Verwendung von Wörtern mit homophonen Allographen (d. h. gleich klingende Wörter mit unterschiedlicher Schreibweise und Bedeutung, z. B. LID – LIED)

▶ **Angenommene Wirkmechanismen.** Es wird davon ausgegangen, dass das bewusste Einprägen von graphematischen Wortformen durch die Betrachtung des geschriebenen Wortes zur Festigung bzw. erneuten Speicherung von lexikalischen Einträgen im GIL führt. Über die intensive Betrachtung der korrekten Schreibweise soll somit der ganzheitliche Lexikoneintrag im sogenannten Sichtwortschatz abgespeichert werden. Dies kann insbesondere auch dazu beitragen, inkorrekte Schreibweisen, die bei der schriftlichen Wortproduktion auftreten können, zu erkennen bzw. zu vermeiden. Im Sinne der Methode des fehlervermeidenden Lernens wird besonderer Wert darauf gelegt, dass der Patient das Wort erst nach auditiver Vorgabe durch den Therapeuten vorliest, damit eventuelle Lesefehler gar nicht erst entstehen können [631]. Die simultane Darbietung der graphematischen sowie der phonologischen Wortform bzw. des Bildes zielt auf Mechanismen des sogenannten Paar-Assoziations-Lernens ab [116]. Dabei soll eine solide Verbindung zwischen dem korrekten Eintrag im GIL und der entsprechenden phonologischen Wortform sowie der Bedeutung im semantischen System (wieder-)hergestellt werden.

▶ **Evidenzbasierung: Therapieeffekte.** Für die Verwendung dieser Aufgabe sind, sowohl für die Variante mit als auch ohne Nachsprechen des Zielwortes, Übungseffekte beim lauten Lesen der geübten Wörter beobachtet worden (z. B. [743], [667]). Darüber hinaus wird von einer Abnahme eines zuvor bestehenden Längeneffektes beim lauten Lesen von Wörtern berichtet (z. B. [743], [631]). Während längere Wörter vor der Therapie zu herausragend vielen Fehlern führten, fiel der Leistungsunterschied zwischen langen und kurzen Wörtern nach der Therapie deutlich geringer aus. In Zusammenhang mit einer schnelleren Lesegeschwindigkeit wird dies auf die reaktivierte Nutzung einer ganzwortbasierten Lesestrategie, im Gegensatz zu einer primär segmentalen Lesestrategie, zurückgeführt.

▶ **Im Handel erhältliches Material**
- für Abbildungen von homophonen Wörtern: Doppelbegriffe in Bildern von Schubi [659]
- für Ideen zu berufs- oder themenspezifisch relevanten Wörtern s. z. B. typische Kollokationen im digitalen Wörterbuch der deutschen Sprache (DWDS, www.dwds.de)
- Vokabellernkarten für den Deutschunterricht mit geschriebenen Wörtern und entsprechender Abbildung (z. B. Speak in a Week! Flash! German: 1001 Flash Cards [669])
- Wortkarten mit individuell relevanten Wörtern

Aufgabe 2: Erkennen von Wörtern in Suchrastern

Bei dieser Aufgabe wird dem Patienten ein sogenanntes Suchraster vorgelegt. Dabei handelt es sich um eine Art Kreuzworträtsel, in dessen Buchstabenreihen die Zielwörter versteckt sind. Gleichzeitig liegen die Zielwörter außerhalb des Rätsels z. B. auf Wortkarten geschrieben vor. Der Patient soll die geschriebenen Wörter im Buchstabengitter finden und markieren. Die Aufgabe erfordert die Integration von Buchstaben oder Buchstabenkombinationen zu einer graphematischen Wortform und zielt folglich eher auf ganzheitliche Prozesse der Worterkennung ab. Da die Zielwörter und somit auch die Lösungen für den Patienten während der gesamten Aufgabe sichtbar sind, folgt die Aufgabe den Prinzipien des fehlervermeidenden Lernens.

Praxis

Exemplarische Instruktion und Beispiel

Ich zeige Ihnen jetzt ein Buchstabengitter, in dem Wörter verborgen sind. Diese Wörter stehen unter dem Buchstabenraster. Bitte versuchen Sie, die Wörter in dem Buchstabengitter zu finden und kreisen Sie diese ein!

Zielwörter: [Savanne] [Milch] [Tanz] [Europa] [Schnee]

T	A	N	Z	K	V	A	W
P	E	U	R	O	P	A	R
C	S	A	V	A	N	N	E
V	M	A	O	T	E	R	I
X	S	C	H	N	E	E	K
H	E	M	I	L	C	H	L
U	O	P	V	W	V	Y	U

Mögliche Hilfen

- Vorgabe der Reihe/Spalte, in der sich ein Zielwort befindet
- Markierung des Anfangs- oder Endbuchstabens eines versteckten Wortes

Steigerungsmöglichkeiten

Verwendung niedrigfrequenter bzw. abstrakter Wörter, polymorphematischer Wörter, unterschiedlicher Wortarten

▶ **Angenommene Wirkmechanismen.** Da innerhalb des Rasters die Wortgrenzen nicht visuell gekennzeichnet sind (z. B. durch eine nachfolgende Textlücke oder Fettdruck), müssen die Mechanismen der parallelen Buchstabenverarbeitung verstärkt aktiviert werden, um die jeweiligen Graphemketten mit gespeicherten lexikalischen Wortformrepräsentationen abgleichen zu können. Es wird daher angenommen, dass dies den Zugriff auf den Sichtwortschatz trainiert und die gespeicherten Wortformeinträge festigt. Zwar kann eine rein segmentale Herangehensweise, bei welcher jedes Graphem zunächst einzeilheitlich in das entsprechende Phonem umgewandelt wird, prinzipiell

auch zielführend für das Lösen der Aufgabe sein. Allerdings beansprucht dies deutlich mehr Ressourcen und Zeit.

▶ **Evidenzbasierung: Therapieeffekte.** Für ein therapeutisches Vorgehen, bei dem die Aufgabe in Kombination mit Aufgaben zum Ergänzen von Graphemen und Abgleich von Schreibvarianten verwendet wurde, ließen sich Verbesserungen für geübte Wörter beim Schreiben nach Diktat beobachten [632]. Darüber hinaus beschreiben die Autoren Generalisierungen auf das Schreiben ungeübter orthographischer Nachbarn zu den geübten Wörtern.

▶ **Im Handel erhältliches Material**

- Wortsuchrätsel aus Rätselheften
- Internetressourcen, z. B. www.land-der-woerter.de, www.suchwortraetsel.de
- Unter www.suchsel.de.vu können Wortsuchrätsel kostenfrei erstellt werden.
- Wortsuchraster, z. B. aus den Materialien Lesetraining [339], Blitzschnelle Worterkennung (BliWo, [481]), Übungen zur Aphasiebehandlung [639]

Aufgabe 3: Lexikalisches Entscheiden nach Kurzzeitpräsentation

Bei dieser Aufgabe sieht der Patient entweder ein geschriebenes Wort (z. B. Papier) oder ein Nichtwort (z. B. Pekier) und soll entscheiden, ob das präsentierte Item eine existierende schriftliche Wortform des Deutschen darstellt oder nicht. Obwohl diese Aufgabe in der relevanten Literatur häufig für diagnostische Zwecke, z. B. zur Überprüfung des GIL verwendet wird, lassen sich gegenwärtig kaum Interventionsstudien finden, die lexikalisches Entscheiden systematisch als Übungsaufgabe einsetzen. Wenn überhaupt, dann wurde die Aufgabe lediglich in Kombination mit weiteren Aufgaben zur schnellen visuellen Worterkennung verwendet. Somit scheint nach derzeitigem Kenntnisstand unklar zu sein, inwieweit lexikalische Entscheidungsaufgaben allein zu funktionsrelevanten Veränderungen im GIL führen können.

Grundsätzlich erfordert das Lösen dieser Aufgabe die Aktivierung lexikalischer Einträge im rezeptiven graphematischen Lexikon (Sichtwortschatz) bzw. für die Neologismen das Zurückweisen des Nichtwortes, da keine entsprechende graphematische Wortform im Lexikon gespeichert ist.

Um den Prozess der schnellen Worterkennung und des ganzheitlichen Lexikonzugriffs anzuregen, empfiehlt es sich die Wörter bzw. Nichtwörter nur sehr kurz zu präsentieren (d. h. blitzartig, z. B. 500 ms, ggf. am Computer, vgl. Kap. 4.5.1). Damit kann ein rein segmentales Erlesen der geschriebenen Items gehemmt werden. Bei der Festlegung der Darbietungsdauer sollte die individuelle Erkennungsschwelle berücksichtigt werden. Die Präsentationszeit sollte so kurz sein, dass die Aufgabe für den Patienten zwar noch lösbar, aber trotzdem fordernd ist.

Um eine ständige Konfrontation mit graphematischen Neologismen zu reduzieren, ist es denkbar, den Anteil von Nichtwörtern im Vergleich zu Wörtern gering zu halten oder ausschließlich existierende Wörter zu verwenden und dabei zwischen (noch) erhaltenen Wörtern und individuell fehleranfälligen Wörtern zu variieren. Die Präsentationszeit könnte sich dann an der Erkennungsschwelle der fehleranfälligen Wörter orientieren, d. h. sie sollte kurz genug sein um fehlendes lexikalisches Wissen durch Falsch-Antworten sichtbar zu machen und gleichzeitig lang genug, um erhaltenes Wissen erfolgreich nutzen zu können. Insgesamt ist es bei Entscheidungsaufgaben sinnvoll, die Anzahl der Ja- und Nein-Antworten gleich zu halten und systematisch zu durchmischen.

Praxis

Exemplarische Instruktion und Beispiel
Sie sehen jetzt gleich blitzartig etwas Geschriebenes. Es wird nur ganz kurz gezeigt. Bitte entscheiden Sie, ob Ihnen dieses Wort bekannt vorkommt oder ob es sich um ein Nichtwort handelt.
Zielitems: [Mandel] (Ja-Antwort) [Nandel] (Nein-Antwort)

Mögliche Hilfen
- Verlängerung der Präsentationszeit
- korrektives Feedback, ggf. mit uneingeschränkter Präsentationszeit des geschriebenen Wortes und auditive Vorgabe des Zielwortes

Steigerungsmöglichkeiten
- Reduktion der Präsentationszeit (z. B. in 50-ms-Schritten)
- Verwendung niedrigfrequenter Wörter
- Zunahme der orthographischen Ähnlichkeit der Nichtwörter

▶ **Angenommene Wirkmechanismen.** In der Leseforschung wird angenommen, dass die tachistoskopische Präsentation die parallele Buchstabenverarbeitung und folglich die implizite Worterkennung anregt. Ausgehend vom visuellen Input werden im GIL mehrere orthographisch ähnliche lexikalische Einträge aktiviert und konkurrieren miteinander. Durch sogenannte laterale Inhibition, d. h. hemmende Mechanismen, erhält der mit dem Zielitem übereinstimmende lexikalische Eintrag die meiste Aktivierung und kann somit explizit als Wortform erkannt werden. Demgegenüber kann für neologistische Buchstabenfolgen kein lexikalischer Eintrag aktiviert werden und das Item wird somit korrekterweise abgelehnt (Nein-Antwort). Die hierfür erforderliche lexikalische Suche erklärt die in der Leseforschung häufig beobachteten höheren Reaktionszeiten für Nichtwörter im Vergleich zu Wörtern.

▶ **Evidenzbasierung: Therapieeffekte.** In Kombination mit weiteren Aufgaben, bei denen schriftsprachliche Items nur sehr kurzfristig präsentiert wurden, zeigten sich Übungseffekte, d. h. dargebotene Nichtwörter wurde häufiger korrekterweise als nicht existierende Wortform abgelehnt. Weiterhin wurde eine Verbesserung der Lesezeiten im lauten Lesen beobachtet [276].

▶ **Im Handel erhältliches Material**
Listen mit Wörtern und Nichtwörtern, z. B. in:
- Bereich Sequenzierung in Neurolinguistische Aphasietherapie: Materialien: Lexikalisch-phonematische Störungen [520]
- Blitzschnelle Worterkennung (BliWo) [481]
- Neurolinguistische Aphasietherapie: Materialien: Störungen der lexikalisch-semantischen Verbverarbeitung [522]

Aufgabe 4: Semantisches Kategorisieren nach Kurzzeitpräsentation

Bei dieser Aufgabe wird dem Patienten ein geschriebenes Wort kurzzeitig gezeigt und er soll entscheiden, ob es zu einer zuvor festgelegten semantischen Kategorie gehört oder nicht. Die Darbietungszeit betrug in den Therapiestudien teilweise nur 30 ms, sollte jedoch individuell angepasst werden. Dafür kann zunächst ausprobiert werden, mit welcher minimalen Präsentationszeit sich arbeiten lässt, damit die Aufgabe für den Patienten noch lösbar ist. Bei sehr langsamer bzw.

pathologisch reduzierter Erkennungsschwelle kann die Darbietungszeit zu Beginn der Therapie mitunter auch bei 500 ms liegen und ggf. im Verlauf der Therapie sukzessive verringert werden. Diese ausschließlich rezeptive Aufgabe zielt auf die ganzheitliche Wortformerkennung ab und erfordert die Aktivierung des lexikalischen Eintrags im GIL sowie der entsprechenden semantischen Merkmale im Bedeutungssystem. Da die Zugehörigkeit zu einer bestimmten semantischen Kategorie beurteilt werden soll (z. B. Berufe), genügt für die korrekte Ja-/Nein-Antwort meist der Zugriff auf superordiniertes semantisches Wissen (z. B. für das Zielwort Bäcker: Ja, für das Zielwort Hocker: Nein). Da keine feinere semantische Verarbeitung für das Lösen der Aufgabe erforderlich ist, kann sie auch bei sehr geringen Präsentationszeiten bearbeitet werden. Bei Entscheidungsaufgaben ist es sinnvoll, die Anzahl der Ja- und Nein-Antworten gleich zu halten und systematisch zu durchmischen.

Praxis

Exemplarische Instruktion und Beispiel

Sie sehen jetzt auf dem Bildschirm blitzartig, also nur ganz kurz, ein Wort. Bitte schauen Sie das Wort an, ohne es laut zu lesen, und entscheiden Sie danach mit Ja oder Nein, ob dieses Wort ein Tier ist oder nicht.
Geschriebene Wörter: [Schlange] (Ja-Antwort), [Schleife] (Nein-Antwort)

Mögliche Hilfen
* verlängerte Präsentationszeit
* korrektives Feedback, ggf. mit uneingeschränkter Präsentationszeit des geschriebenen Wortes und auditive Vorgabe des Zielwortes

Steigerungsmöglichkeiten
* Reduktion der Präsentationszeit der graphematischen Wortform (z. B. in 50-ms-Schritten)
* Verwendung niedrigfrequenter Wörter
* Zunahme der orthographischen Ähnlichkeit der Ablenker

▶ **Angenommene Wirkmechanismen.** Es wird angenommen, dass die Aufgabe generell die Verbindung von visuellem Input und orthographischem Lexikon verbessert und somit zu einer Stärkung der lexikalischen Leseprozesse beiträgt. Ent-

sprechend wird die Abnahme von Längeneffekten beim Lesen darauf zurückgeführt, dass die geübten Wörter wieder effizienter lexikalisch erkannt werden und nicht durch rein segmentale Prozesse verarbeitet werden müssen [252]. Mit der Aufgabe wird die lexikalische Leseroute sogar über das GIL hinaus beansprucht, da eine Beurteilung der Kategoriezugehörigkeit neben der reinen visuellen Wortformerkennung zusätzlich auch den Zugriff auf semantische Informationen erfordert. Auch wenn die verwendete Präsentationszeit ggf. nicht ausreicht, um die semantische Repräsentation eines Konzepts vollständig zu aktivieren (d. h. inklusive der spezifischen semantischen Merkmale), wird neben der ganzheitlichen Worterkennung trotzdem auch der schnelle Zugriff auf grobe semantische Informationen gefördert (z. B. [724]). Durch die geforderte Aktivierung von Bedeutungsaspekten trainiert die Aufgabe somit auch das Leseinnverständnis, indem der direkte Zugriff auf Wortbedeutungen ohne phonologische Mediation fokussiert wird [511].

▶ **Evidenzbasierung: Therapieeffekte.** Für die Aufgabe wurden sowohl in isolierter Verwendung als auch in Kombination mit anderen Aufgaben, in denen eine tachistoskopische Darbietung der Wörter erfolgte, verbesserte Leistungen für die in der Therapie geübten Wörter beobachtet [252], [276], [511]. Diese Übungseffekte wurden entweder direkt mit der Aufgabe oder indirekt anhand des lauten Lesens erfasst. Hierbei zeigten sich vor allem schnellere Erkennungs- und Lesezeiten sowie eine Abnahme des zuvor beobachteten Längeneffektes.

▶ **Im Handel erhältliches Material**
Für das Erstellen von Wortkarten bzw. Wortlisten mit Wörtern aus bestimmten semantischen Kategorien s. z. B.:
* Wortlisten aus dem Buch Kognitiv-orientierte Sprachtherapie – Methoden, Material und Evaluation für Aphasie, Dyslexie und Dysgraphie [674]
* Neurolinguistische Aphasietherapie: Materialien: Lexikalisch-semantische Störungen [521]
* Foto Didac von Schubi (z. B. Foto Didac: Berufe, Foto Didac: Nahrungsmittel, [236])
* Imagier Photos aus dem Nathan Verlag (z. B. [364])
* Vocabular Wortschatzbilder aus dem Schubi Verlag (z. B. [517], [516])

- digitale Varianten der Bildersammlung von Snodgrass und Vanderwart (http://wiki.cnbc.cmu.edu/Objects)
- umfangreiche Bilddatenbank geordnet nach semantischen Kategorien: www.bildwoerterbuch.com

Aufgabe 5: Auditiv-graphematisches Verifizieren nach Kurzzeitpräsentation

Bei dieser Aufgabe wird dem Patienten ein Wort mündlich genannt und gleichzeitig ein geschriebenes Wort tachistoskopisch präsentiert, welches mit dem gesprochenen Wort entweder übereinstimmt oder nicht. Die nicht übereinstimmenden Wörter, d. h. die Ablenker, können dabei hinsichtlich der graphematischen Ähnlichkeit zum Zielwort variieren. Der Patient soll entscheiden, ob das geschriebene Wort zu dem gehörten passt. Das Lösen dieser Aufgabe erfordert die erfolgreiche Ak-

tivierung der Wortformeinträge im GIL und PIL. Ausgehend von einer direkten Verbindung zwischen den beiden rezeptiven Lexika, ist die Aktivierung der entsprechenden Wortbedeutung nicht unbedingt erforderlich. Entsprechend können mit dieser Aufgabe auch Wörter von geringerem semantischen Gehalt geübt werden (z. B. Funktionswörter, Abstrakta). Die zeitlich begrenzte Präsentation des geschriebenen Wortes soll verhindern, dass eine nichtlexikalische, einzelheitliche Strategie für den Abgleich von gehörter und geschriebener Wortform verwendet wird. In der Literatur finden sich Präsentationszeiten, die zwischen 500 und 1000 ms liegen. Die Erkennungsschwelle sollte jedoch für jeden Patienten individuell bestimmt werden, sodass die Aufgabe zwar noch lösbar, aber trotzdem fordernd ist. Bei Entscheidungsaufgaben ist es sinnvoll, die Anzahl der Ja- und Nein-Antworten gleich zu halten und systematisch zu durchmischen.

Praxis

Exemplarische Instruktion und Beispielitem
Ich sage Ihnen jetzt ein Wort und zeige Ihnen gleichzeitig ganz kurz ein geschriebenes Wort.
Bitte sagen Sie mir, ob das gesprochene Wort mit dem geschriebenen Wort übereinstimmt oder nicht.
Zielwort auditiv:
Geschriebene Wörter (Präsentationszeit: 500 ms): [Stock] (Ja-Antwort), [Stoff] (Nein-Antwort, orthographisch naher Ablenker, d. h. unterscheidet sich vom Zielwort in nur einem Graphem)
Mögliche weitere Ablenker für Nein-Antworten: [Stift] (orthographisch mittelnaher Ablenker, Übereinstimmung mit dem Zielwort nur im Initialgraphem), [Hand] (orthographisch ferner Ablenker, keine graphematische Übereinstimmung mit dem Zielwort)

Mögliche Hilfen
- Hinweis auf die Position im Wort, an der sich ein Unterschied befindet (z. B. Schauen Sie insbesondere auf das Wortende bei Stock – Stoff)
- verlängerte Präsentationszeit
- korrektives Feedback, ggf. mit uneingeschränkter Präsentationszeit des geschriebenen Wortes und Wiederholung des auditiven Zielwortes

Steigerungsmöglichkeiten
- Reduktion der Präsentationszeit der graphematischen Wortform
- Verwendung niedrigfrequenter bzw. abstrakter Wörter bzw. unterschiedlicher Wortarten
- Zunahme der orthographischen Ähnlichkeit der Ablenker

▶ **Angenommene Wirkmechanismen.** In der Literatur wird davon ausgegangen, dass diese Aufgabe einen positiven Einfluss auf die lexikalischbasierten Leserouten hat [743]. Belege dafür fußen auf der Beobachtung, dass die Aufgabe zu itemspezifischen Übungseffekten, insbesondere bei länge-

ren Wörtern, führt, wohingegen sich die Leseleistung für Neologismen jedoch nicht verändert (z. B. [252]). Die Übungseffekte scheinen somit nicht auf eine verstärkte Nutzung segmentaler Leseprozesse zurückzugehen. Vielmehr sprechen sie für eine Verbesserung der lexikalischen Verarbeitung beim

Lesen. Diese positive Wirkung kann mit einem gestärkten Zugriff auf bestehende lexikalisch-graphematische Repräsentationen erklärt werden oder auf ein Wiedererlernen graphematischen Wissens (im Sinne fundierter abstrakter Langzeitrepräsentationen graphematischer Wortformen) zurückgeführt werden.

Es ist weiterhin anzunehmen, dass durch die Aufgabe sogenannte *Top-down*-Verarbeitungsmechanismen angeregt werden. Dabei handelt es sich um Rückkopplungsmechanismen von der lexikalischen Ebene zurück zur Buchstabenerkennung, welche durch das Üben modifizierbar sind. Top-down-Prozesse ermöglichen einen Einfluss vorhandenen Wissens auf noch nicht abgeschlossene Verarbeitungsprozesse. Insofern unterstützen sie den *bottom-up* verlaufenden Informationsfluss (d. h. die Informationsverarbeitung ausgehend vom Item, also von der Buchstabenerkennung hin zur lexikalischen Ebene) bereits zu einem sehr frühen Zeitpunkt der Worterkennung (z. B. [53]). Das Zusammenwirken von Bottom-up- und Top-down-Mechanismen ist insbesondere in interaktiv ausgerichteten Modellen des Lesens von Bedeutung [484]. Eine erfolgreiche Reaktivierung dieses Zusammenspiels sollte zu Verbesserungen sowohl auf der Wortformebene (z. B. im lexikalischen Entscheiden) als auch auf der Ebene der Buchstabenerkennung und -verarbeitung führen (z. B. beim visuell-graphematischen Diskriminieren). So können auch Verbesserungen bei ungeübten Wörtern, die allerdings orthographisch ähnlich zu den geübten Wörtern sind, erklärt werden.

▶ **Evidenzbasierung: Therapieeffekte.** In Kombination mit einer Aufgabe zum lauten Lesen nach Kurzzeitpräsentation bzw. mit der Aufgabe zum Einprägen der orthographischen Wortform zeigten sich Übungseffekte, d. h. weniger Lesefehler sowie schnellere Lesezeiten, und ein Rückgang eines zuvor beobachteten Längeneffektes beim lauten Lesen [743], [5]. Außerdem konnten Generalisierungen auf das Lesen ungeübter Wörter sowie auf das Erkennen und Benennen einzelner Buchstaben verzeichnet werden [5].

▶ **Im Handel erhältliches Material**
Wortlisten mit graphematisch/phonologisch ähnlichen Wörtern, z. B. in:
• BILEX – Bielefelder Therapiematerial zum lexikalischen Wortabruf [600]

• Kognitiv-orientierte Sprachtherapie – Methoden, Material und Evaluation für Aphasie, Dyslexie und Dysgraphie [674]
• Ther-A-Phon – Therapieprogramm für aphasisch-phonologische Störungen [160]
• ArtikuList – Wortlisten zur Behandlung von Artikulationsstörungen [62]

Aufgabe 6: Einfügen geschriebener Wörter in Lückensätze

Bei dieser Aufgabe wird ein Lückensatz schriftlich vorgegeben (und ggf. auch laut vorgelesen) und der Patient soll das fehlende Wort ergänzen. Dazu liegen mehrere Wortkarten als Auswahlmenge vor. Diese enthält neben dem Zielwort weitere Wörter, die homophon zum Zielwort sind (d. h. gleichklingend), jedoch anders geschrieben werden. Darüber hinaus umfasst die Auswahlmenge auch Wörter, die phonologisch bzw. graphematisch ähnlich zum Zielwort sind. Außerdem können auch unrelatierte Ablenker dargeboten werden. Eine Variation der Aufgabe besteht darin, das Zielwort (bzw. die Ablenker) tachistoskopisch zu präsentieren. In diesem Fall entscheidet der Patient, ob das blitzartig dargebotene Wort in den vorgegebenen Satzkontext passt (vgl. Aufgaben 3, 4, 5 in diesem Kapitel).

Das Lösen der Aufgabe erfordert zunächst ein generelles Verständnis des Satzkontextes. Für die Wörter der Auswahlmenge sind die Aktivierung der Wortformeinträge im GIL und der Zugriff auf die jeweilige wortformspezifische semantische Repräsentation erforderlich. Anhand der semantischen Übereinstimmung zwischen der Satzbedeutung und den konzeptuellen Merkmalen der Wörter kann der Lückensatz mit dem passenden Wort ergänzt werden. Eine Variation besteht darin, den Patienten das Wort zusätzlich aufschreiben zu lassen. Prinzipiell können die Lückensätze auch an das persönlich relevante Wortmaterial angepasst werden. In diesem Fall lässt sich vermutlich nicht mehr mit homophonen Wortpaaren arbeiten, jedoch können weiterhin orthographisch ähnliche Ablenker oder auch homophone Nichtwörter verwendet werden.

Praxis

Exemplarische Instruktion und Beispiel

Ich zeige Ihnen jetzt einen Lückensatz und 5 geschriebene Wörter. Bitte entscheiden Sie, welches Wort in die Lücke passt.
Lückensatz: [1989 strich Sie die _____ in Berlin.]
Zielwort: [Wände]
Auswahlmenge: homophoner Ablenker: [Wende], orthographisch ähnliche Ablenker: [Winde], [Wunde], unrelatierter Ablenker: [Tiere]

Mögliche Hilfen

• Reduktion der Auswahlmenge
• Korrektives Feedback
• Erläuterung der semantischen Unterschiede zwischen den homophonen Wortpaaren

Steigerungsmöglichkeiten

• Zunahme der orthographischen Nähe der Ablenker
• erhöhte Anzahl der Ablenker
• Verwendung von homophonen Nichtwörtern (z. B. [Wennde], [Vände])
• Abstraktheit der Zielwörter
• Wortart

▶ **Angenommene Wirkmechanismen.** Es ist davon auszugehen, dass es zu einer Festigung der graphematisch-lexikalischen Wortformeinträge im GIL kommt, insbesondere von beiden Varianten des Homophonpaares. Zusätzlich wird die itemspezifische Zugriffsroute vom entsprechenden Wortformeintrag im GIL auf die damit verbundene konzeptuelle Repräsentation im semantischen System reaktiviert. Während des Bearbeitens der Aufgabe wird auch indirekt die Aktivierung der semantischen Merkmale des ungeübten Homophons angestoßen. Dies führt zu einer generellen Verbesserung des Zugriffs von GIL zu SEM, womit sich auch Verbesserungen für die ungeübte Variante des Homophonpaares erklären lassen. Hingegen werden crossmodale Generalisierungen auf z. B. die Leistungen beim Schreiben der Homophone nicht erwartet, da von modalitätsspezifischen orthographischen Input- und Outputlexika ausgegangen wird.

▶ **Evidenzbasierung: Therapieeffekte.** Scott und Byng [654] verwendeten diese Aufgabe bei einem Patienten mit Oberflächendyslexie und beobachteten verbesserte Leistungen in der Lückensatzergänzung sowohl für die geübte als auch für die ungeübte Variante von Homophonpaaren. Darüber hinaus zeigten sich generalisierte Leistungen beim Definieren der geübten Homophonpaare. Für die Variante mit tachistoskopischer Darbietung der Homophone (450 ms) und in Kombination mit anderen Aufgaben, die auf eine schnelle Worterkennung abzielen, wurden Übungseffekte sowie eine Verbesserung der Lesezeiten im lauten Lesen berichtet [276].

▶ **Im Handel erhältliches Material**

• Listen mit homophonen Wortpaaren und entsprechenden Lückensätzen sowie Listen mit orthographischen Ablenkern finden sich z. B. im Buch Kognitiv-orientierte Sprachtherapie – Methoden, Material und Evaluation für Aphasie, Dyslexie und Dysgraphie [674]
• Neurolinguistische Aphasietherapie: Material: connect – Therapiematerial zur Verarbeitung textverbindender Elemente [640]
• Übungen zur Aphasiebehandlung [639]

Aufgabe 7: Visuelles Wort-Bild-Zuordnen

Bei dieser Aufgabe soll der Patient ein schriftlich dargebotenes Wort dem passenden Bild in einer Auswahlmenge zuordnen. Folglich erfordert das Lösen der Aufgabe neben der Aktivierung graphematisch-lexikalischer Repräsentationen im GIL den Zugriff auf dazugehörige semantische Repräsentationen. Für die Auswahl des Zielbildes müssen die konzeptuellen Repräsentationen, welche durch die Bilder aktiviert wurden, mit dem semantischen Eintrag des Zielwortes abgeglichen werden. Das Vorgehen kann variiert werden, indem nur ein Bild (oder auch ein Realgegenstand) präsentiert wird und die Auswahlmenge aus mehreren geschriebenen Wörtern besteht. Alternativ kann nur ein Bild, welches zu dem Zielwort passt oder nicht, vorgegeben werden (Wort-Bild-Verifizieren).

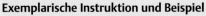

Praxis

Exemplarische Instruktion und Beispiel
Bitte zeigen Sie, welches Bild am besten zu dem geschriebenen Wort passt.
Zielwort: [Hand]
Auswahlmenge an Bildern: [Nase] [Bein] [Finger] [Hand]

Mögliche Hilfen
- Reduktion der Auswahlmenge
- semantischer Hinweis (z. B. damit kann man winken)
- Verwendung von Gesten
- auditive Wortvorgabe
- Darstellung und Erläuterung der Unterschiede/ Ähnlichkeiten zwischen Zielwort und Ablenker

Steigerungsmöglichkeiten
- Wortfrequenz
- Grad der Abstraktheit
- Anzahl der Ablenker
- Steigerung der semantischen und/oder orthographischen Nähe der Ablenker (orthographisch nahe Ablenker zum Zielwort Hand: z. B. Hund, Band, Hanf)

▶ **Angenommene Wirkmechanismen.** Diese Aufgabe zielt auf die Aktivierung bzw. Wiederherstellung graphematisch-lexikalischer Einträge im GIL und den Zugriff auf die korrekten dazugehörigen semantischen Repräsentationen ab. Damit die semantische Aktivierung nicht gleichzeitig (oder ausschließlich) über den phonologischen Zugriff erfolgt, sollten die geschriebenen Zielwörter nicht laut gelesen werden.

▶ **Evidenzbasierung: Therapieeffekte.** Nach Anwendung dieser Aufgabe in Kombination mit weiteren Aufgaben, die das Leseinnverständnis fokussieren, wurden itemspezifische Effekte, d. h. verbesserte Leistungen für die geübten Wörter, beobachtet [292], [114]. Darüber hinaus wird über eine Abnahme semantischer Paralexien berichtet, nachdem die Aufgabe mit dem lauten Lesen der Zielwörter kombiniert wurde [176].

▶ **Im Handel erhältliches Material**
- Neurolinguistische Aphasietherapie: Materialien: Bild-semantische Störungen [524]

- Neurolinguistische Aphasietherapie: Materialien: Störungen der lexikalisch-semantischen Verbverarbeitung [522]
- für diverse Bildquellen s. Aufgabe 2 und 3 in Kap. 4.4.2.

Aufgabe 8: Lautes Lesen nach Kurzzeitpräsentation

Bei dieser Aufgabe wird dem Patienten ein geschriebenes Wort, welches er laut vorlesen soll, tachistoskopisch präsentiert. Im Vergleich zu den bisher dargestellten Aufgaben steht hier neben der visuellen Worterkennung auch die korrekte mündliche Produktion des geschriebenen Wortes im Vordergrund. Entsprechend sind die Aktivierung des graphematischen Wortformeintrags im GIL sowie der Zugriff auf den korrekten produktiv-lexikalischen Eintrag im POL erforderlich (ggf. erfolgt auch ein Zugriff auf die Bedeutungsrepräsentation). Die kurzzeitige Präsentation soll dabei das Lesen mittels segmentaler Mechanismen verhindern und stattdessen die lexikalischen Prozesse der Ganzwortverarbeitung ansprechen. In Therapiestudien lag die Darbietungszeit mitunter bei nur 30 ms. Um die Präsentationszeit jedoch so zu gestalten, dass die Aufgabe für den Patienten zwar fordernd, aber trotzdem noch lösbar ist, sollte die individuelle Erkennungsschwelle des Patienten Berücksichtigung finden.

Die lexikalischen bzw. semantisch-lexikalischen Prozesse können noch stärker fokussiert werden, indem GPK-unregelmäßige Wörter verwendet werden. Unregelmäßige Wörter sind für das Lesen solche, bei denen eine einzelheitliche Umwandlung der Grapheme in die entsprechenden Phoneme nicht zuverlässig zur korrekten phonologischen Wortform führt. Dies liegt darin begründet, dass die Graphem-Phonem Korrespondenz für einen Teil der Segmente mehrdeutig ist (z. B. wird das Graphem IE im unregelmäßigen Wort *Linie* anders lautlich realisiert als im GPK-regelmäßigen Wort *Knie*).

Neben konkreten und abstrakten Nomina lassen sich in dieser Aufgabe auch alle anderen Wortarten üben. Insbesondere für Funktionswörter kann die Aufgabe variiert werden, indem zunächst ein sogenanntes *Prime*-Wort kurzzeitig zur Ansicht dargeboten wird (z. B. 300 ms lang), ohne dass es laut vorgelesen werden soll. Anschließend wird, nach einer kurzen Präsentationspause mit leerem Bildschirm (z. B. 1400 ms), das laut zu lesende Zielwort präsentiert (ggf. auch tachistoskopisch). Prime- und Zielwort sollten dabei semantisch oder phonologisch ähnlich sein (z. B. Anfang – Beginn, Bauch – auch). Mit dieser Vorgehensweise, die die phonologische Ähnlichkeit zwischen Prime und Zielwort nutzt, lässt sich die häufig schlechtere Leseleistung für Funktionswörter durch die weniger fehleranfällige Verarbeitung von Inhaltswörtern anbahnen.

Praxis

Exemplarische Instruktion und Beispiel

Ich zeige Ihnen jetzt ganz kurz, blitzartig, ein geschriebenes Wort. Bitte versuchen Sie, dieses laut vorzulesen.
Zielwörter: [Dinosaurier] [von] [ihr] [Glück] [Reise] [Armut] (Präsentationszeit jeweils z. B. 30 ms)
Variante mit Prime-Präsentation:
Ihnen wird jetzt ganz kurz ein Wort am Computer gezeigt (Darbietungszeit z. B. 300 ms). Dieses sollen Sie nur anschauen. Anschließend bleibt der Bildschirm kurz leer (z. B. 1500 ms) und dann sehen Sie ein Wort, das Sie bitte laut vorlesen sollen (Darbietungszeit z. B. 600 ms).
Primewort für phonologische Vorgehensweise: [Bohne]
Zielwort: [ohne]
Primewort für semantische Vorgehensweise: [Thema]
Zielwort: [Sache]

Mögliche Hilfen

- verlängerte Präsentationsdauer
- korrektives Feedback, ggf. mit unbegrenzter Präsentationszeit des geschriebenen Wortes

Steigerungsmöglichkeiten

- Verwendung niedrigfrequenter oder abstrakter Wörter
- Reduktion der Präsentationszeit
- Übergang zum flüssigen und schnellen Lesen auf Phrasen- oder Satzebene, indem die geübten Wörter in z. B. Überschriften, Schlagzeilen, persönlichen Nachrichten (E-Mail, Textnachricht) integriert und zeitlich unbegrenzt dargeboten werden

▶ **Angenommene Wirkmechanismen.** Es wird angenommen, dass die tachistoskopische Präsentation geschriebener Wörter die Mechanismen der parallelen Buchstabenverarbeitung und somit die ganzheitliche Wortformerkennung anregt. Gleichzeitig wird aufgrund der sehr kurzzeitigen Darbietungszeit ein rein segmentales Erlesen des Wortes

über die nichtlexikalische Leseroute unterbunden. Ausgehend vom aktivierten Wortformeintrag im GIL erfolgt dann über die lexikalischen Leserouten (GIL-(SEM)-POL) der Zugriff auf die phonologische Wortform im POL. In Modellen der Leseverarbeitung, die neben einer semantisch-lexikalischen Leseroute zusätzlich auch eine direkte Verbindung zwischen GIL und POL als zweite lexikalische Route vorschlagen, ist für den Zugriff auf den lexikalisch-phonologischen Eintrag eine Aktivierung der Bedeutungsrepräsentation im semantischen System nicht unbedingt erforderlich (z. B. [109], [652]). Die Beobachtung, dass einige Patienten GPK-unregelmäßige Wörter korrekt laut lesen, ohne jedoch die entsprechende Wortbedeutung zu erfassen, wird in diesen Theorien mit der isolierten Nutzung der direkt-lexikalischen Leseroute erklärt. Um ein derartiges direkt-lexikalisches Lesen ohne Lesesinnverständnis zu vermeiden, kann nach dem lauten Lesen zur Unterstützung der semantischen Aktivierung zusätzlich auch die Bedeutung der gelesenen Wörter erfragt werden. Für die Aufgabenvariante mit phonologischem Priming wird davon ausgegangen, dass das zuvor präsentierte Prime-Wort die phonologische Repräsentation des Zielwortes voraktiviert und somit die Leseleistung für Funktionswörter über die direkt-lexikalische Route fasziliert [673].

▶ **Evidenzbasierung: Therapieeffekte.** Für die Aufgabe beschreiben Friedman und Nitzberg Lott [252] bei einer Darbietungszeit von nur 30 ms verbesserte Leistungen für das laute Lesen von geübten Nomina und Funktionswörtern. Ablinger und Domahs beobachteten vergleichbare Übungseffekte, verbesserte Lesezeiten und eine Reduktion von Längeneffekten nach Anwendung der Aufgabe in Kombination mit dem auditiv-graphematischen Verifizieren nach Kurzzeitpräsentation. Allerdings betrug die Präsentationszeit in dieser Studie 1300 ms [5]. Zusätzlich berichten die Autoren von Generalisierungen auf das Lesen ungeübter Wörter sowie auf das Erkennen und Benennen einzelner Buchstaben. Für die Variante mit Priming von Funktionswörtern durch phonologisch ähnliche Inhaltswörter zeigten sich signifikante Übungseffekte, sodass ein bestehender Wortarteneffekt im lauten Lesen nach der Therapie nicht mehr beobachtbar war [673].

▶ **Im Handel erhältliches Material**
- Listen mit orthographisch ähnlichen Inhalts- und Funktionswörtern, die sich als Prime- und Zielwort verwenden lassen, finden sich im Buch

Kognitiv-orientierte Sprachtherapie – Methoden, Material und Evaluation für Aphasie, Dyslexie und Dysgraphie [674].

- Listen deutscher Funktionswörter z. B. auf http://www.lingudora.com
- individuell relevante geschriebene Wörter

Aufgabe 9: Lautes Lesen mit mnemonischer Hilfe

Bei dieser Aufgabe soll der Patient ein geschriebenes Wort laut vorlesen. Dem Patienten steht begleitend eine Merkhilfe zur Verfügung. Diese soll dafür sorgen, dass auf die passende Bedeutungsrepräsentation sowie auf den korrekten phonologischen Eintrag im Output-Lexikon zugegriffen wird. Dabei können unterschiedliche mnemonische Hilfen zum Einsatz kommen, z. B. eine entsprechende Abbildung oder eine persönliche Assoziation zu dem geschriebenen Wort.

Praxis

Exemplarische Instruktion und Beispiel

Hier sehen Sie ein geschriebenes Wort und ein passendes Bild dazu. Bitte lesen Sie das Wort laut vor. Das Bild soll Ihnen helfen, das Wort richtig laut zu lesen.

Zielwort: [Besen]

Merkhilfe: Abbildung eines Besens oder z. B. Tür einer Besenkammer als persönliche Assoziation

Mögliche Hilfen

- zusätzliche semantische (z. B. Kategorie, Funktion) oder phonologische (z. B. Anfangslaut, Reimwort) Hinweise
- korrektives Feedback
- Nachsprechen

Steigerungsmöglichkeiten

- Präsentation der Merkhilfe nur bei fehlerhaftem lauten Lesen
- Verwendung abstrakter Wörter, niedrigfrequenter Wörter
- Verwendung von Wörtern mit unregelmäßiger Graphem-Phonem-Korrespondenz (z. B. Folie, Linie)
- Übergang zum flüssigen und schnellen Lesen auf Phrasen- oder Satzebene, indem die geübten Wörter in z. B. Überschriften, Schlagzeilen, persönlichen Nachrichten (E-Mail, Textnachricht) integriert und zeitlich unbegrenzt dargeboten werden

▶ **Angenommene Wirkmechanismen.** Es wird davon ausgegangen, dass mit dieser Aufgabe die Nutzung der lexikalischen Leserouten gefördert wird (GIL-(SEM)-POL). Durch das begleitende Bild wird der Zugriff auf die korrekten, mit der graphematischen Wortform assoziierten Bedeutungsmerkmale im semantischen System sichergestellt und ein fehlerhaftes Lesesinnverständnis (GIL-SEM) vermieden. Der direkt-lexikalische Zugriff auf die richtige phonologische Wortform im POL (GIL-POL) wird durch einen zusätzlichen Aktivationsfluss auf der Route SEM-POL unterstützt. Damit kann einem Zugriff auf eine falsche, jedoch semantisch ähnliche Wortform im POL entgegengewirkt werden, was insbesondere bei Patienten, die semantische Paralexien produzieren, sinnvoll ist. Darüber hinaus sind mnemonische Hilfen auch bei Patienten wirkungsvoll, die eine überwiegend nichtlexikalische Lesestrategie verwenden und daher Regularisierungsfehler (z. B. /foːliː/ für Folie) machen, wie sie z. B. im Rahmen einer Oberflächendyslexie auftreten können.

▶ **Evidenzbasierung: Therapieeffekte.** Für die Aufgabe sind in mehreren Studien Übungseffekte, d. h. ein Anstieg der korrekten Reaktionen im lauten Lesen der geübten Wörter, beschrieben worden [667], [146], [731]. Auch zeigten sich Generalisierungen auf ungeübte Items, in denen eine ambige Graphem-Phonem-Korrespondenz gleichermaßen phonologisch realisiert wird (z. B. die phonologische Realisierung des englischen Graphems GH als /f/ im geübten Wort *cough* und im ungeübten Wort *tough*). Crossmodale Generalisierungen, z. B. in Form verbesserter Leistungen im Schreiben der im Lesen geübten Items, zeigten sich nicht. Dies wird als Beleg für 2 distinkte, modalitätsspezifische orthographische Lexika (GIL und GOL) gewertet [731].

▶ **Im Handel erhältliches Material**

- Vokabellernkarten für den Deutschunterricht mit geschriebenen Wörtern und entsprechender Abbildung (z. B. Speak in a Week! Flash! German: 1001 Flash Cards, [669])
- für Bildmaterial s. Aufgabe 2 und 3 in Kap. 4.4.2.

Aufgabe 10: Lautes Lesen mit phonologisch ähnlichem Merkwort

Diese Aufgabe stellt eine Weiterentwicklung der Verwendung mnemonischer Hilfen für das laute Lesen dar. Das Konzept der Merkhilfen wird dabei auch auf nicht bzw. schwer abbildbare Wörter übertragen (z. B. Funktionswörter oder Wörter mit geringem semantischen Gehalt). Dabei wird ein rein phonologischer Bezug zwischen Ziel- und Merkwort genutzt. Der Grad phonologischer Nähe kann von vollständig gleich klingend (d. h. homophon, z. B. oder – Oder) bis hin zu phonologisch nah (z. B. nur – Nudel) reichen. Sofern kein phonologisch nahes Merkwort existiert, können auch Merkwörter oder Merkwortkombinationen verwendet werden, die eine geringere phonologische Überlappung aufweisen (z. B. wegen – Weg endet). Die phonologisch relatierten Merkhilfen sollten Inhaltswörter sein, damit sie geschrieben und auch in Form einer Abbildung zur Verfügung stehen können (z. B. Bild eines Auges und das geschriebene Inhaltswort Auge für das Funktionswort auch).

Das Lösen dieser Aufgabe erfordert die Aktivierung des lexikalischen Eintrags im GIL. Darüber hinaus ist die erfolgreiche Aktivierung des phonologisch-lexikalischen Eintrags vom Merkwort im POL notwendig. Je geringer die phonologische Ähnlichkeit zwischen Ziel- und Merkwort, desto mehr muss anschließend die produktive phonologische Wortform des Zielwortes aus der phonologischen Form des Merkwortes abgeleitet werden.

Praxis

Exemplarische Instruktion und Beispiel

Bitte lesen Sie das geschriebene Wort laut vor. Nutzen Sie dafür ggf. das Merkwort und die Abbildung auf der Rückseite.
Zielwort: [immer], Merkwort und Bild: [Imker]

Mögliche Hilfen
- korrektives Feedback
- Nutzung des Merkwortes: Benennen des Bildes bzw. Vorlesen des Inhaltswortes
- Nachsprechen des Zielwortes

Steigerungsmöglichkeiten
- Abnahme der phonologischen Nähe zwischen Ziel- und Merkwörtern (z. B. von homophonen Merkwörtern zu Wörtern mit lediglich gleichem Onset)
- Reduktion des semantischen Gehalts der Zielwörter (z. B. Vollverben, Hilfsverben, Präpositionen, Konjunktionen)
- Übergang zum flüssigen und schnellen Lesen auf Phrasen- oder Satzebene, indem die geübten Wörter in z. B. Überschriften, Schlagzeilen, persönlichen Nachrichten (E-Mail, Textnachricht) integriert und zeitlich unbegrenzt dargeboten werden

---

▶ **Angenommene Wirkmechanismen.** Es wird davon ausgegangen, dass mithilfe dieser Aufgabe der direkt-lexikalische Lesemechanismus, d. h. die Verbindung zwischen rezeptiv-orthographischen Wortformen und phonologisch-lexikalischen Einträgen, reorganisiert wird [446]. Dazu wird erhaltenes semantisches sowie phonologisch-lexikalisches Wissen über Inhaltswörter genutzt, um Wörter mit weniger semantischem Gehalt (z. B. Funktionswörter) ebenfalls wieder erfolgreich ganzheitlich lesen zu können. Interaktive Modellvorstellungen nehmen für die Verarbeitung homophoner Inhaltswörter an, dass sie indirekt den phonologischen Eintrag des Zielwortes (in diesem Fall des Funktionswortes) mitaktivieren. Dies erfolgt durch ein Feedback von den bereits aktivierten Phonemknoten des Merkwortes hin zur Ebene der lexikalischen Repräsentation des Funktionswortes [446]. Für nichthomophone Merkwörter (d. h. Merkwörter, die phonologisch nicht identisch, sondern lediglich phonologisch ähnlich zum Zielwort sind) muss zunächst eine Verbindung zwischen der phonologischen Repräsentation des Inhaltsworts und dem graphematischen Eintrag des Zielwortes aufgebaut werden. Auch hier führt ein Aktivationsrückfluss von bereits aktivierten Phonemknoten, die zwischen Merk- und Zielwort übereinstimmen, zur Aktivierung des phonologisch-lexikalischen Eintrags des Zielworts. Beispielsweise aktiveren die beiden initialen Phoneme in *Imker* durch Feedback den phonologischen Eintrag des Wortes *immer*. Das Merkwort wird also genutzt, um die korrekte phonologische Realisation des Zielwortes wieder mit dem entsprechenden geschriebenen Wort zu verbinden. Für die Reorganisation wird angenommen, dass ein hoher Grad an phonologischer Ähnlichkeit besonders effektiv ist.

▶ **Evidenzbasierung: Therapieeffekte.** Die Wirksamkeit der Aufgabe wurde in mehreren Studien belegt (z. B. [446], [254]). Dabei konnten Wörter, die mit der Merkwortmethode geübt wurden, deutlich besser gelesen werden als Wörter, die ohne Merkwörter geübt wurden.

▶ **Im Handel erhältliches Material**
- orthographisch ähnliche Inhalts- und Funktionswörter, z. B. im Buch - Kognitiv-orientierte Sprachtherapie – Methoden, Material und Evaluation für Aphasie, Dyslexie und Dysgraphie [674] und im Spiel Aufgepaßt – zugefaßt [198]

- Listen deutscher Funktionswörter, z. B. auf http://www.lingudora.com
- phonologisch ähnliche Wörter zu Wörtern aller Wortarten können auf der kostenfreien Platt-form clearpond schnell ermittelt werden (www.clearpond.northwestern.edu)

Aufgabe 11: Wiederholtes lautes Lesen von Textpassagen

Bei diesem therapeutischen Vorgehen wird das flüssige laute Lesen von (kurzen) Textpassagen fokussiert. Die Methode geht auf Moyer [513] zurück und wird in der englischsprachigen Literatur zumeist als *multiple oral reading* (MOR) bezeichnet (z. B. [45], [40]). Im Wesentlichen besteht die Anforderung an den Patienten darin, täglich zu Hause die gleichen kurzen Texte für ca. 30 min laut vorzulesen, bis ein zuvor festgelegtes Kriterium erreicht wird (z. B. eine bestimmte Lesegeschwindigkeit, gemessen in Wörtern pro Minute). Die Lesegeschwindigkeit sowie -genauigkeit für die geübten Texte wird in der Therapiesitzung erfasst, bevor der Patient mit einem neuen Textabschnitt zu Hause weiter übt. In einer von Lacey et al. vorgeschlagenen Adaptation des Vorgehens werden kritische Zielwörter und Phrasen systematisch in die mehrfach zu lesenden Textpassagen integriert, um Übungs- und Generalisierungseffekte für geübte und ungeübte Texte möglichst objektiv erfassen zu können [410].

▶ **Angenommene Wirkmechanismen.** Obwohl einige Autoren eine positive Wirkung dieses Programms auf die rezeptiv-graphematische Verarbeitung im GIL annehmen, ist gegenwärtig unklar, auf welche Wirkmechanismen die beobachteten Veränderungen tatsächlich zurückzuführen sind. Neuere Studien haben gezeigt, dass der Einsatz offenbar für Patienten mit einer sogenannten phonologischen Textdyslexie (*phonological text alexia* [249]) sinnvoll sein kann [410]. Mit dieser Dyslexieform wird auf Patienten Bezug genommen, die eine leichte bzw. kaum mehr erfassbare phonologisch-basierte Lesestörung aufweisen, welche sich auf der Wortebene nur minimal beobachten lässt. Hingegen zeigen sich Auffälligkeiten auf der Textebene, vor allem in Form von Lesefehlern bei Funktionswörtern und Affixen (Ersetzungen und Auslassungen). Neben diesen morphologischen Paralexien findet sich häufig eine reduzierte Lesegeschwindigkeit. Die Verbesserung der Lesegenauigkeit und -geschwindigkeit nach Anwen-

dung des wiederholten lauten Lesens wird auf die wiederkehrende Konfrontation mit spezifischen Wörtern, Phrasen und anderen textstrukturellen Elementen sowie auf einen fasilitierenden Einfluss des Kontextes beim Zugriff auf lexikalische Repräsentationen während des Textlesens zurückgeführt.

▶ **Evidenzbasierung: Therapieeffekte.** Mehrere Studien berichten von verbesserten Lesezeiten und einer erhöhten Lesegenauigkeit für die geübten Texte [410], [40], [545]. Darüber hinaus zeigten sich für einige Patienten verbesserte Leseleistungen für ungeübte Texte, in denen textstrukturelle Elemente oder Inhaltswörter aus den geübten Texten enthalten waren [410]. Blickbewegungsmessungen vor und nach der Anwendung des *MOR*-Programms deuten darauf hin, dass die schnelleren Lesezeiten und die erhöhte Lesegenauigkeit auf einen Wechsel der Lesestrategie von einer eher seriellen, sublexikalischen Verarbeitung hin zu einer verstärkt lexikalisch-basierten Strategie beim Lesen zurückgehen [291].

▶ **Im Handel erhältliches Material**
Texte für die Aphasietherapie, z. B. in:
- Der Aphasiekoffer [205]
- Gib mir fünf! Texte zur neurologischen Rehabilitation [526]

Patientenorientiert zusammengestellte Zeitungs- oder Buchtexte

Aufgabe 12: Nutzung nichtlexikalischer Information für das Lesen

Um das effiziente Zusammenwirken aller 3 Leserouten (d. h. der semantisch-lexikalischen, der direkt-lexikalischen sowie der nichtlexikalischen Route) wiederherzustellen, kann es auch bei primär lexikalisch bedingten Lesestörungen sinnvoll sein, die Informationsverarbeitung über die nichtlexikalische Route zu trainieren. Eine solche Herangehensweise hat sich insbesondere bei Patienten, die semantische Paralexien produzieren, als vielversprechend erwiesen und kann auch bei Dyslexien mit multiplen Störungsorten, d. h. mit Defiziten sowohl im lexikalischen als auch im segmentalen Lesen, angewendet werden. Hierbei lässt sich eine Therapiemethode nutzen, die von De Partz für die Behandlung von Defiziten auf der nichtlexikalischen GPK-Route entwickelt wurde [183]. Die Wirksamkeit dieser Methode ist auch für die Intervention bei Tiefendyslexie belegt (z. B. [176],

[750]). Die Vorgehensweise zur Reaktivierung der GPK besteht im Wesentlichen aus 3 Stufen: (1) Assoziieren von Graphem-Phonem-Korrespondenzen mit Merkwörtern, (2) Phonemisches Benennen von Graphemen und (3) Blending, d. h. die Synthese bzw. das Zusammenziehen von mehreren phonemisch benannten Graphemen zu Silben und Wörtern.

Die erste Stufe ist nur dann erforderlich, wenn das Wissen um Graphem-Phonem-Korrespondenzen kaum noch erhalten ist, d. h. der Patient einzelne Grapheme nicht in die entsprechenden Phoneme umwandeln kann. Für diesen Fall wird für jedes Graphem ein individuelles Schlüsselwort gesucht, welches mit dem entsprechenden Graphem beginnt (z. B. Fisch für F). Dieses soll dabei helfen, die Assoziation zwischen dem Phonem (/f/) und dem Graphem F wieder herzustellen. Dafür wird ggf. das Anfangsphonem des Merkwortes durch gezielte Dehnung oder besonders betonte Artikulation abgeleitet und dies auch dem Patienten explizit als Hilfsstrategie empfohlen. Die Merkwörter können vom Patienten selbst genannt oder gemeinsam mit dem Therapeuten festgelegt werden und sollten eine möglichst eindeutige Realisierung der entsprechenden GPK enthalten (z. B. /k/ in Kino versus /k/ in Computer). Zur Unterstützung des Lernmechanismus eignen sich Merkkarten, auf denen das Graphem in beiden Schreibvarianten (Groß- und Kleinbuchstabe, z. B. F, f) gemeinsam mit einer Abbildung des Merkwortes dargestellt ist. Auch für Grapheme, die sich aus mehreren Buchstaben zusammensetzen (z. B. SCH, IE, CK, AU), sollten entsprechende Schlüsselwörter gesucht und Merkkarten erarbeitet werden. Das phonemische Benennen von Graphemen wird anschließend auf der zweiten Stufe gefestigt, wobei das Merkwort bei Bedarf als Hilfe dient. In der letzten Stufe soll das sukzessive Zusammenziehen von phonemisch benannten Graphemen zu größeren Einheiten, wie z. B. Silben, geübt werden (z. B. [B] [A] [L] /b/-/a/-/l/ – /bal/). In Stufe 3 kann das segmentale Lesen weiter gefestigt werden, indem Wörter oder auch Neologismen einzelheitlich erlesen werden. Hierfür ist es beispielsweise möglich, Wörter Buchstabe-für-Buchstabe vorzugeben.

Die segmentalen Prozesse des Lesens lassen sich zusätzlich durch Übungen zur phonologischen Bewusstheit unterstützen (z. B. Identifizieren von Phonemen in Wörtern, auditives Diskriminieren; vgl. z. B. [176]).

Praxis

Exemplarische Instruktion und Beispiel

In den nächsten Sitzungen geht es darum, dass Sie wieder lernen, die einzelnen Buchstaben korrekt in Laute umzuwandeln. Das ist wichtig, damit Sie wieder besser lesen können. Dafür gehen wir schrittweise vor. Wir werden zu jedem Buchstaben ein Merkwort erarbeiten, das Ihnen dabei helfen soll, sich daran zu erinnern, wie der Buchstabe ausgesprochen wird. Heute geht es um die Buchstaben K, A und M.

Stufe 1: Assoziieren von Graphem-Phonem-Korrespondenzen mit Merkwörtern

Dieser Buchstabe [K] [k] ist ein /k/ (phonemisch Benennen). Fällt Ihnen ein Wort ein, das mit dem Laut /k/ anfängt?

[Anfertigen einer Merkkarte, die beide Schreibvarianten des Graphems sowie ein Bild zum Schlüsselwort, z. B. KINO, enthält]

Analoges Vorgehen für die Buchstaben A und M.

Stufe 2: Phonemisches Benennen von Graphemen

Hier sehen Sie mehrere einzelne Buchstaben. Bitte sagen Sie den entsprechenden Laut dazu.

[a], [K], [A], [m], [k], [M]

Stufe 3: Blending

Benennen Sie die einzelnen Buchstaben und versuchen Sie, diese Buchstabe für Buchstabe lautlich zusammen zu ziehen, sodass ein Wort entsteht.

[K], [K] [a], [K] [a] [m] [m]

Mögliche Hilfen

- Vorgabe möglicher Schlüsselwörter auf Stufe 1 (ggf. durch Cueing)
- ggf. Rückgriff auf das Schlüsselwort und Dehnung bzw. betonte Artikulation des Initialphonems
- falls auf Stufe 2 und 3 der Buchstabenname statt des Phonems genannt wird, den Patienten dazu ermuntern, nur den entsprechenden Laut zu nennen
- Vorgabe einer Auswahlmenge an Phonemen bzw. des Zielphonems
- Vorgabe des Zielwortes und Nachsprechen

Steigerungsmöglichkeiten
- Stufe 1: Wechsel zu Graphemen, die aus mehr als einem Buchstaben bestehen
- Stufe 3: Erhöhung der Graphemanzahl pro Silbe bzw. Wort, Vorgabe von Bi- oder Trigraphen, Verwendung von Konsonantenverbindungen
- Verwendung von Wörtern mit geringem semantischen Gehalt, von niedrigfrequenten Wörtern, unterschiedlichen Wortarten

▶ **Angenommene Wirkmechanismen.** In interaktiven Modellen des Lesens wird davon ausgegangen, dass sich die Informationsverarbeitung sowohl aus semantisch-lexikalischen als auch aus einzelheitlichen phonologisch-segmentalen Prozessen zusammensetzt. Dabei führt vor allem das synergetische Zusammenwirken der unterschiedlichen Verarbeitungsmechanismen zu einem effektiven Lesemechanismus. Eine korrekte segmentale Verarbeitung trägt somit indirekt oder ggf. durch Rückkopplung auch zur Aktivierung des lexikalisch-phonologischen Eintrags bei. Da der lexikalisch-basierte Zugriffsprozess alleine, d. h. ohne ein effizientes Zusammenwirken mit der segmentalen Route, nicht immer ausreicht, um die Zielrepräsentation zu aktivieren, kann wiedererworbenes Wissen um Graphem-Phonem-Korrespondenzen den Leseprozess unterstützen (z. B. [328]). Eine derart effiziente Kombination partieller phonologischer sowie lexikalischer Information kann daher zu einem Rückgang von semantischen Paralexien im Leseprozess führen.

▶ **Evidenzbasierung: Therapieeffekte.** Die positive Wirkung des GPK-Trainings bei lexikalisch bedingten Lesedefiziten wurde in mehreren Studien belegt [176], [750]. Unter anderem zeigte sich dabei eine Veränderung des Fehlermusters, wie z. B. eine Abnahme von visuell-basierten Fehlern, semantischen Paralexien, morphologischen Fehlern sowie von Funktionswortersetzungen.

Die Wirksamkeit des Trainingsprogramms für die nichtlexikalische Verarbeitung beim Lesen wurde ebenso anhand von Therapiestudien aufgezeigt, wobei neben Übungseffekten oftmals auch Generalisierungen auf ungeübtes Material, das aus den geübten Graphemen oder Bigraphen bestand, auftraten (z. B. [750], [253]).

▶ **Im Handel erhältliches Material**
- Um zunächst die häufigsten Grapheme des Deutschen zu trainieren, empfiehlt es sich, mit frequenten Buchstaben zu beginnen; Frequenzen für Grapheme, Phoneme und Silben finden sich unter www.uni-potsdam.de/de/treatmentlab/diagnostik-therapiematerialien/therapiematerialien.html.
- mögliche Merkwörter zu den einzelnen Graphemen finden sich z. B. auf Anlautkarten für den Schriftspracherwerb (z. B. Anlautkarten Grundschrift für den Klassenraum [420])

4.6 Schreiben (SEM-GOL, GOL, PIL-(SEM)-GOL)

4.6.1 Generelle Aspekte bei der Behandlung der schriftlichen Wortproduktion

Die Aufgaben in diesem Kapitel fokussieren vorrangig Übungen, die auf die Behandlung der *kognitiv-sprachlichen Komponenten* des lexikalisch-semantischen Schreibens abzielen. Entsprechend trainieren die Aufgaben die schriftliche Wortproduktion primär über den lexikalischen Verarbeitungsweg, d. h. den Zugriff vom semantischen System auf das graphematische Outputlexikon (SEM-GOL) sowie die graphematisch-lexikalischen Repräsentationen im GOL.

Hinsichtlich der beim Schreiben involvierten kognitiv-sprachlichen Funktionen wird in der gegenwärtigen Fachliteratur diskutiert, ob tatsächlich von modalitätsspezifischen graphematischen Lexika auszugehen ist (d. h. einem Lexikon für die rezeptive Verarbeitung, GIL, und einem zweiten Lexikon für die produktive Verarbeitung, GOL). Diese Diskussion begründet sich vor allem darin, dass viele Befunde auch durch die Annahme von nur einem graphematischen Lexikon mit jedoch getrennten Verarbeitungswegen für das Lesen und

Schreiben erklärbar sind (für einen Überblick s. z. B. [692]). In Studien zur Intervention bei erworbenen Dyslexien und Dysgraphien werden dissoziierende Leistungen zwischen Lesen und Schreiben jedoch eher durch unterschiedlich gewichtete Defizite in den beiden modalitätsspezifischen Lexika interpretiert als durch die selektive Schädigung des jeweiligen Zugangs- bzw. Ausgangswegs nur eines Lexikons. ▸ Abb. 4.5 folgt dieser Sichtweise und stellt das GIL getrennt vom GOL dar (s. Kap. 3.6).

Neben der semantisch-lexikalischen Schreibroute (SEM-GOL) wird auch eine Zugriffsroute auf das GOL ausgehend vom phonologischen Inputlexikon (PIL) angenommen. Diese kann beim Schreiben nach Diktat ggf. zusätzlich zum Zugriff SEM-GOL aktiviert werden. Wird die Route PIL-GOL selektiv

verwendet, kann auch ohne Hörverständnis nach Diktat geschrieben werden. Darüber hinaus wird für das Schreiben von gehörten Wörtern bzw. Segmenten eine nichtlexikalische Schreibroute angenommen, mittels welcher Phoneme einzelheitlich in die entsprechenden Grapheme umgewandelt werden können (nicht in ▸ Abb. 4.5 dargestellt). Werden Wörter mit ambiger Phonem-Graphem-Korrespondenz ausschließlich über diese PGK-Route verarbeitet, können Fehlrealisierungen auftreten, da für das spezifische Wort ggf. eine falsche graphematische Realisierung des entsprechenden Phonems ausgewählt wurde (z. B. /ta:l/ – Tahl statt Tal; /ka:l/ – kal statt kahl). Aufgaben, die auf die Therapie der nichtlexikalischen Komponenten beim Schreiben abzielen, stehen nicht im Fokus dieses Buches, dennoch nutzen einige Übungs-

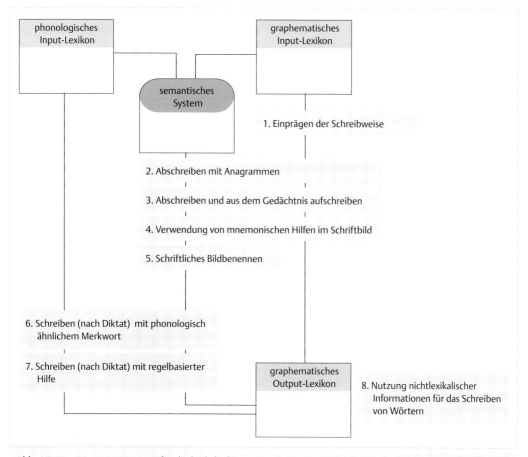

Abb. 4.5 Kognitive Komponenten für die lexikalisch-semantischen Routen beim Schreiben und entsprechende Aufgaben, die in Kap. 4.6.2 ausführlich beschrieben sind.

anteile mitunter segmentale Informationen und nichtlexikalische Prozesse, um das lexikalische Schreiben zu unterstützen. In ▶ Abb. 4.5 findet sich außerdem eine Verbindung zwischen dem GIL und GOL. Die Existenz einer derartigen *Abschreibroute* ist umstritten. Sie wurde in die Abbildung integriert, um Aufgaben einordnen zu können, die einen starken Fokus auf das Abschreiben legen und somit rezeptive und produktive orthographische Verarbeitungsanteile vereinen. Inwiefern neben dieser direkt-lexikalischen Verbindung auch eine rein segmentale Abschreibroute existiert, ist bislang nicht eindeutig geklärt ([735], s. auch Kap. 3.6.1)

Die im Folgenden dargestellten *Aufgaben* fokussieren die graphematisch-lexikalischen Repräsentationen, d. h. das Wissen darüber, welche Grapheme an welcher Position in einer schriftlichen Wortform enthalten sind. Aufgrund der Kontroverse darum, ob von einem oder zwei orthographischen Lexika auszugehen ist, sind die meisten Aufgaben störungsspezifisch auf das GOL ausgerichtet, d. h. sie erfordern eine schriftliche Produktion. Ungeachtet dessen ist es sicherlich sinnvoll bei der Behandlung der schriftlichen Wortproduktion auch rezeptive Übungen in die Therapie zu integrieren. Diese sollten auf die visuell-graphematische Worterkennung und das Einprägen der orthographischen Realisierung von Wörtern abzielen (Kap. 4.5.2). Die Verbindung von produktiven Aufgaben mit rezeptiven Übungsanteilen trägt zur Festigung der graphematisch-lexikalischen Repräsentationen bei. Auch kann sich so ein *Monitoring*-Mechanismus etablieren, der auf erhaltenes rezeptives Wissen für die individuelle Selbstkontrolle während des Schreibens zurückgreift. Beispielsweise legen die im angloamerikanischen Raum entwickelten Therapieprogramme CART/ACT [46], [41], [44], [43] neben der schriftlichen Produktion auch immer Wert auf die gleichzeitige Darbietung der geschriebenen Wortform bzw. eines Anagramms. Die Methode des Abschreibens aktiviert also inhärent den Sichtwortschatz und trägt somit zur Festigung graphematischer Repräsentationen auch beim Schreiben bei. Obwohl einzelne Übungsschritte dieser Therapieprogramme vor allem nichtlexikalische Mechanismen erfordern, konnte die positive Wirkung auf die Festigung lexikalischen Wissens in Wirksamkeitsstudien gezeigt werden. Für die Anbahnung einer effektiven Selbstkontrolle beim Schreiben lassen sich auch andere Aufgaben aus diesem Kapitel mit denen aus Kap. 4.5.2 kombinieren.

Neben der Verzahnung von rezeptiven und produktiven Übungsanteilen stellt die Verwendung gedächtnisstützender Techniken einen weiteren vielversprechenden Aspekt bei der Therapie des lexikalischen Schreibens dar. Vergleichbar zum Paar-Assoziations-Lernen in der Therapie des Lesens (Aufgaben 9 und 10 in Kap. 4.5.2) werden hierbei erhaltene Gedächtnisinhalte genutzt, um beeinträchtigtes schriftsprachliches Wissen zu reorganisieren. Dabei wird z. B. auf die Verknüpfung von geschriebenen Wörtern mit entsprechenden Bildern, phonologisch ähnlichen Wörtern oder spezifischen orthographischen Regeln zurückgegriffen, um durch das synergetische Zusammenwirken beider Elemente eine stabile orthographische Repräsentation herbeizuführen.

In den letzten Jahren hat in der Therapie von Schreibstörungen auch die moderne Technik Einzug gehalten. So lassen sich diverse Programme und Medien nutzen, die dem Schriftsprachgebrauch im heutigen Alltag mehr entsprechen und somit insbesondere für die Anbahnung des Transfers geeignet sind. Der Umgang mit spezifischen technischen Mitteln und Apps kann in der Therapie z. B. als Ressource eingesetzt oder auch ganz bewusst als Strategie angebahnt werden, um bestimmte Defizite zu umgehen. Für Beispiele zu möglichen Medien und zum individualisierten Einsatz von z. B. Korrekturprogrammen und technischen Geräten in der Sprachtherapie s. z. B. [199], [54], [48].

In Therapiestudien, die die *Wirksamkeit* der hier beschriebenen Aufgaben evaluiert haben, wurden vor allem Verbesserungen für das Schreiben der geübten Wörter beobachtet. Diese Übungseffekte entsprechen den theoretischen Erwartungen, da die langfristige Speicherung von lexikalisch-graphematischen Repräsentationen vornehmlich nur itemspezifisch re-etabliert werden kann (für einen Überblick s. z. B. [403]). Dennoch wurden mitunter auch Generalisierungen berichtet, die sich jedoch meist auf Wörter beschränken, die orthographische Nachbarn zu den geübten Wörtern bilden. Orthographische Nachbarn sind Wörter, die graphematisch sehr ähnlich zu dem geübten Item sind und sich in nur einem bzw. äußerst wenigen Graphemen von dem geübten Wort unterscheiden (z. B. Welt, Zelt oder Harke, Harfe). Weiterhin können Generalisierungen auf ungeübtes Material erwartet werden, sofern die Nutzung orthographischer Regeln zur Ableitung der Schreibweise erlernt und erfolgreich itemübergreifend angewendet werden kann (s. Aufgabe 7 in diesem Kapitel).

Falls Defizite bei der schriftlichen Wortproduktion auf ein beeinträchtigtes semantischen System zurückgehen, sind nach einer erfolgreichen Behandlung des konzeptuellen Wissens grundlegend auch Generalisierungen auf das Schreiben zu erwarten. Darüber hinaus sind auch Generalisierungen für Patienten anzunehmen, bei denen eine Kombination aus lexikalischem Defizit und beeinträchtigter Arbeitsspeicherleistung vorliegt, wenn die Therapie auch die Kapazität des graphematischen Outputbuffers (GOB) trainiert.

Die in der Therapie des lexikalischen Schreibens verwendeten *Hilfen* können semantische Hinweise beinhalten, Aspekte orthographischer Regeln hervorheben, auf individuelle gedächtnisstützende Assoziationen zurückgreifen oder nichtlexikalische Informationen, wie z. B. einzelne Buchstaben, bereitstellen. Zusätzlich besteht die Möglichkeit, das zu schreibende Wort visuell vorzugeben, z. B. auf einer Wortkarte, sodass auch die visuell-rezeptive Worterkennung unterstützend genutzt wird.

Da das therapeutische Vorgehen auf die Stärkung und den sicheren Abruf spezifischer lexikalisch-orthographischer Repräsentationen beim Schreiben abzielt und folglich kaum Generalisierungen erwartbar sind, weisen viele Autoren darauf hin, vorrangig mit individuell relevantem *Therapiematerial* zu üben (z. B. [44]). Weiterhin sollte für einen bestimmten Zeitraum lediglich mit einer umschriebenen Anzahl von Wörtern gearbeitet werden. Erst wenn der Patient diese hinreichend beherrscht, sollten neue, zusätzliche Übungswörter mit in die Behandlung aufgenommen werden. Um einen größtmöglichen Transfer in z. B. andere Aufgaben oder stärker partizipationsrelevante Kontexte zu erreichen, können die Übungswörter in alltagsrelevanten Tätigkeiten oder Settings trainiert werden (z. B. Schreiben einer Einkaufsliste, Einladung, persönliche E-Mail, welche die geübten Wörter enthält).

Bei lexikalisch und semantisch bedingten Störungen des Schreibens werden Fehlleistungen häufig bei Wörtern sichtbar, die Laute enthalten, für die die Phonem-Graphem-Korrespondenz nicht immer eindeutig ist. Diese Schreibfehler können entstehen, weil einige Laute im Deutschen je nach Wort unterschiedlich verschriftlicht werden. Beispielsweise lässt sich das Phonem /u:/ graphematisch entweder durch UH wie in *Uhr* oder durch U wie in *Mut* realisieren. Daher empfiehlt es sich, gerade auch solche Wörter zu üben, die Phoneme mit mehrdeutiger Phonem-Graphem-Korrespondenz enthalten. Neben der Realisierung der Vokallänge trifft dies im Deutschen z. B. auf die Ver-

schriftlichung des Phonems /v/ (als V oder W) sowie des Phonems /t/ im Auslaut (als T, D, TT, DT) zu.

Da in der Repräsentation im orthographischen Lexikon auch Information über die morphologische Struktur der Wörter enkodiert ist, können morphologische Eigenschaften ebenfalls für die Materialzusammenstellung relevant sein. Ein Bewusstsein für die morphologische Struktur von Wörtern lässt sich z. B. schaffen, indem Wörter in ihre Morpheme zerlegt werden. Anschließend könnten Morpheme geübt werden, die in unterschiedlichen Wörtern stets identisch realisiert werden (z. B. -ung, -heit, -keit).

Patienten mit Störungen der lexikalischen Schreibrouten und gleichzeitiger Beeinträchtigung der nichtlexikalischen Schreibroute zeigen häufig Fehlleistungen bei Funktionswörtern und anderen Wörtern mit geringem semantischen Gehalt. Im Unterschied zur Therapie der mündlichen Wortproduktion finden sich in Studien zur Behandlung schriftsprachlicher Fähigkeiten weitaus häufiger Ansätze, die auch spezifisch auf Funktionswörter eingehen. Um das Schreiben von Wörtern mit geringem semantischen Gehalt zu verbessern, wurden u. a. merkwortbasierte Ansätze vorgeschlagen. Hierbei dient die meist besser erhaltene Leistung für Wörter mit höherem semantischen Gehalt als Stütze für die Verschriftlichung von Wörtern mit geringem semantischen Gehalt. Darüber hinaus erfordert das Üben von Funktionswörtern, mehr noch als bei Inhaltswörtern der Fall, eine Einbettung in einen spezifischen Kontext, der z. B. durch Phrasen oder Sätze hergestellt werden kann.

4.6.2 Aufgaben für die Therapie

Aufgabe 1: Einprägen der Schreibweise

Bei dieser Aufgabe soll sich der Patient durch intensive Betrachtung der schriftlichen Wortform die Schreibweise des Wortes einprägen. Um das Einprägen zu unterstützen, kann das Wort zusätzlich vom Therapeuten buchstabiert oder laut vorgelesen werden. Auch können verschiedene Formen von Merkhilfen unterstützend zum Einsatz kommen (s. Aufgaben 4, 6 und 7 in diesem Kapitel). Eine weitere Variante besteht darin, dass der Patient das korrekt geschriebene Zielwort mit inkorrekten Schreibvarianten des Wortes abgleicht und die fehlerhaften Versionen korrigiert, indem inkorrekte Grapheme ersetzt bzw. fehlende Grapheme ergänzt werden (vgl. [632]). Das Zielwort sollte dabei stets für den Patienten sichtbar bleiben. In der Aufgabe können auch allographische Varianten von Homophonpaaren verwendet werden (d. h. Wörter, die gleich klingen, jedoch unterschiedlich geschrieben werden, z. B. Wahl und Wal). Um die Aufmerksamkeit des Patienten auf die Unterschiede in der graphematischen Realisierung zu lenken, werden beide Schreibvarianten des Homophons und entsprechende Abbildungen gleichzeitig präsentiert (z. B. [731], [50]). Alle Varianten der Aufgabe lassen sich erweitern, indem der Patient das Wort zusätzlich direkt abschreibt (s. z. B. Aufgabe 3 in diesem Kapitel) oder nach einer kurzen Verzögerung (z. B. 5 s) aus dem Gedächtnis aufschreibt (z. B. [580]).

Das Lösen dieser Aufgabe erfordert die Aktivierung des rezeptiv-lexikalischen Eintrags im GIL sowie die Fähigkeit, die einzelnen Grapheme in ihrer seriellen Abfolge als ganzheitlichen Wortformeintrag auch im graphematischen Output-Lexikon wieder zu festigen.

Praxis

Exemplarische Instruktion und Beispiel

Hier sehen Sie eine Wortkarte. Bitte betrachten Sie die Schreibweise genau und versuchen Sie, sich diese einzuprägen.
Zielitem: [Drucker]
Varianten: (1) Ich buchstabiere Ihnen zusätzlich das Wort. (2) Ich lese Ihnen das Wort zusätzlich vor. (3) Bitte schreiben Sie das Wort ab. (4) Bitte vergleichen Sie diese anderen Wortkarten mit der korrekten Form, finden Sie die korrekte Schreibweise und ergänzen Sie die fehlenden Buchstaben in den inkorrekten Varianten.
Vorgabe: [D r u k e r] [D u c k e r] [D r u c k e r]
Variante bei Verwendung von Homophonen: Hier sehen Sie 2 Wortkarten. Beide Wörter klingen gleich, werden aber unterschiedlich geschrieben. Die verschiedenen Bedeutungen der Wörter sehen Sie auf den Bildern.
Zielitems: [Wal] [Wahl]

Bitte betrachten Sie beide Schriftkarten genau und zeigen Sie mir, an welcher Stelle sie sich unterscheiden. Versuchen Sie jetzt, sich die unterschiedlichen Schreibweisen einzuprägen.

Mögliche Hilfen

Im Sinne des fehlervermeidenden Lernens ist die korrekte Schreibweise während der gesamten Bearbeitungszeit sichtbar, ggf. können graphematische Unterschiede in den Schreibweisen zusätzlich verdeutlicht werden bzw. kann bei den produktiven Anteilen der Aufgabe korrektives Feedback gegeben werden.

Steigerungsmöglichkeiten

• Verwendung niedrigfrequenter Wörter
• Steigerung der Anzahl der inkorrekten bzw. fehlenden Grapheme
• Erhöhung der Verzögerungszeit beim Aufschreiben aus dem Gedächtnis

---

▶ **Angenommene Wirkmechanismen.** Es wird angenommen, dass durch die Vorgabe und das bewusste Einprägen des geschriebenen Wortes der entsprechende lexikalische Eintrag im Sichtwortschatz (GIL) aktiviert wird. Die verschiedenen Varianten der Aufgabe sollen dabei helfen, die lexikalische Wortform auch wieder für das Schreiben verfügbar zu machen, indem Informationen darüber, welche Grapheme enthalten sind und an welcher Position sie sich im Wort befinden, wieder vollständig im GOL repräsentiert werden. Neben dem Wissen um die Grapheme und deren Position enthält diese Wortformrepräsentation auch weitere Teilinformationen über größere Einheiten (z. B. Bigraphen, Morpheme und Silben), welche ebenso durch die Aufgabe ausdifferenziert werden sollen. Welche Umsetzungsvariante der Aufgabe die Speicherung der korrekten Schriftform am effektivsten unterstützt, ist bisher unklar und sicherlich auch abhängig vom individuellen Störungsprofil sowie den generellen Lernpräferenzen des Patienten.

▶ **Evidenzbasierung: Therapieeffekte.** Für Patienten mit Defiziten im GOL zeigten sich Verbesserungen im Schreiben der geübten Wörter. Generalisierungen auf ungeübte Wörter waren nicht zu verzeichnen, was mit dem itemspezifischen Charakter von lexikalischen Repräsentationen in Verbindung gebracht wird [580]. Die von Schmalz und Nickels beschriebene Patientin konnte sich aufgrund einer semantischen Störung Schreibweisen deutlich besser einprägen, wenn zusätzlich mnemonische Hilfen verwendet wurden (d. h. Merkhilfen mit sowohl semantischem als auch graphemspezifischem Bezug, s. Aufgabe 4 in diesem Kapitel) [637]. Auch für Homophone ließ sich nach Anwendung der Aufgabe eine Verbesserung im Schreiben der geübten Homophonpaare beobachten [731], [50]. Sage und Ellis berichten neben Übungseffekten auch von verbesserten Leistungen für das Schreiben ungeübter orthographischer Nachbarn, jedoch nicht für das Schreiben von graphematisch unrelatierten Wörtern [632].

▶ **Im Handel erhältliches Material**
- Wortkarten mit individuell relevanten Wörtern
- Für Ideen zu berufs- oder themenspezifisch relevanten Wörtern s. z. B. typische Kollokationen im digitalen Wörterbuch der deutschen Sprache (DWDS, www.dwds.de)
- Vokabellernkarten für den Deutschunterricht mit geschriebenen Wörtern

Aufgabe 2: Abschreiben mit Anagrammen

Bei der Aufgabe Abschreiben mit Anagrammen (*anagram and copy treatment*, ACT, [41]) wird dem Patienten ein Wort diktiert bzw. er wird aufgefordert, ein Bild schriftlich zu benennen. Im Falle einer inkorrekten schriftlichen Wortproduktion werden anschließend die einzelnen Grapheme eines Wortes in unsortierter Reihenfolge schriftlich vorgegeben. Der Patient soll die Grapheme dann in die korrekte Abfolge bringen. Anschließend wird die Wortform mehrfach (i. d. R. dreimal) *direkt* abgeschrieben, d. h. das korrekt zusammengesetzte Wort bleibt für den Patienten als Vorlage sichtbar liegen. Daraufhin werden die Grapheme wieder in eine unsortierte Reihenfolge gebracht und um 2 Ablenkerbuchstaben ergänzt. Der Patient soll erneut die Grapheme in die korrekte Abfolge bringen (wobei die Ablenker aussortiert werden müssen) und anschließend nochmals mehrfach abschreiben. Im letzten Schritt wird die Wortform abgedeckt und der Patient wird gebeten, das Wort aus dem Gedächtnis aufzuschreiben (ggf. mit einer gewissen zeitlichen Verzögerung, z. B. 10 s). Das Vorgehen geht auf Carlomagno et al. [130] zurück. ACT wird meist mit dem *Copy and Recall Treatment* (CART; [44], [43], s. Aufgabe 3 in diesem Kapitel) kombiniert. Eine detaillierte Darstellung des therapeutischen Vorgehens von ACT findet sich z. B. in [46].

Praxis

Exemplarische Instruktion und Beispiel
Bitte schreiben Sie auf, was Sie auf diesem Bild sehen.
Variante: Ich diktiere Ihnen ein Wort. Bitte schreiben Sie es auf.
Zielbild(-wort): [Computer]
Bei Fehlreaktionen wird das nachfolgend aufgeführte Vorgehen vollständig durchlaufen:
Schritt 1: Buchstaben sortieren:
Hier liegen die einzelnen Buchstaben des Wortes.
Bitte legen Sie sie in die richtige Reihenfolge
[M] [E] [R] [O] [T] [C] [P] [U]
(Bei inkorrekter Reaktion: Vorgabe der richtigen Reihenfolge und Patient schreibt dreimal direkt ab.)
Schritt 2: Direktes Abschreiben:
[C][o][m][p][u][t][e][r]
Bitte schreiben Sie das Wort dreimal ab!
Schritt 3: Buchstaben sortieren mit Ablenkern:
Hier liegen wieder Buchstaben.
Bitte legen Sie das Wort [Computer]
[M] [E] [R] [O] [T] [C] [P] [U] [I] [M]
(Bei inkorrekter Reaktion: Vorgabe der richtigen Reihenfolge, Patient schreibt dreimal direkt ab)
Schritt 4: Direktes Abschreiben:
[Computer]
Bitte schreiben Sie das Wort dreimal ab.
Schritt 5: Aus dem Gedächtnis aufschreiben:
Ich verdecke nun alle Buchstaben. Bitte schreiben Sie [Computer] dreimal auf.

Mögliche Hilfen
- korrektives Feedback
- Abdecken der Ablenkerbuchstaben (für Schritt 4)
- Aufdecken der geschriebenen Wortform (für Schritt 5)
- Bei fehlerhaften Reaktionen wird nochmals dreimal abgeschrieben und der entsprechende Schritt von Beginn an wiederholt. Bei persistierenden Fehlern wird zu Schritt 1 zurückgegangen.

▶ **Angenommene Wirkmechanismen.** Es wird bei dieser Vorgehensweise davon ausgegangen, dass durch das wiederholte direkte Abschreiben die graphematisch-lexikalischen Wortformrepräsentationen gefestigt werden. Das lexikalische Wissen wird wieder aufgebaut und gestärkt, indem Informationen über die in der Wortform enthaltenen Grapheme sowie ihre jeweilige Position im Wort vermittelt werden. Die Einbeziehung eines Bildes bei dieser Aufgabe führt dazu, dass beim Schreiben der Zielwortform vermehrt auch die entsprechenden semantischen Konzeptknoten aktiviert werden. Beim Sortieren der Anagramme und beim direkten Abschreiben können sich mitunter eher sublexikalische Prozesse widerspiegeln, d. h. die Verarbeitung erfolgt vor allem einzelheitlich Buchstabe-für-Buchstabe. Da die Aufgabe jedoch vorrangig auf die Aktivierung ganzheitlichen lexikalischen Wissens abzielt, sollten eine Abnahme sublexikalischer Strategien und eine zunehmende Nutzung lexikalischer Prozesse beim Abschreiben im Verlauf der Therapie erkennbar werden. Bei PGK-unregelmäßigen Wörtern bzw. bei Wörtern mit ambiger PGK ist auch für das Lösen der Sortieraufgabe mit den Buchstaben ein Zugriff auf lexikalisches Wissen erforderlich. Insbesondere beim Aufschreiben der Wortformen aus dem Gedächtnis ist der Zugriff auf graphematisch-lexikalische Wortformen notwendig.

▶ **Evidenzbasierung: Therapieeffekte.** Mehrere Studien berichten über Verbesserungen beim schriftlichen Bildbenennen bzw. Schreiben nach Diktat von geübten Wörtern nach der ACT-Methode in Kombination mit der CART-Methode (z. B. [41], [43]). Da das therapeutische Vorgehen auf die Stärkung lexikalisch-orthographischer Repräsentationen abzielt und folglich keine Generalisierungen erwartbar sind, verwenden einige Autoren vor allem individuell relevantes Material (z. B. [602]). Über eine Generalisierung auf ungeübte Wörter berichten Harris et al. [308], allerdings wird dies auf Verbesserungen in der Arbeitsspeicherkapazität bei Patienten mit kombinierten Defiziten im Lexikon und dem graphematischen Outputbuffer zurückgeführt.

▶ **Im Handel erhältliches Material**
- individuell relevante Wörter (für Ideen zu alltagsrelevanten Themenbereichen s. Aufgabe 15 im Kap. 4.4.2)
- Für Ideen zu berufs- oder themenspezifisch relevanten Wörtern s. z. B. typische Kollokationen im digitalen Wörterbuch der deutschen Sprache (DWDS, www.dwds.de)

Aufgabe 3: Abschreiben und aus dem Gedächtnis aufschreiben

Bei der Aufgabe Abschreiben und aus dem Gedächtnis aufschreiben (*Copy and Recall Treatment*, CART, [44], [43]) werden dem Patienten ein Bild und die dazu passende geschriebene Wortform dargeboten. Der Patient soll die Wortform daraufhin mehrfach direkt abschreiben (z. B. dreimal) und anschließend bei abgedeckter Vorlage mehrfach nacheinander aus dem Gedächtnis aufschreiben. Dieses Vorgehen wird in der Literatur vor allem als strukturiertes Hausaufgabenprogramm verwendet. Für die Nutzung in der Therapiesitzung kann das Wort auch vom Therapeuten diktiert werden. Außerdem beinhaltet die Vorgehensweise dann einen weiteren Schritt, bei dem der Patient aufgefordert wird, einen vollständigen Satz mit dem Zielwort aus dem Gedächtnis aufzuschreiben. CART wird häufig gemeinsam mit der ACT-Methode (s. Aufgabe 2 in diesem Kapitel) oder auch in einem verstärkt multi-modalen Setting angewendet (z. B. [696]). Dazu wird das Vorgehen kombiniert mit Aufgaben, die spezifisch auf die semantische und/oder phonologische Verarbeitung abzielen (z. B. auditives Wort-Bild-Zuordnen, auditiv-graphematisches Wort-Wort-Zuordnen oder phonologische Merkmale in Wörtern identifizieren).

Praxis

Exemplarische Instruktion und Beispiel

Sie sehen hier ein Bild und das passende geschriebene Wort dazu. Bitte schreiben Sie das Wort dreimal ab. Anschließend blättern Sie um und schreiben das Wort dreimal aus dem Gedächtnis auf.

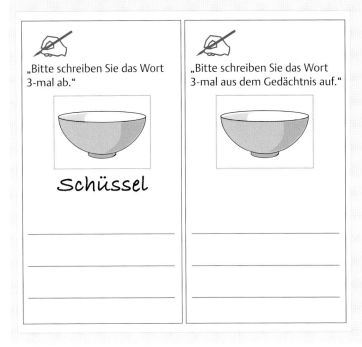

▸ **Angenommene Wirkmechanismen.** Die Aufgabe zielt auf die Wiederherstellung bzw. Festigung graphematisch-lexikalischer Einträge der geübten Zielwörter im GOL ab, wobei vor allem Informationen über die in der Wortform enthaltenen Grapheme sowie ihrer entsprechenden Anordnung im Wort enkodiert werden. Somit wirkt sich die Aufgabe vorrangig auf die lexikalischen Repräsentationen im Sichtwortschatz aus und weniger auf den Erwerb und die Anwendung von wortübergreifendem, sublexikalischem Regelwissen. Das Einprägen der spezifischen Wortform soll insbesondere durch das wiederholte direkte Abschreiben eines einzelnen Wortes (in entsprechenden Studien bis zu 20-mal pro Übungseinheit) begünstigt werden. Ähnlich wie bei der mündlichen Wortproduktion lassen sich die oftmals beobachteten wortspezifischen Verbesserungen als natürliche Konsequenz der itemspezifischen Verbindungen zwischen semantischen Knoten und der Wortformrepräsentation erklären. Generalisierte Leistungen für ungeübte Wörter gehen in der Regel auf eine Aktivationsausbreitung auf graphematische Nachbarn der geübten Zielwörter zurück.

▸ **Evidenzbasierung: Therapieeffekte.** Mehrere Studien beobachteten Übungseffekte, nachdem die Aufgabe in Form eines strukturierten Hausaufgabenprogramms bzw. als Aufgabe in der Therapie verwendet wurde (z. B. [43], [696], [9]). Über verbesserte Schreibleistungen von ungeübten Wörtern, die jedoch orthographische Nachbarn zu den geübten Wörtern bilden, berichten Raymer et al. [591].

▸ **Im Handel erhältliches Material**
- Listen mit Wörtern und deren orthographischen Nachbarn z. B. im Buch Kognitiv-orientierte Sprachtherapie – Methoden, Material und Evaluation für Aphasie, Dyslexie und Dysgraphie [674]
- Orthographisch ähnliche Wörter zu Wörtern aller Wortarten können auf der kostenfreien Plattform *clearpond* schnell ermittelt werden (http://www.clearpond.northwestern.edu).

Aufgabe 4: Verwendung von mnemonischen Hilfen im Schriftbild

Bei dieser Aufgabe werden fehleranfällige Wörter, d. h. Wörter, die manchmal korrekt, aber häufig auch inkorrekt geschrieben werden, mit einer spezifischen visuellen Merkhilfe versehen. Durch diese Merkhilfe sollen Schreibfehler vermieden werden, indem das fehleranfällige Graphem im Wort durch eine bildliche Assoziation markiert wird. Die Merkhilfe sollte einen semantischen Bezug zur Wortbedeutung herstellen und gleichzeitig die visuelle Form des fehleranfälligen Buchstabens im Schriftbild verdeutlichen (vgl. [183]). So lassen sich z. B. die Buchstaben *mm* in dem Wort *Flamme* durch Flammen auf einem Lagerfeuer darstellen, wobei die Skizze gleichzeitig die visuelle Form der Buchstaben *mm* aufgreift. Für das Vorgehen ist es wichtig, zunächst die fehleranfällige Stelle im Wort zu identifizieren (z. B. indem der Patient zuvor Zielwörter nach Diktat schreibt). Anschließend wird gemeinsam mit dem Patienten nach möglichen abbildbaren, semantisch assoziierten Merkhilfen gesucht, welche gleichzeitig die visuelle Form des Buchstabens verdeutlichen. Durch die intensive Betrachtung der mnemonischen Hilfe im Schriftbild soll der Patient vor allem probieren, sich die korrekte Schreibweise an der kritischen Stelle im Wort zu merken. Anschließend wird das Schreiben der Zielwörter durch weitere Übungen, wie z. B. Abschreiben, verzögertes Abschreiben, Schreiben nach Diktat, Schreiben nach Definitions- bzw. Bildvorgabe oder freies Schreiben gefestigt. Hierbei greift der Patient ggf. auf die Merkhilfe zurück, indem er sie entweder direkt anschaut oder versucht, sie sich vor dem inneren Auge zu visualisieren.

Praxis

Exemplarische Instruktion und Beispiel

Mir ist aufgefallen, dass Sie das Wort Flamme mitunter nur mit einem m geschrieben haben. Es hat aber ein Doppel-m in der Mitte. Wir versuchen jetzt, die schwierige Stelle im Wort durch ein Bild zu kennzeichnen. Es soll Sie daran erinnern, dass [Flamme] mit zwei M geschrieben wird. Was fällt Ihnen denn zu dem Wort Flamme ein?

Patient assoziiert mit dem Wort z. B. Lagerfeuer beim Zelten. Entsprechend werden die Flammen des Lagerfeuers in die Schriftkarte [Flamme] eingezeichnet

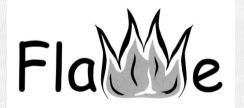

Wir haben jetzt für alle Wörter Merkhilfen erarbeitet. Ich diktiere die Wörter nun. Bitte schreiben Sie diese jetzt auf.

Mögliche Hilfen

- Aufforderung, sich die Merkhilfe vor dem inneren Auge zu visualisieren
- Aufdecken der Merkhilfe auf der Wortkarte
- direktes Abschreiben nach Vorgabe des Schriftbildes ohne Merkhilfe
- Im Sinne des fehlervermeidenden Lernens kann die Merkhilfe so lange sichtbar bleiben, bis die Fehlerrate deutlich abgenommen hat.

Steigerungsmöglichkeiten

Verringerung des semantischen Gehalts der Merkhilfe, d. h. von der bildlichen Darstellung des Wortes bis hin zu einer eher abstrakten Markierung, z. B. durch die farbliche Hervorhebung des kritischen Buchstabens im Wort oder durch ein Ausrufezeichen an der entsprechenden Stelle im Wort

---

▶ **Angenommene Wirkmechanismen.** Insbesondere bei Patienten mit semantischen Beeinträchtigungen wird angenommen, dass visuell-semantische Merkhilfen dazu beitragen, die Bedeutungsrepräsentation eines Wortes vermehrt zu aktivieren. Dadurch wird der Zugriff auf die entsprechende lexikalische Repräsentation im GOL fazilitiert. Bisher ist jedoch noch unklar, ob die Verdeutlichung der semantischen Eigenschaften des Konzeptes durch die Zeichnung tatsächlich eine wesentliche Rolle für die Verbesserungen spielt. Eventuell führt vielmehr eine rein visuelle Merkhilfe, welche auf die Form des Graphems an der fehleranfälligen Position hinweisen soll, zu einer Festigung der lexikalisch-graphematischen Repräsentation. Da visuell-semantische Merkhilfen zu einem gewissen Grad wortspezifisch sein müssen, erklären sich ausbleibende Generalisierungen auf ungeübte Wörter als Konsequenz der itemspezifischen Verbindungen zwischen semantischen Knoten und der Wortformrepräsentation im GOL.

▶ **Evidenzbasierung: Therapieeffekte.** Nach Anwendung dieser Aufgabe zeigten sich verbesserte Leistungen im Schreiben nach Diktat für Wörter, die mit Merkhilfe geübt wurden. Hingegen veränderte sich die Schreibleistung für Wörter, bei denen keine mnemonischen Hilfen zum Einsatz kamen, nicht [183], [637].

▶ **Im Handel erhältliches Material**
Beispiele für Wörter, in denen visuelle Merkhilfen eingezeichnet sind, finden sich im Buch Kognitivorientierte Sprachtherapie – Methoden, Material und Evaluation für Aphasie, Dyslexie und Dysgraphie [674].

Aufgabe 5: Schriftliches Bildbenennen

Bei dieser Aufgabe soll der Patient das passende Wort zu einem Bild aufschreiben. Da die Aufgabe auf die Nutzung der semantisch-lexikalischen Schreibroute abzielt, ist es sinnvoll, dass sie still gelöst wird. Die Benennung sollte also nicht mündlich produziert werden, sondern ausschließlich durch die Schriftsprache erfolgen. Das Lösen dieser Aufgabe erfordert die Aktivierung des mit dem Bild assoziierten semantischen Konzepts sowie den Zugriff auf die entsprechende graphematisch-lexikalische Wortform im GOL. Der Zugriff auf die schriftliche Wortform ausgehend vom semantischen System kann dabei durch rezeptive Aufgaben voraktiviert werden (z.B. Wort-Bild-Zuordnen, Sortieren von Bildern nach Initialgraphemen, Sortieren von Bildern entsprechend der Wortlänge). Sobald das schriftliche Bildbenennen wieder besser gelingt, kann das Schreiben der Zielwörter auch durch das Verfassen alltagsrelevanter Notizen, schriftliches Ergänzen von Lückensätzen oder freies Schreiben gefestigt werden. Dabei sollten diese erweiternden Aufgaben so aufgebaut

sein, dass sie spezifisch auf die Übungswörter abzielen (z.B. Schreiben des Wortes Sauna im Kontext einer SMS-Nachricht über ein Wellnesswochenende).

Praxis

Exemplarische Instruktion und Beispiel
Hier sehen Sie ein Bild, bitte schreiben Sie auf, was das ist! Bitte versuchen Sie dabei, das Wort nur zu schreiben und nicht zu sagen.
Zielwort: [Sauna]

Mögliche Hilfen
- Vorgabe eines semantischen Hinweises, z.B. Umschreibung oder Lückensatz
- bei semantischen Fehlern: Zeichnen eines Bildes zur Fehlbenennung und Herausarbeiten von semantischen Unterschieden zwischen Fehlbenennung und Zielwort
- Vorgabe hierarchisch geordneter orthographischer Hinweise, z.B. Initialgraphem, initiale Bigraphen, Buchstabenanzahl, Anagramm
- Vorgabe einer morpho-syntaktischen Hilfe, z.B. bestimmter Artikel (Genusinformation)
- Vorgabe des geschriebenen Zielwortes und Patient liest das Wort laut vor
- Vorgabe des geschriebenen Zielwortes und Abschreiben (direkt oder verzögert)
- mündliches Bildbenennen und anschließend erneuter Versuch, das Wort aufzuschreiben
- auditive Vorgabe des Zielwortes und Schreiben nach Diktat

Steigerungsmöglichkeiten
Je nach Lokalisation des Störungsortes (z.B. eher semantisch oder eher lexikalisch) können orthographische Aspekte, die Wortfrequenz oder der Grad der Abstraktheit variieren.

▶ **Angenommene Wirkmechanismen.** Die Wirkmechanismen sind abhängig vom individuellen Störungs- und Leistungsprofil des Patienten sowie von der gewählten Umsetzungsform, insbesondere der gegebenen Hilfen bei der Bearbeitung der Aufgabe. Die bei Patienten mit überwiegend semantischem Störungsschwerpunkt beobachteten Generalisierungen auf ungeübte Items der geübten Kategorie werden auf eine Ausdifferenzierung semantischer Merkmale für die geübte Kategorie zurückgeführt. Die Festigung der semantischen

Merkmale für die geübte Kategorie führt dazu, dass auch nicht geübte Kategorievertreter wieder besser konzeptuell repräsentiert sind [323]. Hingegen sind bei Patienten mit rein postsemantisch lokalisierten Defiziten Generalisierungen auf ungeübte semantisch verwandte Wörter eher nicht zu erwarten [349]. Jedoch lassen sich bei Störungen des graphematischen Lexikons ggf. verbesserte Leistungen bei ungeübten Wörtern, die orthographische Nachbarn zu den Übungswörtern bilden, verzeichnen [591].

▶ **Evidenzbasierung: Therapieeffekte.** In zahlreichen Studien wurden nach Anwendung des schriftlichen Bildbenennens, zumeist in Kombination mit weiteren Aufgaben, Übungseffekte beobachtet [330], [602] [323], [103], [194]. Darüber hinaus berichtet Hillis für einen Patienten mit semantischem Störungsschwerpunkt von einem Rückgang der semantischen Fehlbenennungen und von einer Generalisierung auf das schriftliche Benennen von ungeübten Items aus der geübten semantischen Kategorie sowie auf das mündliche Bildbenennen [330]. Vergleichbare Generalisierungen wurden erzielt, wenn die Hilfen beim schriftlichen Bildbenennen vorrangig die Ausdifferenzierung semantischer Wissensinhalte fokussierten, wohingegen dies bei der Verwendung von Hilfen, die stärker auf orthographisches Wissen abzielen, nicht der Fall war [602].

▶ **Im Handel erhältliches Material**
• s. Aufgabe 2 und 3 in diesem Kapitel
• für Bildmaterial s. Aufgabe 2 und 3 in Kap. 4.4.2

Aufgabe 6: Schreiben (nach Diktat) mit phonologisch ähnlichem Merkwort

Diese Aufgabe nutzt, ähnlich wie Aufgabe 10 im Kap. 4.5.2, phonologische Ähnlichkeiten zwischen einem Inhaltswort und dem Zielwort als Merkhilfe, um das Schreiben von Funktionswörtern oder abstrakten Verben und Adjektiven zu üben. Die Aufgabe wurde vor allem für Patienten entwickelt, die Wortarteneffekte zeigen. In diesem Fall ist entweder die Schreibleistung für Inhaltswörter deutlich besser erhalten als für Funktionswörter oder Nomina können deutlich besser geschrieben werden als Wörter anderer Wortarten. Das Konzept der mnemonischen Hilfen wird dabei für Wörter angewendet, die abstrakt sind oder über wenig se-

mantischen Gehalt verfügen und deshalb besonders fehleranfällig sind. Die Festlegung der Merkhilfe erfolgt gemeinsam mit dem Patienten, indem für jedes zu übende Wort ein phonologisch nahes Inhaltswort erarbeitet wird (z.B. das Inhaltswort Bauch für das Funktionswort auch). Anschließend wird das Schreiben der Zielwörter entweder nach Diktat oder im Satzkontext unter Nutzung des Merkwortes geübt. Das Merkwort kann dabei als Bild oder als geschriebenes Wort vorliegen.

Das Lösen dieser Aufgabe zielt auf die Festigung der lexikalischen Repräsentation des Zielwortes im GOL ab. Darüber hinaus ist es notwendig, den graphematisch-lexikalischen Eintrag des Merkwortes ausgehend von der Abbildung oder dem graphematischen Input zu aktivieren.

Praxis

Exemplarische Instruktion und Beispiel
Wir haben in der letzten Sitzung für einige Wörter Merkwörter festgelegt, die Ihnen dabei helfen sollen, die schwierigen Wörter richtig zu schreiben. Heute diktiere ich Ihnen diese Wörter. Schreiben Sie das Wort bitte auf und wenn Sie unsicher sind, nehmen Sie die Abbildung für das Merkwort zur Hilfe!
Zielwörter: [auch] [und] [die] [denn] [kann] [er]
Bilder für Merkwörter: [Bauch] [Hund] [Dienstag] [Dennis] [Kanne] [Erfurt]

Mögliche Hilfen
• korrektives Feedback
• Nutzung des Merkwortes: Benennen des Bildes bzw. Vorlesen des Inhaltswortes
• schriftliche Vorgabe des Zielwortes und Abschreiben

Steigerungsmöglichkeiten
• Abnahme der phonologischen Nähe zwischen Ziel- und Merkwörtern
• Reduktion des semantischen Gehalts der Zielwörter (z.B. Vollverben, Hilfsverben, Präpositionen, Konjunktionen)
• schriftliches Vervollständigen von Lückensätzen mit den Zielwörtern
• Übergang zum Schreiben nach Diktat auf Phrasen- oder Satzebene, indem die geübten Wörter integriert werden in z.B. persönliche Nachrichten, Email, Textnachrichten, Glückwunschkarten

▶ **Angenommene Wirkmechanismen.** Es ist anzunehmen, dass mithilfe dieser Aufgabe die lexikalische Verarbeitung beim Schreiben nach Diktat gefestigt wird, d. h. die Verbindung zwischen rezeptiv-phonologischen Wortformen und graphematisch-lexikalischen Einträgen im GOL. Die Merkwörter tragen dazu bei, dass sich das fehlerhafte Schreiben von Wörtern mit weniger semantischem Gehalt (z. B. Funktionswörter) durch die Nutzung von semantischem sowie graphematischem Wissen verbessert. Defizite im Schreiben von Funktionswörtern gehen häufig mit einer Kombination aus beeinträchtigter segmentaler und direkt-lexikalischer Schreibroute einher. Das Merkwort unterstützt beim Schreiben nach Diktat die Reorganisation der Verbindung zwischen der phonologisch-rezeptiven Form und dem entsprechenden Eintrag der Übungswörter im GOL.

▶ **Evidenzbasierung: Therapieeffekte.** Verbesserte Leistungen im Schreiben von Funktionswörtern, die mit phonologisch ähnlichen Merkwörtern geübt wurden, berichtet Hatfield für Patienten mit Tiefendysgraphie [309].

▶ **Im Handel erhältliches Material**
- orthographisch ähnliche Inhalts- und Funktionswörter, z. B. im Buch Kognitiv-orientierte Sprachtherapie – Methoden, Material und Evaluation für Aphasie, Dyslexie und Dysgraphie [674] und im Spiel Aufgepaßt – zugefaßt [198]
- Listen deutscher Funktionswörter, z. B. http://www.lingudora.com/de/lern-deutsch-online/wortschatz/liste/5
- Phonologisch ähnliche Wörter aller Wortarten können auf der kostenfreien Plattform *clearpond* schnell ermittelt werden (http://www.clear-pond.northwestern.edu).

Aufgabe 7: Schreiben (nach Diktat) mit regelbasierter Hilfe

Bei dieser Aufgabe werden für Wörter, deren Phonem-Graphem-Korrespondenz unterschiedlichen Realisierungen unterliegt, spezifische kontextabhängige Regeln erarbeitet. Mithilfe der regelbasierten Merkhilfen soll die korrekte Schreibweise eines Wortes abgeleitet werden können. Kontextabhängige Regeln bestehen im Deutschen z. B. für Nomina, deren finales Graphem prinzipiell einem stimmhaften Phonem entspricht, welches jedoch aufgrund der Auslautverhärtung entstimmlicht wird (z. B. Berg /bɐʁk/). Die korrekte Realisierung

des finalen Graphems lässt sich in diesem Fall anhand einer Regel ableiten, indem die Pluralform gebildet wird (/bɐʁk/-/bɐʁɡə/ versus /vɐʁk/-/vɐʁkə/). Analog lässt sich für die Imperativform von Verben die Ableitung über die Infinitivform (z. B. schweig – schweigen) und für Adjektive der Vergleich mit der Steigerungsform als regelbasierte Merkhilfe anwenden (z. B. flüssig – flüssiger). Für Doppelkonsonanten kann die Ableitung über den vorherigen Kurzvokal erfolgen (z. B. kam versus Kamm, Mus versus muss). Nachdem die spezifische Regel anhand eines festen Sets von Übungswörtern mit dem Patienten gefestigt wurde, soll sie im Anschluss eigenständig bei der Realisierung von ungeübten Wörtern angewendet werden (z. B. durch Schreiben nach Diktat von Wörtern, Sätzen und Texten, schriftliches Bildbenennen, freies Schreiben).

Das Lösen der Aufgabe erfordert erhaltenes Wissen über Phonem-Graphem-Korrespondenzen, damit die anhand der Regel verdeutlichte zusätzliche phonologische Information genutzt werden kann. Darüber hinaus ist der Zugriff auf gespeichertes lexikalisches Wissen erforderlich (z. B. Wortart, Pluralform, Steigerungsform).

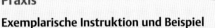

Praxis

Exemplarische Instruktion und Beispiel
In den letzten Sitzungen haben wir verschiedene Regeln erarbeitet, die Ihnen helfen sollen, bestimmte Wörter, vor allem am Wortende, korrekt zu schreiben. Dafür ist es wichtig, dass Sie zunächst herausfinden, zu welcher Wortart das Wort gehört, um dann die entsprechende Regel (z. B. Pluralbildung) anzuwenden. Die Veränderung, die Sie dabei hören, hilft Ihnen zu wissen, wie das Wortende korrekt geschrieben wird.
Zielwörter: [Welt] [Geld] [wund] [bunt]
Ableitungsregeln als Merkhilfe: Pluralform für Nomina (Welten, Gelder), Steigerungsform für Adjektive (wunder, bunter)

Mögliche Hilfen
- korrektives Feedback bei inkorrekter Regelanwendung oder fehlerhafter Schreibweise
- Vorgabe der abgeleiteten Form
- Verdeutlichung der unterschiedlichen graphematischen Realisierungen des entsprechenden Phonems
- Vorgabe der geschriebenen Zielform und direktes oder verzögertes Abschreiben

Steigerungsmöglichkeiten
- Anwendung der gefestigten Regel auf ungeübte Wörter
- schriftliches Vervollständigen von Lückensätzen mit den geübten Wörtern
- Schreiben der geübten Wörter in ungeübten Kontexten (z. B. in Phrasen, Sätzen und Texten)
- freies Schreiben

▶ **Angenommene Wirkmechanismen.** Es wird davon ausgegangen, dass die Aufgabe sowohl auf das Wiedererlernen ganzheitlicher Wortformrepräsentationen im orthographischen Lexikon abzielt als auch auf das Erlernen einer Strategie für die korrekte Verschriftlichung von Wörtern mit mehrdeutiger Realisierung von Graphemen. Auch wenn zum Teil segmentale Mechanismen für das Lösen der Aufgabe relevant sind, wird in Bezug auf graphematisches Wissen die lexikalische Verarbeitung angesprochen, da mithilfe der Regel die korrekte Realisierung der Schreibweise des Wortes erreicht wird. Dies trägt zur Festigung des lexikalischen Eintrags im GOL bei.

▶ **Evidenzbasierung: Therapieeffekte.** Für die Anwendung der Aufgabe bei Patienten mit erworbener Dysgraphie wurden verbesserte Leistungen im Schreiben der erarbeiteten Wörter verzeichnet [183], [309]. Daneben sind auch für ein Kind mit Entwicklungsdysgraphie Übungseffekte sowie Generalisierungen auf ungeübte Wörter beobachtet worden [672].

▶ **Im Handel erhältliches Material**
- Listen mit Nomina, Adjektiven und Verben für ein regelbasiertes Schreibtraining finden sich z. B. im Buch Kognitiv-orientierte Sprachtherapie – Methoden, Material und Evaluation für Aphasie, Dyslexie und Dysgraphie [674].
- Auch in diversen Übungs- und Fördermaterialien für Kinder mit Lese-Rechtschreibstörung (LRS) finden sich strukturierte Wortlisten für die Arbeit mit regelbasierten Hilfen.

Aufgabe 8: Nutzung nichtlexikalischer Information für das Schreiben von Wörtern

Diese Aufgabe nutzt die nichtlexikalische Informationsverarbeitung mithilfe der Phonem-Graphem-Korrespondenz-Route (PGK-Route), um die Schreibweise eines Wortes korrekt zu realisieren (s. auch Aufgabe 12, Kap. 4.5.2). Das Vorgehen wurde ursprünglich für die Behandlung von Defiziten der segmentalen Verarbeitung entwickelt. Dennoch ist die Verwendung auch bei Schreibstörungen mit multiplen Störungsorten, die sowohl ganzheitliche als auch einzelheitliche Schreibmechanismen betreffen, sinnvoll. Neben der Stärkung eines effizienten Zusammenwirkens aller Schreibrouten eignet sich die Aufgabe insbesondere auch für ein Training der Selbstkorrektur. So kann der Patient vor allem bei semantischen Fehlern die Schreibweise anhand seines Wissens über die Phonem-Graphem- und Graphem-Phonem-Korrespondenzen nutzen, um Paragraphien zu erkennen und entsprechend einzelheitlich zu korrigieren. Das Vorgehen zielt also insgesamt auf eine Strategievermittlung ab. Diese soll bei Unsicherheiten in der Schreibweise eines Wortes helfen, sich durch segmentales Prüfen der Phonem-Graphem-Konversion zu versichern, ob das Wort korrekt geschrieben wurde. Fehlende oder fehlerhaft realisierte Grapheme können so ggf. berichtigt werden. Eine erfolgreiche Selbstkorrektur über diesen nichtlexikalischen Verarbeitungsweg gelingt allerdings nur bei Wörtern, die PGK-regelmäßig bzw. PGK-eindeutig sind, da für die korrekte Realisierung der Grapheme in einem PGK-unregelmäßigen Wort auch lexikalisches Wissen entscheidend ist. Beispielsweise kann bei dem Schreibfehler *Berk* mithilfe der segmentalen Kontrolle allein über Phonem-Graphem-Korrespondenzen nicht erkannt werden, dass das Phonem /k/ in diesem Wort nicht als Graphem K, sondern als G verschriftlicht werden muss.

Sollte der Patient die Phonem-Graphem-Korrespondenzen nicht mehr sicher beherrschen, steht zunächst die Reaktivierung der PGK durch Schlüsselwörter (z. B. /p/ in Paula für das Graphem P) und die korrekte Realisierung des Graphems nach Vorgabe eines Phonems im Vordergrund. Aufgrund der oftmals mehrdeutigen Beziehung zwischen Phonemen und Graphemen im Deutschen eignet sich die Vorgehensweise weniger um wortspezifische lexikalische Repräsentationen ganzheitlich zu festigen. Vielmehr soll der fehleranfällige Schreibprozess durch selbstinitiierte Kontrollmechanismen unterstützt werden.

Die effektive Nutzung nichtlexikalischer Information lässt sich durch das lautierende Buchstabieren von geschriebenen Wörtern üben. Für die Festigung der Strategie empfehlen sich Übungen zum Schreiben nach Diktat von Silben, Wörtern,

Sätzen und Texten sowie zum freien Schreiben zu einem zuvor festgelegten Thema. Hierbei wird der Patient ermutigt, die Schreibweise für möglichst viele Wörter explizit zu prüfen oder z. B. die Korrekturfunktion in einem Textverarbeitungsprogramm zu nutzen.

Praxis

Exemplarische Instruktion und Beispiel

In den letzten Sitzungen haben wir darüber gesprochen, wie Sie anhand der Verbindung zwischen einem Laut und dem entsprechenden Buchstaben kontrollieren können, ob das Wort richtig geschrieben ist. Heute diktiere ich Ihnen Sätze, in denen auch die Wörter vorkommen, die wir zuvor geübt haben. Bitte schreiben Sie die Sätze auf und kontrollieren Sie für jedes Wort die Schreibweise, indem Sie prüfen, ob die Buchstaben zu den Lauten des Wortes passen.
Zielsatz: [Es regnet heute den ganzen Tag]
Zuvor geübt: [heute] [regnen] [Tag] [Monat] [schneien] [morgen] [er] [sie] [es]

Mögliche Hilfen

- ggf. Hinweis auf fehlerhaftes Wort und Aufforderung, die Schreibweise erneut zu prüfen
- mündliche Wiederholung des Zielwortes durch Therapeuten
- Aufforderung das mündlich vorgegebene Wort lautierend zu buchstabieren und für die einzelnen Laute die entsprechenden Buchstaben aufzuschreiben
- schriftliche Vorgabe des Zielwortes und ggf. vorlesen und abschreiben lassen

Steigerungsmöglichkeiten

- falls zunächst Phonem-Graphem-Korrespondenzen vermittelt werden: Steigerung auf Phoneme, deren Grapheme aus mehr als einem Buchstaben bestehen (z. B. SCH)
- Verwendung von Wörtern, die anfälliger für semantische Fehler sind, z. B. Wörter mit geringem semantischen Gehalt, abstrakte Wörter, unterschiedliche Wortarten
- Verwendung von niedrigfrequenten Wörtern
- Steigerung von Satz- auf Textebene

▶ **Angenommene Wirkmechanismen.** Die Fokussierung auf (ggf. teils beeinträchtigtes) Wissen um Phonem-Graphem-Korrespondenzen trägt dazu bei, dass fragmentarisches lexikalisches Wissen und segmentale Information wieder besser interaktiv genutzt werden. Darüber hinaus können sich Problemlösestrategien etablieren, welche eine effiziente Nachkontrolle geschriebener Wörter unterstützen. Dies wird anhand einer segmentalen Überprüfung der Realisierung der Grapheme im Wort erreicht.

▶ **Evidenzbasierung: Therapieeffekte.** Beeson et al. berichten für 2 Patienten mit Dysgraphie verbesserte Leistungen im Schreiben von Wörtern nach einem Training nichtlexikalischer Verarbeitungsmechanismen des Schreibens [42]. Die beobachteten Veränderungen werden auf eine verstärkte Interaktion der lexikalischen mit der sublexikalischen Verarbeitung sowie auf die erfolgreiche Anwendung einer Kontrollstrategie zurückgeführt. In Wirksamkeitsstudien zur Evaluation des Trainingsprogramms für die Reaktivierung der nichtlexikalischen Verarbeitung beim Schreiben konnten neben Übungseffekten auch Generalisierungen auf ungeübte Wörter mit regelmäßiger PGK beobachtet werden [453]. Aufgrund der verstärkten Nutzung der nichtlexikalischen Schreibroute nahm allerdings die Anzahl von Regularisierungsfehlern zunächst zu, welche mithilfe eines Trainings der lexikalischen Schreibrouten jedoch wieder abgebaut werden konnten.

▶ **Im Handel erhältliches Material**
- Um zunächst die häufigsten Phonem-Graphem-Korrespondenzen des Deutschen zu trainieren, empfiehlt es sich, mit frequenten Buchstaben zu beginnen; Frequenzen für Grapheme, Phoneme und Silben finden sich unter www.uni-potsdam.de/de/treatmentlab/diagnostik-therapiematerialien/therapiematerialien.html.
- Mögliche Merkwörter zu den einzelnen Graphemen finden sich z. B. auf Anlautkarten für den Schriftspracherwerb (z. B. Anlautkarten Grundschrift [420]).

217

Literatur

[1] Abdel Rahman R. Melinger A. Semantic context effects in language production: A swinging lexical network proposal and a review. Lang and Cogn Proc 2009; 24: 713–734

[2] Abdel Rahman R, Aristei S. Now you see it… and now again: Semantic interference reflects lexical competition in speech production with and without articulation. Psychon BullRev 2010; 17: 657–661

[3] Abel S, Schultz A, Radermacher I et al. Decreasing and increasing cues in naming therapy for aphasia. Aphasiology 2005; 19: 831–848

[4] Abel S, Willmes K, Huber W. Model-oriented naming therapy: Testing predictions of a connectionist model. Aphasiology 2007; 21: 411–447

[5] Ablinger I, Domahs F. Improved single-letter identification after whole-word training in pure alexia. Neuropsychol Rehabil 2009; 19: 340–363

[6] Adlam ALR, Patterson K, Bozeat S, Hodges JR. The Cambridge Semantic Memory Test Battery: Detection of semantic deficits in semantic dementia and Alzheimer's disease. Neurocase 2010; 16(3):193–207

[7] Aichert I, Ziegler W. Segmental and metrical encoding in aphasia: Two case reports. Aphasiology 2004; 18: 1201–1211

[8] Alario F-X, Segui J, Ferrand L. Semantic and associative priming in picture naming. Quarterly Journal of Experimental Psychology 2000; 53:741-764

[9] Aliminosa D, McCloskey M, Goodman-Schulman R et al. Remediation of acquired dysgraphia as a technique for testing interpretations of deficits. Aphasiology 1993; 7: 55–69

[10] Allopenna PD, Magnuson JS, Tanenhaus MK. Tracking the time course of spoken word recognition using eye movements: Evidence for continuous mapping models. J Mem Lang 1998; 38: 419–439

[11] Allport DA. Distributed memory, modular subsystems and dysphasia. In: Newman S, Epstein R. Current Perspectives in Dysphasia (32–60). Edinburgh: Churchill, Livingston; 1985

[12] Andrews S. Frequency and neighborhood size effects on lexical access: Activation or search? J Exp Psychol Learn Mem Cognit 1989; 15: 802–814

[13] Andrews, S. The effects of orthographic similarity on lexical retrieval: Resolving neighborhood conflicts. Psychol Bull Rev 1997; 4: 439–461

[14] Andrews S. Individual differences among skilled readers: The role of lexical quality. In Alexander Pollatsek, Rebecca Treiman (Eds.), The Oxford Handbook of Reading. Oxford: Oxford University Press; 2015:129-148

[15] Apelt M. Wortschatz und mehr. München: Verlag für Deutsch; 1998

[16] Aschenbrenner S, Tucha O, Lange K. Regensburger Wortflüssigkeitstest (RWT). Göttingen: Hogrefe; 2001

[17] Baayen RH, Hendrix P, Ramscar M. Sidestepping the combinatorial explosion: An explanation of n-gram frequency effects based on naive discriminative learning. Lang Speech 2013; 56: 329–347

[18] Baayen RH, Piepenbrock R, Gulikers L. The CELEX Lexical Database (CD-ROM), Linguistic Data Consortium, University of Pennsylvania, Philadelphia; 1995

[19] Babbe T, Poetter A. PhonoFit – Auftakt stimmt. Köln: Prolog; 2008

[20] Babbe T, Poetter A. PhonoFit: Anfang gleich? Köln: Prolog; 2008

[21] Babbe T, Poetter A. PhonoFit: Reim dich! Köln: Prolog; 2008

[22] Babbe T. Pyrmonter Wortpaare. Leverkusen: Steiner; 1996

[23] Bachmann F, Lorenz A. Die Behandlung von Wortabrufstörungen bei Aphasie: Der Vergleich zweier Kompensationsstrategien. Spektrum Patholinguistik 2008; 1: 135–140

[24] Baddeley A, Wilson BA. When implicit learning fails: amnesia and the problem of error elimination. Neuropsychologia 1994; 32: 53–68

[25] Badecker W, Miozzo M, Zanutti R. The two-stage model of lexical retrieval: Evidence from a case of anomia with selective preservation of grammatical gender. Cognition 1995; 57: 193–216

[26] Bak TH, Hodges JR. Kissing and dancing – A test to distinguish the lexical and conceptual contributions to noun/verb and action/object dissociation. Preliminary results in patients with frontotemporal dementia. J Neurolinguistics 2003; 16: 169–181

[27] Barry C. Spelling routes (or roots or rutes). In: Brown GDA, Ellis NC, Hrsg. Handbook of spelling: Theory, process and intervention. Chichester, UK: John Wiley & Sons; 1994

[28] Barry C, Morrison CM, Ellis AW. Naming the Snodgrass and Vanderwart pictures: Effects of age of acquisition, frequency, and name agreement. Q J Exp Psychol 1997; 50: 560–585

[29] Barry C, Hirsh KW, Johnson RA et al. Age of acquisition, word frequency, and the locus of repetition priming of picture naming. J Mem Lang 2001; 44: 350–375

[30] Barsalou LW. Grounded cognition. Annl Rev Psychol 2008; 59: 617–645

[31] Basso A, Marangolo P, Piras F et al. Acquisition of New "Words" in Normal Subjects: A Suggestion for the Treatment of Anomia. Brain Lang 2001; 77: 45–59

[32] Bastiaanse R, Bung F, Perk Y. action – Ein Therapieprogramm mit Verben auf Wort- und Satzebene. Hofheim: NAT-Verlag; 2004

[33] Bastiaanse R, van Zonneveld R. Broca's aphasia, verbs and the mental lexicon. Brain Lang 2004; 90: 198–202

[34] Bauer A, Schütz S. Angehörigenfragebögen für die Aphasietherapie. Aphasie und verwandte Gebiete 2011; 1/2011: 41–50

[35] Baxter S, Enderby P, Evans P, Judge S. Interventions using high-technology communication devices: A state of the art review. Folia Phoniatrica et Logopaedica 2012; 64(3): 137–144

[36] Baylor C, Yorkston K, Eadie T et al. The Communicative Participation Item Bank (CPIB): Item bank calibration and development of a disorder-generic short form. J Speech Lang Hear Res 2013; 56: 1190–1208

[37] Baylor C, Oelke M, Bamer A et al. Validating the Communicative Participation Item Bank (CPIB) for use with people with aphasia: an analysis of differential item function (DIF). Aphasiology 2016; 0: 1–18

[38] Beauvois M-F, Dérouesné J. Phonological alexia: three dissociations. Journal of Neurology, Neurosurgery and Psychiatry 1979; 42:1115-1124

[39] Beauvois M-F, Dérouesné J. Lexical or orthographic agraphia. Brain 1981; 104:21-49

[40] Beeson PM, Insalaco D. Acquired alexia: lessons from successful treatment. J Int Neuropsychol Soc 1998; 4: 621–635

[41] Beeson P. Treating acquired writing impairment: strengthening graphemic representations. Aphasiology 1999; 13: 767–785

[42] Beeson PM, Rewega MA, Vail S et al. Problem-solving approach to agraphia treatment: Interactive use of lexical and sublexical spelling routes. Aphasiology 2000; 14: 551–565

[43] Beeson PM, Hirsch FM, Rewega MA. Successful single-word writing treatment: Experimental analyses of four cases. Aphasiology 2002; 16: 473–491

[44] Beeson PM. Remediation of Written Language. Top Stroke Rehabil 2004; 11: 37–48

[45] Beeson PM, Magloire JG, Robey RR. Letter-by-letter reading: natural recovery and response to treatment. Behav Neurol 2005; 16: 191–202

[46] Beeson PM, Henry ML. Comprehension and Production of written words. In: Chapey R, Hrsg. Language Intervention Strategies in Aphasia and Related Neurogenic Communication Disorders. Baltimore: Wolters Kluwer; 2008: 654–677

[47] Beeson PM, King RM, Bonakdarpour B et al. Positive Effects of Language Treatment for the Logopenic Variant of Primary Progressive Aphasia. J Mol Neurosci 2011; 45: 724–736

[48] Beeson P, Higginson K, Rising K. Writing treatment for aphasia: A texting approach. J Speech Lang Hear Res 2013; 56: 945–955

[49] Beeson PM, Rapcsak SZ. Clinical diagnosis and treatment of spelling disorders. In: Hillis AE, Hrsg. The Handbook of Adult Language Disorders. New York: Psychology Press; 2015: 117–138

[50] Behrmann M. The rites of righting writing: Homophone remediation in acquired dysgraphia. Cogn Neuropsychol 1987; 4: 365–384

[51] Behrmann M, Lieberthal T. Category-specific treatment of a lexical-semantic deficit: a single case study of global aphasia. Br J Disord Commun 1989; 24: 281–299

[52] Behrmann M, Bub D. Surface dyslexia and dysgraphia: Dual routes, single lexicon. Cognitive Neuropsychology 1992; 9:209-251

[53] Behrmann M, Plaut DC, Nelson J. A literature review and new data supporting an interactive account of letter-by-letter reading. Cogn Neuropsychol 1998; 15: 7–51

[54] Behrns I, Hartelius L, Wengelin Å. Aphasia and computerised writing aid supported treatment. Aphasiology 2009; 23: 1276–1294

[55] Belke E, Stielow A. Cumulative and non-cumulative semantic interference in object naming: Evidence from blocked and continuous manipulations of semantic context. Q J Exp Psychol 2013; 66: 2135–2160

[56] Belke E, Brysbaert M, Meyer AS et al. Age of acquisition effects in picture naming: Evidence for a lexical-semantic competition hypothesis. Cognition 2005; 96: 45–54

[57] Benassi A, Gödde V, Richter K. BIWOS – Bielefelder Wortfindungsscreening für leichte Aphasien. Hofheim: NAT-Verlag; 2012

[58] Best W. A reverse length effect in dysphasic naming: when elephant is easier than ant. Cortex 1995; 31:637-652.

[59] Best W, Herbert R, Hickin J, Osborne F, Howard D. Phonological and orthographic facilitation of word-retrieval in aphasia: Immediate and delayed effects. Aphasiology 2002; 16: 151–168

[60] Best W, Greenwood A, Grassly J et al. Bridging the gap: can impairment-based therapy for anomia have an impact at the psycho-social level? Int J Lang Commun Disord 2008; 43: 390–407

[61] Best W, Greenwood A, Grassly J et al. Aphasia rehabilitation: does generalisation from anomia therapy occur and is it predictable? A case series study. Cortex 2013; 49: 2345–2357

[62] Betke I, Christiansen J, Röder S et al. ArtikuList – Wortlisten zur Behandlung von Artikulationsstörungen. Hofheim: NAT-Verlag; 2010

[63] Beushausen U. Evidenz-basierte Praxis in der Logopädie – Mythos und Realität. Forum Logopädie 2005; 2: 6–11

[64] Beushausen U, Walther W. Clinical Reasoning in der Logopädie. Forum Logopädie 2010; 4: 30–37

[65] Beushausen U, Grötzbach H. Evidenzbasierte Sprachtherapie Grundlagen und Praxis. München: Elsevier; 2011

[66] Biedermann B, Blanken G, Nickels L. The representation of homophones: Evidence from. Aphasiology 2002; 16: 1115–1136

[67] Bierwisch M, Schreuder R. From concepts to lexical items. Cognition 1992; 42: 23–60

[68] Bilda K, Matzner K, Jochims H et al. Videogestütztes Konversationstraining in der Aphasietherapie: eine Therapiestudie. Aphasie und verwandte Gebiete 2008; 23: 29–41

[69] Binder JR, Desai RH, Graves, WW et al. Where is the semantic system? A critical review and meta-analysis of 120 functional neuroimaging studies. Cerebral Cortex 2009; 19: 2767–2796

[70] Biran M, Friedman N. The representation of lexical-syntactic information: Evidence from syntactic and lexical retrieval impairments in aphasia. Cortex 2012; 48: 1103–1127

[71] Blanken G. Auditives/Visuelles Sprachverständnis: Wortbedeutungen. Hofheim: NAT-Verlag; 1996

[72] Blanken G. Psycholinguistische Modelle der Sprachproduktion und neurolinguistische Diagnostik. Neurolinguistik 1996; 10: 29–62

[73] Blanken G. Lexicalisation in speech production: Evidence from form-related word substitutions in aphasia. Cogn Neuropsychol 1998; 15: 321–360

[74] Blanken G. Auditives Sprachverständnis: Wortformen. Hofheim: NAT-Verlag; 1999

[75] Blanken G, Döppler R, Schlenck K. Wortproduktionsprüfung. Hofheim: NAT-Verlag; 1999

[76] Blanken G. The production of nominal compounds in aphasia. Brain Lang 2000; 74: 84–102

[77] Blanken G. Lexikalische Störungen, In: Blanken G, Ziegler W, Hrsg. Klinische Linguistik und Phonetik: Ein Lehrbuch für die Diagnose und Behandlung von erworbenen Sprach- und Sprechstörungen im Erwachsenenalter. Mainz: HochschulVerlag; 2010: 131–160

[78] Blazely AM, Coltheart M, Casey BJ. Semantic impairment with and without surface dyslexia: Implications for models of reading. Cognitive Neuropsychology 2005; 22: 695-717

[79] Bloem I, La Heij W. Semantic facilitation and semantic interference in word translation: Implications for models of lexical access in language production. J Mem Lang 2003: 48: 468–488

[80] Blomert L, Buslach DC. Amsterdam-Nijmegen Everyday Language Test (ANELT) – Deutsche Fassung. Lisse: Swets & Zeitlinger; 1994

[81] Blomert L. Afasie Partner Vragenlijst (APV). Project Endreport. Amsterdam: Dutch Aphasia Foundation; 1993

[82] Blomert L, Buslach DC. Funktionelle Aphasiediagnostik mit dem Amsterdam-Nijmegen Everyday Language Test (ANELT). Forum Logopädie 1994; 2: 3–6

[83] Blomert L, Kean ML, Koster C et al. Amsterdam-Nijmegen everyday language test: construction, reliability and validity. Aphasiology 1994; 8: 381–407

[84] Blumstein SE. Neural systems underlying lexical competition in auditory word recognition and spoken word production: Evidence from aphasia and functional neuroimaging. In: Gaskell G, Zwitserlood P, eds. Lexical Representation: A Multidisciplinary Approach. Berlin, New York: De Gruyter; 2011: 123–148

[85] Bock K, Levelt WJM. Language production: Grammatical encoding. In: Gernsbacher MA, Hrsg. Handbook of psycholinguistics. San Diego, CA: Academic Press; 1994: 945–984

[86] Bölte J, Connine CM. Grammatical gender in spoken word recognition in German Perception & Psychophysics 2004; 66:1018-1032

[87] Bongartz R. Linguistisch-pragmatische Aphasiediagnostik. Logos Interdiszip 1997; 5: 98–111

[88] Bongartz R. Kommunikationstherapie mit Aphasikern und Angehörigen. Stuttgart: Thieme; 1998

[89] Bonin P, Fayol M, Chalard M. Age of acquisition and word frequency in written picture naming. Quarterly J Exp Psychol A 2001; 54: 469–489

[90] Boo M, Rose ML. The efficacy of repetition, semantic, and gesture treatments for verb retrieval and use in Broca's aphasia. Aphasiology 2011; 25: 154–175

[91] Bormann T, Kulke F, Wallesch C et al. Omissions and semantic errors in aphasic naming: Is there a link? Brain Lang 2008; 104: 24–32

[92] Bormann T. Dysgraphien. In: Blanken G, Ziegler W, Hrsg. Klinische Linguistik und Phonetik. Ein Lehrbuch für die Diagnose und Behandlung von erworbenen Sprach- und Sprechstörungen im Erwachsenenalter. Aachen: Hochschulverlag; 2010: 307–328

[93] Bose A, Wood R, Kiran S. Semantic fluency in aphasia: clustering and switching in the course of 1 minute. Int J Lang Commun Disord 2016; 0: 1–12

[94] Bovend'Eerdt TJ, Botell RE, Wade DT. Writing SMART rehabilitation goals and achieving goal attainment scaling: a practical guide. Clin Rehabil 2009; 23: 352–361

[95] Boyle M, Coelho CA. Application of Semantic Feature Analysis as a Treatment for Aphasic Dysnomia. Am J Speech-Language Pathol 1995; 4: 94–98

[96] Boyle M. Semantic Feature Analysis Treatment for Aphasic Word Retrieval Impairments: What's in a Name? Top Stroke Rehabil 2010; 17: 411–422

[97] Brandenburg C, Worrall L, Rodriguez AD et al. Mobile computing technology and aphasia: An integrated review of accessibility and potential uses. Aphasiology 2013; 27: 444–461

[98] Breedin SD, Saffran EM, Coslett HB. Reversal of the concreteness effect in a patient with semantic dementia. Cognitive Neuropsychology 1994; 11: 617–660

[99] Breitenstein C, Grewe T, Flöel A et al. Standardisierung der deutschsprachigen Version der „Stroke and Aphasia Quality of Life Scale 39 / SAQOL-39". Innsbruck/Österreich: Vortrag auf der Jahrestagung der Gesellschaft für Aphasieforschung und -behandlung; 2015

[100] Brown K, Worrall LE, Davidson B et al. Living successfully with aphasia: A qualitative meta-analysis of the perspectives of individuals with aphasia, family members, and

speech-language pathologists. Int J Speech Lang Pathol 2012; 14: 141–155

[101] Brown R, McNeill D. The "tip of the tongue" phenomenon. J Verbal Learning Verbal Behav 1966; 5: 325–337

[102] Bruce C, Howard D. Computer-generated phonemic cues: An effective aid for naming in aphasia. Br J Disord Commun 1987; 22: 191–201

[103] Bruce C, Best W, Howard D et al. Cueing the Words: A Single Case Study of Treatments for Anomia. Neuropsychol Rehabil 1997; 7: 105–141

[104] Brunner C, Hirzel S. Entwicklung eines dialogisch orientierten Diagnostikkonzeptes für Menschen mit Aphasie und ihre primäre Bezugsperson [Bachelorarbeit]. Zürich: Interkantonale Hochschule für Heilpädagogik Zürich; 2009

[105] Brunner C, Steiner J. CETI Communicative Effectiveness Index. Zürich: Interkantonale Hochschule für Heilpädagogik Zürich; 2009

[106] Brysbaert M, van Wijnendaele I, De Deyne S. Age-of-acquisition effects in semantic processing tasks. Acta Psychologica 2000; 104: 215–226

[107] Brysbaert M, Stevens M, Mandera P et al. How Many Words Do We Know? Practical Estimates of Vocabulary Size Dependent on Word Definition, the Degree of Language Input and the Participant's Age. Frontiers in Psychology 2016; 7: 1116

[108] Bub D, Kertesz A. Deep agraphia. Brain and Language 1982; 17:146-165

[109] Buchanan L, Besner D. Reading aloud: Evidence for the use of a whole word nonsemantic pathway. Can J Exp Psychol 1993; 47: 133–152

[110] Bücken H, Hanneforth D. Das Dings. Seelze: Kallmeyer Lernspiele; 2008

[111] Bücklein T, Joekel T. Quatschkopf – Verbformen, Situationen, Spontansprache. Konstanz: TRIALOGO; 2016

[112] Butterworth B. Lexical representation. In: Butterworth B, Ed. Language production: Vol. 2. Development, writing and other language processes. London: Academic Press; 1983: 257–294

[113] Butterworth B. Lexical access in speech production. In: Marslen-Wilson W, Ed. Lexical representation and process. Cambridge, MA: The MIT Press; 1989: 108–135

[114] Byng S. Sentence processing deficits: Theory and therapy. Cogn Neuropsychol 1988; 5: 629–676

[115] Byng S, Kay J, Edmundson A et al. Aphasia tests reconsidered. Aphasiology 1990; 4: 67–91

[116] Byrne B. Theories of learning to read. In: Snowling MJ, Hulme C, Hrsg. The Science of Reading: A Handbook. Oxford: Blackwell Publishers Inc.; 2011: 104–119

[117] Caccappolo-van Vliet E, Miozzo M, Stern Y. Phonological dyslexia without phonological impairment? Cogn Neuropsychol 2004; 21: 820–839

[118] Capitani E, Laiacona M, Mahon B et al. What are the facts of semantic category-specific deficits? A critical review of the clinical evidence. Cogn Neuropsychol 2003; 20: 213–261

[119] Cappa SF, Perani D, Schnur T et al. The effects of semantic category and knowledge type on lexical-semantic access: a PET study. Neuroimage 1998; 8: 350–359

[120] Caramazza A, Miceli G, Villa G et al. The role of the Graphemic Buffer in spelling: Evidence from a case of acquired dysgraphia. Cognition 1987; 26: 59–85

[121] Caramazza A, Hillis AE. Where do semantic errors come from? Cortex 1990; 26: 95–122

[122] Caramazza A, Hillis AE, Rapp BC et al. Multiple semantics or multiple confusions? CognNeuropsychol 1990; 7: 161–168

[123] Caramazza A, Hillis AE. Lexical organization of nouns and verbs in the brain. Nature 1991; 349: 788–790

[124] Caramazza A. How many levels of processing are there in lexical access? J Cogn Neuropsychol 1997; 14: 177–208

[125] Caramazza A, Miozzo M. The relation between syntactic and phonological knowledge in lexical access: evidence from the tip-of-the-tongue' phenomenon. Cognition 1997; 64: 309–343

[126] Caramazza A, Miozzo M. More is not always better: A response to Roelofs, Meyer, and Levelt. Cognition 1998; 69: 231–241

[127] Caramazza A, Shelton JR. Domain-specific knowledge systems in the brain: the animate-inanimate distinction. J Cogn Neurosci 1998; 10: 1–34

[128] Caramazza A, Costa A, Miozzo M. The specific-word frequency effect: Implications for the representation of homophones in speech production. J Exp Psychol Learn Mem Cogn 2001; 27: 1430–1450

[129] Cardell EA, Chenery HJ. A cognitive neuropsychological approach to the assessment and remediation of acquired dysgraphia. Lang Test 1999; 16: 353–388

[130] Carlomagno S, Iavarone A, Colombo A. Cognitive approaches to writing rehabilitation: from single case to group studies. In: Riddoch MJ, Humphreys GW, Hrsg. Cognitive neuropsychology and cognitive rehabilitation. Hove: Lawrence Erlbaum Associates; 1994: 485–502

[131] Carroll JB, White MN. Word frequency and age of acquisition as determiners of picture naming latency. Q J Exp Psychol (Hove) 1973; 25: 85–95

[132] Chen L, Rogers TT. Revisiting domain-general accounts of category specificity in mind and brain. Wiley Interdisciplinary Reviews: Cogn Sci 2014; 5: 327–344

[133] Cholewa J, Corsten S. Phonologische Störungen. In: Blanken G, Ziegler W, Hrsg. Klinische Linguistik und Phonetik. Aachen: HochschulVerlag; 2010: 207–230

[134] Cholewa J, De Bleser R. Further neurolinguistic evidence for morphological fractionations within the lexical system. J Neurolinguistics 1996; 9: 95–111

[135] Chue WL, Rose ML, Swinburn K. The reliability of the Communication Disability Profile: A patient-reported outcome measure for aphasia. Aphasiology 2010; 24: 940–956

[136] Chwat S, GB G. Comparative family perspectives on aphasia: diagnostic, treatment, and counseling implications. In: Brookshire R, Hrsg. Clinical aphasiology conference proceedings. Minneapolis, MN: BRK Publishers; 1981: 212–225

[137] Cipolotti L, Warrington EK. Semantic memory and reading abilities: A case report. Journal of the International Neuropsychological Society 1995; 1:104-110.

[138] Coelho CA, McHugh RE, Boyle M. Semantic feature analysis as a treatment for aphasic dysnomia: A replication. Aphasiology 2000; 14: 133–142

[139] Colé P, Pynte J, Andriamamonjy, P. Effect of grammatical gender on visual word recognition: Evidence from lexical decision and eye movement experiments, Percept Psychophys 2003; 65: 407–419

[140] Collins AM, Loftus EF. A spreading-activation theory of semantic processing. Psychol Rev 1975; 82: 407–428

[141] Colorcards. Multi-Match. Bicester, UK: Speechmark Publishing Ltd; 1998

[142] Coltheart M, Davelaar E, Jonassen J, Besner D. Access to the internal lexicon. In: Dornic S, Hrsg. Attention and performance. Vol. 6. Hillsdale, NJ: Lawrence Erlbaum Associates Inc; 1977: 535–556

[143] Coltheart M. Deep dyslexia: A review of the syndrome. In: Coltheart M, Patterson K, Marshall JC, Eds. Deep Dyslexia. London: Routledge and Kegan-Paul; 1980: 22–47

[144] Coltheart M, Masterson J, Byng S et al. Surface dyslexia. Q J Exp Psychol 1983; 37A: 469–495

[145] Coltheart M, Funnel E. Reading and writing: One lexicon or two? In: Allport DA, McKay D, Prinz W, Scheerer E, Hrsg. Language perception and production: Common processes in listening, speaking, reading and writing. London: Academic Press; 1987

[146] Coltheart M, Byng S. A treatment for surface dyslexia. In: Seron X, Deloche G, Hrsg. Cognitive Approaches in Neuropsychological Rehabilitation. Hillsdale, NJ: Lawrence Erlbaum Associates; 1989: 159–174

[147] Coltheart M, Curtis B. Atkins P et al. Models of reading aloud: Dual-route and parallel-distributed-processing approaches. Psychol Rev 1993; 100: 589–608

[148] Coltheart M, Inglls L, Cupples L et al. A semantic subsystem of visual attributes. Neurocase 1998; 4: 353–370

[149] Coltheart M. Deep dyslexia is right-hemisphere reading. Brain Lang 2000; 71: 299–309

[150] Coltheart M, Rastle K, Perry C et al. DRC: A dual route cascaded model of visual word recognition and reading aloud. Psychol Rev 2001; 108: 204–256

[151] Coltheart M. Acquired dyslexias and the computational modelling of reading. Cogn Neuropsychol 2006; 23: 96–109

[152] Coltheart M, Tree JJ, Saunders SJ. Computational modeling of reading in semantic dementia: Comment on Woollams, Lambon Ralph, Plaut, and Patterson (2007). Psychol Rev 2010; 117: 256–272

[153] Conley A, Coelho C. Treatment of word retrieval impairment in chronic Broca's aphasia. Aphasiology 2003; 17: 203–211

[154] Connine CM, Blasko DM, Titone DA. Do the beginnings of spoken words have a special status in auditory word recognition? J MemLang 1993; 32: 193–210

[155] Connine CM, Titone D. Phoneme monitoring. Lang CognProc 1996; 11: 635–645

[156] Conroy P, Sage K, Ralph ML. A comparison of word versus sentence cues as therapy for verb naming in aphasia. Aphasiology 2009; 23: 462–482

[157] Conroy P, Sage K, Ralph ML. Improved vocabulary production after naming therapy in aphasia: can gains in picture naming generalize to connected speech? Int J Lang Commun Disord 2009; 44: 1036–1062

[158] Coopmanns J. Alltagsrelevante Aphasietherapie. Forum Logopädie 2007; 21: 6–13

[159] Corsten S, Mende M, Cholewa J et al. Treatment of input and output phonology in aphasia: A single case study. Aphasiology 2007; 21: 587–603

[160] Corsten S, Mende M. Ther-A-Phon Therapieprogramm für aphasisch-phonologische Störungen. Hofheim: NAT-Verlag; 2011

[161] Coslett HB. Read But Not Write "Idea": Evidence for a third reading mechanism. Brain and Language 1991; 40:425-443

[162] Costa A, Alario FX, Caramazza A. On the categorical nature of the semantic interference effect in the picture–word interference paradigm. Psychon Bull Rev 2005; 12: 125–131

[163] Crepaldi D, Aggujaro S, Arduino LS et al. Noun-verb dissociation in aphasia: The role of imageability and functional locus of the lesion. Neuropsychologia 2006; 44: 73–89

[164] Crepaldi D, Berlingeri M, Paulesu E et al. A place for nouns and a place for verbs? A critical review of neurocognitive data on grammatical-class effects. Brain Lang 2011; 116: 33–49

[165] Crutch SJ, Warrington EK. Abstract and concrete concepts have structurally different representational frameworks. Brain 2005; 128: 615–627

[166] Crutch SJ, Warrington EK. Semantic priming in deep-phonological dyslexia: Contrasting effects of association and similarity upon abstract and concrete word reading. Cogn Neuropsychol 2007; 24: 583–602

[167] Cutler A, Mehler J, Norris D et al. The syllable's differing role in the segmentation of French and English. J Mem Lang 1986; 25: 385–400

[168] Cutler A, Mehler J, Norris DG et al. Phoneme identification and the lexicon. Cognitive Psychology 1987; 19: 141–177

[169] Cutler A, Butterfield S. Word boundary cues in clear speech: A supplementary report. Speech Communication 1991; 10: 335–353

[170] Dahan D, Swingley D, Tanenhaus MK et al. Linguistic gender and spoken-word recognition in French. J Mem Lang 2000; 42: 465–480

[171] Dahan D, Magnuson JS, Tanenhaus MK. Time Course of Frequency Effects in Spoken-Word Recognition: Evidence from Eye Movements. Cogn Psychol 2001; 42: 317–367

[172] Dahan D, Magnuson JS, Tanenhaus MK et al. Subcategorical mismatches and the time course of lexical access: Evidence for lexical competition. Lang Cognitive Proc 2001; 16: 507–534

[173] Dahan D, Magnuson JS, Spoken word recognition. Chapter 8. In: Traxler MJ, Gernsbacher MA, eds. Handbook of Psycholinguistics. Second Edition. New York: Academic Press; 2006

[174] Damian MF, Bowers JS. Locus of semantic interference in picture-word interference tasks. Psychon Bull Rev 2003; 10: 111–117

[175] Damian MF, Martin RC. Semantic and phonological codes interact in single word production. J Exp Psychol Learn Mem Cogn 1999; 25: 345–361

[176] Davies R, Cuetos F, Rodriguez-Ferreiro J. Recovery in reading: A treatment study of acquired deep dyslexia in Spanish. Aphasiology 2010; 24: 1115–1131

[177] Davis CH, Harrington G. Intensive semantic intervention in fluent aphasia: A pilot study with fMRI. Aphasiology 2006; 20: 59–83

[178] De Bleser R. Formen und Erklärungsmodelle der erworbenen Dyslexien. In: Blanken G, Hrsg. Einführung in die linguistische Aphasiologie. Freiburg: HochschulVerlag; 1991: 329–347

[179] De Bleser R, Kauschke C. Acquisition and loss of nouns and verbs: parallel or divergent patterns? J Neurolinguistics 2003; 16: 213–229

[180] De Bleser R, Cholewa J, Stadie N et al. LeMo – Lexikon modellorientiert: Einzelfalldiagnostik bei Aphasie, Dyslexie und Dysgraphie. München: Urban & Fischer; 2004

[181] de Groot AMB. Representational aspects of word imageability and word frequency as assessed through word association. Journal of Experimental Psychology: Learning, Memory, and Cognition 1989; 15:824-845.

[182] de Langen EG. Pragmatisch-funktionale Methoden der Aphasiediagnostik. In: Blanken G, Ziegler W, Hrsg. Klinische Linguistik und Phonetik. Aachen: HochschulVerlag, 2010: 77–100

[183] De Partz M-P, Seron X, Van Der Linden M. Re-education of a surface dysgraphia with a visual imagery strategy. Cogn Neuropsychol 1992; 9: 369–401

[184] DeDe G, Parris D, Waters G. Teaching self-cues: A treatment approach for verbal naming. Aphasiology 2003; 17: 465–480

[185] Dehaene S. Reading in the Brain – The New Science of How We Read. New York: Penguin; 2009

[186] del Toro CM, Altmann LJP, Raymer AM et al. Changes in aphasic discourse after contrasting treatments for anomia. Aphasiology 2008; 22: 881–892

[187] Dell GS. A spreading-activation theory of retrieval in sentence production. Psychol Rev 1986; 93: 283–321

[188] Dell GS. Effects of frequency and vocabulary type on phonological speech errors. Lang Cognitive Proc 1990; 5: 313–349

[189] Dell GS, O'Seaghdha PG. Stages of lexical access in language production. Cognition 1992; 42: 287–314

[190] Dell GS, Schwartz MF, Martin N et al. Lexical accessin aphasic and nonaphasic speakers. Psychol Rev 1997; 104: 801–838

[191] Dell GS, Chang F, Griffin ZM. Connectionist models of language production: Lexical access and grammatical encoding. Cogn Sci 1999; 23: 517–542

[192] Dell GS, Gordon JK. Neighbors in the lexicon. Friends or foes. In: Schiller NO, Meyer AS, eds. Phonetics and Phonology in Language Comprehension and Production: Differences and Similarities. Berlin & New York: Mouton de Gruyter; 2003: 9–38

[193] Dell GS, Martin N, Schwartz MF. A case-series test of the interactive two-step model of lexical access: Predicting word repetition from picture naming. J Mem Lang 2007; 56: 490–520

[194] Deloche G, Dordain M, Kremin H. Rehabilitation of confrontation naming in aphasia: Relations between oral and written modalities. Aphasiology 1993; 7: 201–216

[195] Deutscher Bundesverband der akademischen Sprachtherapeuten (dbs). Leitbild Akademische Sprachtherapeutin / Akademischer Sprachtherapeut 2010. Bochum: Leitbild-Kommission der dbs; 2010.

[196] Deutscher Bundesverband für Logopädie (dbl). Berufsleitlinie Logopädie 2010. Frechen: Deutscher Bundeverband für Logopädie; 2010

[197] Deutsches Institut für Medizinische Dokumentation und Information (DIMDI). Internationale Klassifikation der Funktionsfähigkeit, Behinderung und Gesundheit (ICF). Genf: World Health Organization; 2005

[198] Dieck E. Aufgepasst – zugefasst. Zwei Legespiele mit Reimwörtern und Blankokarten. Heinsberg: Dieck; 1996

[199] Dietz A, Ball A, Griffith J. Reading and Writing with Aphasia in the 21st Century: Technological Applications of Supported Reading Comprehension and Written Expression. Top Stroke Rehabil 2011; 18: 758–769

[200] Dobinson C, Wren Y, Hrsg. Creating Practice-based Evidence: A guide for SLTs. Guildford: J & R Press; 2013

[201] Dollaghan CA. The Handbook of evidence-based practice in communication disorders. Baltimore: Brookes Publishing; 2007

[202] Dörr U, Okreu S. I wie Igel. Ein Spiel für Wort- und Schreibgewaltige und die, die es werden wollen. Köln: Prolog; 2010

[203] Dörr U, Okreu S. Leg los! Ein rasantes Wortfindungsspiel. Köln: Prolog; 2010

[204] Dörr U, Okreu S. Wörterwald. Ein Wortfindungsspiel. Köln: Prolog; 2010

[205] Dörr U, Okreu S. Der Aphasiekoffer. Köln: Prolog; 2010

[206] Doyle PJ, McNeil MR, Le K et al. Measuring communicative functioning in community-dwelling stroke survivors: Conceptual foundation and item development. Aphasiology 2008; 22: 718–728

[207] Drews E. Morphological Priming. Language and Cognitive Processes 1996; 11:629-634

[208] Druks J, Masterson J. Object and Action Naming Battery. Hove: Psychology Press; 2000

[209] Edmonds LA, Nadeau SE, Kiran S. Effect of Verb Network Strengthening Treatment (VNeST) on Lexical Retrieval of Content Words in Sentences in Persons with Aphasia. Aphasiology 2009; 23: 402–424

[210] Edmonds LA. Tutorial for Verb Network Strengthening Treatment (VNeST): Detailed Description of the Treatment Protocol with Corresponding Theoretical Rationale. Perspect Neurophysiol Neurogenic Speech Lang Disord 2014; 24: 78–88

[211] Edmonds LA. A Review of Verb Network Strengthening Treatment. Top Lang Disord 2016; 36: 123–135

[212] Eisenhuth Y. Wortschatz – aus der Praxis für die Praxis. Heinsberg: Dieck

[213] Ellis AW, Young A. Human Cognitive Neuropsychology. London: Erlbaum; 1988

[214] Ender U. Memogym I – Sprache und Gedächtnis in Spiel und Therapie (Handlungen). Köln: Prolog; 1998

[215] Ender U. Memogym II – Ober- und Unterbegriffe in Spiel und Therapie. Köln: Prolog; 1999

[216] Ender U. Fotobox Lebensmittel: Gemüse. Köln: Prolog; 2007

[217] Ender U. Fotobox Verben (Box 1–4). Köln: Prolog; 2007

[218] Ender U. TwinFit – Assoziativa. Köln: Prolog; 2008

[219] Ender U. TwinFit – Contraria. Köln: Prolog; 2008

[220] Ender U. TwinFit – Elementa. Köln: Prolog; 2008

[221] Ender U. TwinFit – Funktiona. Köln: Prolog; 2008

[222] Ender U. TwinFit – Homonyma. Köln: Prolog; 2008

[223] Ender U. TwinFit – Hyponyma. Köln: Prolog, 2008

[224] Ender U. TwinFit – Verba. Köln: Prolog; 2008

[225] Engell B, Hütter B, Willmes K, Huber W. Quality of life in aphasia: Validation of a pictorial self-rating procedure. Aphasiology 2003; 17:383-396

[226] Eysenck MW. Semantic memory and stored knowledge, In: Baddeley A, Eysenck MW, Anderson MC, eds. Memory. 2nd edition, Hove, New York: Psychology Press; 2015

[227] Farah MJ, Stowe RM, Levinson KL. Phonological dyslexia: loss of a reading specific component of the cognitive architecture? Cogni Neuropsychol 1996; 13: 849–868

[228] Fawcus M, Kerr J, Whitehead S. Aphasie-Therapie in der Praxis, Sprachverständnis. München: Urban & Fischer; 1996

[229] Fechtelpeter, A Göddenhenrich S, von Hinckeldey S. Therapiematerial zur Behandlung phonematischer Störungen. München: Urban & Fischer; 1995

[230] Ferretti TR, McRae K, Hatherell A. Integrating Verbs, Situation Schemas, and Thematic Role Concepts. J Mem Lang 2001; 44: 516–547

[231] Fillingham JK, Hodgson C, Sage K et al. The application of errorless learning to aphasic disorders: A review of theory and practice. Neuropsychol Rehabil 2003; 13: 337–363

[232] Fillingham JK, Sage K, Ralph ML. The treatment of anomia using errorless learning. Neuropsychol Rehabil 2006; 16: 129–154

[233] Fink RB, Brecher A, Schwartz MF et al. A computer-implemented protocol for treatment of naming disorders: Evaluation of clinician-guided and partially self-guided instruction. Aphasiology 2002; 16: 1061–1086

[234] Fisher CA, Wilshire CE, Ponsford JL. Word discrimination therapy: A new technique for the treatment of a phonologically based word-finding impairment. Aphasiology 2009; 23: 676–693

[235] Fodor JA. The Modularity of Mind. Cambridge: MIT Press; 1983

[236] Foto Didac (Gebrauchsgegenstände, Haushaltsgegenstände, Nahrungsmittel, Tiere und Vögel, Transport und Fahrzeuge, Sport und Freizeit). Schaffhausen: SCHUBI Lernmedien; 1995

[237] Foto Didac (Gefühle, Adjektive, Präpositionen). Schaffhausen: SCHUBI Lernmedien; 1995

[238] Foto Didac Tätigkeiten. Schaffhausen: SCHUBI Lernmedien; 1995

[239] Foygel D, Dell GS. Models of impaired lexical access in speech production. J Mem Lang 2000; 43: 182–216

[240] Francis DR, Jane Riddoch M, Humphreys GW. Cognitive rehabilitation of word meaning deafness. Aphasiology 2001; 15: 749–766

[241] Francis DR, Clark N, Humphreys GW. Circumlocution-induced naming (CIN): A treatment for effecting generalisation in anomia? Aphasiology 2002; 16: 243–259

[242] Franke U. Arbeitsbuch Aphasie. München: Urban & Fischer; 2010

[243] Franklin S. Dissociations in auditory word comprehension: evidence from nine fluent aphasics. Aphasiology 1989; 3:189–207

[244] Franklin S, Buerk F, Howard D. Generalised improvement in speech production for a subject with reproduction conduction aphasia. Aphasiology 2002; 16: 1087–1114

[245] Franklin S, Howard D, Patterson K. Abstract word anomia. Cogn Neuropsychology 1995; 12: 549–566

[246] Frauenfelder UH, Floccia C. The recognition of spoken words. In: Friederici AD, Ed. Language Comprehension: A Biological Perspective. Berlin, Heidelberg: Springer; 1999: 1–40

[247] Friederici AD, Jacobsen T. Processing grammatical gender during language comprehension. J Psycholing Res1999; 28: 467–484

[248] Friedman RB, Hadley JA. Letter-by-letter surface alexia. Cognitive Neuropsychology 1992; 9:185-208

[249] Friedman RB. Phonological Text Alexia: Poor Pseudoword Reading Plus Difficulty Reading Functors and Affixes in Text. Cogn Neuropsychol 1996; 13: 869–885

[250] Friedman, RB. Recovery from deep alexia to phonological alexia: Points on a continuum. Brain Lang 1996; 52: 114–128

[251] Friedman RB. The Role of Learning and Memory Paradigms in the Remediation of Aphasic Disorders. Brain Lang 2000; 71: 69–71

[252] Friedman RB, Nitzberg Lott S. Rapid word identification in pure alexia is lexical but not semantic. Brain Lang 2000; 72: 219–237

[253] Friedman RB, Nitzberg, Lott S. Successful blending in a phonological reading treatment for deep alexia. Aphasiology 2002; 16: 355–372

[254] Friedman RB, Sample DM, Lott SN. The role of level of representation in the use of paired associate learning for rehabilitation of alexia. Neuropsychologia 2002; 40: 223–234

[255] Fried-Oken M, Beukelman DR, Hux K. Current and future AAC research considerations for adults with acquired cognitive and communication impairments. Assistive Technology 2012; 24(1):56–66.

[256] Fromkin VA. The non-anomalous nature of anomalous utterances. In: Balota DA, Marsh EJ, Eds. Cognitive Psychology. New York, Hove: Psychology Press; 2004: 558–576

[257] Frost R. Toward a strong phonological theory of visual word recognition: true issues and false trails. Psychol Bull 1998; 123: 71–99

[258] Funnel E. Phonological processes in reading: New evidence from acquired dyslexia. British Journal of Psychology 1983; 14:159-180

[259] Funnell E, Davies PDM. JBR: A reassessment of concept familiarity and a category-specific disorder for living things. Neurocase1996; 2: 461–474

[260] Gagnon DA, Schwartz MF, Martin N et al. The origins of formal paraphasias in aphasics' picture naming. Brain Lang 1997; 59: 450–472

[261] Garrett MF. The analysis of sentence production. In: Bower GH, Hrsg. The psychology of learning and motivation. New York: Academic Press; 1975

[262] Garrett MF. Levels of processing in sentence production. In: Butterworth B, Ed. Language Production. Vol. 1. Speech and Talk. London: Academic Press; 1980: 177–220

[263] Gaskell M. Modeling lexical effects on phonetic categorization and semantic effects on word recognition. Behavioral and Brain Sciences 2000; 23:329–330

[264] Gaskell MG, Marslen-Wilson WD. Representation and competition in the perception of spoken words. Cognitive Psychology 2002; 45: 220–266

[265] Gaskell MG, Quinlan PT, Tamminen JT et al. The nature of phoneme representation in spoken word recognition. J Exp Psychol Gen 2008; 137: 282–302

[266] Genzel S, Kerkhoff G, Scheffter S. PC-gestützte Standardisierung des Bildmaterials von Snodgrass & Vanderwart (1980). Neurolinguistik 1995; 9: 41–53

[267] Gerber S, Gurland GB. Applied pragmatics in the assessment of aphasia (APPLS). Semin Speech Lang 1989; 10: 263–281

[268] Gesellschaft für Aphasieforschung und -behandlung (GAB) sowie Deutsche Gesellschaft für Neurotraumatologie und Klinische Neurorehabilitation (DGNKN). Leitlinie Qualitätskriterien und Standards für die Therapie von Patienten mit erworbenen neurogenen Störungen der Sprache (Aphasie) und des Sprechens (Dysarthrie). GAB/DGNKN; 2000

[269] Gaskell MG, Marslen-Wilson WD. Integrating Form and Meaning: A Distributed Model of Speech Perception. Language and Cognitive Processes 1997; 12:613-656

[270] Glaser WR, Düngelhoff FJ. The time course of picture-word interference. J Exp Psychol Hum Percept Perform 1984; 10: 640–654

[271] Glindemann R, Klintwort D, Ziegler W et al. Bogenhausener Semantik Untersuchung (BOSU). München: Urban & Fischer; 2002

[272] Glosser G, Friedman RB. The continuum of deep/phonological alexia. Cortex 1990; 26: 343–59

[273] Glück C. Wortschatz- und Wortfindungstest für 6- bis 10-Jährige. München: Elsevier; 2011

[274] Goodman RA, Caramazza A. Aspects of the spelling process: Evidence from a case of acquired dysgraphia. Language and Cognitive Processes 1986; 1(4):263-296

[275] Goldinger SD. Auditory lexical decision. Language and Cognitive Processes 1996; 11: 559–567

[276] Gonzalez-Rothi L, Moss S. Alexia without Agraphia: Potential for Model Assisted Therapy. Clin Commun Disord 1992; 2: 11–18

[277] Goodglass H, Wingfield A. Word-finding deficits in aphasia: Brain-behavior relations and symptomology. In: Goodglass H, Ed. Anomia. London: Academic Press; 1997

[278] Gordon J. Phonological neighborhood effects in aphasic speech errors: spontaneous and structured contexts. Brain Language 2002; 82: 113–145

[279] Gordon JK. A contextual approach to facilitating word retrieval in agrammatic aphasia. Aphasiology 2007; 21: 643–657

[280] Graham N, Patterson K, Hodges JR. The impact of semantic memory impairment on spelling: evidence from semantic dementia. Neuropsychologia 2000; 38: 143–163

[281] Grainger J, Ferrand L. Phonology and orthography in visual word recognition: Effects of masked homophone primes. J Mem Lang 1994; 33: 218–233

[282] Grainger J, Jacobs AM. A dual read-out model of word context effects in letter perception: Further investigations of the word superiority effect. J Exp Psychol Hum Percept Perform 1994; 20: 1158–1176

[283] Grainger J, Ferrand L. Masked orthographic and phonological priming in visual word recognition and naming: Cross-task comparisons. J Mem Lang 1996; 35: 623–647

[284] Grainger J, Jacobs AM. Orthographic processing in visual word recognition: a multiple read-out model. Psychol Rev 1996; 103: 518–565

[285] Grainger J, Granier J-P, Farioli F, Van Assche E et al. Letter position information and printed word perception: The relative-position priming constraint. J Exp Psychol Hum Percept Perform 2006; 32: 865–884

[286] Grainger J, Ziegler J. Cross-code consistency effects in visual word recognition, In: Grigorenko EL, Naples A, Eds. Single-Word Reading: Biological and Behavioral Perspectives. Mahwah, NJ: Lawrence Erlbaum Associates; 2008: 129–157

[287] Grainger J, Ziegler JC. A dual-route approach to orthographic processing. Front Psychol 2011; 2: 54

[288] Grainger J, Dufau S. The front-end of visual word recognition. In: Adelman JS, Ed. Visual Word Recognition: Models and Methods, Orthography and Phonology. Vol. 1. Hove, UK: Psychology Press; 2012: 159–184

[289] Grainger J. Orthographic Processing and Reading. Visible Lang 2016; 50: 81–101

[290] Grainger J. Orthographic processing: A 'mid-level' vision of reading: The 44th Sir Frederic Bartlett Lecture. Q J Exp Psychol (Hove) 2018; 71: 335–359

[291] Grande M, Springer L, Huber W. Richtlinien für die Transkription mit dem Programm ASPA (Aachener Sprachanalyse). Spr Stimme Gehör 2006; 30: 179–185

[292] Grayson E, Hilton R, Franklin S. Early intervention in a case of jargon aphasia: efficacy of language comprehension therapy. Eur J Disord Commun 1997; 32: 257–276

[293] Greenwood A, Grassly J, Hickin J et al. Phonological and orthographic cueing therapy: A case of generalised improvement. Aphasiology 2010; 24: 991–1016

[294] Groba A, De Houwer A. Geschätztes rezeptives Erwerbsalter von 258 deutschen Adjektiven. In: Posterpräsentation auf der GISKID Gründungstagung am 20. & 21. Mai 2011. Leipzig; 2011

[295] Grötzbach H. Zielsetzung in der Aphasietherapie. Forum Logopädie 2004; 18: 12–16

[296] Grötzbach H. Die Bedeutung der ICF für die Sprachtherapie. Forum Logopädie 2006; 1/2006: 26–31

[297] Gührs L. Grundwortschatz Deutsch. Lichtenau: AOL; 2006

[298] Günther T, Hautvast S. Ergänzung der klassischen Artikulationstherapie durch Kontingenzmanagement und Shared-Decision-Making: eine Therapieeffektstudie. Sprache Stimme Gehör 2009; 33: 9–15

[299] Hadar U, Butterworth B. Iconic gestures, imagery, and word retrieval in speech. Semiotica 1997; 115: 147–172

[300] Halderman LK, Ashby J, Perfetti, CA. Phonology: An early and integral role in identifying words. In J. Adelman, Ed. Visual word recognition. Volume I: Models and methods, orthography and phonology. New York: Psychology Press; 2012: 207–228

[301] Hall DA, Riddoch MJ. Word Meaning Deafness: Spelling Words That Are Not Understood. Cogn Neuropsychology 1997; 14: 1131–1164

[302] Halligan PW, Wade DT. The Effectiveness of Rehabilitation for Cognitive Deficits. Oxford: Oxford University Press; 2005

[303] Hamilton AC, Coslett HB. Impairment in writing, but not reading, morphologically complex words. Neuropsychologia 2007; 45: 1586–1590

[304] Han ZZ, Bi YC. Reading comprehension without phonological mediation: Further evidence from a Chinese aphasic individual. Sci China Ser C-Life Sci 2009; 52:492–499

[305] Hanley JR, McDonnell V. Are reading and spelling phonologically mediated? Evidence from a patient with a speech production impairment. Cognitive Neuropsychology 1997; 14(1):3–33

[306] Harley TE, Brown HE. What causes a tip-of-the tongue state? Evidence for lexical neighbourhood effects in speech production. Br J Psychol 1998; 89: 151–174

[307] Harm MW, Seidenberg MS. Computing the meanings of words in reading: Cooperative division of labor between visual and phonological processes. Psychol Rev 2004; 111: 662–720

[308] Harris L, Olson A, Humphreys G. Rehabilitation of spelling in a participant with a graphemic buffer impairment: The role of orthographic neighbourhood in remediating the serial position effect. Neuropsychol Rehabil 2012; 22: 890–919

[309] Hatfield FM. Aspects of acquired dysgraphia and implications for re-education. In: Code C, Muller DJ, Hrsg. Aphasia Therapy. London: Whurr Publishers Ltd.; 1983: 157–169

[310] Hauk O, Johnsrude I, Pulvermüller F. Somatotopic representation of action words in the motor and premotor cortex. Neuron 2004; 41: 301–307

[311] Heister J, Würzner K-M, Bubenzer J et al. dlexDB – eine lexikalische Datenbank für die psychologische und linguistische Forschung. Psychologische Rundschau 2011; 62: 10–20

[312] Hendricks CT, Nicholas ML, Zipse L. Effects of phonological neighbourhood on the treatment of naming in aphasia. Aphasiology 2014; 28: 338–358

[313] Henry ML, Beeson PM, Rapcsak SZ. Treatment for lexical retrieval in progressive aphasia. Aphasiology 2008; 22: 826–838

[314] Herbert R, Best W, Hickin J et al. Combining lexical and interactional approaches to therapy for word finding deficits in aphasia. Aphasiology 2003; 17: 1163–1186

[315] Herbert R, Hickin J, Howard D et al. Do picture-naming tests provide a valid assessment of lexical retrieval in conversation in aphasia? Aphasiology 2008; 22: 184–203

[316] Herbert R, Webster D, Dyson L. Effects of syntactic cueing therapy on picture naming and connected speech in acquired aphasia. Neuropsychol Rehabil 2012; 22: 609–633

[317] Herrmann M, Koch U, Johannsen-Horbach H et al. Communicative skills in chronic and severe nonfluent aphasia. Brain Lang 1989; 37: 339–352

[318] Hersch B. Tabu. Pawtucket: Hasbro; 1990

[319] Hickin J, Best W, Herbert R et al. Phonological therapy for word-finding difficulties: A re-evaluation. Aphasiology 2002; 16: 981–999

[320] Hickok G, Poeppel D. Dorsal and ventral streams: a framework for understanding aspects of the functional anatomy of language. Cognition 2004; 92: 67–99

[321] Hickok G, Poeppel D. The cortical organization of speech processing. Nat Rev Neurosci 2007; 8: 393–402

[322] Hilari K, Byng S, Lamping DL et al. Stroke and aphasia quality of life scale-39 (SAQOL-39): Evaluation of acceptability, reliability, and validity. Stroke 2003; 34: 1944–1950

[323] Hillis AE. Efficacy and generalization of treatment for aphasic naming errors. Arch Phys Med Rehabil 1989; 70: 632–636

[324] Hillis AE, Rapp B, Romani C et al. Selective impairment of semantics in lexical processing. Cogn Neuropsychol 1990; 7: 191–243

[325] Hillis A, Caramazza A. Mechanisms for accessing lexical representations for output: Evidence from a category-specific semantic deficit. Brain Lang 1991a; 4: 106–144

[326] Hillis A, Caramazza A. Category-specific naming and comprehension impairment: A double dissociation. Brain 1991b; 114: 2081–2094

[327] Hillis A, Caramazza A. Theories of lexical processing and theories of rehabilitation. In: Riddoch MJ, Humphreys GW, Hrsg. Cognitive neuropsychology and cognitive rehabilitation. Hove: Lawrence Erlbaum Associates; 1994

[328] Hillis AE, Caramazza A. Converging evidence for the interaction of semantic and sublexical phonological information in accessing lexical representations for spoken output. Cogn Neuropsychol 1995; 12: 187–227

[329] Hillis AE, Rapp BC, Caramazza A. Constraining claims about theories about semantic memory: More on unitary versus multiple semantics. Cogn Neuropsychology 1995; 12: 175–186

[330] Hillis AE. Treatment of naming disorders: new issues regarding old therapies. J Int Neuropsychol Soc 1998; 4: 648–660

[331] Hillis AE, Rapp BC, Caramazza A. When a rose is a rose in speech but a tulip in writing. Cortex 1999; 35: 337–356

[332] Hillis A, Rapp B. Cognitive and neural substrates of written language comprehension and production. In: Gazzaniga M, Hrsg. The new cognitive neurosciences. Cambridge: MIT Press; 2004

[333] Hillis AE, Heidler J. Contributions and limitations of the cognitive neuropsychological approach to treatment: Illustrations from studies of reading and spelling therapy. Aphasiology 2005; 19: 985–993

[334] Hirsh KW, Ellis AW. Age of acquisition and lexical processing in aphasia: A case study. Cogn Neuropsychology 1994; 11: 435–458

[335] Hodges JR, Patterson K, Oxbury S et al. Semantic dementia. Progressive fluent aphasia with temporal lobe atrophy. Brain 1992; 115: 783–806

[336] Hodgson C, Ellis AW. Last in, first to go: Age of acquisition and naming in the elderly. Brain Lang 1998; 64: 146–163

[337] Hoffman P, Lambon Ralph MA. Reverse concreteness effects are not a typical feature of semantic dementia: evidence for the hub-and-spoke model of conceptual representation. Cerebal Cortex 2011; 21: 2103–2112

[338] Hogrefe K, Glindemann R, Ziegler W et al. Nonverbaler Semantiktest – NVST. Göttingen: Hogrefe 2015

[339] Holbach HW. Lesetraining. Für Kinder mit LeseRechtschreibschwäche ab Klasse 4. Offenburg: Mildenberger; 2005

[340] Holland AL, Frattali C, Fromm D. Communication Activities of Daily Living. Second Edi. Austin, TX: PRO-ED; 1999

[341] Holmes SJ, Ellis AW. Age of acquisition and typicality effects in three object processing tasks. Visual Cognition 2006; 13: 884–910

[342] Houghton G, Zorzi M. Normal and impaired spelling in a connectionist dual-route architecture. Cog Neuropsychol 2003; 20: 115–162

[343] Howard D, Patterson K, Franklin S et al. The facilitation of picture naming in aphasia. Cogn Neuropsychol 1985; 2: 49–80

[344] Howard D, Patterson K, Franklin S et al. Treatment of word retrieval deficits in aphasia. A comparison of two therapy methods. Brain 1985; 108: 817–829

[345] Howard D, Franklin S. Missing the meaning? A cognitive neuropsychological study of processing of words by an aphasie patient. Cambridge, MA: MIT Press; 1988

[346] Howard D, Patterson K. Pyramids and Palm Trees Test. London: Pearson, 1992

[347] Howard D. Lexical anomia or the case of missing lexical entries. Q J Exp Psychol (Hove) 1995; 48A: 999–1023

[348] Howard D, Harding D. Self-cueing of word retrieval by a woman with aphasia: Why a letter board works. Aphasiology 1998; 12: 399–420

[349] Howard D. Cognitive neuropsycholog y and aphasia therapy: The case of word retrieval. In: Papathanasiou I, Hrsg. Acquired Neurogenic Communication Disorders: A Clinical Perspective. London: Whurr Publishers Ltd.; 2000: 76–99

[350] Howard D. Langugae: cognitive models and functional anatomy. In: Halligan PW, Wade DT, Hrsg. Effectiveness of Rehabilitation for Cognitive Deficits. Oxford: University Press; 2005: 155–168

[351] Howard D, Gatehouse C. Distinguishing semantic and lexical word retrieval deficits in people with aphasia. Aphasiology 2006; 20: 921–950

[352] Howard D, Nickels L, Coltheart M et al. Cumulative semantic inhibition in picture naming: experimental and computational studies. Cognition 2006; 100: 464–482

[353] Huber W, Poeck K, Weniger D, Willmes K. Aachener Aphasie Test (AAT). Göttingen: Hogrefe; 1983

[354] Huber W, Poeck K, Weniger D. Aphasie. In: Hartje W, Poeck K, Hrsg. Klinische Neuropsychologie. 5. Aufl. Stuttgart: Thieme; 2002

[355] Huber W, Grande M, Springer L. ASPA – Aachener Sprachanalyse. Köln: prolog; 2005

[356] Huber W, Poeck K, Springer L. Klinik und Rehabilitation der Aphasie eine Einführung für Therapeuten, Angehörige und Betroffene. 2. unveränd. Aufl. Stuttgart: Thieme; 2013

[357] Hula WD, Doyle PJ, Stone CA et al. The Aphasia Communication Outcome Measure (ACOM): Dimensionality, Item Bank Calibration, and Initial Validation. J Speech, Lang Hear Res 2015; 58: 906–919

[358] Humphreys GW, Riddoch MJ, Quinlan PT. Cascade processes in picture identification. CognNeuropsychology 1988; 5: 67–103

[359] Humphreys GW, Forde EM. Hierarchies, similarity, and interactivity in object recognition: "Category-specific" neuropsychological deficits. Behav Brain Sci 2001;24: 453–509

[360] Hunkin NM, Squires EJ, Parkin AJ et al. Are the benefits of errorless learning dependent on implicit memory? Neuropsychologia 1998; 36: 25–36

[361] Hußmann K, Grande M, Bay E et al. Aachener Sprachanalyse (ASPA): Computergestützte Analyse von Spontansprache anhand von linguistischen Basisparametern. Sprache Stimme Gehör 2006; 30: 95–102

[362] Hutson J, Damian MF. Semantic gradients in picture word interference tasks: is the size of interference effects affected by the degree of semantic overlap? Front Psychol 2014; 5: 872.

[363] Hütter BO, Gilsbach JM. ALQI – Aachener Lebensqualitätinventar. In: Schumacher J, Klaiberg A, Brähler E, Hrsg. Diagnostische Verfahren zu Lebensqualität und Wohlbefinden 2. Göttingen: Hogrefe; 2003: 31–35

[364] Imagier photos – Les saisons. Paris: Éditions Nathan

[365] Indefrey P, Levelt WJ. The spatial and temporal signatures of word production components. Cognition 2004; 92: 101–144

[366] Indefrey P. The spatial and temporal signatures of word production components: A critical update. Front Psychol. 2011; 2: 255.

[367] Jackson A, Morton J. Facilitation of auditory word recognition. Mem Cognit 1984; 12: 568–574

[368] Jaecks P. Restaphasie. Stuttgart: Thieme; 2015

[369] Janse E. Lexical competition effects in aphasia: Deactivation of lexical candidates in spoken word processing. Brain Lang 2006; 97: 1–11

[370] Janssen N, Pajitas PE, Caramazza A. Task influences on the production and comprehension of compound words. Mem Cognit 2014; 42: 780–793

[371] Jared D. Spelling–sound consistency and regularity effects in word naming. J Mem Lang 2002; 46: 723–750

[372] Jefferies E, Sage K, Lambon Ralph MA. Do deep dyslexia, dysphasia and dysgraphia share a common phonological impairment? Neuropsychologia 2007; 45: 1553–1570

[373] Jescheniak JD, Schriefers H. Discrete serial versus cascaded processing in lexical access in speech production: Further evidence from the coactivation of near-synonyms. J Exp Psychol Learn Mem Cogn 1988;24: 1256–1274

[374] Jescheniak JD, Levelt, WJM. Word frequency effects in speech production: Retrieval of syntactic information and of phonological form. J Exp Psychol Learn Mem Cogn 1994; 20: 824–843

[375] Jescheniak JD, Hantsch A, Schriefers H. Context effects on lexical choice and lexical activation. J Exp Psychol Learn Mem Cogn 2005; 31: 905–920

[376] Johnston RA, Barry C. Age of acquisition and lexical processing. Visual Cognition 2006; 13: 789–845

[377] Joubert SA, Lecours AR. The role of sublexical graphemic processing in reading. Brain Lang 2000; 72: 1–13

[378] Julius H, Schlosser RW, Goetze H. Kontrollierte Einzelfallstudien. Göttingen: Hogrefe; 2000

[379] Kagan A, Simmons-Mackie N, Rowland A et al. Counting what counts: A framework for capturing real-life outcomes of aphasia intervention. Aphasiology 2008; 22: 258–280

[380] Kagan A, Simmons-Mackie N, Victor JC et al. Assessment for Living with Aphasia (ALA). Toronto, ON: Aphasia Institute; 2011

[381] Kagan A. A-FROM in action at the Aphasia institute. Semin Speech Lang 2011; 32: 216–228

[382] Kalbe E, Reinhold N, Ender U et al. Aphasie-Check-Liste (ACL). Köln: Prolog; 2010

[383] Kanske P, Kotz SA. Leipzig affective norms for German: A reliability study. Behavior Research Methods 2010; 42:987-991.

[384] Kaplan E, Goodglass H, Weintraub S. Boston Naming Test. Baltimore: Lippincott Williams & Wilkins; 2001

[385] Kauschke C, Siegmüller J. Patholinguistische Diagnostik bei Sprachentwicklungsstörungen. 2. Aufl. München: Elsevier; 2009

[386] Kay J, Ellis A. A cognitive neuropsychological case study of anomia. Implications for psychological models of word retrieval. Brain 1987; 110: 613–629

[387] Kempen G, Huijbers P. The lexicalization process in sentence production and naming: Indirect election of words. Cognition, 1983; 14: 185–209

[388] Keuleers E, Stevens M, Mandera P et al. Word knowledge in the crowd: measuring vocabulary size and word prevalence in a massive online experiment. Q J Exp Psychol (Hove) 2015; 68: 1665–1692

[389] Kiefer M, Pulvermüller F. Conceptual representations in mind and brain: Theoretical developments, current evidence and future directions. Cortex 2012; 48: 805–825

[390] Kiefer M, Trumpp N, Herrnberger B et al. Dissociating the representation of action- and sound-related concepts in middle temporal cortex. Brain Lang 2012; 122: 120–125

[391] Kim ES, Lemke SF. Behavioural and eye-movement outcomes in response to text-based reading treatment for acquired alexia. Neuropsychol Rehabil 2016; 26: 60–86

[392] Kim M, Adingono MF, Revoir JS. Argument Structure Enhanced Verb Naming Treatment: Two Case Studies. Contemp Issues Commun Sci Disord 2007; 34: 24–36

[393] Kiran S, Thompson CK. The role of semantic complexity in treatment of naming deficits: training semantic categories in fluent aphasia by controlling exemplar typicality. J Speech Lang Hear Res 2003; 46: 773–787

[394] Kiran S, Bassetto G. Evaluating the Effectiveness of Semantic-Based Treatment for Naming Deficits in Aphasia: What Works? Semin Speech Lang 2008; 29: 71–82

[395] Kiran S, Viswanathan M. Effect of model-based treatment on oral reading abilities in severe alexia: A case study. J Med Speech Lang Pathol 2008; 16: 43–59

[396] Kiran S, Sandberg C, Abbott K. Treatment for lexical retrieval using abstract and concrete words in persons with aphasia: Effect of complexity. Aphasiology 2009; 23: 835–853

[397] Kiran S, Sandberg C, Sebastian R. Treatment of Category Generation and Retrieval in Aphasia: Effect of Typicality of Category Items. J Speech Lang Hear Res 2011; 54: 1101

[398] Kittredge AK, Dell GS, Verkuilen J et al. Where is the effect of frequency in word production? Insights from aphasic picture-naming errors. Cogn Neuropsychol 2008; 25: 463–92

[399] Kittredge AK, Dell GS. Learning to speak by listening: Transfer of phonotactics from perception to production. J Mem Lang 2016; 89: 8–22

[400] Kitzinger A. METACOM 7 – Symbolsystem zur Unterstützten Kommunikation. Oeversee: A. Kitzinger; 2015

[401] Kleine-Katthöfer M, Jacobs N. CIAT-COLLOC Therapiedurchführung und Evaluation Nomina Komposita, Verben. Idstein: Schulz-Kirchner; 2016

[402] Koester D, Gunter TC, Wagner SS et al. Morphosyntax, prosody, and linking elements: The auditory processing of German nominal compounds. J Cogn Neurosci 2004; 16: 1647–1668

[403] Krajenbrink T, Nickels L, Kohnen S. Generalisation after treatment of acquired spelling impairments: A review. Neuropsychol Rehabil 2015; 25: 503–554

[404] Krauss RM, Chen Y, Gottesman RF. Lexical gestures and lexical access: a process model. In: McNeill D, Hrsg. Language and Gesture. Cambridge: Cambridge University Press; 2000: 261–283

[405] Kremin H. Spared naming without comprehension. J Neurolinguistics 1986; 2: 131–150

[406] Kroker C. SATK – Saarbrücker Aphasie Therapie Konzept. Köln: Prolog; 2006

[407] Kulke F, Blanken G. Phonological and syntactic influences on semantic misnamings in aphasia. Aphasiology 2001; 15: 3–15

[408] Kuntner KP, Schütz S. Che cosa? KOSA! – Entwicklung und Evaluation des partizipativen Verfahrens Kommunikationsorientierte Selbstbeurteilung bei Aphasie (KOSA). In: Blechschmidt A, Schräpler U, Hrsg. Aphasiediagnostik – aktuelle Perspektiven. Basel: Schwabe; 2016: 17–26

[409] Kuntner KP, Schütz S. KOmmunikationsorientierte Selbstbeurteilung bei Aphasie (KOSA): Validierung des Bildmaterials im deutschsprachigen Raum. Aphasie und verwandte Gebiete 2016; 15–26

[410] Lacey EH, Nitzberg Lott S, Snider SN et al. Multiple oral rereading treatment for alexia: the parts may be greater than the whole. Neuropsychol Rehabil 2010; 20: 601–623

[411] Lahl O, Göritz AS, Pietrowsky R, Rosenberg J. (2009). Using the word-wide web to obtain large-scale word norms: 190,212 ratings on a set of 2,654 German nouns. Behavior Research Medhods 2009; 41:13–19.

[412] Laiacona, M, Caramazza A. The noun/verb dissociation in language production: Varieties of causes. Cognitive Neuropsychology 2004; 21: 103–123

[413] Lam KJY, Dijkstra T, Rueschemeyer S-A. Feature activation during word recognition: action, visual, and associative-semantic priming effects. Front Psychol 2005; 6: 659

[414] Lambon Ralph MA, Ellis AW, Franklin S. Semantic loss without surface dyslexia. Neurocase 1995; 1: 4

[415] Lambon Ralph MA, Patterson K, Hodges JR. The relationship between naming and semantic knowledge for different categories in dementia of Alzheimer's type. Neuropsychologia 1997; 35: 1251–1260

[416] Lambon Ralph MA, Howard D, Nightingale G, Ellis AW. Are living and non-living category-specific deficits causally linked to impaired perceptual or associative knowledge? Evidence from a category-specific double dissociation. Neurocase: The Neural Basis of Cognition 1998; 4:311–338

[417] Lambon Ralph MA, Sage K, Roberts J. Classical anomia: A neuropsychological perspective on speech production. Neuropsychologia 2000; 38: 186–202

[418] Lambon Ralph, MA, Patterson K. Generalization and differentiation in semantic memory. Ann N Y Acad Sci 2008; 1124: 61–76

[419] Lambon Ralph MA, Jefferies E, Patterson K et al. The neural and computational bases of semantic cognition. Nat Rev Neurosci 2017; 18: 42–55

[420] Langhans K. Anlautkarten Grundschrift für den Klassenraum. Dallgow-Döberitz: sternchenverlag

[421] Langhorne P, Legg L, Pollock A et al. Evidence-based stroke rehabilitation. Age Ageing 2002; 31: 17–20

[422] Lauer N, Grötzbach H, Abel S. ICF-basierte Therapieziele erstellen: Beispiele für die Aphasie. In: Bundesverband der Rehabilitation der Aphasiker e. V. (Hrsg). Aphasie: Wort für Wort zurück ins Leben. Würzburg: Böhler; 2013

[423] Law S-P, Wong W, Sung F et al. A study of semantic treatment of three Chinese anomic patients. Neuropsychol Rehabil 2006; 16: 601–629

[424] Le Dorze G, Boulay N, Gaudreau J et al. The contrasting effects of a semantic versus a formal – semantic technique for the facilitation of naming in a case of anomia. Aphasiology 1994; 8: 127–141

[425] Lemme D, Lemme T. Bildkarten zur Sprachförderung. Mühlheim: Verlag an der Ruhr; 2011

[426] Lenhard A, Segerer R, Lenhard W et al. Peabody Picture Vocabulary Test – 4. Ausgabe, Deutsche Adaption (Originalfassung von Dunn & Dunn, 2007). Frankfurt/M.: Pearson; 2015

[427] Léonard B, Pillon A, de Partz M. Reacquisition of semantic knowledge by errorless learning in a patient with a semantic deficit and anterograde amnesia. Aphasiology 2008; 22: 447–488

[428] Leonard C, Rochon E, Laird L. Treating naming impairments in aphasia: Findings from a phonological components analysis treatment. Aphasiology 2008; 22: 923–947

[429] Lesser R, Perkins L. Cognitive Neuropsychology and Conversation Analysis in Aphasia. An Introductory Workbook. London: Whurr; 1999

[430] Levelt WJM. Speaking. From intention to articulation. Cambridge: MIT Press; 1989

[431] Levelt WJM, Schriefers H, Vorberg D et al. The time course of lexical access in speech production: A study of picture naming. Psychol Rev 1991; 98: 122–142

[432] Levelt WJM. Models of word production. Trends in Cognitive Sciences 1999; 3: 223–232

[433] Levelt WJM, Roelofs A, Meyer AS. A theory of lexical access in speech production. Behavioral and Brain Sciences 1999; 22: 1–75

[434] Levelt WJM. Spoken word production: a theory of lexical access. Proc Natl Acad Sci U S A 2001; 98: 13 464–13 471

[435] Lieberman R, Zubritsky C, Martinez K et al. Issue brief Using practice-based evidence to complement evidence-based practice in children 's behavioral health. Atlanta, GA: ICF Macro, Outcomes Roundtable for Children and Families; 2010

[436] Liepold M, Ziegler W, Brendel B. Hierarchische Wortlisten – Ein Nachsprechtest für die Sprechapraxiediagnostik. Dortmund: Borgmann; 2003

[437] Lingoplay. Satzbauspiele – Verben 1. Köln: Lingoplay

[438] Lof GL. Science-based practice and the speech-language pathologist. Int J Speech Lang Pathol 2011; 13: 189–196

[439] Lomas J, Pickard L, Bester S et al. The communicative effectiveness index: Development and psychometric evaluation of a functional communication measure for adult aphasia. J Speech Hear Disord 1989; 54: 113–124

[440] Lorenz A, Nickels L. Orthographic cueing in anomic aphasia: How does it work? Aphasiology 2007; 21: 670–686

[441] Lorenz A, Biedermann B. Production of plural nouns in German: Evidence from non-fluent aphasia. Lang Cogn Neurosci 2015; 30: 796–815

[442] Lorenz A. Morphologische Störungen bei Aphasie. In: Blanken G, Ziegler W, Hrsg. Klinische Linguistik und Phonetik: Ein Lehrbuch für die Diagnose und und Behandlung von erworbenen Sprach- und Sprechstörungen im Erwachsenenalter. Freiburg: Hochschul-Verlag; 2010: 35–50

[443] Lorenz A, Heide J, Burchert F. Compound naming in aphasia: Effects of complexity, part of speech, and semantic transparency. Lang Cogn Neurosci 2014; 29: 88–106

[444] Lorenz A, Zwitserlood P. Processing of nominal compounds and gender-marked determiners in aphasia: Evidence from German. Cogn Neuropsychol 2014; 31: 40–74

[445] Lorenz A, Zwitserlood P. Semantically transparent and opaque compounds in German noun-phrase production: Evidence for morphemes in speaking. Front Psychol 2016; 7: 1943

[446] Lott SN, Sample DM, Oliver RT et al. A patient with phonologic alexia can learn to read „much" from „mud pies". Neuropsychologia 2008; 46: 2515–2523

[447] Lucas M. Semantic priming without association: A meta-analytic review. Psychon Bull Rev 2000; 7: 618–630

[448] Luce PA. A computational analysis of uniqueness points in auditory word recognition. Percept Psychophys 1986; 39: 155–158

[449] Luce PA, Pisoni DB, Goldinger SD. Similarity neighborhoods of spoken words. In: Altman G, Hrsg. Cognitive Models of Speech Processing. Cambridge, MA: MIT Press; 1990: 122–147

[450] Luce PA, Pisoni DB. Recognizing spoken words: The neighborhood activation model. Ear Hear 1998; 19: 1–36

[451] Lüttmann H, Bölte J, Böhl A et al. Evidence for morphological composition at the form level of speech production. J Cogn Psychol 2011; 23: 818–836

[452] Lutz L. MODAK – Modalitätenaktivierung in der Aphasietherapie. Ein Therapieprogramm. Berlin: Springer; 1997

[453] Luzzatti C, Colombo C, Frustaci M et al. Rehabilitation of spelling along the sub-word-level routine. Neuropsychol Rehabil 2000; 10: 249–278

[454] Luzzatti C, Raggi R, Zonca G et al. Verb-noun double dissociation in aphasic lexical impairments: the role of word frequency and imageability. Brain Lang 2002; 81: 432–444

[455] Macoir J, Bernier J. Is surface dysgraphia tied to semantic impairment? Evidence from a case of semantic dementia. Brain Cogn 2002; 48: 452–457

[456] Mädebach A, Wöhner S, Kieseler, M.-L et al. Neighing, barking, and drumming horses – Object related sounds help and hinder picture naming. J Exp Psychol Hum Percept Perform 2017; 43: 1629–1646

[457] Mahon BZ, Costa A, Peterson R et al. Lexical selection is not by competition: a reinterpretation of semantic interference and facilitation effects in the picture-word interference paradigm. J Exp Psychol Learn Mem Cogn 2007; 33: 503–535

[458] Mahon BZ, Caramazza A. What drives the organization of object knowledge in the brain? Trends Cogn Sci 2011; 15: 97–103

[459] Marlsen-Wilson WD, Bozic M. Early decomposition in visual word recognition: Dissociating morphology, form, and meaning. Lang Cogn Process 2008; 23: 394–421

[460] Marshall JC, Newcomb F. Patterns of paralexia: A psycholinguistic approach. J Psycholinguist Res 1973; 2: 175–199

[461] Marshall J, Pound C, White-thomson M et al. The use of picture/word matching tasks to assist word retrieval in aphasic patients. Aphasiology 1990; 4: 167–184

[462] Marshall J, Chiat S, Pring T. An impairment in processing verbs' thematic roles: A therapy study. Aphasiology 1997; 11: 855–876

[463] Marshall J. Doing something about a verb impairment: Two therapy approaches. In: Byng. S, Swinburn. K, Pound C, Hrsg. The aphasia therapy file. Hove: Psychology Press; 1999: 111–130

[464] Marshall J, Best W, Cocks N et al. Gesture and Naming Therapy for People With Severe Aphasia: A Group Study. J Speech Lang Hear Res 2012; 55: 726

[465] Marslen-Wilson WD, Welsh A. Processing interactions and lexical access during word recognition in continuous speech. Cognitive Psychology 1978; 10: 29–63

[466] Marslen-Wilson WD. Function and processing in spoken word recognition: A tutorial review. In: H. Bouma H, Bouwhuis DG, Eds. Attention and performance X: Control of language processes. Hillsdale, NJ: Erlbaum; 1984: 125–150

[467] Marslen-Wilson WD. Functional parallelism in spoken word recognition. Cognition 1987; 25: 71–102

[468] Marslen-Wilson WD, Zwitserlood, P. Accessing spoken words: On the importance of word onsets. J Exp Psychol Hum Percept Perform 1989; 15: 576–585

[469] Marslen-Wilson WD. Activation, competition, and frequency in lexical access. In: Altmann GTM, Ed. Cognitive models of speech processing: Psycholinguistic and computational perspectives. Cambridge, MA: MIT Press; 1990: 148–172

[470] Marslen-Wilson WD, Warren P. Levels of perceptual representation and process in lexical access: Words, phonemes, and features. Psychol Rev 1994;101: 653–675

[471] Marslen-Wilson W, Moss HE, van Halen S. Perceptual distance and competition in lexical access. J Exp Psychol Hum Percept Perform 1996; 22: 1376–1392

[472] Marslen-Wilson WD, Bozic M. Early decomposition in visual word recognition: Dissociating morphology, form, and meaning. Language and Cognitive Processes 2008; 23:394-421

[473] Martin N, Gagnon DA, Schwartz MF et al. Phonological facilitation of semantic errors in normal and aphasic speakers. Lang Cogn Process 1996; 11: 257–282

[474] Martin N, Saffran EM. The relationship of input and output phonological processing: An evaluation of models and evidence to support them. Aphasiology 2002; 16: 107–150

[475] Martin CD, Nazir T, Thierry G et al. Perceptual and lexical effects in letter identification: An event-related potential study of the word superiority effect. Brain Res 2006; 1098: 153–160

[476] Martin A. The representation of object concepts in the brain. Ann Rev of Psychol 2007; 58: 25–45

[477] Masoud V. Aktionstherapiebox – Rollenspiele für die Sprachtherapie. Köln: Prolog; 2007

[478] Massaro M, Tompkins CA. Feature Analysis for Treatment of Communication Disorders in Traumatically Brain-Injured Patients: An Efficacy Study. Clin Aphasiology 1994; 22: 245–256

[479] Mateer CA. Fundamentals of Cognitive Rehabilitation. In: Halligan PW, Wade DT, Hrsg. Effectiveness of Rehabilitation for Cognitive Deficits. Oxford: University Press; 2005: 21–30

[480] Mayberry EJ, Sage K, Lambon Ralph MA. At the edge of semantic space: the breakdown of coherent concepts in semantic dementia is constrained by typicality and severity but not modality. J Cogn Neurosci 2011; 23: 2240–2251

[481] Mayer A. Blitzschnelle Worterkennung (BliWo): Grundlagen und Praxis. Dortmund: Borgmann Media; 2012

[482] Mc Kenna P. Category specific names test. Hove: Psychology Press; 1997

[483] McCarthy RA, Warrington EK. Phonological reading: Phenomena and paradoxes. Cortex 1986; 22: 359–380

[484] McClelland JL, Rumelhart DE. An interactive activation model of context effects in letter perception: I. An account of basic findings. Psychol Rev 1981; 88: 375–407

[485] McClelland JL, Elman JL. The TRACE model of speech perception. Cogn Psychol 1986; 18: 1–86

[486] McCurtin A, Roddam H. Evidence-based practice: SLTs under siege or opportunity for growth? The use and nature of research evidence in the profession. Int J Lang Commun Disord 2012; 47: 11–26

[487] Mckissock S, Ward J. Do errors matter? Errorless and errorful learning in anomic picture naming. Neuropsychol Rehabil 2007; 17: 355–373

[488] McNamara TP. Semantic Priming: Perspectives From Memory and Word Recognition. Hove: Psychology Press; 2005

[489] McQueen JM. Speech perception. In: Lamberts K, Goldstone R, Eds. The Handbook of Cognition. London: Sage Publications; 2005: 255–275

[490] McRae K, deSa VR, Seidenberg MS. On the nature and scope of featural representations of word meaning. J Exp Psychol Gen 1997; 126: 99–130

[491] Meinzer M, Djundja D, Barthel G et al. Long-Term Stability of Improved Language Functions in Chronic Aphasia After Constraint-Induced Aphasia Therapy. Stroke 2005; 36: 1462–1466

[492] Meyer AS, Bock K. The tip-of-the-tongue phenomenon: Blocking or partial activation? Mem Cognit 1992; 20: 181–211

[493] Meyer AS, Huettig F, Levelt WJM. Same, different, or closely related: What is the relationship between language production and comprehension? Journal of Memory and Language 2016; 89:1-7

[494] Meyer DE, Schvaneveldt RW. Meaning, memory structure, and mental processes. Science 1976; 192: 27–33

[495] Miceli G, Silveri MC, Villa G et al. On the basis for the agrammatic's difficulty in producing main verbs. Cortex 1984; 20: 207–220

[496] Miceli G, Capasso R, Caramazza A. The interaction of lexical and sublexical processes in reading, writing, and repetition. Neuropsychologia 1994; 33: 317–333

[497] Miceli G, Amitrano A, Capasso R et al. The Treatment of Anomia Resulting from Output Lexical Damage: Analysis of Two Cases. Brain Lang 1996; 52: 150–174

[498] Miceli G, Capasso R. Spelling and dysgraphia. Cogn Neuropsychol 2006; 23: 110–134

[499] Milman L, Clendenen D, Vega-Mendoza M. Production and integrated training of adjectives in three individuals with nonfluent aphasia. Aphasiology 2014; 28: 1198–1222

[500] Miozzo M, Caramazza A. Retrieval of lexical–syntactic features in tip-of-the-tongue states. J Exp Psychol Learn Mem Cogn 1997; 23: 1410–1423

[501] Morris J, Franklin S, Ellis AW et al. Remediating a speech perception deficit in an aphasic patient. Aphasiology 1996; 10: 137–158

[502] Morris J, Franklin S. Investigating the effect of a semantic therapy on comprehension in aphasia. Aphasiology 2012; 1–20

[503] Morris J, Franklin S, Ellis AW. Roles of word frequency and age of acquisition in word naming and lexical decision. J Exp Psychol Learn Mem Cogn 1995; 21: 116–133

[504] Morrison CM, Ellis AW. Real age-of-acquisition effects in word naming and lexical decision. British Journal of Psychology 2000; 91: 167–180

[505] Morrison CM, Gibbons ZC. Lexical determinants of semantic processing speed. Visual Cognition 2006; 13: 949–967

[506] Morton J. Interaction of information in word recognition. Psychol Rev 1969; 76: 165–178

[507] Morton J. A functional model for memory. In: Norman DA, ed. Models of the Human Memory. New York: Academic Press; 1970: 203–254

[508] Morton J. The logogen model and orthographic structure. In: Frith U, ed. Cognitive Processes in Spelling. London: Academic Press; 1980: 117–133

[509] Morton J, Patterson K. A new attempt at an interpretation, or an attempt at a new interpretation. In: Coltheart M, Patterson K, Marshall J, Eds. Deep Dyslexia. London: Routledge & Kegan Paul; 1980: 91–118

[510] Morton J, Naming. In: Newman S, Epstein R, Eds. Current Perspectives in Dysphasia. Edinburgh: Churchill Livingstone; 1985: 217–230

[511] Moss SE, Gonzalez Rothi LJ, Fennell EB. Treating a case of surface dyslexia after closed head injury. Arch Clin Neuropsychol 1991; 6: 35–47

[512] Moss HE, McCormick SF, Tyler LK. The time-course of activation of semantic information during spoken word recognition. Lang Cogn Process 1997; 12: 695–732

[513] Moyer SB. Rehabilitation of alexia: a case study. Cortex 1979; 15: 139–144

[514] Murrell G, Morton J. Word recognition and morphemic structure. Journal of Experimental Psychology 1974; 102: 963–968

[515] Na Logo – Zwillingsbilder Laute. Konstanz: TRIALOGO

[516] Naef A. Vocabular Wortschatzbilder – Fahrzeuge, Verkehr, Gebäude. Schaffhausen: SCHUBI Lernmedien; 2008

[517] Naef A. Vocabular Wortschatzbilder – Körper, Körperpflege, Gesundheit. Schaffhausen: SCHUBI Lernmedien; 2008

[518] Navarrete E, Del Prato P, Peressotti F et al. Lexical Retrieval is not by competition: Evidence from the blocked naming paradigm. J Mem Lang 2014; 76: 253–272

[519] Neely JH, Keefe DE, Ross KL. Semantic priming in the lexical decision task: Roles of prospective prime-generated expectancies and retrospective semantic matching. J Exp Psychol Learn Mem Cogn 1989; 15: 1003–1019

[520] Neubert C, Rüffer N, Zeh-Hau M. Neurolinguistische Aphasietherapie: Materialien: Lexikalisch-phonematische Störungen. Hofheim: NAT-Verlag; 1994

[521] Neubert C, Rüffer N, Zeh-Hau M. Neurolinguistische Aphasietherapie: Materialien: Lexikalisch-semantische Störungen. Hofheim: NAT-Verlag; 1992

[522] Neubert C, Rüffer N, Zeh-Hau M. Neurolinguistische Aphasietherapie: Materialien: Störungen der lexikalisch-semantischen Verbverarbeitung. Hofheim: NAT-Verlag; 1994

[523] Neubert C, Rüffer N, Zeh-Hau M. Neurolinguistische Aphasietherapie Materialien: Agrammatismus. 2. Aufl. Hofheim: NAT-Verlag; 1995

[524] Neubert C, Rüffer N, Zeh-Hau M. Neurolinguistische Aphasietherapie: Materialien: Bild-semantische Störungen. Hofheim: NAT-Verlag; 2002

[525] Neubert C, Rüffer N, Zeh-Hau M. Neurolinguistische Aphasietherapie: Materialien: Satzergänzung. Hofheim: NAT-Verlag; 2002

[526] Neubert C, Rüffer N, Zeh-Hau M. Gib mir fünf! Texte zur neurologischen Rehabilitation. Hofheim: NAT-Verlag; 2010

[527] Nickels L. The autocue? Self-generated phonemic cues in the treatment of a disorder of reading and naming. Cogn Neuropsychol 1992; 9: 155–182

[528] Nickels L, Howard D. A frequent occurrence? Factors affecting the production of semantic errors in aphasic naming. Cogn Neuropsychol 1994; 11: 289–320

[529] Nickels L. Reading too little into reading? Strategies in the rehabilitation of acquired dyslexia. Eur J Disord Commun 1995; 30: 37–50

[530] Nickels L, Howard D. Phonological errors in aphasic naming: Comprehension, monitoring and lexicality. Cortex 1995; 31: 209–237

[531] Nickels L, Best W. Therapy for naming disorders (Part II): specifics, surprises and suggestions. Aphasiology 1996; 10: 109–136

[532] Nickels L. Spoken word production and its breakdown in aphasia. Hove: Psychology Press; 1997

[533] Nickels L. Words fail me: symptoms and causes of naming breakdown in aphasia. In: Berndt R, Ed. Handbook of Neuropsychology. Vol 2: Language and Aphasia. 2nd Ed. Amsterdam: Elsevier; 2001: 115–136

[534] Nickels L. Therapy for naming disorders: Revisiting, revising, and reviewing. Aphasiology 2002; 16: 935–979

[535] Nickels L. Improving word finding: Practice makes (closer to) perfect? Aphasiology 2002; 16: 1047–1060

[536] Nickels L. Tried, tested and trusted? Langugae assessment for rehabilitation. In: Halligan PW, Wade DT, Hrsg. Effectiveness of Rehabilitation for Cognitive Deficits. Oxford: University Press; 2005: 169–184

[537] Nickels L. The Hypothesis Testing Approach to the Assessment of Language. In: Stemmer B, Whitaker HA, Hrsg. Handbook of the neuroscience of language. Amsterdam: Elsevier; 2008: 13–22

[538] Nickels L, Osborne A. Constraint Induced Aphasia Therapy: Volunteer-led, unconstrained and less intense delivery can be effective. NeuroRehabilitation 2016; 39: 97–109

[539] Nobis-Bosch R, Rubi-Fessen I, Biniek R et al. Diagnostik und Therapie der akuten Aphasie. Stuttgart: Thieme; 2013

[540] Nobis-Bosch R, Abel S, Krzok F et al. Szenario-Test. Köln: Prolog; 2018

[541] Norris D, McQueen JM, Cutler A. Merging information in speech recognition: Feedback is never necessary. Behav Brain Sci 2000; 23, 299–325

[542] Nozari N, Dell GS, Schwartz MF. Is comprehension necessary for error detection? A conflict-based account of monitoring in speech production. Cogn Psychol 2011; 63: 1–33

[543] Oldfield RC, Wingfield A. Response latencies in naming objects. Q J Exp Psychol (Hove) 1965; 4: 272–281

[544] Olson A, Caramazza A. Representation and connectionist models: The NETspell experience. In: Brown GDA, Ellis NC, Eds. Handbook of spelling: Theory, process and intervention. Chichester, UK: John Wiley and Son; 1994: 337–364

[545] Orjada S, Beeson P. Concurrent treatment for reading and spelling in aphasia. Aphasiology 2005; 19: 341–351

[546] Oxenham D, Sheard C, Rogeradams. Comparison of clinician and spouse perceptions of the handicap of aphasia: Everybody understands 'understanding'. Aphasiology 1995; 9: 477–493

[547] Paivio A. Mental comparisons involving abstract attributes. Mem Cognit 1978; 6: 199–208

[548] Paivio A. Imagery and verbal processes. New York, London: Psychology Press; 2013.

[549] Pashek GV, Tompkins CA. Context and word class influences on lexical retrieval in aphasia. Aphasiology 2002; 16: 261–286

[550] Patterson K, Morton J. From orthography to phonology: an attempt at an old interpretation. In: Patterson K, Marshall JC, Coltheart M, Eds. Surface Dyslexia: Neuropsychological and Cognitive Studies of Phonological Reading. London: Lawrence Erlbaum Associates; 1985: 335–359

[551] Patterson K, Shewell C. Speak and spell: Dissociations and word-class effects. In: Coltheart M, Sartori G, Job R, Eds. The Cognitive Neuropsychology of Language. Hove, UK: Lawrence Erlbaum Associates; 1987: 273–295

[552] Patterson K. Acquired disorders of spelling. In: Denes G, Semenza C, Bisiacchi P, Eds. Perspectives on Cognitive Neuropsychology. London: Lawrence Erlbaum; 1988: 213–229

[553] Patterson K, Hodges JR. Deterioration of word meaning: Implications for reading. Neuropsychologia 1992; 12: 1025–1040

[554] Patterson K, Nestor PJ, Rogers TT. Where do you know what you know? The representation of semantic knowledge in the human brain. The Nat Rev Neurosci 2007; 8: 976–987

[555] Patterson K, Lambon Ralph MA. The hub-and-spoke hypothesis of semantic memory. In: Hickock G, Small SL, Eds. Neurobiology of Language. Oxford, UK: Academic Press; 2016: 765–773

[556] Paulin M, Arcari C, Squicciarini F. Recovery of a word meaning access impairment specific for the auditory modality: functional interpretation and rehabilitation. Eur J Phys Rehabil Med 1998; 34: 203–210

[557] Pepperle W. Rate Fix. Ravensburg: Ravensburger Spielverlag; 1998

[558] Peterson RR, Savoy P. Lexical selection and phonological encoding during language production: Evidence for cascaded processing. J Exp Psychol Learn Mem Cogn 1998; 24: 539–557

[559] Pisoni DB, Nusbaum, HC, Luce PA et al. Speech Perception, Word Recognition and the Structure of the Lexicon. Speech Commun 1985; 4: 75–95

[560] Pisoni DB, Luce PA. Acoustic-phonetic representations in word recognition. Cognition 1987; 25: 21–52

[561] Pitt MA, Samuel AG. Lexical and sublexical feedback in auditory word recognition. Cogn Psychol 1995; 29: 149–188

[562] Plaut DC, Shallice T. Deep dyslexia: A case study of connectionist neuropsychology. Cogn Neuropsychol 1993; 10: 377–500

[563] Plaut DC. Relearning after damage in connectionist networks: Towards a theory of rehabilitation. Brain Lang 1996; 52: 25–82

[564] Plaut DC, McClelland JL, Seidenberg MS et al. Understanding normal and impaired word reading: Computational principles in quasi-regular domains. Psychol Rev 1996; 103: 56–115

[565] Plaut DC. Connectionist perspectives on lexical representation. In: Gaskell G, Zwitserlood P, Eds. Lexical representation – A multidisciplinary approach. Berlin/New York: De Gruyter; 2011: 149–170

[566] Plöckinger H. Das Artikel-Trainingsbuch: Einfache Übungsblätter zu bestimmten und unbestimmten Artikeln. Hamburg: Bergedorfer/PERSEN; 2013

[567] Pobric G, Jefferies E, Lambon Ralph MA. Category-specific versus category-general semantic impairment induced by transcranial magnetic stimulation. Curr Biol 2010; 20: 964–968

[568] Poeppel D, Idsardi W. Recognizing words from speech: the perception action memory loop. In: G. Gaskell & P. Zwitserlood, Eds. Lexical representation: A multidisciplinary approach. Berlin, New York: De Gruyter; 2011: 171–196

[569] Pulvermüller F, Neininger B, Elbert T et al. Constraint-induced therapy of chronic aphasia after stroke. Stroke 2001; 32: 1621–1626

[570] Pulvermüller F. Brain mechanisms linking language and action. Nat Rev Neurosci 2005; 6: 576–582

[571] Pulvermüller F. How neurons make meaning: Brain mechanisms for embodied and abstract-symbolic semantics. Trends Cogn Sci 2013; 17: 458–470

[572] Rabovsky M, Schad DJ, Abdel Rahman R. Language production is facilitated by semantic richness but inhibited by semantic density: Evidence from picture naming. Cognition 2016; 146: 240–244

[573] Radach R, Hofmann MJ. Graphematische Verarbeitung beim Lesen von Wörtern. In: Domahs U, Primus B, Hrsg. Handbuch Laut, Gebärde, Buchstabe. Berlin: De Gruyter; 2016: 455–473

[574] Räling R, Hanne S, Schröder A et al. Judging the animacy of words: The influence of typicality and age of acquisition in a semantic decision task. Q J Exp Psychol (Hove) 2017; 70: 2094–2104

[575] Ramsberger G, Rende B. Measuring transactional success in the conversation of people with aphasia. Aphasiology 2002; 16: 337–353

[576] Rapcsak SZ, Beeson PM, Henry ML et al. Phonological dyslexia and dysgraphia: Cognitive mechanisms and neural substrates, Cortex 2009; 45: 575–591

[577] Rapp B, Caramazza A. General to specific access to word meaning: A claim re-examined. Cogn Neuropsychology 1989; 6: 251–272

[578] Rapp B, Folk JR, Tainturier M-J. Word reading. In: Rapp B, Hrsg. The Handbook of Cognitive Neuropsychology: What Deficits Reveal About the Human Mind. Hove: Psychology Press; 2001: 233–262

[579] Rapp B, Caramazza A. Selective difficulties with spoken nouns and written verbs: A single case study. J Neurolinguistics 2002; 15: 373–402

[580] Rapp B, Kane A. Remediation of deficits affecting different components of the spelling process. Aphasiology 2002; 16: 439–454

[581] Rapp B, Lipka K. The literate brain: the relationship between spelling and reading. J Cogn Neurosci 2011; 23: 1180–1197

[582] Rapp B, Lipka K. The literate brain: The relationship between spelling and reading. Journal of Cognitive Neuroscience 2011; 23:1180–1197

[583] Rapp B, Fischer-Baum S. Uncovering the cognitive architecture of spelling. In: Hillis A, Hrsg. Handbook of Adult Language Disorders. Hove: Psychology Press; 2015: 59–86

[584] Rastle K, Davis MH, Marslen-Wilson WD et al. Morphological and semantic effects in visual word recognition: A time-course study. Lang Cogn Process 2000; 15: 507–537

[585] Rastle K, Tyler LK, Marslen-Wilson WD. New evidence for morphological errors in deep dyslexia. Brain Lang 2006; 97: 189–199

[586] Rastle K, Brysbaert M. Masked phonological priming effects in English: Are they real? Do they matter? Cognitive Psychology 2006; 53:97–145

[587] Rastle K, Davis MH. Morphological decomposition based on the analysis of orthography. Lang Cogn Process 2008; 23: 942–971

[588] Rautakoski P, Korpijaakko-Huuhka A, Klippi A. People with severe and moderate aphasia and their partners as estimators of communicative skills: A client-centred evaluation. Aphasiology 2008; 22: 1269–1293

[589] Raymer AM, Thompson CK, Jacobs B et al. Phonological treatment of naming deficits in aphasia: Model-based generalization analysis. Aphasiology 1993; 7: 27–53

[590] Raymer AM, Ellsworth TA. Response to contrasting verb retrieval treatments: A case study. Aphasiology 2002; 16: 1031–1045

[591] Raymer AM, Cudworth C, Haley M. Spelling treatment for an individual with dysgraphia: Analysis of generalisation to untrained words. Aphasiology 2003; 17: 607–624

[592] Raymer AM, Kohen FP, Saffell D. Computerised training for impairments of word comprehension and retrieval in aphasia. Aphasiology 2006; 20: 257–268

[593] Raymer AM, McHose B, Smith KG et al. Contrasting effects of errorless naming treatment and gestural facilitation for word retrieval in aphasia. Neuropsychol Rehabil 2012; 22: 235–266

[594] Renvall K, Laine M, Laakso M et al. Anomia treatment with contextual priming: A case study. Aphasiology 2003; 17: 305–328

[595] Renvall K, Laine M, Martin N. Contextual priming in semantic anomia: A case study. Brain Lang 2005; 95: 327–341

[596] Renvall K, Laine M, Martin N. Treatment of anomia with contextual priming: Exploration of a modified procedure with additional semantic and phonological tasks. Aphasiology 2007; 21: 499–527

[597] Renvall K, Nickels L, Davidson B. Functionally relevant items in the treatment of aphasia (part I): Challenges for current practice. Aphasiology 2013; 27: 636–650

[598] Renvall K, Nickels L, Davidson B. Functionally relevant items in the treatment of aphasia (part II): Further perspectives and specific tools. Aphasiology 2013; 27: 651–677

[599] Richter K, Wittler M, Hielscher-Fastabend M. Bielefelder Aphasie Screening (BiAS) – Zur Diagnostik akuter Aphasien. Hofheim: NAT-Verlag; 2006

[600] Richter K, Knepel K, Neubert C et al. BILEX – Bielefelder Therapiematerial zum lexikalischen Wortabruf. Hofheim: NAT-Verlag; 2014

[601] Robson J, Marshall J, Pring T et al. Phonological naming therapy in jargon aphasia: positive but paradoxical effects. J Int Neuropsychol Soc 1998; 4: 675–686

[602] Robson J, Pring T, Marshall J et al. Written communication in undifferentiated jargon aphasia: a therapy study. Int J Lang Commun Disord 1998; 33: 305–328

[603] Rode D, Humann K, Huber W. Intensive Benenntherapie für Objekt-Verb-Verbindungen: 2 Einzelfallstudien bei chronischer nicht-flüssiger Aphasie. Sprache Stimme Gehör 2013; 37: 205–209

[604] Roelofs A. A spreading-activation theory of lemma retrieval in speaking. Cognition 1992; 42: 107–142

[605] Roelofs A. The WEAVER model of word-form encoding in speech production. Cognition 1997; 64: 249–286

[606] Roelofs A. WEAVER++ and other computational models of lemma retrieval and word-form encoding. In: Wheeldon L, Ed. Aspects of language production. Sussex, UK: Psychology Press; 2000: 71–114

[607] Roelofs A. Modeling the relation between the production and recognition of spoken word forms. In: Schiller NO, Meyer AS, Eds. Phonetics and phonology in language comprehension and production: Differences and similarities. Berlin: Mouton de Gruyter; 2003: 115–158

[608] Roelofs A. Spoken word planning, comprehending, and self-monitoring: Evaluation of WEAVER++. In: Hartsuiker RJ, Bastiaanse R, Postma A, F. Wijnen F, Eds. Phonological encoding and monitoring in normal and pathological speech. Hove, UK: Psychology Press; 2005: 42–63

[609] Roelofs A. Tracing attention and the activation flow in spoken word planning using eye movements. J Exp Psychol Learn Mem Cogn 2008; 34: 353–368

[610] Roelofs A, Ferreira VS. The architecture of speaking. In: Hagoort P, Ed. Human language: From genes and brains to behavior. MIT Press; im Druck

[611] Roelofs A, Meyer AS. Metrical structure in planning the production of spoken words. J Exp Psychol Learn Mem Cogn 1998; 24: 922–939

[612] Roelofs A, Meyer AS, Levelt WJ. A case for the lemma/lexeme distinction in models of speaking: Comment on Caramazza and Miozzo (1997). Cognition 1998; 69: 219–230

[613] Rogers TT, Hocking J, Noppeney U et al. Anterior temporal cortex and semantic memory: Reconciling findings from neuropsychology and functional imaging. Cogn Affect Behav Neurosci 2006; 6: 201–213

[614] Rosazza C, Appollonio I, Isella V et al. Qualitatively different forms of pure alexia. Cogn Neuropsychol 2007; 24: 393–418

[615] Rosch E. Cognitive representation of semantic categories. J Exp Psychol Gen 1975; 104: 192–233

[616] Rosch R, Simpson C, Miller RS. Structural bases of typicality effects. J Exp Psychol Hum Percept Perform 1996; 2: 491–502

[617] Rose M, Douglas J. The differential facilitatory effects of gesture and visualisation processes on object naming in aphasia. Aphasiology 2001; 15: 977–990

[618] Rose M, Douglas J, Matyas T. The comparative effectiveness of gesture and verbal treatments for a specific phonologic naming impairment. Aphasiology 2002; 16: 1001–1030

[619] Rose M, Douglas J. Treating a semantic word production deficit in aphasia with verbal and gesture methods. Aphasiology 2008; 22: 20–41

[620] Rose ML. The utility of arm and hand gestures in the treatment of aphasia. Int J Speech Lang Pathol 2006; 8: 92–109

[621] Rose ML, Raymer AM, Lanyon LE et al. A systematic review of gesture treatments for post-stroke aphasia. Aphasiology 2013; 27: 1090–1127

[622] Rose SB, Abdel Rahman R. Cumulative semantic interference for associative relations in language production. Cognition 2016a; 152: 20–31

[623] Rose SB, Abdel Rahman R. Semantic similarity promotes interference in the continuous naming paradigm: Behavioral and electrophysiological evidence. Lang Cogn Neurosci 2017; 32: 1–14

[624] Rose SB, Aristei S, Melinger A, Abdel Rahman R. The closer they are, the more they interfere: Semantic similarity of word distractors increases competition in language pro-

duction. J Exp Psychol Learn Mem Cogn; 2018. doi: 10.1037/xml0000592. [Epub ahead of Print]

[625] Rosenberg W, Donald A. Evidence based medicine: an approach to clinical problem-solving. Br Med J 1995; 310: 1122–1126

[626] Russo M, Prodan V, Nerina Meda N, Carcavallo L, Muracioli A, Sabe L, Bonamico L, Allegri R, Olmos L. High-technology augmentative communication for adults with post-stroke aphasia: a systematic review. Expert Review of Medical Devices 2017; 14(5):355–370

[627] Roux S, Bonin P. Neighborhood effects in spelling in adults. Psychonomic Bulletin & Review 2009; 16:369-373

[628] Sachse S. Zur Bedeutung von Kern- und Randvokabular in der Alltagskommunikation. Unterstützte Kommun 2007; 3/ 2007: 6–10

[629] Sackett DL, Rosenberg WM. On the need for evidence-based medicine. Evid Based Med 1995; 1: 5–6

[630] Sackett DL, Rosenberg WMC, Gray JAM et al. Evidence based medicine: what it is and what it isn't. Br Med J 1996; 312: 71–72

[631] Sage K, Hesketh A, Ralph MAL. Using errorless learning to treat letter-by-letter reading: contrasting word versus letter-based therapy. Neuropsychol Rehabil 2005; 15: 619–642

[632] Sage K, Ellis A. Using orthographic neighbours to treat a case of graphemic buffer disorder. Aphasiology 2006; 20: 851–870

[633] Samuel AG. Does lexical information influence the perceptual restoration of phonemes? J Exp Psychol Gen 1996; 125: 28–51

[634] Sánchez-Casas R, Ferré P, García-Albea J et al. The nature of semantic priming: Effects of the degree of semantic similarity between primes and targets in Spanish. Eur J Cogn Psychol 2006; 18: 161–184

[635] Sandberg C, Kiran S. How Justice Can Affect Jury Training Abstract Words Promotes Generalization to Concrete Words in Patients with Aphasia. Neuropsychol Rehabil 2014; 24: 738–769

[636] Schlenck C, Schlenck KJ. Beratung und Betreuung von Angehörigen aphasischer Patienten. Logos Interdiszip 1994; 2: 90–97

[637] Schmalzl L, Nickels L. Treatment of irregular word spelling in acquired dysgraphia: selective benefit from visual mnemonics. Neuropsychol Rehabil 2006; 16: 1–37

[638] Scholz J. Lingozin: Materialsammlung zur Aphasietherapie. Idstein: Schulz-Kirchner; 2010

[639] Schönebeck S. Übungen zur Aphasiebehandlung. Dortmund: Borgmann; 1998

[640] Schreiber J, Lahrmann T. connect – Therapiematerial zur Verarbeitung textverbindender Elemente. Hofheim: NAT-Verlag; 2002

[641] Schriefers HJ, Meyer AS, Levelt WJ. Exploring the time course of lexical access in language production: Picture-word interference studies. J Mem Lang 1990; 29: 86–102

[642] Schriefers HJ, Friederici AD, Rose U. Context effects in visual word recognition: Lexical relatedness and syntactic context. Mem Cognit 1998; 26: 1292–1303

[643] Schriefers HJ. Morphology and word recognition. In: Friederici AD, Ed. Language comprehension: A biological perspective. 2nd ed. Berlin: Springer; 1999: 101–132

[644] Schriefers HJ, Jescheniak JD. Representation and processing of grammatical gender in language production: A review. J Psycholinguist Res 1999; 28: 575–600

[645] Schröder A. Semantik: Von der Theorie zur Therapie. In: Wahl M, Heide J, Hanne S, Hrsg. Spektrum Patholinguistik 1: Der Erwerb von Lexikon und Semantik: Meilensteine, Störungen und Therapie. Potsdam: Universitätsverlag; 2008: 57–66

[646] Schröder A. Semantische Störungen. In: Blanken G, Ziegler W, Hrsg. Klinische Linguistik und Phonetik – Ein Lehrbuch für die Diagnose und Behandlung von erworbenen Sprach- und Sprechstörungen im Erwachsenenalter. Mainz: Hochschulverlag; 2010: 101–130

[647] Schröder A, Gemballa T, Ruppin S et al. German norms for semantic typicality, age of acquisition, and concept familiarity. Behav Res Methods 2012; 44: 380–394

[648] Schröder A, Hausmann N, Stadie N. Semantisches Wiederholungspriming in der Therapie von Wortabrufstörungen bei Aphasie – Eine Pilotstudie. Aphasie und verwandte Gebiete 2014; 2: 27–38

[649] Schütz S. Kommunikationsorientierte Therapie bei Aphasie. München: Reinhardt; 2013

[650] Schütz S, de Langen E. Der Partner-Kommunikations-Fragebogen (PKF). Ein pragmatisch-funktionales Messverfahren in der Aphasiediagnostik. Die Sprachheilarbeit 2010; 6: 282–290

[651] Schwanenflugel PJ. Why are abstract concepts hard to understand? In: Schwanenflugel PJ, Ed. The psychology of word meanings. Hillsdale, NJ: Lawrence Erlbaum; 1992: 223–250

[652] Schwartz MF, Saffran EM, Marin OSM. The word order problem in agrammatism: I. Comprehension. Brain Lang 1980; 10: 249–262

[653] Schwartz MF, Dell GS, Martin N et al. A case-series test of the interactive two-step model of lexical access: Evidence from picture naming. J Mem Lang 2006; 54: 228–264

[654] Scott C, Byng S. Computer assisted remediation of a homophone comprehension disorder in surface dyslexia. Aphasiology 1989; 3: 301–320

[655] Scott RM, Wilshire CE. Lexical competition for production in a case of nonfluent aphasia: Converging evidence from four different tasks. Cognitive Neuropsychology 2010; 27:505-538

[656] Seidenberg MS, McClelland JL. A Distributed, Developmental Model of Word Recognition and Naming. Psychological Review 1989; 96: 523-568.

[657] Segui, J, Frauenfelder UH, Lainé C et al. The word frequency effect for open-and closed-class items. Cogn Neuropsychol 1987; 4: 33–44

[658] Semenza C, De Pellegrin S, Battel I et al. Compounds in different aphasia categories: a study on picture naming. J Clin Exp Neuropsychol 2011; 33: 1099–1107

[659] Senn A. Doppelbegriffe in Bildern 1–3. Konstanz: SCHUBI Lernmedien; 2005

[660] Seyboth M, Blanken G, Ehmann, D et al. Selective impairment of masculine gender processing: Evidence from a German aphasic. Cogn Neuropsychol 2011; 28, 564–588

[661] Shallice T. Phonological agraphia and the lexical route in writing. Brain 1981; 104:413-429

[662] Shallice T, Cooper RP. Is there a semantic system for abstract words? Front Hum Neurosci 2013; 7: 175

[663] Shallice T. On compensatory strategies and computational models: The case of pure alexia. Cogn Neuropsychol 2014; 31: 529–543

[664] Shelton JR, Caramazza A. The organization of semantic memory. In: Rapp B, Ed. The Handbook of Cognitive Neuropsy-

chology: What deficits reveal about the human mind. Hove, UK: Psychology Press; 2001: 423–443

[665] Simmons-Mackie N, Kagan A, Victor JC et al. The assessment for living with aphasia: reliability and construct validity. Int J Speech Lang Pathol 2014; 16: 82–94

[666] Simmons-Mackie N. Social Approaches to Aphasia Intervention. In: Chapey R, Hrsg. Language Intervention Strategies in Aphasia and Related Neurogenic Communication Disorders. Baltimore: Lippincott Williams & Wilkins, 2008: 290–318

[667] Ska B, Garneau-Beaumont D, Chesneau S et al. Diagnosis and rehabilitation attempt of a patient with acquired deep dyslexia. Brain Cogn 2003; 53: 359–363

[668] Snodgrass JG, Vanderwart M. A standardized set of 260 pictures: norms for name agreement, image agreement, familiarity, and visual complexity. J Exp Psychol Hum Learn 1980; 6: 174–215

[669] Speak in a Week! Flash! German: 1001 Flash Cards. Penton Overseas Inc; 2008

[670] Speech Pathology Association of Australia. Positionspapier Evidence-Based Practice in Speech Pathology. Melbourne: SPAA; 2010

[671] Spencer KA, Doyle PJ, McNeil MR et al. Examining the facilitative effects of rhyme in a patient with output lexicon damage. Aphasiology 2000; 14: 567–584

[672] Stadie N, van de Vijver R. A linguistic and neuropsychological approach to remediation in a german case of developmental dysgraphia. Ann Dyslexia 2003; 53: 280–299

[673] Stadie N, Rilling E. Evaluation of lexically and nonlexically based reading treatment in a deep dyslexic. Cogn Neuropsychol 2006; 23: 643–672

[674] Stadie N, Schröder A. Kognitiv-orientierte Sprachtherapie – Methoden, Material und Evaluation für Aphasie, Dyslexie und Dysgraphie. München: Elsevier; 2009

[675] Stadie N. Sprachstörungen im Erwachsenenalter. In: Höhle B, Hrsg. Psycholinguistik. Berlin: Akademie Verlag; 2010: 157–172

[676] Stadie N. LeMo (Lexikon Modellorientiert) – Einzelfalldiagnostik bei Aphasie, Dyslexie und Dysgraphie. In: Blanken G, Ziegler W, Hrsg. Klinische Linguistik und Phonetik – Ein Lehrbuch für die Diagnose und Behandlung von erworbenen Sprach- und Sprechstörungen im Erwachsenenalter. Mainz, Aachen: HochschulVerlag; 2010: 51–76

[677] Stadie N, Drenhaus H, Höhle B et al. Forschungsmethoden der Psycholinguistik. In: Höhle B, Hrsg. Psycholinguistik. München: Berlin: Akademie Verlag; 2010: 23–38

[678] Stadie N, Cholewa J, De Bleser R. Lemo 2.0 – Lexikon modellorientiert, Diagnostik für Aphasie, Dyslexie und Dysgraphie. Hofheim: NAT-Verlag; 2013

[679] Stadie N. Evidenz im sprachtherapeutischen Alltag: Methodisches Vorgehen. In: Kompendium der akademischen Sprachtherapie – Band 1: Sprachtherapeutische Handlungskompetenzen. Stuttgart: Kohlhammer, 2016: 31–47

[680] Stanczak L, Waters G, Caplan D. Typicality-based learning and generalisation in aphasia: Two case studies of anomia treatment. Aphasiology 2006; 20: 374–383

[681] Stark J. Everyday Life Activities (ELA). ELA; 1992

[682] Starreveld PA, La Heij W. Semantic interference, orthographic facilitation, and their interaction in naming tasks. J Exp Psychol Learn Mem Cogn 1995; 21: 686–698

[683] Starreveld PA, La Heij W. Time-course analysis of semantic and orthographic context effects in picture naming. J Exp Psychol Learn Mem Cogn 1996; 22: 869–918

[684] Steyvers M, Tenenbaum JB. The large-scale structure of semantic networks: Statistical analyses and a model of semantic growth. Cogn Sci 2005; 29: 41–78

[685] Storch G, Weng I. Textreise – Texte mit Übungen und Bildern für Aphasietherapie und mentales Training. Stockach: Günther Storch; 2006

[686] Storch G, Weng I. Alltagssprache für Aphasiker. Stockach: Günther Storch; 2013

[687] Swinburn K, Byng S. The Communication Disability Profile. London: Connect Press; 2006

[688] Swisher AK. Practice-Based Evidence. Cardiopulm Phys Ther J 2010; 21: 2809

[689] Taft M, Forster KI. Lexical storage retrieval for prefixed words. J Verbal Learning Verbal Behav 1975; 14: 638–647

[690] Taft M, Forster KI. Lexical storage and retrieval of polymorphemic and polysyllabic words. J Verbal Learning Verbal Behav 1976; 15, 607–620

[691] Taft M. Morphological representation as a correlation between form and meaning. In: Assink E, Sandra D, Eds. Reading complex words. Amsterdam: Kluwer; 2003: 113–137

[692] Tainturier M-J, Rapp B. The spelling process. In: Rapp B, Hrsg. The Handbook of Cognitive Neuropsychology: What Deficits Reveal About the Human Mind. Hove: Psychology Press; 2000: 263–290

[693] Tanenhaus MK, Spivey-Knowlton M. Eye tracking. Lang Cogn Process 1996; 11: 583–588

[694] Taylor JSH, Rastle K, Davis MH. Can cognitive models explain brain activation during word and pseudoword reading? A meta-analysis of 36 neuroimaging studies. Psychol Bull 2013; 139: 766–791

[695] Tessier C, Weill-Chounlamountry A, Michelot N et al. Rehabilitation of word deafness due to auditory analysis disorder. Brain Inj 2007; 21: 1165–1174

[696] Thiel L, Sage K, Conroy P. Comparing uni-modal and multimodal therapies for improving writing in acquired dysgraphia after stroke. Neuropsychol Rehabil 2015; 2011: 1–29

[697] Tomasello R, Garagnani M, Wennekers T et al. Brain connections of words, perceptions and actions: A neurobiological model of spatio-temporal semantic activation in the human cortex. Neuropsychologia 2017; 98: 111–129

[698] Turner JE, Valentine T, Ellis AW. Contrasting effects of age of acquisition and word frequency on auditory and visual lexical decision. Mem Cognit 1998; 26: 1282–1291

[699] Tyler LK, Moss HE, Jennings F. Abstract word deficits in aphasia: Evidence from semantic priming. Neuropsychology 1995; 9: 354–363

[700] Tyler LK, Voice JK, Moss HE. The interaction of meaning and sound in spoken word recognition. Psychon Bull Rev 2000; 7: 320–324

[701] Tyler LK, Moss HE, Durrant-Peatfield MR et al. Conceptual structure and the structure of concepts: A distributed account of category-specific deficits. Brain Lang 2000; 75: 195–231

[702] Urbach T, Maßmann C. 90 Gestenfotos. Schaffhausen: K2; 2003

[703] Van Assche E, Duyck W, Gollan TH. Linking recognition and production: Cross-modal transfer effects between picture naming and lexical decision during first and second language processing in bilinguals. J Mem Lang 2016; 89: 37–54

[704] van der Meulen I, van de Sandt-Koenderman WME, Duivenvoorden HJ et al. Measuring verbal and non-verbal communication in aphasia: reliability, validity, and sensitivity to change of the Scenario Test. Int J Lang Commun Disord 2010; 45: 424–435

[705] van Dijk TA, Kintsch W. Strategies of Discourse Comprehension. London: Academic Press; 1983

[706] van Hees S, Angwin A, McMahon K et al. A comparison of semantic feature analysis and phonological components analysis for the treatment of naming impairments in aphasia. Neuropsychol Rehabil 2013; 23: 102–132

[707] Van Orden GC. A ROWS is a ROSE: spelling, sound, and reading. Mem Cognit 1987; 15: 181–198

[708] Van Orden GC, Johnston JC, Hale BL. Word identification in reading proceeds from spelling to sound to meaning. Journal of Experimental Psychology: Learning, Memory, and Cognition 1988; 14:371-386

[709] Van Turennout M, Hagoort P, Brown, CM. Electrophysiological evidence on the time course of semantic and phonological processes in speech production. J Exp Psychol Learn Mem Cogn 1997; 23: 787–806

[710] Vigliocco G, Antonini T, Garrett MF. Grammatical gender is on the tip of Italian tongues. Psychol Sci 1997; 8: 314–317

[711] Vigliocco G, Vinson, DP, Lewis W et al. Representing the meaning of object and action words: The featural and unitary semantic space (FUSS) hypothesis. Cogn Psychol 2004; 48, 422–488

[712] Visch-brink EG, Bajema IM, Sandt-Koenderman ME Van De. Lexical semantic therapy: Box. Aphasiology 1997; 11: 1057–1078

[713] Visser M, Jefferies E, Lambon Ralph, MA. Semantic processing in the anterior temporal lobes: a meta-analysis of the functional neuroimaging literature. J Cogn Neurosci 2010; 22: 1083–1094

[714] Vitevitch MS. The neighborhood characteristics of malapropisms. Lang Speech 1997; 40: 211–228

[715] Vitevitch MS, Luce PA. When words compete: Levels of processing in perception of spoken words. Psychol Sci 1998; 9: 325–329

[716] Vitevitch MS, Luce PA. Probabilistic phonotactics and neighborhood activation in spoken word recognition. J Mem Lang 1999; 40: 374–408

[717] Volkmann B, Siebörger F, Ferstl E. Spaß beiseite? Hofheim: NAT-Verlag; 2008

[718] Wächter L. Schubicards Artikel: der – die – das. Schaffhausen: SCHUBI Lernmedien; 2013

[719] Waldron H, Whitworth A, Howard D. Therapy for phonological assembly difficulties: A case series. Aphasiology 2011; 25: 434–455

[720] Wallace SE, Kimelman MDZ. Generalization of word retrieval following semantic feature treatment. NeuroRehabilitation 2013; 32: 899–913

[721] Wambaugh JL, Linebaugh CW, Doyle PJ et al. Effects of two cueing treatments on lexical retrieval in aphasic speakers with different levels of deficit. Aphasiology 2001; 15: 933–950

[722] Ward J, Romani C. Serial position effects and lexical activation in spelling: Evidence from a single case study. Neurocase 1998; 4: 189–206

[723] Ward J, Stott, R, Parkin AJ. The role of semantics in reading and spelling: Evidence for the 'summation hypothesis'. Neuropsychologia 2000; 38: 1643–1653

[724] Ward J. The student's guide to cognitive neuroscience. 2nd ed. Hove: Psychology Press; 2010

[725] Ward J. The Student's Guide to Cognitive Neuroscience. 3rd ed. Hove: Psychology Press; 2015

[726] Warrington, EK, McCarthy R. Category specific access dysphasia. Brain 1983; 106: 859–878

[727] Warrington EK, Shallice T. Category specific semantic impairments. Brain 1984; 107: 829–854

[728] Warrington EK, McCarthy RA. Categories of knowledge: Further fractionations and an attempted integration. Brain 1987; 110:1273-1296

[729] Warrington E, Crutch S. A circumscribed refractory access disorder: A verbal semantic impairment sparing visual semantics. Cogn Neuropsychol 2004; 21: 299–315

[730] Webster J, Gordon B. Contrasting therapy effects for verb and sentence processing difficulties: A discussion of what worked and why. Aphasiology 2009; 23: 1231–1251

[731] Weekes B, Coltheart M. Surface Dyslexia and Surface Dysgraphia: Treatment Studies and Their Theoretical Implications. Cogn Neuropsychol 1996; 13: 277–315

[732] Weekes B, Davies R, Parris B et al. Age of acquisition effects on spelling in surface dysgraphia. Aphasiology 2003; 17: 563–584

[733] Wehmeyer M, Grötzbach H. Aphasie -- Wege aus dem Sprachdschungel. 6. Aufl. Heidelberg: Springer; 2014

[734] Welbourne SR, Lambon Ralph MA. Using parallel distributed processing models to simulate phonological dyslexia: the key role of plasticity-related recovery. J Cogn Neurosci 2007; 19: 1125–1139

[735] Whitworth A, Webster J, Howard D. A cognitive neuropsychological approach to assessment and intervention in aphasia. Hove, E. Sussex: Psychology Press; 2005

[736] WHO. International Classification of Functioning, Disability and Health. Geneva: World Health Organization, 2001

[737] Wiese R. The Phonology of German. Oxford: Clarendon Press; 1996

[738] Wilhelm E. Der Grammatik-Gourmet – Teil 2: Förderung des Grammatikerwerbs bei Kindern mit Sprachstörungen. Köln: Prolog; 2005

[739] Williams LS, Weinberger M, Harris LE et al. Development of a stroke-specific quality of life scale. Stroke 1999; 30: 1362–1369

[740] Wilshire C, Fisher C. "Phonological" Dysphasia: A Cross-Modal Phonological Impairment Affecting Repetition, Production, and Comprehension. Cogn Neuropsychol 2004; 21: 187–210

[741] Wilshire CE, Keall LM, Stuart EJ, O'Donnell DJ. Exploring the dynamics of aphasic word production using the picture–word interference task: A case study. Neuropsychologia 2007; 45:939–953

[742] Wilson BA, Baddeley A, Evans J et al. Errorless learning in the rehabilitation of memory impaired people. Neuropsychol Rehabil 1994; 4: 307–326

[743] Woodhead ZVJ, Penny W, Barnes GR et al. Reading therapy strengthens top-down connectivity in patients with pure alexia. Brain 2013; 136: 2579–2591

[744] Woolf C, Panton A, Rosen S et al. Therapy for auditory processing impairment in aphasia: An evaluation of two approaches. Aphasiology 2014; 28: 1481–1505

[745] Woollams AM, Lambon Ralph MA, Plaut DC et al. SD-squared: on the association between semantic dementia and surface dyslexia. Psychol Rev 2007; 114: 316–339

[746] Woollams AM, Cooper-Pye E, Hodges JR et al. Anomia: A doubly typical signature of semantic dementia. Neuropsychologia 2008; 46: 2503–2514

[747] Woollams AM, Patterson K. The consequences of progressive phonological impairment for reading aloud. Neuropsychologia 2012; 50: 3 469–3 477

[748] Woollams AM. Apples are not the only fruit: The effects of concept typicality on semantic representation in the anterior temporal lobe. Front Hum Neurosci 2012; 6: 85

[749] Wortschätzchen – Ein Quartettspiel zum Üben von Ober- und Unterbegriffen. Köln: Prolog; 2017

[750] Yampolsky S, Waters G. Treatment of single word oral reading in an individual with deep dyslexia. Aphasiology 2002; 16: 455–471

[751] Zaubermond: Wortschatz Wohnen. Konstanz: TRIALOGO; 2009

[752] Zhuang J, Randall B, Stamatakis EA et al. The interaction of lexical semantics and cohort competition in spoken word recognition: an fMRI study. J Cogn Neurosci 2011; 23: 3 778–3 790

[753] Zorzi M, Houghton G, Butterworth B. Two routes or one in reading aloud? A connectionist dual-process model. J Exp Psychol Hum Percept Perform 1998; 24: 1131–1161

[754] Zwitserlood P. The locus of the effects of sentential semantic context in spoken word processing. Cognition, 1989; 32: 25–64

[755] Zwitserlood P. Form Priming. Language and Cognitive Processes 1996; 11:589-596

[756] Zwitserlood P, Bölte J, Dohmes P. Morphological effects on speech production: Evidence from picture naming. Lang Cogn Process 2000; 15: 563–591

[757] Zwitserlood P. Sublexical and morphological information in speech processing. Brain Lang 2004; 90: 368–377

[758] Zwitserlood P, Bölte J. Worterkennung und -produktion, In: Müsseler J, Hrsg. Allgemeine Psychologie. Berlin, Heidelberg: Springer; 2008: 467–503

Sachverzeichnis